U0349684

# 脊柱滑脱
## 诊断与治疗

# Spondylolisthesis
Diagnosis, Non–Surgical Management,
and Surgical Techniques

主　　编　Adam L. Wollowick　　Vishal Sarwahi
主　　译　李　明　朱晓东　魏显招
副 主 译　杨长伟　陈自强　赵颖川　周潇逸　陈　凯
主译助理　李志鲲　翟　骁　张子程　杨依林
审 译 者（按姓氏笔画排序）

| | | | | | |
|---|---|---|---|---|---|
| 凡　君 | 王　飞 | 毛宁方 | 石志才 | 付　强 | 白玉树 |
| 白锦毅 | 朱晓东 | 闫　晗 | 祁　敏 | 李　明 | 李　博 |
| 李小龙 | 李志鲲 | 李庚午 | 李彦明 | 李晓晔 | 杨长伟 |
| 杨兴华 | 杨明园 | 杨依林 | 杨宗德 | 何大为 | 谷晓川 |
| 张子程 | 张国友 | 张秋林 | 陈　凯 | 陈　誉 | 陈　锴 |
| 陈自强 | 陈秀丽 | 陈绍丰 | 邵　杰 | 范建平 | 罗贝尔 |
| 罗旭耀 | 周潇逸 | 赵　检 | 赵云飞 | 胡　文 | 钟南哲 |
| 宫　峰 | 栗景峰 | 侯藏龙 | 倪海键 | 徐　帅 | 徐锡明 |
| 高德华 | 程小娟 | 程亚军 | 翟　骁 | 熊晓洲 | 魏显招 |

人民卫生出版社

**图书在版编目（CIP）数据**

脊柱滑脱：诊断与治疗 /（美）亚当·L·伍伦维
克（Adam L.Wollowick）主编；李明，朱晓东，魏显招
译 .—北京：人民卫生出版社，2019
ISBN 978-7-117-27964-2

Ⅰ.①脊… Ⅱ.①亚…②李…③朱…④魏… Ⅲ.
①椎弓峡部不连 – 诊疗 Ⅳ.① R682.1

中国版本图书馆 CIP 数据核字（2019）第 019487 号

| 人卫智网 | www.ipmph.com | 医学教育、学术、考试、健康， |
| | | 购书智慧智能综合服务平台 |
| 人卫官网 | www.pmph.com | 人卫官方资讯发布平台 |

**版权所有，侵权必究！**

图字：01-2017-2911

**脊柱滑脱：诊断与治疗**

主　　译：李　明　朱晓东　魏显招
出版发行：人民卫生出版社（中继线 010-59780011）
地　　址：北京市朝阳区潘家园南里 19 号
邮　　编：100021
E - mail：pmph @ pmph.com
购书热线：010-59787592　010-59787584　010-65264830
印　　刷：北京顶佳世纪印刷有限公司
经　　销：新华书店
开　　本：787×1092　1/16　印张：20
字　　数：449 千字
版　　次：2019 年 5 月第 1 版　2019 年 5 月第 1 版第 1 次印刷
标准书号：ISBN 978-7-117-27964-2
定　　价：198.00 元

# 编者名单

**Khalid Abbed, MD** Department of Neurosurgery, Yale School of Medicine, New Haven, CT, USA

**Todd J. Albert, MD** Hospital for Special Surgery, New York, NY, USA

**Louis F. Amorosa, MD** Department of Orthopaedic Surgery, Westchester Medical Center, New York Medical College, Hawthorne, NY, USA

**Jahangir K. Asghar, MD** Department of Orthopaedic Surgery, Miami Children's Hospital, Miami, FL, USA

**Kelley Banagan, MD** Department of Orthopaedics, University of Maryland Medical System, Baltimore, MD, USA

**Sigurd H. Berven, MD** Department of Orthopaedic Surgery, UC San Francisco, San Francisco, CA, USA

**Laurel C. Blakemore, MD** Orthopaedics and Rehabilitation, University of Florida College of Medicine, UF Orthopaedics and Sports Medicine Institute, Gainesville, FL, USA

**Oheneba Boachie-Adjei, MD** Department of Orthopedic Surgery – Scoliosis Service, Hospital for Special Surgery, New York, NY, USA

**David C. Briski, MD** Department of Orthopaedic Surgery, Ochsner Medical Center, New Orleans, LA, USA

**Jacob M. Buchowski, MD, MS** Department of Orthopaedic Surgery, Center for Spinal Tumors, BJC Institute of Health, Washington University in St. Louis, St. Louis, MO, USA

**Eugene J. Carragee, MD** Department of Orthopedic Surgery, Stanford University Hospital and Clinics, Redwood City, CA, USA

**Kshitij Chaudhary, MS, DNB (Ortho)** Spine Surgery, Sir H.N. Reliance Foundation Hospital, Mumbai, Maharashtra, India

**Andrew J. Cordiale, DO, MS** Norton Leatherman Spine Center, Louisville, KY, USA

**Matthew E. Cunningham, MD, PhD** Spine and Scoliosis Service, Hospital for Special Surgery, New York, NY, USA

**John R. Dimar II, MD** Department of Orthopaedic Surgery, University of Louisville School of Medicine, KY, USA

Norton Leatherman Spine Center, Louisville, KY, USA

**Melissa Esparza, BA** Department of Orthopaedic Surgery, UC San Francisco, San Francisco, CA, USA

**Jeffrey S. Fischgrund, MD** Department of Orthopaedics, William Beaumont Hospital, Royal Oak, Michigan Orthopaedic Institute, Royal Oak, MI, USA

**John C. France, MD** Department of Orthopaedics, West Virginia University, Morgantown, WV, USA

**Richard Frisch, MD** Southeastern Spine Institute, Mount Pleasant, SC, USA

**Gurpreet S. Gandhoke, MD** Department of Neurological Surgery, University of Pittsburgh Medical Center, Pittsburgh, PA, USA

**Peter C. Gerszten, MD, MPH, FACS** Department of Neurological Surgery, University of Pittsburgh Medical Center, Pittsburgh, PA, USA

**Christina L. Goldstein, MD, FRCSC** Department of Orthopaedic Surgery, University of Missouri, Missouri Orthopaedic Institute, MO, Columbia

**Debra J. Green, MD** Department of Radiology, Montefiore Medical Center/ Albert Einstein College of Medicine, Bronx, NY, USA

**Jeffrey L. Gum, MD** Adult and Pediatric Spine Surgeon, Norton Leatherman Spine Center, Louisville, KY, USA

**Farah Hameed, MD** Department of Rehabilitation and Regenerative Medicine, Columbia University Medical Center, New York, NY, USA

**Han Jo Kim, MD** Spine and Scoliosis Service, Hospital for Special Surgery, New York, NY, USA

**Richard Kim, MD** Department of Neurosurgery, Temple University Hospital, Philadelphia, PA, USA

**Theodore D. Koreckij, MD** Department of Orthopaedic Surgery, University of Missouri-Kansas City School of Medicine, St. Luke's Hospital of Kansas City, Dickson-Diveley Midwest Orthopaedic Clinic, Kansas City Orthopaedic Institute, Leawood, KS, USA

**Calvin C. Kuo, MD** Norton Leatherman Spine Center, Louisville, KY, USA

**Hubert Labelle, MD** Department of Surgery, Ste-Justine University Center Hospital/University of Montreal, Montreal, QC, Canada

**Leok-Lim Lau, MBChB, FRCS (Orth)** University Orthopaedics, Hand and Reconstructive Microsurgery Cluster, National University Health System, Singapore, Singapore

**Vu H. Le, MD** Newportcare Orthopaedics and Spine Center, CA, USA

**Nathan H. Lebwohl, MD** Department of Orthopaedics, University of Miami, Miller School of Medicine, Miami, FL, USA

**Ronald A. Lehman, MD** Department of Orthopaedic Surgery, Walter Reed National Military Medical Center, Bethesda, MD, USA

**Stephen J. Lewis, MD, MSc, FRCSC** Department of Orthopedics, Toronto Western Hospital, Toronto, ON, Canada

**Steven C. Ludwig, MD** Department of Orthopaedics, University of Maryland Medical System, Baltimore, MD, USA

**Jean-Marc Mac-Thiong, MD, PhD** Department of Surgery, Ste-Justine University Center Hospital/University of Montreal, Montreal, QC, Canada

**Luis Marchi, MS** Department of Minimally Invasive Spine Surgery, Instituto de Patologia da Coluna, São Paulo, SP, Brazil

**Ali M. Maziad, MD, MSc** Department of Orthopedic Surgery – Scoliosis Service, Hospital for Special Surgery, New York, NY, USA

**Venu M. Nemani, MD, PhD** Spine and Scoliosis Service, Hospital for Special Surgery, New York, NY, USA

**William E. Neway III, DO** Department of Orthopaedic Surgery, Spine Service, University of Alabama at Birmingham, Birmingham, AL, USA

**Matthew E. Oetgen, MD** Department of Orthopaedic Surgery and Sports Medicine, Children's National Medical Center, Washington, DC, USA

**Leonardo Oliveira, MS** Department of Minimally Invasive Spine Surgery, Instituto de Patologia da Coluna, São Paulo, SP, Brazil

**Dana Olszewski, MD, MPH** Department of Pediatric Orthopaedics, Texas Scottish Rite Hospital, Dallas, TX, USA

**Alpesh A. Patel, MD** Department of Orthopaedic Surgery, Northwestern Medical Faculty Foundation, Chicago, IL, USA

**Luiz Pimenta, MD, PhD** Department of Minimally Invasive Spine Surgery, Instituto de Patologia da Coluna, São Paulo, SP, Brazil

**Jeffrey A. Rihn, MD** Department of Orthopaedic Surgery, The Rothman Institute, Thomas Jefferson University Hospital, Philadelphia, PA, USA

**Benjamin D. Roye, MD, MPH** Department of Orthopedic Surgery, Morgan Stanley Children's Hospital of New York, Broadway, New York, NY, USA

**Amer F. Samdani, MD** Shriners Hospitals for Children – Philadelphia, Philadelphia, PA, USA

**Alan H. Schoenfeld, MS** Department of Radiology, Montefiore Medical Center/Albert Einstein College of Medicine, Bronx, NY, USA

**Gregory D. Schroeder, MD** Department of Orthopaedic Surgery, Northwestern Medical Faculty Foundation, Chicago, IL, USA

**James D. Schwender, MD** Twin Cities Spine Center, Minneapolis, MN, USA

**Cara L. Sedney, MD** Department of Neurosurgery, West Virginia University, Morgantown, WV, USA

**Suken A. Shah, MD** Department of Orthopaedics, Nemours/Alfred I. duPont Hospital for Children, Wilmington, DE, USA

**Adam C. Shaner, MD** Department of Orthopaedic Surgery, Johns Hopkins Hospital, Baltimore, MD, USA

**Harry L. Shufflebarger, MD** Department of Orthopaedic Surgery, Miami Children's Hospital, Miami, FL, USA

**Anuj Singla, MD** University of Virginia Health System, Charlottesville, VA, USA

**Paul D. Sponseller, MD, MBA** Department of Orthopaedic Surgery, John Hopkins Bloomberg Children's Hospital, Baltimore, MD, USA

**Michael P. Stauff, MD** Department of Orthopedics and Physical Rehabilitation, University of Massachusetts Memorial Medical Center, Worcester, MA, USA

**Daniel J. Sucato, MD, MS** Department of Orthopaedic Surgery, University of Texas at Southwestern Medical Center, Texas Scottish Rite Hospital, Dallas, TX, USA

**Beverly A. Thornhill, MD** Department of Radiology, Montefiore Medical Center/Albert Einstein College of Medicine, Bronx, NY, USA

**Michael Vitale, MD, MPH** Columbia University Medical Center, New York, NY, USA

**Scott C. Wagner, MD** Department of Orthopaedic Surgery, Walter Reed National Military Medical Center, Bethesda, MD, USA

**Joseph M. Zavatsky, MD** Spine, Scoliosis and Deformity Institute, Florida Orthopaedic Institute, Tampa, FL, USA

**Johnny Zhao, MD, MS** Department of Orthopaedic Surgery, Center for Spinal Tumors, BJC Institute of Health, Washington University in St. Louis, St. Louis, MO, USA

# 前　言

　　本书《脊柱滑脱：诊断与治疗》旨在填补脊柱康复专业相关领域的空白。作为广大医学生、住院医生及专科医生的老师，我们发现学生经常会问有关脊柱滑脱的问题。因此，我们意识到一本涵盖脊柱滑脱诊断、治疗详细内容的书籍是多么重要，而目前仍没有相关书籍。于是，我们想要出版这样一本书，以满足广大医生的需求。

　　不同类型脊柱滑脱的诊疗需要对其基本原则和细微差别有透彻的理解，这些内容在书中已重点指出。本书旨在给所有阶段的脊柱康复医护专业人员提供专业的指导和训练。同时，我们也希望此书能够对脊柱滑脱的保守和手术治疗策略提供帮助。我们相信本书可以达到这一目标，也希望得到你们的认可。感谢每一章节的作者，为每一个章节主题的最新理论倾尽心血；感谢编辑将我们的愿景从理想变为现实。我们希望每位读者都能发现本书对全面理解脊柱滑脱的可靠性。欢迎为我们提出任何意见和建议，也希望本书在将来能够成为脊柱相关疾病的参考书籍！

Adam L.Wollowick

Vishal Sarwahi

# 目　录

第一篇

基本原理、诊断和
非手术治疗

# 第1章    椎体滑脱的病因学、诊断和治疗回顾

Vu H.Le and Nathan H.Lebwohl

## 引言

椎体滑脱 "Spondylolisthesis" 一词来源于希腊语，是由 "spondylos"（译为椎体）和 "olisthanein"（译为滑移）组成。从本质上来说，椎体滑脱的定义是一个椎体相对于另一个椎体出现相对位置滑移。虽然 "Spondylolisthesis" 一词是由 Kilian 在 1854 年创造，但实际上它是由 Herbiniaux（比利时的产科医师）最先描述，1782 年他报道 L5/S1 的完全性脱位形成产道狭窄，从而导致分娩困难[1, 2]。事实上产科医师在 1900 年之前就报道了许多腰椎滑脱的病例[3]。1888 年，Neugebauer 是第一个认识到常见的腰椎滑脱是在椎弓根峡部断裂的，也就是椎体后方的椎弓根处[4, 5]（图 1.1）。他注意到峡部裂经常出现在上下关节突的连接处，或是在上下关节突区域，棘突和下关节面与骶骨后缘保持对齐，但椎体发生前移。这个在上下关节突区域的缺失后来称之为峡部裂 "spondylolysis"。本章的主旨在于回顾椎体滑脱的病因学、诊断和治疗的进展，特别是峡部裂的分型。

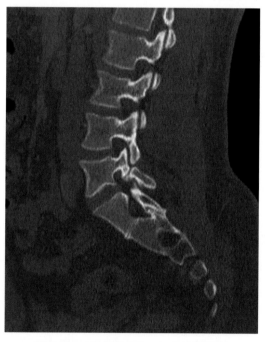

**图 1.1　CT 矢状面显示 L5 峡部缺失**

## 病因学

在 19 世纪末和 20 世纪初，有许多研究尝试定义峡部裂的病因和发病率，峡部裂被认为是引起腰椎滑脱的主要原因，尤其是在 L5 与 S1 的连接处。1888 年，Neugebauer 对

101 具博物馆标本研究后提出了异常骨化理论作为峡部裂的病因。他假定有两个骨化中心分别对应后方的半个椎弓根，这两个异常骨化中心之间融合失败导致峡部裂。然而，在 20 世纪早期大量研究中没有证据表明椎弓根上存在附件骨化中心，使得这个猜想备受质疑。

1906 年，Mall 对 60 具胚胎至少 100 天的观察中没有发现椎弓根上存在附件骨化中心[6]。1931 年，Theodore Willis（来自 Western Reserve 大学，克利夫兰，俄亥俄州）检查了 1520 具人类骨骼后在 79 具标本发现峡部裂，其发生率为 5.2%[7]。与 Mall 一样，Willis 没有发现有关异常骨化中心的证据。在同年，Russell Congdon（华盛顿州）和 Henry Meyerding（梅奥诊所，美国一家医院）尝试研究不同人群来定义峡部裂的自然过程以及峡部裂与腰椎滑脱的相关性。Congdon 对 200 具哥伦比亚河地区美国土著住民的骨骼进行评估，研究发现 10 具标本中椎弓出现双侧离断，发生率为 5%[8]。在这些 5% 的双侧峡部裂中，将近一半标本表现出腰椎滑脱。Meyerding 在连续的回顾性研究病例中发现 121 例患者存在腰椎滑脱[3]。与早期报道不同，他发现男性（62%）比女性更易患腰椎滑脱。此外，他认为创伤因素也是峡部裂的一个重要病因，因为在此系列研究中将近 38% 的患者是由创伤引起的。然而，Meyerding 始终认为先天性的缺损表现为腰骶关节不稳可能是另一个形成峡部裂的因素。

1932 年，Norman Capener 尝试解释峡部裂的发病机制，对 34 例腰椎滑脱患者进行研究[5]。与 Meyerding 相似，他发现男性发病率高于女性（53%~47%）。同时也接受 Meyerding 有关的创伤概念。Capener 认为骶骨对于第五腰椎存在不利影响。他将骶骨比作一个楔子，尤其是将骶骨的后上缘比作楔子，当活动后向上顶劈裂 L5 椎体的峡部，使椎体变成两半（图 1.2）。腰椎滑脱，或是前方椎体与它的上方小关节之间产生滑移，当 L5 椎体水平的前方或后方进一步移位时，会使得骶骨产生持续性的类似楔形压迫效应。同时他也提出假设：如果限制病例中所提到的滑移量，只需要一个适度的移动量后，移位的椎体会到达一个最终位置。髂腰韧带能够提供稳定力来防止椎体的过度前移，骶骨前表面的骨质增生产生的骨性支撑同样能够阻止 L5 椎体的滑移。

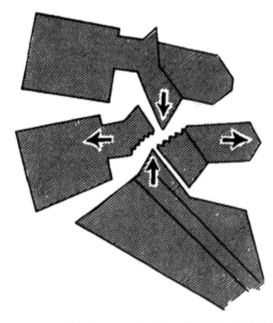

图 1.2　描述 Capener 的理论，骶骨后上方犹如楔子般使 L5 椎体的部分峡部分离。[ Reprinted from Capener N.Spondylolisthesis.The British J of Surger.1932；374-386.With permission from John Wiley&Sons ]

从 1939 年到 1951 年间，进行了更多的研究来了解峡部裂的发病率和病因。1939 年，来自密歇根大学的 Martin Batts，对 200 具胎儿脊柱进行研究后没有发现如 Neugebauer 所提到的两处骨化中心的病例[9]。同样的在 1951 年，华盛顿大学的 Maurice Roche 和 George Rowe（圣路易斯，密苏里州）对 53 具死婴和 20 具人类胚胎研究后没有发现峡部裂中任何有关附件骨化中心的证据[10]。Roche 和 Rowe 同样对 4200 具人类骨骼（标本来源于华盛顿大学的 Terry 解剖室和西储大学的 Todd 解剖室）检测，研究发现椎体分离的发生率为 4.2%[11]。而且，他们进一步计算出种族与性别的发生率。男性发病率要高于女性（6.4%~2.3%），白种人比非洲人发病率更高。有趣的是，爱斯基摩人在不同种族里峡部裂的发病率最高，高达 50%。

迄今为止，虽然先天性因素可能对于峡部裂的产生扮演重要角色，但是附件骨化理论被许多研究否定。因此另一位研究者继续尝试解释它的病因。在 1957 年，Wiltse 认为峡部缺损是先天不足的结果[12]。在 1959 年，Nathan 对 450 具骨骼研究发现，把峡部裂和其产生的腰椎滑脱的原因归咎于"钳夹效应"，那么前述的骨畸形或者部分峡部的先天性缺损对于部分缺损的形成似乎是多余的了[13]。因此峡部的病损源于它的位置，其位于头侧椎体水平的下关节突与尾端水平的上关节突之间，引发了"钳夹"（图 1.3）。上下关节突在峡部持续的压缩最终导致了峡部骨折。Nathan 同样解释了为什么峡部裂通常发生在 L5/S1 连接处的疑问。这是因为它相对于上腰椎而言具有固有的高度前凸，下腰椎水平传递了更多的压缩应力给椎体后方，加速了"钳夹效应"。

在 1976 年，Wiltse 等研究提出一个有关峡部裂和腰椎滑脱的更加实用的分型，如今已广泛使用[14]。这个分型系统区分了疾病形成的多方面因素。1 型是具有椎体结构发育不良倾向。上骶骨面或者 L5 后椎弓根处的先天性不足导致 L5 相对 S1 向前滑移。2 型称作峡部裂型腰椎滑脱，它是最常见的，更容易发生在 L5/S1，与峡部部分缺损有关。这个缺损可能是由于慢性压力性骨折或者急性峡部骨折导致。3 型是后天的退变性过程，它常见于 L4 和 L5。与峡部裂型不

同，3 型中女性发生率高于男性。椎间盘韧带复合体的慢性退变性改变导致椎体间关节面与椎间隙的不稳定。4 型和 5 型很少见，其分别涉及外伤或者病理性因素。

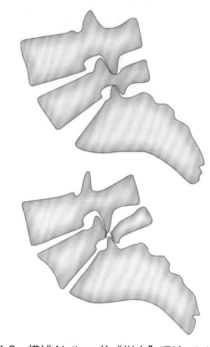

图 1.3　描述 Nathan 的"钳夹"理论，L4 椎体的下关节突和骶骨的上关节突在 L5 椎体的部分峡部处产生了一种压缩效应，导致了峡部裂

1979 年，Wynne-Davies 和 Scott 研究遗传和腰椎滑脱的关系[15]。在爱丁堡对 47 例患有椎体发育不良或者峡部裂型腰椎滑脱患者的 147 位一级亲属进行研究。他们发现椎体发育不良组具有更高的亲属发病率（33%），峡部裂型腰椎滑脱组（15%）。是由于在椎体发育不良组具有更高的遗传相关性，所以他们强调患病的兄弟姐妹和儿童可以被早期确诊出来。

在 1984 年，Fredrickson 等进行了一项对 500 名一年级儿童的前瞻性研究，研究认为峡部裂合并腰椎滑脱或不合并腰椎滑脱的发生率在 6 岁时为 4.4%，成年时为 6%[16]。虽然滑移的进展在青少年最快，但是作者认为在成年期的发生率是不一样的。另外他们

还发现在新生儿中不存在腰椎滑脱。

## 诊断

1782 年，Herbiniaux 在 最 初 的 一 个腰椎滑脱病例中发现分娩困难是由于腰椎滑脱引起的骨盆出口狭窄所导致。Neugebauer 在 19 世纪末记录了一系列他所遇到的腰椎滑脱的病例。在他的第一例腰椎滑脱的临床病例记载中（弗莱堡，德国），Neugebauer 描述了一名女性的临床检查，她经历了不幸的分娩，并且在右下腹产生了难以忍受的疼痛[17]。患者的检查包括："在腰椎有一个轻度的前凸，当患者俯卧位的时候更加明显；以适度的压力前推脊柱可以很轻易地感觉到它通过了腹壁；从骶骨的前表面突出了一个椎体的厚度；直接在阴道部的后侧有一个坚硬的突出物，这显然是最后一节腰椎。"

在 1905 年，Bradford 和 Lovett 补充了腰椎滑脱的临床诊断[18]。"均衡破坏导致不稳，主要表现为下腰椎曲度的迅速增加，即使在最轻的患者中也是如此。脊柱曲度从骶骨迅速前倾，这又带来了髂嵴和髋部的过度向后突出。一眼看上去其表现与双侧先天性脱位相类似。"

Capener 在 1932 年进一步描述了腰椎滑脱的临床特性[5]。"短缩的躯体使得下肋骨受压，有时候受压后几乎进入骨盆，这与骨盆在横轴上旋转有关，以至于骶骨显得更垂直。有一个小空洞在腰椎棘突后方，在这个空洞的下端有一个骨突起，这个突起在常见的腰椎滑脱类型中就是 L5 棘突的尖端。可以观察到一种特殊的鸭步态。这是由于髋部的再次过伸导致骨盆旋转。"

Phalen 和 Dickson 在 1961 年对研究髋部周围的肌肉失平衡作出了贡献[19]。他们描述了一个病例：一个男孩"依靠衬垫猛烈的向前推挤骨盆来克服后方肌肉痉挛来行走"。痉挛是由于极度的紧绷的肌肉，肌肉维持骨盆和躯干向后倾斜以及限制髋部弯曲的程度。"为了从地板上拾东西，小孩必须蹲在东西旁边，因为即使膝盖弯曲，也不能充分弯曲背和髋来使他前倾用手拾地板上的东西。"

在 1895 年射线技术被 Wilhelm Rontgen 引进之前，脊柱结核病是下腰痛的常见鉴别诊断。随着射线照相术评估的出现，特别是侧位片，腰椎滑脱可以简单地从其他下腰痛疾病中区分开。相关的峡部裂可以从侧位或斜位片辨别出来。计算机断层扫描（CT）的出现后使得很少使用平片来诊断峡部裂了。

为了量化滑移的严重程度，Meyerding 在 1938 年建立了一个将 S1 的上终板平分成四等分的分级系统[20]。L5 相对 S1 的滑移程度：1 级是 L5 椎体滑移达到 S1 终板的前后宽度的 25%；2 级是达到 50%；3 级是达到 75%；4 级是达到 100%；5 级是大于 100%。Taillard 在 1954 年建立了另一个分型系统，在站立位侧位片上头侧椎体在尾部的位移百分比，它是 Meyerding 分型系统的修正版[21]。在 1983 年除了将平移距离量化之外，Wiltse 使与腰椎滑脱畸形有关术语和测量方式标准化[22]，包括滑移角度、骶骨倾角、腰椎前凸、骶骨角、骶骨倾斜、腰骶连接角和腰骶角。这些术语的细节在其他章节中叙述。

## 治疗

虽然绝大部分的腰椎滑脱患者能够被保守治疗，但是如出现顽固性疼痛或神经损伤时需要外科手术治疗。在过去非手术治疗主要包括延长卧床时间和支具，这些很难被接受[23]。非手术治疗通常包括斜靠位的头足位牵引[4]。足部相对于躯干需提高 35°~40°，对抗牵引置于头和腋下。一旦牵引完成，患者被置于双倍人字形石膏中，双脚伸出，固定约 6~8 周。石膏使用背部钢板进行加固支撑。

直到 20 世纪初，对于保守治疗无效的患者使用外科手术被视为一个可行方案。Russell Hibbs 和 Fred Albee（都来自于纽约），同时提出后路脊柱融合的首选手术方案，后来被外科医师使用来治疗腰椎滑脱。有趣的是，两者最初设计的这个手术方案是用于治疗脊柱结核的。在 1911 年，两位外科医师描述了脊柱融合的手术方法：通过一个后正中切口，部分的切除局部骨性结构（棘突和椎板）来创造出一个融合区域，接着在需要获得融合的椎体水平使用局部截骨术[24, 25]（图 1.4）。在 Albee 技术中，棘突需被劈开，在两个半棘突之间使用胫骨植骨。因为早期的后路脊柱融合没有使用内固定器械来提高稳定，而只是使用了融合技术，因此 Albee 和其他人倾向

于建议患者在骨折床上卧床 5 周，然后使用固定到臀部长款石膏额外保护 2 月[4]。

当第一例腰椎滑脱的后路融合手术完成还无人问津的时候，据我所知 Hibbs 和 Swift 是第一个展示 24 例使用后路融合治疗腰椎滑脱病例的医师（1914—1927 年间）[26]。按照这篇文章，第一例手术是在 1914 年 10 月 13 日对一名 13 岁患者施行的。在 24 例病例中 16 名患者（占 66.9%）症状完全缓解；3 名患者（12.5%）症状有所改善；5 名患者（20.8%）治疗无效果。Albee 在他 1915 年的文章中记录了一位 19 岁男性腰椎滑脱患者的后路融合手术步骤[23]。

1932 年，Capener 提出了一种良好的稳定脊柱的手术技术理论：通过前路手术将 L5 椎体和骶骨钉穿在一起（图 1.5）[5]。虽然这是一种很好的方法来阻止进一步滑移，但是他认为"此项手术过程困难太大因而被终止了。"

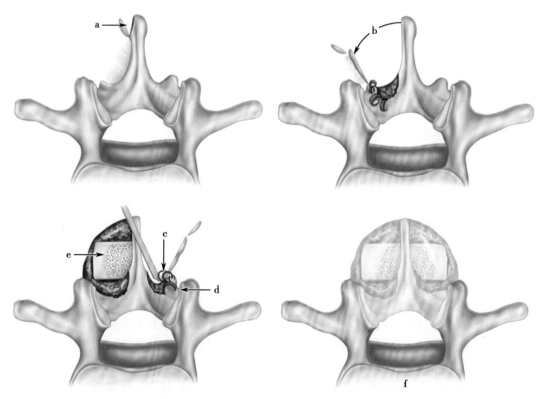

图 1.4  Meyerding 描述的后路脊柱融合术轴位图像，棘突和椎板的局部截骨获得局部植骨和融合区。腓骨或胫骨的自身植骨在上述融合区以获得最大限度的融合

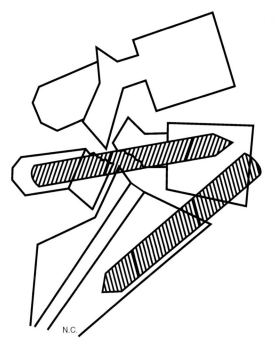

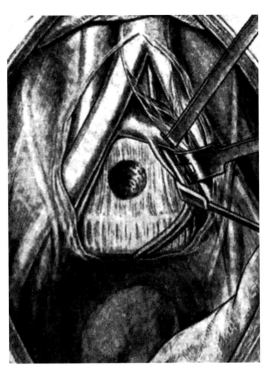

图 1.5　描述了 Capener 的观点，L5 和 S1 的前路融合，对峡部裂的直接修复。[ Reprinted from Capener N.Spondylolisthesis.The British J of Surger.1932；374-386.With permissionfrom John Wiley & Sons. ]

图 1.6　阐述了 Burns 的前路融合技术，在 L5 椎体前方皮质骨处钻孔。[ Reprinted from Burns BH.An operation for spondylolisthesis. The Lancet.1933；221（5728）：1233.With permission from Elsevier. ]

Capener 的理论在后来被 Burns、Jenkins、Mercer 和 Speed 模仿后应用起来。Burns 在 1933 年通过从 L5 椎体的前方钻孔至 S1 椎体治疗了一位 14 岁的腰椎滑脱患者，然后钻孔的骨空隙使用胫骨进行自体植骨（图 1.6）[27]。在 1934 年和 1938 年 Jenkins 和 Speed 分别对腰椎滑脱患者进行了相似的手术（图 1.7）[4, 28]。

1936 年，Mercer 改进了前述的前路脊柱融合手术[29]。他通过去除椎间盘和一些邻近骨组织，并使用髂骨植骨进行替代的方式获得融合（图 1.8）。其类似于早期的后路脊柱融合，Mercer 的手术方式需要细心的术后康复直到达到骨融合。包括限制背部的活动度来阻止植骨的移位，并且持续绝对卧床 8 周，然后使用一种钢制的背部支具直到有确实的骨融合证据为止。

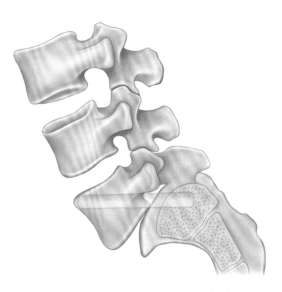

图 1.7　显示了从 L5 椎体的前方到 S1 椎体插入支柱骨植骨

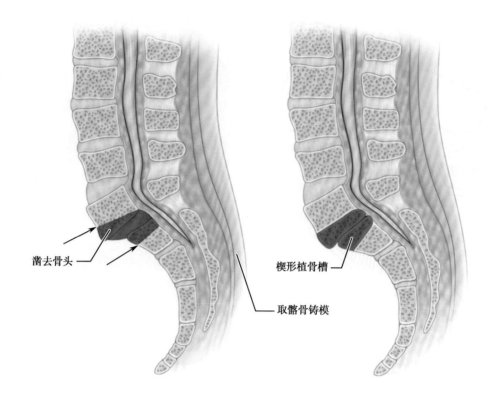

图 1.8 描绘了 Mercer 治疗腰椎滑脱的前路融合术

自从他们的手术方式出现以来，后路与前路的外科手术方式不停地被使用和改进。这些手术方式也被证实了是相当有效的。在 1943 年 Meyerding 记录了对 143 例腰椎滑脱患者使用改良式 Hibbs 融合法的经验[30]。87.6% 的病例患者在术后能从事盈利性工作，66.4% 的病例患者能重新开始之前的工作。14 位患者出现了感染和静脉炎的术后并发症。

1953 年，Watkins 提出了一种通过后外侧融合的后路脊柱融合选择性技术。其关注点在于脊柱融合涉及后路的棘突和椎板，植骨被置于横突之间来获得横突融合[31]。这是通过旁脊柱切口入路而不是传统的正中切口入路。此手术方式的支持者认为棘突和椎板必须去除是对疾病有帮助，比如术中减压；因此需要使用传统的 Hibbs 融合。如今此技术被广泛使用，不管棘突和椎板是否被去除，都应尽可能的获得最大限度的融合。

对于表现有神经功能损伤的患者，通常建议行后路减压。1955 年，来自旧金山的 Gerald Gill 提出了治疗腰椎滑脱的另一种后路技术，尤其适用于由于神经牵拉导致的腿痛比腰痛更剧烈的患者[32]。此手术方式需要将椎板和纤维软骨组织咬除，因为他认为需要对神经根性症状进行处理。对于彻底的减压，完全去除椎体后方连接处的骨组织和软骨，甚至有时候椎弓根和棘突也需要咬除。虽然此手术方式不一定需要融合，但是 Gill 建议对于腿痛比腰痛严重的老年患者使用非融合。这因为与融合相比非融合的手术创伤更小，并且在老年患者中单纯减压术后远期滑脱的发生几率没有价值。

1968 年后路融合的手术方式继续改进、变化。Wiltse 等介绍了后外侧入路的改良法[33]。其替代了从侧方的骶棘肌进入来获得后外侧融合，他推荐从肌肉间隙进入，第一是因为避免了重要稳定结构的丢失，例如棘上和脊间韧带，通常正中入路时是需要破坏的。理论上阻止了腰椎滑脱的进一步滑移，减压后效果更好。第二是因为此手术方式提供了合适的操作环境来进行 L5 神经根减压和进行 Watkins 所述的后外侧融合。

上述中大多数手术方式的改进优化是有关后路手术的，除了 Capener 所述的是前路手术。这可能是因为前路手术相对传统后路手术来说更陌生、技术难度更大。基于这些原因，一些医师在初期保留了使用前路手术达到融合的手术技术。在 1971 年 Freebody 通过一系列的167 例腰椎滑脱患者进行研究，这些患者接受了类似于 Mercer 方式的前路腰椎融合，研究发现 81% 的患者融合成功，91% 的患者获得了很好的预后，并发症发生率很低[34]。然而，需要注意的是其手术患者主要是由于畸形导致的腰背痛，而不是神经根性症状所致，因为在前路手术时神经根不能进行良好的减压。所以前路椎间融合术联合后路减压融合常可见到，特别是对于存在神经根性症状的患者。

在此时期内固定器械被用来畸形的矫正，特别是腰骶部的后凸畸形和矫形后的维持稳定。在 1971 年，Harrington 和 Tullos 报道了后路撑开内固定用于 9 例腰椎滑脱患者，通过使用金属棒连接 L1 椎板下钩并靠在骶骨尾上[35]。撑开力应用在骶骨和L1 之间来减少 L5 对 S1 的作用力。这需要后路减压和后外侧融合的配合才能完成。医师为了促进融合后来增加了 L5/S1 的椎

间融合，并且保留了畸形矫正。由于内固定的使用，患者在术后允许早期活动，截然不同的是之前所述的融合手术方式术后需要长期支具保护。虽然这是一种新颖的、吸引人的外科手术方式，但是它的手术并发症发生率要更高，其中一例术后出现马尾综合征，一例出现持续性感染，4 例在长期随访时出现复位丢失。另外，当在腰骶部后凸的后侧顶点撑开时，这种固定策略的生物力学性质不能顺利的起作用，反而会加重骶骨的垂直状态并且减小腰椎区域前凸。

在 1973 年 Schollner 报道了一种新型的内固定方式，它通过一期后路方式实现[36]。首先，涉及 L5 减压和 L5/S1 椎间盘的去除。然后钩板固定在后方的第二骶孔，并锚固定在骶骨螺钉上。L5 椎弓根置入双螺纹螺钉。为了使 L5/S1 复位，螺母用在双头螺纹螺钉上将 L5 椎体朝钩板方向固定（图 1.9）。这同样需要后入路扩大的后外侧和椎间融合。L5 神经根损伤是一种严重的并发症。报道的 51 例病例中，1 例患者出现永久的足下垂，10 例患者出现暂时性足下垂，3 例患者出现感染。

1976 年，Laurent 和 Osterman 报道了他们在民立骨科医院（赫尔辛基）对 91例患者的治疗结果，到目前为止讨论了多种治疗技术方案，包括：后路融合，使用Knodt 棒的后路融合，椎板切除术联合后路融合，后外侧融合，椎板切除术联合后外侧融合，前路融合，单纯椎板切除术[37]。他们发现主流手术方式的术后假关节的发生率为 19.5%。此外，14 例患者尽管进行了后侧融合但还是出现了向前移位，占18%。术后的临床预后调查：60% 患者觉得非常好，24% 患者觉得满意，还有 16%的患者不满意。

在 1978 年 至 1984 年 间，Bradford 和Boachie-Adjei 在美国明尼阿波里斯市的双

子城脊柱中心，通过一种两阶段的方式治疗了 22 例严重腰椎滑脱患者[38]。第一阶段涉及后侧减压和后外侧关节固定。在这之前需要使用 halo 架骨骼牵引获得松解。然后第二阶段进行前路腰骶椎间融合。因为没有使用内固定，在第二阶段术后需要进行 4 个月的支具保护。4 例患者出现假关节，3 例在畸形矫正后出现持续性的神经损伤症状，再次强调需要减少并发症的发生。

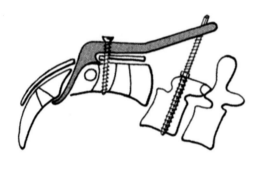

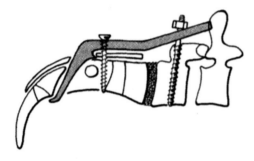

图 1.9　阐述了 Schollner 的技术，涉及通过双头螺纹来减小 L5 向板移动。注意 L5/S1 的椎间融合使用自体骨融合。[ Reprinted from Schollner D.One stage reductionand fusion for spondylolisthesis.Int Orthop.1990；14（2）：145-150.With permission from Springer Verlag.]

在同一时代，在治疗峡部裂时 L5 椎体切除术被 Gaines 提出。随后他报道了 30 例接受 L5 椎体切除术后 25 年的病例随访[39]。所有患者的腰背痛和腿痛症状在术后缓解。其中 23 例患者术后出现 6 周至 3 年的暂时性 L5 神经根损伤症状，其中 2 例患者没有

完全恢复。

1982 年 Bohlman 和 Cook 联合多元化理念使用一期方案治疗 2 例高度腰椎滑脱，一期方案涉及减压和后外侧及椎间融合（图 1.10）[40]。手术技术包括 L5 和 S1 后方组织的减压。S1 后上方截骨对硬脑膜减压，防止马尾综合征的发生。两根引导线被引入 L5 和 S1 神经根之间，在侧面到中线的透视下，从后位到前位引导进入 L5 椎体的前方皮质。管状钻头用来钻通引导线，但不要突破 L5 椎体的前皮质。腓骨的自体植骨被修剪后置入这两个钻孔洞中，连接 L5 和 S1 椎体。后外侧融合提高了融合度。尽管技术难度高，但一方面可以缓解患者症状，另一方面可以获得稳固的融合。1932 年 Capener 提出的里程碑式技术提供了参照蓝本，从而避免了需要前路经腹进行穿刺法椎体间融合。

类似于 Bohlman 和 Cook 的骶骨截骨手术，Schoennecker 等在对 3 度或 4 度腰椎滑脱的患者行关节融合术时推荐对马尾减压，因为在术中马尾会被骶骨的后上方拎住，甚至发生在原位融合的时候[41]。1990 年他们报道了 12 例严重腰椎滑脱行原位关节融合出现马尾综合征的病例。记录了珍贵经验：不仅在腰椎滑脱的峡部 L5 神经根容易受损，而且马尾也容易损伤，特别是在严重的病例。马尾的减压可通过 S1 椎体后上方截骨实现，如前所述记录在 Bohlman 的病例报道中。

1988 年，Steffee 和 Sitkowski 使用钢板和椎弓根螺钉以及扩大的腰骶椎间融合达到复位和稳定效果（图 1.11）[42]。在他们 14 例严重腰椎滑脱病例中，所有患者的腿痛症状缓解，使用该手术方式后获得融合。然而，他们推荐在减压时使用体感诱发电位监测以防止出现神经性并发症。

尽管在内固定方面有更多新的研究进展，但是在此章节中外科医师所提出的有历史性意义的手术方式中，治疗腰椎滑脱的多样化融合方式都体现了减压和稳定的原则，并且是能够在任何一个创新手术方式中体现。

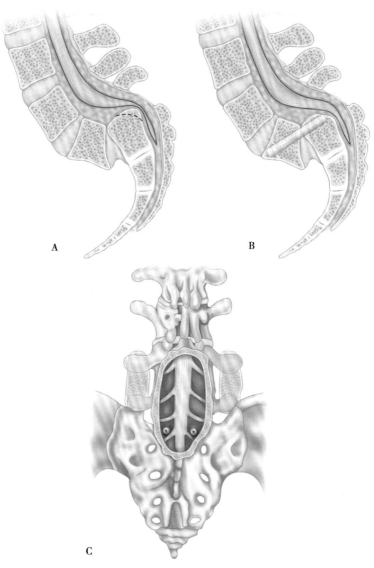

图 1.10　阐释了 Bohlman 介绍的一期后路椎间和后外侧减压融合。
注意 S1 椎体后上方部位的截骨需要减压马尾神经

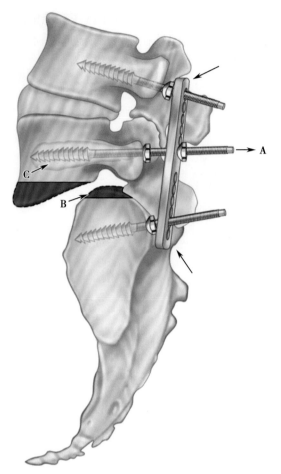

图 1.11  描述了通过椎弓根螺钉和钢板对
滑移的 L5 椎体向椎板和骶骨方向牵拉复位

（李志鲲 译  魏显招 校）

## 参考文献

1. Herbiniaux G. Traite sur divers accouchemens labor-leux et sur les polypes de la matrice. Bruxelles: J. L. DeBoubers; 1782.

2. Kilian HF. Schilderungen neuer eckenformen und ihres verhaltens in Leven. Mannheim: Verlag von Bassermann & Mathy; 1854.

3. Meyerding HW. Spondylolisthesis. J Bone Joint Surg. 1931;13:39–48.

4. Speed K. Spondylolisthesis. Arch Surg. 1938; 37(2):175–89.

5. Capener N. Spondylolisthesis. Br J Surg. 1932; 19:374–86.

6. Mall FP. On ossification centers in human embryos less than one hundred days old. Am J Anat. 1906;5:433–58.

7. Willis TA. An analysis of vertebral anomalies. Am J Surg. 1929;6:163–8.

8. Congdon RT. Spondylolisthesis and vertebral anoma-lies in skeletons of American aborigines. With clinical notes on spondylolisthesis. J Bone Joint Surg Am. 1932;14(3):511–24.

9. Batts M. The etiology of spondylolisthesis. J Bone Joint Surg Am. 1939;21(4):879–84.

10. Roche MB, Rowe GG. Anomalous centers of ossifica-tion for inferior articular processes of the lumbar ver-tebrae. Anat Rec. 1951;109:253–9.

11. Roche MB, Rowe GG. The incidence of separate neu-ral arch and coincident bone variations. J Bone Joint Surg Am. 1952;34(2):491–3.

12. Wiltse L. Etiology of spondylolisthesis. Clin Orthop. 1957;10:48–59.

13. Nathan H. Spondylolysis its anatomy and mechanism of development. J Bone Joint Surg Am. 1959;41(2): 303–20.

14. Wiltse LL, Newman PH, Macnab I. Classification of spondylolysis and spondylolisthesis. Clin Orthop. 1976;117:23–9.

15. Wynne-Davies R, Scott J. Inheritance and spondylo-listhesis. J Bone Joint Surg. 1979;61:301–5.

16. Fredrickson BE, Baker D, McHolick WJ, Yuan HA, Lubicky JP. The natural history of spondylolysis and spondylolisthesis. J Bone Joint Surg. 1984;66: 699–707.

17. Neugebauer FL. The classic: a new contribution to the history and etiology of spondylolisthesis. Clin Orthop Relat Res. 1976;117:4–22.

18. Bradford EH, Lovett RW. Spondylolisthesis. Treatise Orthop Surg. 1905;3:385–8.

19. Phalen G, Dickson J. Spondylolisthesis and tight hamstrings. J Bone Joint Surg. 1961;43:505–12.

20. Meyerding H. Spondylolisthesis as an etiologic factor in backache. JAMA. 1938;111:1971–6.

21. Taillard W. Le spondylolisthesis chez l'enfant et l'adolescent. Acta Orthop. 1954;24:115–44.

22. Wiltse LL, Winter RB. Terminology and measure-ment of spondylolisthesis. J Bone Joint Surg. 1983;65:768–72.

23. Albee F. Spondylolisthesis. Bone Graft Surg. 1915;134–40.

24. Bick EM. An essay on the history of spine fusion operations. Clin Orthop Relat Res. 1964;35:9–15.

25. Hibbs R. An operation for progressive spinal deformi-ties. N Y Med J. 1911;93:1013.

26. Hibbs R, Swift W. Developmental abnormalities at the lumbosacral juncture causing pain and disability. Surg Gynecol Obstet. 1929;48:604–12.

27. Burns BH. An operation for spondylolisthesis. Lancet. 1933;221:1233.

28. Jenkins J. Spondylolisthesis. Br J Surg. 1934; 24:80–5.

29. Mercer W. Spondylolisthesis. Edinburg Med J. 1936;43:545–72.

30. Meyerding H. Spondylolisthesis: surgical treatment and results. J Bone Joint Surg. 1943;25:65–77.

31. Watkins M. Posterolateral fusion of lumbar and lumbosacral spine. J Bone Joint Surg. 1953;35:1014–8.

32. Gill G, Manning J, White H. Surgical treatment of spondylolisthesis without spinal fusion. J Bone Joint Surg. 1955;37:493.

33. Wiltse L, Bateman G, Hutchinson R, Nelson W. The paraspinal sacrospinalis-splitting approach to the lumbar spine. J Bone Joint Surg. 1968;50:919–26.

34. Freebody D, Bendall R, Taylor RD. Anterior transperitoneal lumbar fusion. J Bone Joint Surg Br. 1971;53:617–27.

35. Harrington P, Tullos H. Spondylolisthesis in children. Clin Orthop Relat Res. 1971;79:75.

36. Schollner D. One stage reduction and fusion for spondylolisthesis. Int Orthop. 1990;14:145–50.

37. Laurent L, Osterman K. Operative treatment of spondylolisthesis in young patients. Clin Orthop Relat Res. 1976;117:85.

38. Bradford D, Boachie-Adjei O. Treatment of severe spondylolisthesis by anterior and posterior reduction and stabilization. J Bone Joint Surg. 1990;72:1060–6.

39. Gaines R. L5 vertebrectomy for the surgical treatment of spondyloptosis. Spine. 2005;30:S66–70.

40. Bohlman H, Cook S. One-stage decompression and posterolateral and interbody fusion for lumbosacral spondyloptosis through a posterior approach. Report of two cases. J Bone Joint Surg Am. 1982;64:415–8.

41. Schoenecker PL, Cole H, Herring J, Capelli A, Bradford D. Cauda equina syndrome after in situ arthrodesis for severe spondylolisthesis at the lumbosacral junction. J Bone Joint Surg. 1990;72:369–77.

42. Steffee A, Sitkowski D. Reduction and stabilization of grade 4 spondylolisthesis. Clin Orthop Relat Res. 1988;227:82–9.

# 第 2 章　椎体滑脱的解剖学和生物力学

Venu M. Nemani , Han Jo Kim, and Matthew E. Cunningham

## 引言

　　椎体滑脱可发生在脊柱的任何位置，从颈椎至腰骶交界区（lumbosacral junction，LSJ）。然而它最常发生在腰椎中段和腰骶交界区，少数发生在颈椎，在胸椎罕有发生。椎体滑脱的准确病因尚不完全清楚，但很可能是家族性和后天性因素的共同作用结果，这些因素联合产生了一种特殊的解剖学和生物力学环境，从而导致滑移的发生。本章将讨论被认为是腰椎滑脱发生和发展中起重要作用的解剖学和生物力学因素。

　　脊柱具有复杂的解剖结构，虽然缺乏病理学理论，但其最适于完成从头部和躯干到骨盆载负传输的基本功能，允许躯干的活动，以及保护脊髓和连接神经元。然而脊柱解剖和生物力学的完整叙述超出了本章内容的范围，脊柱平稳，骶骨骨盆的和脊柱骨盆的力线，腰骶部发育异常，以及它们如何影响生物力学特性，这些都是需要理解的，是导致腰椎滑脱的易发因素。

## 生物力学

　　除遗传和种族因素之外，生物力学因素在腰椎滑脱的发生和发展中扮演了重要角色。运动员在涉及腰椎反复过伸的运动中，例如体操运动员、橄榄球运动员、潜水员和蝶泳运动员，他们患有峡部裂的风险增高，其中有一些患者会发展成腰椎滑脱。

　　生物力学因素的研究认为在腰椎正常负荷情况下，脊柱前柱部分由椎体和椎间盘组成，承受了 80%~90% 的轴向载荷，而脊柱后住部分承受了 10%~20% 的载荷。由于腰椎终板的倾斜方向导致在腰椎间盘上的载荷是轴向力和剪切力的复合力，而且固定腰椎的肌肉系统增加了腰椎间盘上的剪切力。在这种载荷情况下，腰椎的后方结构起到了张力带的作用，用于对抗一个椎体相对于另一椎体的向前滑移倾向。椎间盘的纤维环与后纵韧带的作用一样，额外提供对抗腰椎滑脱的抵抗力[1]。在一些双侧峡部裂的病例中，剪切力导致上方椎体和椎体前上部的附属结构的前移位，在弯曲时或骨盆入射角较大的患者中加重，这些内容在后续中详述。与腰骶交界区有关的具体解剖学因素以及全部脊柱形态在理解腰椎滑脱的发病机制和进展尤为重要，这部分内容需要仔细叙述。

## 脊柱平衡

近年来脊柱全长矢状位形态的研究愈发清晰，它对于成人和儿童腰椎滑脱的诊断来说是非常重要的因素。在矢状面上脊柱不是完全笔直，而是具有自然的曲线弧度，具体表现是颈椎和腰椎的前凸，胸椎和骶椎的后凸。这些弯曲通常情况下维持身体的正常平衡，使头部的中心点直接穿过骨盆，这样便于行走时和摆姿势时肌肉运动起来更加有效率。这样一来在冠状面上，齿突的铅垂线会穿过骶骨中心，在矢状面上这条线会从颈椎后方下降，穿过C7椎体、胸椎的前方、腰椎后方，最后穿过S1椎体（图2.1）。当C7铅垂线位于骶骨前方时会增加腰椎滑脱的产生，由于在腰骶交界区，旋转角度中心（the center of rotation of angulation，CORA）同样处于L5-S1椎间盘的前方，且会进一步增加已经明显存在的剪切力和轴向力。成年脊柱畸形患者中，矢状面平稳的维持与临床结局紧密相关[2, 3]，以强调它对于功能与健康的重要。胸椎后凸和腰椎前凸的正常值范围很宽，且两者之间通常存在互补；但是脊柱骨盆的形态能够改变腰椎前凸角度，这需要胸椎后凸的代偿来弥补。实际上由于骶髂关节缺乏活动，骶骨到骨盆的关系是固定的，其余的骨盆、髋和脊柱必须适应任何腰椎滑脱以平衡躯干以获得直立位的姿势。最佳理想的脊柱骨盆平衡在矢状面上是C7的铅垂线刚好落在或落后于股骨头（重力中心），从而确保以最小能耗用于维持直立位姿势。腰骶滑脱和骶骨发育不良同时出现时，可能会使身体在矢状面上获得合适的脊柱骨盆平衡变得艰难[4-6]。Mac-Thiong和同事们发现低度腰椎滑脱患者能维持正常姿势，但是在高度腰椎滑脱患者中脊柱骶骨平衡受到影响，特别见于那些骨盆不平衡的患者（骨盆后倾）。这些研究强调了腰骶交界区局部解剖学特性的重要性，它在整个脊柱骨盆平衡和形态上起决定性作用。

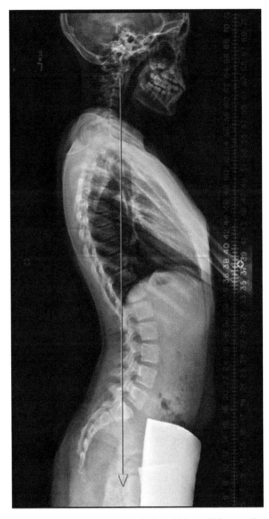

图 2.1　矢状位平片显示齿状突的铅垂线与骶骨相交并落在双侧股骨轴的后方，属于中立位矢状面平衡

## 骶骨骨盆形态

腰骶交界区是过渡区域，从相对可活动的呈前凸的腰椎，到僵硬的脊柱骶尾段后凸。因为骶髂关节相对固定几乎不能活动，骨盆和髋关节在整体腰骶椎的形态中扮演重要角色，其贡献是在矢状面上维持

了脊柱的平衡。一些医师描述的 X 线片参数可以用于量化骶骨骨盆和脊柱骨盆的形态[7-11]。更进一步认为骨盆和骶骨的形态在腰椎滑脱的成因中起重要作用。一些重要的解剖学因素能够在 X 线片上被量化，包括骨盆倾斜角（pelvic tilt，PT）、骶骨倾斜角（sacral slope，SS）、骨盆投射角（pelvic incidence，PI）和腰椎前凸角（lumbar lordosis，LL）。

骨盆倾斜角描述的是骨盆的方向与垂直参考线的关系。前骨盆倾斜角与骨盆屈曲、前倾和倾斜有关，而后骨盆倾斜角与骨盆后倾、伸展和倾斜有关[12]。骨盆倾斜角是由铅垂线与 S1 上终板中点与髋关节的旋转中心的二等分点的头侧方连线夹角（图 2.2a）。骶骨倾斜角不仅是评估腰椎滑脱患者的关键参数，而且在全髋置换、髋臼截骨的方向确定或在股骨髋臼撞击综合征的治疗中扮演重要角色。骶骨倾斜角是描述骶骨上终板的方向与水平参照线的关系（图 2.2b）。需要说明一点，PT 和 SS 均要测量骶骨骨盆的方向，它们会随着患者个体的站立位置、姿势变化而变化。

与 PT 和 SS 不同，骨盆投射角是测量骶骨骨盆形态，它的测量值在个体中是唯一的、固定的，不会随着体位的改变而变化（假设骶髂关节无活动）。骨盆投射角被 Duval-Beaupère 和同事们在 20 世纪 90 年代早期首次提出，它的测量是通过 S1 上终板的垂线与 S1 上终板的中点与髋的轴心连线的尾侧夹角[13]（图 2.2c）。简便的算法是 PI=PT+SS。因为骶骨骨盆的形态（以 PI 定义）与骨盆在空间上的方向紧密相关。例如，如果一名患者的 PI 值很高，那么 PT、SS 或者两者必须也很高。其他的测量值如骨盆半径角[14]和骨盆骶骨角[15]被用来量化骶骨骨盆的形态；然而这些值缺乏与 SS 和 PT 的几何学联系。骨盆投射角

在整体矢状面平衡中扮演极度重要的角色，具有更高的 PI 角度需要增加腰椎前凸来维持直立位姿势的平稳[9]。

一些研究通过成人[16]和儿童[17]群体的检查对上述参数的正常值进行范围确定（表 2.1）。PI 测量的组间和组内的信度良好[18]。统计的 PI 值显示在儿童时期缓慢的且不断增长，在成年期之前稳定[19]。与正常患者对比，数个研究者表明 PI 在腰椎滑脱的患者中显著增高[20-23]。有趣的是，高 PI 值与腰椎滑脱严重程度呈线性相关（表 2.1），这在生物力学上是情理之中的事。低 PI 值意味着骨盆倾斜角和骶骨倾斜角的值低，导致的结果是相对平坦的腰椎前凸和相对水平的骶骨终板，腰骶交界区产生更弱的剪切力。或者另一种情况，高 PI 值意味着骨盆倾斜角和骶骨倾斜角的值高，导致增加腰椎前凸和更加垂直的骶骨终板，腰骶交界区产生更强的剪切力。然而，没有研究能够解释骶骨骨盆形态与腰椎滑脱形成之间的因果关系。

一个重要观点被指出：两个个体具有相同的骶骨骨盆形态（相同 PI 值）能有不同的骶骨骨盆取向（图 2.3）。脊柱畸形研究小组对高度腰椎滑脱对比低度腰椎滑脱患者的骶骨骨盆平衡进行研究。低度腰椎滑脱患者被划分为两组：低 PI 值组（PI<45°）和高 PI 值组（PI>60°）。认为高 PI 值患者经历峡部的张力带受损后导致峡部裂，而低 PI 值患者通过"钳夹"效应导致峡部受损，在伸展活动时通过 L5 后方 L4 至 S1 之间的结构碰撞所致[24]。有趣的是，高度的腰椎滑脱患者几乎总是具有高 PI 值，表明低 PI 值的低度滑移不会进展成高等级滑移。高度滑移可被划分为骨盆平衡组和骨盆非平衡组。骨盆平衡的患者具有低 PT 和高 SS，与高 PI 值的正常个体（无腰椎滑脱）的姿势相类似，相反骨盆不平衡的患者骨盆后倾，具有高 PT 和低 SS。

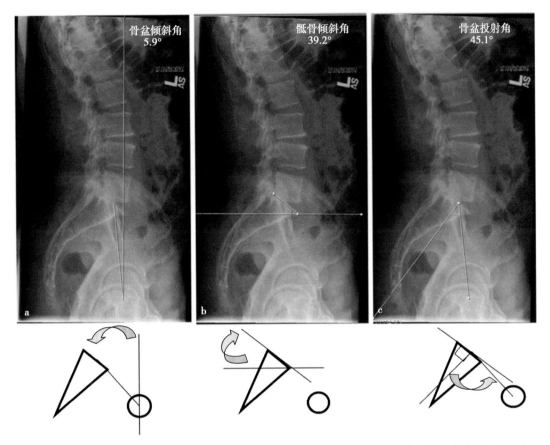

图 2.2 （a）骨盆倾斜角是由铅垂线与 S1 上终板中点与髋关节的旋转中心的二等分点的头侧方连线夹角。（b）骶骨倾斜角是 S1 上终板的切线与水平线的后侧夹角。（c）骨盆入射角是 S1 上终板的垂直线与 S1 上终板的中点与髋的轴心连线的尾侧夹角。它的数值等于骨盆倾斜角与骶骨倾斜角之和

表 2.1　正常人群与腰椎滑脱患者矢状面骶骨骨盆参数的测量平均值

| | 正常儿童和青少年 | 正常成年人 | 进展型腰椎滑脱 | | | | |
|---|---|---|---|---|---|---|---|
| | | | 1 度 | 2 度 | 3 度 | 4 度 | 5 度 |
| 骨盆入射角 | 49.1 (11.0) | 51.8 (5.3) | 57.7 (6.3) | 66.0 (6.9) | 78.8 (5.6) | 82.3 (7.2) | 79.4 (10.2) |
| 骶骨倾斜角 | 41.4 (8.2) | 39.7 (4.1) | 43.9 (4.8) | 49.8 (4.2) | 51.2 (5.7) | 48.5 (7.6) | 45.9 (13.5) |
| 骨盆倾斜角 | 7.7 (8.0) | 12.1 (3.2) | 13.8 (3.9) | 16.2 (5.4) | 27.6 (5.7) | 33.9 (5.2) | 33.5 (5.4) |

数据来源于［16，17，22］

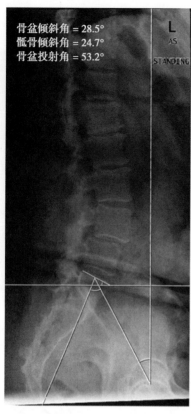

骨盆倾斜角 = 28.5°
骶骨倾斜角 = 24.7°
骨盆投射角 = 53.2°

图 2.3　腰椎的矢状面平片显示正常的骨盆入射角，与骶骨骨盆参数有显著不同，增加的骨盆倾斜角，减小骶骨倾斜角，还有后倾的骨盆。这些不同可在与图 2.2 的演示中对比出谁具有更好的骶骨骨盆平衡

## 腰骶部发育不良

明显的腰骶椎重塑可发生在腰椎滑脱的自我调整中。这种重塑涉及后方结构或者前方结构。在峡部的发育不良是形成发育不良型腰椎滑脱的原因，但是也可由应激反应或者反复骨折后骨不连导致。发育不良也包含：腰骶部后凸（lumbosacral kyphosis，LSK），楔形 L5 椎体，骶骨发育不良和后凸，后弓分叉，椎弓根、椎板或关节突的发育不全，横突短小。实际上，Curylo 和同事们研究表明 62% 的峡部裂患者被证实后方结构存在发育不良[20]。

腰骶部交界区的发育不良通过减少剪切力产生的力学阻力，促使了腰椎滑脱的发生和进展。只有一少部分研究尝试去计算后方结构发育不良的发生率，以及研究发生率与腰椎滑脱的关系，这主要是为了研究隐形脊柱裂（spina bifida occulta，SBO）。虽然 SBO 在正常个体中 L5 椎体的发生率约为 2.2%[25, 26]。但 SBO 在 3 度或更高度腰椎滑脱的发生率被报道高达 42%[27]，Curylo 的研究结果显示在发育不良型腰椎滑脱患者中脊柱裂的发生率甚至更高。

另外 Meyerding 报道平移畸形可以通过滑移的度数被量化[28]，角度畸形也被认为是腰骶部后凸。通常来说，最低位得腰椎椎体和骶骨之间的连接属于前凸；但是随着滑移进展的度数增加，它们之间的关系变成了后凸。报道过许多用于测量 LSK 的方法，这些方法都较为困难施行，因为有涉及 S1 终板的骶骨发育不良存在。其中一种我们经常使用的测量方法是滑移角度，它最初是 S1 后皮质的垂直线与 L5 下终板的切线之间的尾侧夹角[29]，虽然现在常用 L5 上终板来测量，因为 L5 发育不良的下终板会重塑和形变（图 2.4）。其他被报道的测量方法包括 Dubousset 腰骶角和腰骶角，所有测量方法的重复性均良好[30]。一些医师认为 LSK 的大小在判断进展风险的时候是很重要的[29, 31, 32]；但是，目前文献中没有确切数据来支持这一理论。在腰骶部交界区正常压力和剪切力的结合导致骶骨终板的形态改变和重塑，随后出现圆顶状的终板和 L5/S1 的前滑脱进展（图 2.4）。圆顶状的 S1 是特殊的腰椎滑脱，并没有看到它的缺失。一些研究者认为 LSK 和骶骨的矢状面畸形在腰椎滑脱看来是继发的，按照 Heuter Volkmann 定律，它的发生是不规则的轴向压力作用于 S1 上终板导致生长改变的结果[23]。然而，Wang 和同事们对 131 例进展性腰椎滑脱的儿童和青少年进行研究，在具有更低的骶骨节段和骶骨后凸的病例中发现形态改变，研究认为在主要的骶骨形态异常可能与腰椎滑脱的发生和进展具有相关性[33]。

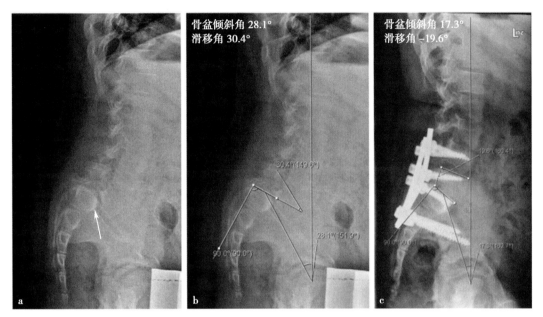

图 2.4　（a）腰椎的矢状面平片显示在 S1 终板（箭头处）的形态学改变，是由于 L5/S1 进展性腰椎滑脱的结果。（b）术前的骶骨骨盆参数显示骨盆倾斜角和滑移角。（c）术后的骶骨骨盆参数显示滑移的复位和骨盆倾斜角的减小

## 结论

　　虽然峡部裂和腰椎滑脱发生和发展的确切病因和危险因素尚不完全清楚，但是局部和全身的解剖学因素扮演着重要角色是毋庸置疑的。骶骨骨盆的形态和序列通过骨盆倾斜、骶骨倾斜和骨盆投射角进行评估，再结合对各种结构异常的理解，有助于腰椎滑脱的分型，并将会建立一个独特的生物力学环境来指导未来的治疗方案。

（李志鲲 译　魏显招 校）

## 参考文献

1. Steffee AD, Sitkowski DJ. Reduction and stabilization of grade IV spondylolisthesis. Clin Orthop Relat Res. 1988;227:82–9.

2. Glassman SD, et al. The impact of positive sagittal balance in adult spinal deformity. Spine (Phila Pa 1976). 2005;30(18):2024–9.

3. Mac-Thiong JM, et al. Can c7 plumbline and gravity line predict health related quality of life in adult scoliosis? Spine (Phila Pa 1976). 2009;34(15):E519–27.

4. Hresko MT, et al. Classification of high-grade spondylolisthesis based on pelvic version and spine balance: possible rationale for reduction. Spine (Phila Pa 1976). 2007;32(20):2208–13.

5. Labelle H, et al. The importance of spino-pelvic balance in L5-S1 developmental spondylolisthesis: a review of pertinent radiologic measurements. Spine (Phila Pa 1976). 2005;30(6 Suppl):S27–34.

6. Mac-Thiong JM, et al. Postural model of sagittal spino-pelvic alignment and its relevance for lumbosacral developmental spondylolisthesis. Spine (Phila Pa 1976). 2008;33(21):2316–25.

7. Jackson RP, Hales C. Congruent spinopelvic alignment on standing lateral radiographs of adult volunteers. Spine (Phila Pa 1976). 2000;25(21):2808–15.

8. Jackson RP, et al. Compensatory spinopelvic balance over the hip axis and better reliability in measuring lordosis to the pelvic radius on standing lateral radiographs of adult volunteers and patients. Spine (Phila Pa 1976). 1998;23(16):1750–67.

9. Legaye J, et al. Pelvic incidence: a fundamental pelvic parameter for three-dimensional regulation of spinal sagittal curves. Eur Spine J. 1998;7(2):99–103.

10. Vaz G, et al. Sagittal morphology and equilibrium of pelvis and spine. Eur Spine J. 2002;11(1):80–7.

11. Vialle R, et al. Radiographic analysis of the sagittal alignment and balance of the spine in asymptomatic subjects. J Bone Joint Surg Am. 2005;87(2):260–7.

12. Siebenrock KA, Kalbermatten DF, Ganz R. Effect of pelvic tilt on acetabular retroversion: a study of pelves from cadavers. Clin Orthop Relat Res. 2003; 407:241–8.

13. Duval-Beaupere G, Schmidt C, Cosson P. A Barycentremetric study of the sagittal shape of spine and pelvis: the conditions required for an economic standing position. Ann Biomed Eng. 1992;20(4):451–62.

14. Jackson RP, et al. Pelvic lordosis and alignment in spondylolisthesis. Spine (Phila Pa 1976). 2003;28(2): 151–60.

15. During J, et al. Toward standards for posture. Postural characteristics of the lower back system in normal and pathologic conditions. Spine (Phila Pa 1976). 1985; 10(1):83–7.

16. Berthonnaud E, et al. Analysis of the sagittal balance of the spine and pelvis using shape and orientation parameters. J Spinal Disord Tech. 2005;18(1):40–7.

17. Mac-Thiong JM, et al. Sagittal spinopelvic balance in normal children and adolescents. Eur Spine J. 2007;16(2):227–34.

18. Berthonnaud E, et al. A variability study of computerized sagittal spinopelvic radiologic measurements of trunk balance. J Spinal Disord Tech. 2005;18(1): 66–71.

19. Mac-Thiong JM, et al. Sagittal alignment of the spine and pelvis during growth. Spine (Phila Pa 1976). 2004;29(15):1642–7.

20. Curylo LJ, Edwards C, DeWald RW. Radiographic markers in spondyloptosis: implications for spondylolisthesis progression. Spine (Phila Pa 1976). 2002; 27(18):2021–5.

21. Funao H, et al. Comparative study of spinopelvic sagittal alignment between patients with and without degenerative spondylolisthesis. Eur Spine J. 2012;21(11):2181–7.

22. Labelle H, et al. Spondylolisthesis, pelvic incidence, and spinopelvic balance: a correlation study. Spine (Phila Pa 1976). 2004;29(18):2049–54.

23. Whitesides Jr TE, et al. Spondylolytic spondylolisthesis: a study of pelvic and lumbosacral parameters of possible etiologic effect in two genetically and geographically distinct groups with high occurrence. Spine (Phila Pa 1976). 2005;30(6 Suppl):S12–21.

24. Roussouly P, et al. Sagittal alignment of the spine and pelvis in the presence of L5-S1 isthmic lysis and low-grade spondylolisthesis. Spine (Phila Pa 1976). 2006;31(21):2484–90.

25. Fidas A, et al. Prevalence and patterns of spina bifida occulta in 2707 normal adults. Clin Radiol. 1987;38(5):537–42.

26. Saluja PG. The incidence of spina bifida occulta in a historic and a modern London population. J Anat. 1988;158:91–3.

27. Seitsalo S, et al. Progression of spondylolisthesis in children and adolescents. A long-term follow-up of 272 patients. Spine (Phila Pa 1976). 1991;16(4): 417–21.

28. Meyerding HW. Spondylolisthesis. Surg Gynecol Obstet. 1932;54:371–7.

29. Boxall D, et al. Management of severe spondylolisthesis in children and adolescents. J Bone Joint Surg Am. 1979;61(4):479–95.

30. Glavas P, et al. Assessment of lumbosacral kyphosis in spondylolisthesis: a computer-assisted reliability study of six measurement techniques. Eur Spine J. 2009;18(2):212–7.

31. Dubousset J. Treatment of spondylolysis and spondylolisthesis in children and adolescents. Clin Orthop Relat Res. 1997;337:77–85.

32. Speck GR, McCall IW, O'Brien JP. Spondylolisthesis: the angle of kyphosis. Spine (Phila Pa 1976). 1984;9(6):659–60.

33. Wang Z, et al. Influence of sacral morphology in developmental spondylolisthesis. Spine (Phila Pa 1976). 2008;33(20):2185–91.

# 第 3 章

# 腰椎滑脱的疼痛来源

Eugene J.Carragee and Michael P.Stauff

## 引言

当治疗患者脊柱区域的疼痛时，要仔细地考虑潜在疼痛来源的解剖和病理生理机制，这可能主要是疼痛综合征的表现。这一认识在治疗患者腰椎滑脱或椎体滑移时极为的重要，因为这是无症状患者的共同特点。患者有颈椎或腰椎滑脱时，可能会有来至一个或多个的疼痛来源。无论手术或非手术治疗，有信心确立真正的疼痛来源，对于治疗过程的成功有很大的影响。

在本章中，我们将讨论与所有类型的腰椎滑脱相关的疼痛来源。本章的第一部分将探讨常见的其他脊柱疾病的疼痛来源。这些脊柱疾病包括椎间盘源性疼痛，小关节源性疼痛和脊髓、神经根和（或）马尾神经的神经系统压迫来源的疼痛。在本章的后半部分，我们将关注腰椎滑脱独特的疼痛来源。这些包括峡部的病变引起的疼痛和异常矢状位序列继发的轴性疼痛。

在讨论腰椎滑脱的多重疼痛来源之前，应该强调的是许多的，也许是大多数的腰椎滑脱患者是无症状的。这不仅在退变性腰椎滑脱患者是很明确的，而且在峡部裂型腰椎滑脱患者也是明确的。在现代医学中，高度敏感的影像学分析的偶然结果有时可能导致漏诊和不恰当的治疗。只有通过询问患者病史，体格检查和临床数据的仔细思考，才能使脊柱医生有效的治疗有症状的腰椎滑脱患者。

## 椎间盘源性疼痛

椎间盘病变引起主要相关的轴性疼痛表现在好几个方面。它可能引起深部后中线区疼痛或横向放射痛或向下至大腿后侧疼痛。疼痛表现形式的变化和与其他疼痛来源相重叠，使得在有或无腰椎滑脱中诊断椎间盘性的轴性疼痛比较困难。传入神经纤维存在于椎间盘中，这些神经能够传递与环状牵张或运动相关的疼痛信号，这两者都是腰椎滑脱的特征。在腰椎中，腰椎的神经支配已经被广泛的研究[1]。研究证明髓核和内纤维环是缺乏神经组织支配的，但是外纤维环有穿透深度达 3mm 的神经组织支配[1]。在对腰椎间盘神经支配的一份综述中，Edgar 概述了三种来源的外纤维环神经支配。脊髓神经支配后纤维环。起源于灰交通支或腹侧支的直接分支提供支配外纤维环的后外侧和外侧部分。大量的研究表明，前纤维环由一种交感神经干的分支提供的传入神经支配的，通过纤维环的机械感受器或局部环境下炎症介质，激活这些神经纤维而引起疼痛感。一些研究者推测，纤维环的多方位神经支配导致牵涉痛有不同的类型。这一事实可能是椎间盘源性下腰痛患者诊断困难的潜在原因。对于腰椎滑脱患者，这个问题更加复杂，因为腰椎中还存在着其他潜在的主要轴性疼痛来源。

在颈椎中，文献表明与腰椎有相似的模式，是通过感觉神经纤维和自主神经纤维的双侧支配。在 Fujimoto 等最近的一项研究中，对大鼠 C5-C6 椎间盘的神经根支配进行了研究。作者认为大鼠 C5-C6 椎间盘通过 C2-C8 背根神经节，交感神经节和副交感神经节的神经元，多节段模式支配。总的来说，他们报道了支配神经的 79.6%来源于感觉传入神经，而 20.4% 则来源于自主神经[2]。由于椎间盘神经支配的复杂性，多节段的本质，使颈椎间盘源性疼痛表现为许多不同的模式，使诊断具有类似腰椎间盘源性疼痛那样的挑战。对于仅有轴向颈椎症状和颈椎滑脱的患者，这样很难使脊柱医师有足够的信心鉴别其原因或给予有效的治疗。

## 关节突关节

轴向症状也可来源于关节突关节和小关节炎，这种情况是很常见的。因此，确定一个特定的小关节为疼痛来源，像面临许多诊断椎间盘源性下腰痛和颈痛一样的困难。患者有小关节介导的疼痛，使椎旁疼痛，可放射至头部或尾部。在腰椎中，疼痛可以放射至臀部或腘绳肌腱，而颈椎小关节疼痛可能放射至大多角区或枕区。小关节来源的疼痛伴随伸展和旋转时疼痛加重。在某些情况下，疼痛可以通过体格

检查被诱发。体格检查也可能在涉及的小关节上有显著的压痛，但是这在较大体型患者身上是很难发现的。有些人认为小关节突周围的炎症可能会刺激现有神经根，酷似神经根性痛[3]。上述因素可能导致小关节作为疼痛来源而被确诊，但是，由于在颈椎和腰椎中其他疼痛来源的重叠，导致很难确诊。小关节的神经支配已经被广泛的研究。神经根背支分支和第一内侧支支配小关节（图 3.1）。疼痛受体分布于小关节囊和小关节软骨下骨，通过内侧支传入神经传递疼痛刺激到中枢神经系统。疼痛的刺激来至关节囊的拉伸和或小关节软骨下骨的异常负荷。一些临床医师使用内侧束支传导阻滞的局部麻醉方法，以及原发性小关节源性疼痛的射频消融治疗来阻滞这些疼痛刺激的传导。内侧束支传导阻滞的使用是为了证实疼痛来源于一个具体的关节突关节，而射频消融的使用是为了获得更加持久的治疗效果[4, 5]。腰椎滑脱患者的小关节源性疼痛可能是轴向症状的重要因素。尤其是患有退变性腰椎滑脱患者，这些患者常常伴有退化、肥厚性小关节，这些小关节过度变形，引起关节下区（腰椎）或椎间孔（颈椎和腰椎）神经根的侵犯。

## 神经压迫

任何类型的腰椎滑脱患者都有发展为神经侵犯相关的疼痛的风险。在马尾水平，疼痛可以被分为神经根病型或神经源性间歇性跛行型。轻度峡部裂型腰椎滑脱通常引起出口神经根的神经根病[6, 7]，而重度峡部裂型腰椎滑脱也可能引起中央管狭窄，导致横跨神经的神经根病或神经性跛行。对于腰椎退变性腰椎滑脱，最常累及的神经结构是在关节下区的横跨的神经根，但是这些患者也可能患中央管狭窄导致的神

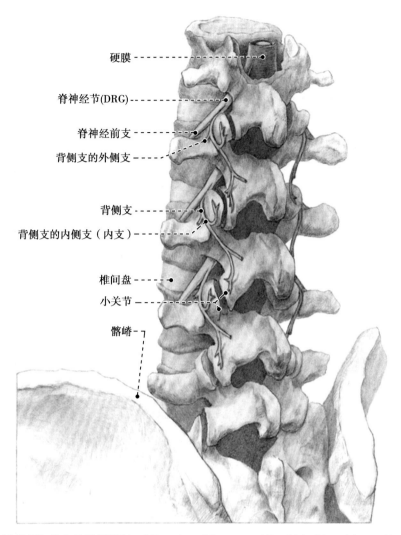

硬膜
脊神经节(DRG)
脊神经前支
背侧支的外侧支
背侧支
背侧支的内侧支（内支）
椎间盘
小关节
髂嵴

图 3.1　腰椎神经根和分支的神经解剖。[ Reprinted from van Kleef M，Vanelderen P，Cohen SP，Lataster A，Van Zundert J，Mekhail N.12.Pain originating from the lumbar facet joints.Pain practice：the official journal of World Institute of Pain 2010；10：459-69.With permission from John Wiley & Sons，Inc. ]

经性跛行。为了有效地指导腰椎滑脱患者手术或非手术治疗，脊柱医师必须有对神经侵犯的特定区域有深入的认识。

　　脊髓水平的椎体滑脱最常见于颈椎。这些患者可能有神经根性症状，而且也有可能由于一个静态或动态方式造成脊髓压迫引起的脊髓病（图 3.2）。这些患者的神经根性痛可能非常的弱，而脊髓受压和脊髓病引起的疼痛更为严重。脊髓病引起

的疼痛可能表现为上肢感觉迟钝。虽然这样很令人烦恼，但是这种由脊髓压迫引起的疼痛几乎没有像脊髓病引起轮替运动障碍、共济失调以及膀胱 / 大便失禁那样危险。图 3.3 表明颈椎滑脱是如何导致脊髓压迫和脊髓病的。总之，神经受压引起的疼痛或症状可以在所有类型的椎体滑脱中出现，并且使用任何治疗方法必须给予解决。

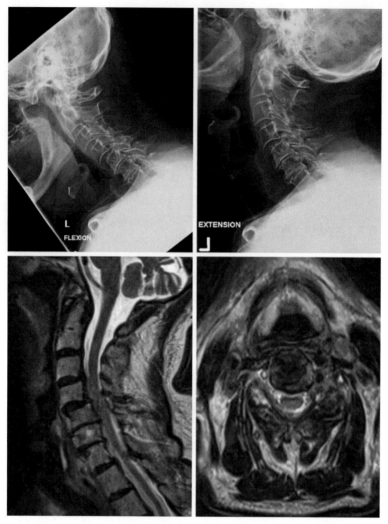

图 3.2 颈椎滑脱导致颈椎管狭窄。屈曲和伸展位 X 线片显示 C4-5 节段 4mm 的运动。正中矢状位 T2 像 MRI 和横切面 C4-5 节段 T2 像 MRI 显示颈椎管狭窄

颈椎和腰椎滑脱的患者可以有多种疼痛表现形式。椎间盘，小关节或神经压迫通常是腰椎滑脱患者的疼痛来源。这些疼痛也可能出现在其他脊椎病变中。为了有效地指导治疗，必须考虑腰椎滑脱患者所有潜在的疼痛来源。

## 椎弓根峡部

对于峡部裂型腰椎滑脱患者，峡部病变可能是疼痛的来源。普遍接受的观点是神经末梢分布于峡部断裂部位。当断裂部位异常活动或受压时，这些神经末梢可传递神经刺激。对于一个峡部裂型腰椎滑脱患者，峡部断裂来源的疼痛（骨不连类型）可表现为椎旁区域的疼痛和主要相关的周边区域疼痛[8]。由于峡部邻近小关节，峡部断裂引起疼痛症状可能掩盖小关节引起疼痛的症状。

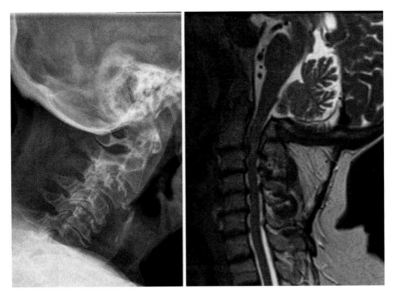

图 3.3　左侧是一个直立侧位颈椎 X 线片，65 岁女性患者，伴有严重共济失调，双手感觉障碍，轮替运动障碍以及反射亢进，显示了大约 4.3mm 的 C2-3 向前滑脱。右侧是患者正中矢状位的 MRI 切片，显示了在脊髓信号改变 / 脊髓软化节段显著椎管狭窄

同行鉴定峡部断裂作为疼痛来源的证据较少。在目前的文献中，峡部断裂引起的疼痛作为最好的证据是患者诊断性注射布比卡因阳性，然后行峡部修补术。wu 等报道了一项 93 例患者诊断性注射布比卡因阳性的回顾性研究。峡部断裂的直接修补后，85 例患者获得良好的效果[9]。最近，Karatas 等报道了 16 例患者行 2 种不同峡部修复技术[10]。所有患者诊断性注射布比卡因。16 例患者中 14 例在峡部修复后获得良好的效果[10]。因为使用诊断性注射为阳性作为诊断标准后，给予峡部修补获得满意的临床效果，所以使这种诊断试验有一定的可信性。除此之外，这些研究证明了在峡部裂型腰椎滑脱中峡部断裂可以是单一的疼痛来源，因为这些患者中没有显著的向前滑移或椎间盘退变。另外一些人认为使用皮质类固醇激素和布比卡因注射峡部，但这没有强有力的文献支持这种治疗方式。

## 矢状位失平衡引起的疼痛

在过去的 10 年中，大量的文献已经证明了脊柱骨盆参数在治疗儿童和成人脊柱侧凸患者中有重要的作用。脊柱骨盆平衡的理念也早已经被应用到腰椎滑脱患者中。相对于脊柱侧凸，腰椎滑脱中的矢状位序列不齐来源于一个更加具体的病变，通常在一个节段。脊柱骨盆序列与峡部型腰椎滑脱最为相关，但是新兴的理论已经证明退变性腰椎滑脱对脊柱矢状位序列有更大的影响。实际上，任何的脊椎向前滑移均可能导致矢状位失平衡。发育异常和椎弓根崩裂性腰椎滑脱的患者更易发展为高度滑移，因此也将有更大风险发展为显著的矢状位失平衡。

矢状位失平衡的患者经常会出现轴性疼痛，该症状的产生直接与他们的脊柱骨盆失配相关。脊柱骨盆的不匹配迫使他们消耗更多的能量，因为要通过椎旁肌活动量的增加来维持身体的直立状态。在脊柱畸形的文献中，多个研究表明恶化的矢状位失平衡与更严重的临床症状及健康相关生活质量成正相关[11-13]。

　　脊柱骨盆序列的原理也已经应用于腰椎滑脱患者。Hanson 是最早研究腰椎滑脱患者的骨盆参数，分析了轻度和重度峡部裂型腰椎滑脱患者的骨盆投射角的度数。他们认为成人和儿童峡部裂型腰椎滑脱比正常对照组人群有更大的平均骨盆投射角。最近的另外一项研究认为峡部裂型腰椎滑脱存在矢状位失平衡与患者的症状的更大联系。Harroud 等分析了 149 例儿童和青少年峡部裂型腰椎滑脱患者矢状位序列参数，并且认为参数与 SRS-22 评分相关。他们证明了较差的 SRS-22 评分患者存在较大的矢状位失平衡。矢状位失平衡和健康相关生活质量评分对于高度腰椎滑脱患者最有意义[15]。

　　最近，一些研究者进一步研究了峡部裂型腰椎滑脱滑患者腰椎骨盆参数的特征。Hresko 等把高度峡部裂或腰椎滑脱患者按骨盆是否平衡进行分类（图 3.4）[16]。

　　失平衡骨盆的患者有更大的骨盆倾斜和更小的骶骨倾斜，而平衡骨盆有一个更小的骨盆倾斜和更大的骶骨倾斜。骨盆平衡的概念是很重要的，因为一个失平衡的骨盆理论上可能引起轴向下腰痛，该症状的原因是患者为了保持直立位而消耗更多能量引起的。一些作者认为降低伴有失平衡骨盆患者的高度峡部裂型腰椎滑脱将有更好的手术效果[17-19]。在理论上，为了解决脊柱骨盆失平衡相关的肌肉劳损，恢复患者正常的骨盆参数是很重要的，但是目前还缺乏前瞻性的研究数据来证明成功的矫正与改善患者临床效果相关性。

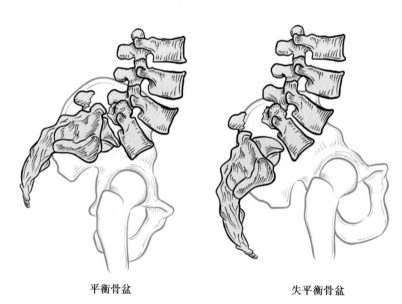

平衡骨盆　　　　　　　　　　　　失平衡骨盆

图 3.4　重度腰椎滑脱的骨盆矢状位像显示了两种平衡和失平衡的骨盆。注意每张图片髋关节和骶髂关节之间的关系。平衡的骨盆有较大的骶骨倾斜和较小的骨盆倾斜，而失平衡的骨盆则具有较小的骶骨倾斜和较大的骨盆倾斜

最近的文献把脊柱骨盆参数不匹配的概念应用于退变性腰椎滑脱。Aono 等和 Barrey 等人已经表明退变性腰椎滑脱患者比对照组有更大的骨盆投射角[20, 21]。另外一项研究比较了峡部裂型腰椎滑脱患者和退变性腰椎滑脱患者的脊柱骨盆参数[22]。Lim 和 Kim 报道了实验组比对照组具有更大的平均骨盆投射角数值[22]。然而，这些数据是初步的研究，一些研究者认为那些参数可能会使我们更好的理解峡部裂型和退变性腰椎滑脱的发病原因。同时，脊柱骨盆参数的这些改变可以预测矢状位失平衡，并且有助于进一步改善与腰椎滑脱相关的临床症状。

## 临床治疗方案

当在治疗腰椎滑脱患者时，考虑所有潜在疼痛的来源是很重要的（图 3.5）。个别患者会有不同的病理形式伴有不同的疼痛类型。Herein 认为治疗腰椎滑脱患者是一个巨大的挑战，特别是当许多疼痛来源均产生轴向疼痛。任何类型的腰椎滑脱的证明标志是一个椎体滑向另一椎体。在这一章中，我们已经概述了潜在的疼痛来源可能伴随着这种滑移。在本书的其他章节，腰椎滑脱的手术和非手术治疗的目的都是缓解疼痛。读者应该考虑每种治疗是如何影响上述的疼痛来源。

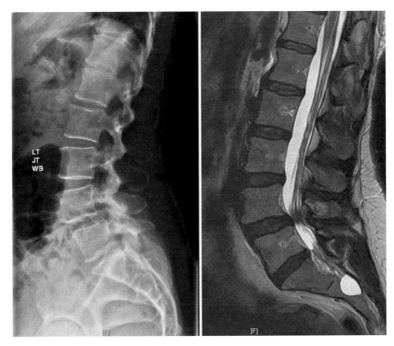

图 3.5　退行性腰椎滑脱。侧位腰椎 X 线片显示 L4-5 退变性腰椎滑脱，正中矢状位 T2 MRI 像显示 L4-5 节段椎管狭窄

（王飞 译　李志鲲 校）

# 参考文献

1. Edgar M. The nerve supply of the lumbar intervertebral disc. J Bone Joint Surg Br. 2007;89:1135–9.
2. Fujimoto K, Miyagi M, Ishikawa T, et al. Sensory and autonomic innervation of the cervical intervertebral disc in rats: the pathomechanics of chronic discogenic neck pain. Spine. 2012;37:1357–62.
3. van Kleef M, Vanelderen P, Cohen SP, Lataster A, Van Zundert J, Mekhail N. 12. Pain originating from the lumbar facet joints. Pain Pract. 2010;10:459–69.
4. Varlotta GP, Lefkowitz TR, Schweitzer M, et al. The lumbar facet joint: a review of current knowledge: Part II: diagnosis and management. Skeletal Radiol. 2011;40:149–57.
5. Smuck M, Crisostomo RA, Trivedi K, Agrawal D. Success of initial and repeated medial branch neurotomy for zygapophysial joint pain: a systematic review. PM R. 2012;4:686–92.
6. Jinkins JR, Rauch A. Magnetic resonance imaging of entrapment of lumbar nerve roots in spondylolytic spondylolisthesis. J Bone Joint Surg Am. 1994;76:1643–8.
7. Wiltse L, Guyer R, Spencer C, Glenn W, Porter I. Alar transverse process impingement of the L5 spinal nerve: the far-out syndrome. Spine. 1984;9:31–41.
8. Petron DJ, Prideaux CC, Likness L. Interventional spine procedures in athletes. Curr Sports Med Rep. 2012;11:335–40.
9. Wu SS, Lee CH, Cheng PQ. Operative repair of symptomatic spondylolysis following a positive response to diagnostic pars injection. J Spinal Disord. 1999;12:10–6.
10. Karatas AF, Dede O, Atanda AA, et al. Comparison of direct pars repair techniques of spondylolysis in pediatric and adolescent patients: pars compression screw versus pedicle screw-rod-hook. J Spinal Disord Tech. 2012 October 16 [Epub ahead of print].
11. Glassman SD, Berven S, Bridwell KH, Horton W, Dimar JR. Correlation of radiographic parameters and clinical symptoms in adult scoliosis. Spine. 2005;30: 682–8.
12. Glassman SD, Bridwell KH, Dimar JR, Horton W, Berven S, Schwab F. The impact of positive sagittal balance in adult spinal deformity. Spine. 2005;30:2024–9.
13. Mac-Thiong JM, Transfeldt EE, Mehbod AA, et al. Can C7 plumbline and gravity line predict health related quality of life in adult scoliosis? Spine. 2009;34:E519–27.
14. Hanson DS, Bridwell KH, Rhee JM, Lenke LG. Correlation of pelvic incidence with low and high grade isthmic spondylolisthesis. Spine. 2002;27: 2026–9.
15. Harroud A, Labelle H, Joncas J, Mac-Thiong JM. Global sagittal alignment and health-related quality of life in lumbosacral spondylolisthesis. Eur Spine J. 2013;22:849–56.
16. Hresko MT, Labelle H, Roussouly P, Berthonnaud E. Classification of high-grade spondylolisthesis based on pelvic version and spine balance – possible rationale for reduction. Spine. 2007;32:2208–13.
17. Labelle H, Roussouly P, Chopin D, Berthonnaud E, Hresko T, O'Brien M. Spino-pelvic alignment after surgical correction for developmental spondylolisthesis. Eur Spine J. 2008;17:1170–6.
18. Labelle H, Mac-Thiong JM, Roussouly P. Spino-pelvic sagittal balance of spondylolisthesis: a review and classification. Eur Spine J. 2011;20 Suppl 5:641–6.
19. Mehta VA, Amin A, Omeis I, Gokaslan ZL, Gottfried ON. Implications of spinopelvic alignment for the spine surgeon. Neurosurgery. 2012;70:707–21.
20. Aono K, Kobayashi T, Jimbo S, Atsuta Y, Matsuno T. Radiographic analysis of newly developed degenerative spondylolisthesis in a mean twelve-year prospective study. Spine. 2010;35:887–91.
21. Barrey C, Jund J, Perrin G, Roussouly P. Spinopelvic alignment of patients with degenerative spondylolisthesis. Neurosurgery. 2007;61:981–6.
22. Lim JK, Kim SM. Difference of sagittal spinopelvic alignments between degenerative spondylolisthesis and isthmic spondylolisthesis. J Korean Neurosurg Soc. 2013;53:96–101.

# 小儿腰椎滑脱的临床评估 第4章

Matthew E.Oetgen and Laurel C.Blakemore

## 引言

小儿峡部裂和腰椎滑脱的临床表现极为不同。文献认为体格特征与各种临床症状有关，而腰椎滑脱的严重程度与身体上的表现部分相关[1-4]。因此，对于小儿体格检查的大部分信息是基于共同理念和临床经验。

尽管文献证据非常有限，但是小儿腰椎滑脱患者的临床评估应该遵循小儿脊柱畸形检查的一般原则。检查开始时应了解该疾病症状的详细病史，包括以腰腿痛、无力、麻木或下肢的刺痛为主诉的发病起始阶段以及一些需要特别关注的部位。轻微的神经受累的其他征象应该询问包括步态改变、协调性或耐力，以及与马尾神经相关的问题如肠道或膀胱失禁、尿潴留和鞍区或会阴部麻木。检查医师应该询问关于加重或缓解的姿势或疾病活跃期和发病开始时间，以及以前的治疗方法有无效果。

小儿脊柱检查的基本要素包括背部和躯干的视诊以评估整个脊柱冠状位和矢状位序列、旋转畸形和皮肤有无异常，如皱痕、酒窝、毛发和色素异常。小儿脊柱的触诊首先评估通常在腰骶交接处的台阶状外形和压痛点，其次是对脊柱屈伸和旋转整体活动范围的评估。评估患者的步态是非常重要的，特别要关注的是步态流畅性、步长异常、存在蹲姿或脚趾行走。完整的神经系统检查需要评估下肢肌力和感觉、深部肌腱和腹壁反射，有时还有直肠音。最后，还有一些特殊测试对于评估小儿腰椎滑脱非常重要。

一个彻底和完整的体格检查，对于帮助临床医生决定何种合适的影像非常重要。此外，有些需要手术治疗的患者基本的检查和症状的记录不仅可以指导手术治疗，而且由于可能的并发症或术后症状也是很重要的。在存在严重畸形并伴有术后显著并发症风险时，小儿神经外科医师（可在术后对患者进行评估）的独立术前神经评估有助于确保术前症状准确的记录。

## 历史

腰椎滑脱患者最常见的主诉之一是有或无伴随神经根性疼痛[1, 2, 5-12]。疼痛有可能潜伏在发病初始阶段和慢性自然病程中，然而，某些患者可能经历特殊意外使症状复现。

疼痛的性质通常是整个腰椎区域模糊

和慢性的可识别的疼痛。过伸运动可能加重疼痛，这种疼痛通常与活动相关，休息后缓解。疼痛放射至大腿后侧的情况并不少见，通常限于大腿后上部和臀部区域[6]，可以是单侧或双侧。疼痛有时很难区别是根性痛还是前述腰椎疼痛的延伸。真正的根性痛放射经过膝盖到达一个特定的神经根分布区是罕见的，但是这种情况可能出现在重度腰椎滑脱，此时需要更加迫切的评估。

多数小儿腰椎滑脱是无症状的，因此腰痛发生率尚不清楚。现在普通认为小儿腰椎滑脱与背痛相关，已有一些研究证实其相关性。近年来关于儿童背痛解剖点的研究已经减少，但是腰椎滑脱的发生率仍然相对稳定。Turner 在 1989 年和 Bhatia 在 2008 年证实了可明确病因的儿童背痛从 1989 年的 50% 下降至 2008 年的 22%；然而，对于脊椎峡部裂或腰椎滑脱的诊断率仍然相对稳定，从 1989 年的 13% 至 2008 年的 12%[13, 14]。近年来，相对于真正的病理改变，儿童腰背痛的骨科评估范围减少。

除了独立的背痛外，放射性疼痛在小儿峡部裂和腰椎滑脱中也有报道。如上面描述的，放射痛通常是孤立在上臀部和大腿。放射痛的发生，要么是孤立存在要么伴有背痛，文献报道为 20% 至 80% 之间，同时放射痛在下肢皮肤区分布图在查体中通常很难判断[1, 8, 9]。这种根刺激病因不明，但是可能的原因包括由于腰椎滑脱相关的椎间盘突出、骶骨隆起或 L5 椎弓根侵犯，神经椎间孔狭窄或神经根在骶骨翼和前腰骶韧带之间受压[6]。

## 评估

对儿童的评估是从整体姿势检查开始。患者有脊椎峡部裂不伴有腰椎滑脱很

少会发生脊柱冠状位或矢状位序列的偏离。如果畸形加重或腰椎滑脱恶化，那么脊柱的解剖异常将导致躯体明显异常。一些学者已经意识到这些姿势畸形可能是导致最初就诊于骨科的唯一表现[5]。如果腰椎滑脱加重，脊柱的低位部分（尤其在 L5 腰椎滑脱中的骶骨）将旋转以及更加垂直[15]；骶骨序列紊乱伴随腘绳肌紧张引起明显的姿势改变[2, 16]。经常在此类儿童畸形中查体发现臀部一边突出一边平坦（由于骶骨垂直序列），腰椎前凸的减少和一种蹲伏的姿态，该姿势是通过髋关节和膝关节的屈曲来保持中立位的整体矢状位平衡（图 4.1 a，b），除此之外，由于骶骨更加垂直且腰椎前凸变少，腹部查体可见脐以上水平腹部的皱纹，这是由于脊柱近端部分在垂直的骶骨上平移引起的（图 4.2）。

在某些情况下，当行 Adam 向前弯屈试验时，在上腰椎和胸椎区域可以显示脊柱侧弯。McPhee 和 O'Brien 已经描述了伴随腰椎滑脱三种脊柱侧弯类型[17]。第一种是发病与腰椎滑脱不相关的特发性脊柱侧弯。该种畸形存在典型的胸椎或胸腰椎特发性脊柱侧弯，大约有 5%~10% 伴有腰椎滑脱[2]（图 4.3）。第二种类型的脊柱侧弯由于腰椎滑脱的不对称的滑移，一侧滑移大于另一侧的滑移，这样导致上面脊柱的旋转偏移。第三种类型的脊柱侧弯是由于腰椎滑脱和神经根刺激引起疼痛或肌肉痉挛。第三种脊柱侧弯是一种非典型的非结构性侧弯（图 4.4）第三种脊柱侧弯的治疗是以治好腰椎滑脱为目的，随后脊柱侧弯问题也能解决[17]。

## 触诊

儿童腰椎滑脱的脊柱触诊不太明显。即使患者本身存在腰背疼痛，行腰椎触诊

时，通常不会加剧疼痛。脊柱的活动特别是过度伸展会加重疼痛。有时，较瘦的患者伴重度腰椎滑脱在腰骶交接处能看到台阶状，特别是用 Adam 前屈位试验评估。这种台阶与腰椎滑脱节段的椎体后缘突出部分有关（图 4.5）。

## 活动范围

许多脊椎峡部裂或腰椎滑脱儿童的体格检查，其脊柱活动范围可从完全活动或未受影响到严重受限。脊柱的活动有时与腰椎滑脱的程度和背痛及神经根兴奋程度有关。脊柱解剖畸形对于腰椎伸展是并无阻碍，但腘绳肌紧张有可能与活动受限相关。腰椎疼痛会使伸展受限。旋转或侧屈也同样可能因疼痛而活动受限[7]。

腘绳肌紧张是与小儿脊椎峡部裂和腰椎滑脱相关的典型体格特点。腘绳肌紧张与腰椎滑脱相关最初由 Phalen 和 Dickson 提出，他们发现腘绳肌紧张占有症状患者的80%[4]。这种情况的病因仍然不明。紧张的一个主要的原因是受神经支配的腘绳肌被下腰和上骶神经激惹，引起肌肉强直。

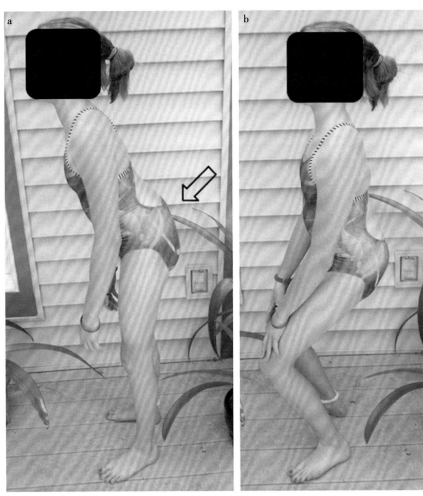

图 4.1 （a）重度腰椎滑脱患者的站立矢状位图。注意扁平的臀部（黑色箭头），当站立双膝伸直可呈现扁平的腰椎前凸和矢状位失衡阳性发现。（b）由于脊柱失平衡和股后肌群紧张，蹲姿和步态可用来改善整体矢状位平衡

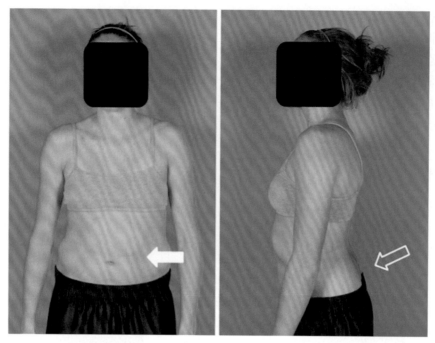

图 4.2　一位重度腰椎滑脱的青少年患者的冠状位和矢状位图片。注意腹部的皱纹
　　　　（白色实心箭头）和腰椎及臀部扁平（白色空心箭头）

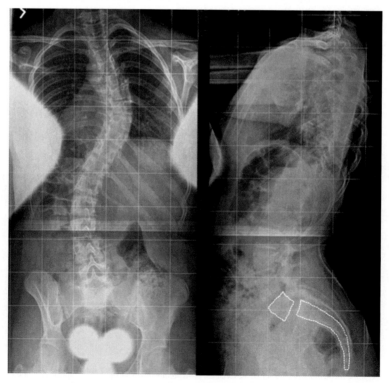

图 4.3　前后和侧位 X 线片显示 1 度 L5-S1 腰椎滑脱和 55° 的特发性脊柱侧凸

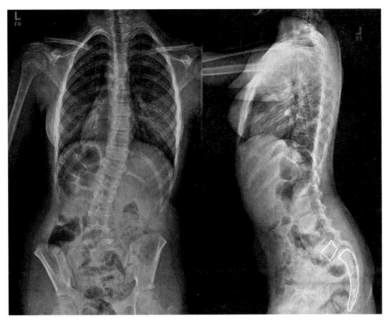

图 4.4　前后位和侧位 X 线片显示 3 度 L5-S1 腰椎滑脱以及 25°的特发性脊柱侧凸

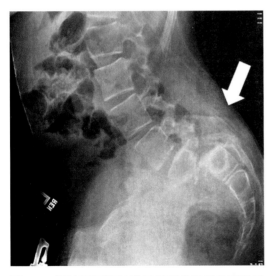

图 4.5　侧位腰骶部 X 线显示腰椎滑脱使骶骨后部分凸起。这个区域很容易在查体中被触及到

一些人认为激惹是由畸形引起的神经根牵拉，而其他人认为在峡部缺损处的肥厚的肉芽组织压迫横跨的神经根引起。还有观点认为是骨盆的旋转导致腘绳肌的机械性紧张。但尚无一个确切的理论能够解释其原因[18，19]。

## 步态

对于怀疑腰椎滑脱的患者进行步态评估非常重要。许多解剖异常的患者可能有步态异常。让儿童穿短裤、泳衣或一件小的检查外衣，能够显露整个下肢和躯干，这对于评估是最有帮助的。让儿童脱掉鞋子和袜子，并要求他在长走廊中来回走动。让儿童来回多走几次能够帮助我们观察身体的不同部分，包括从躯干到骨盆和髋关节，到膝盖最后至足部。除此之外，对于儿童腰椎滑脱患者，从儿童的正面和侧面评估步态有利于对冠状位和矢状位平面进行评估。

按上述讨论，严重的腰椎滑脱导致骶骨垂直，近端脊柱和躯干向前移动以及腘绳肌紧张。这些患者中能明显地看到步态异常。一般来说，由于腘绳肌紧张，重度腰椎滑脱患者步幅较短。在极少数情况下，腘绳肌极度紧张和步幅严重缩短时，患者将向一侧行走以至于实际上绕圈转。至于脊柱畸形，腘绳肌紧张和骶骨序列不齐的加重及蹲伏姿势固定，儿童可能用脚尖行走来代偿这种弯曲的髋关节和膝关节畸形[20]。

## 神经系统检查

详细的神经系统检查对于儿童峡部裂和腰椎滑脱很有必要。这种检查应该包括全部腰神经根感觉和运动检查，膝关节和踝关节的深肌腱反射以及腹壁反射。严重畸形，术前评估和肠道以及膀胱功能紊乱的患者应行骶神经感觉试验和直肠检查。

下肢张力和感觉的完整评估在系统流程中应该记录完整。典型的神经根节段和检查部位见表4.1。

深肌腱反射常常被抑制，甚至在严重畸形中丧失。这是由于下运动神经在通过邻近畸形神经孔时受到刺激，相对于上运动神经刺激，下运动神经引起更加典型的反射亢进。在一些主诉是轻微膀胱功能障碍的患者中，正规的尿动力学研究的评估可以鉴别与该膀胱功能障碍相关的神经系统问题。

表 4.1 下肢神经系统检查结果

| 神经根 | 运动分布 | 感觉分布 | 深部腱反射 |
|---|---|---|---|
| L1 | 髂腰肌（屈髋） | 前髋 | 无 |
| L2 | 髋关节内收肌（髋关节内收） | 大腿外侧 | 无 |
| L3 | 股四头肌（伸膝） | 大腿中间和膝关节 | 膝反射 |
| L4 | 胫骨前肌（踝关节背屈） | 小腿中间 | 无 |
| L5 | 伸趾长伸肌（跗趾背屈） | 小腿外侧和跗趾 | 无 |
| S1 | 腓肠肌 - 比目鱼肌复合体（踝关节跖屈） | 足外侧和趾 | 踝反射 |

## 特殊检查

对于儿童脊椎峡部裂或滑脱的评估，我们经常会发现有明显的腘绳肌紧张。虽然腘绳肌紧张常存在于不同程度的患者，但并非是特异性体征。对于评估这个问题最常用的方法是测量腘窝角（图 4.6）。患者仰卧位躺在检查床上，一条腿伸直位

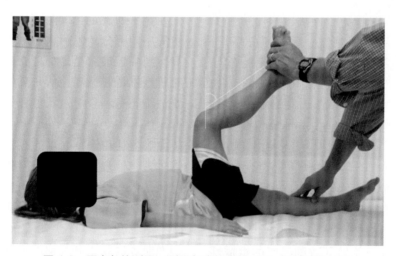

图 4.6 腘窝角的测量。测量角度如虚线所示，该患者为 50°

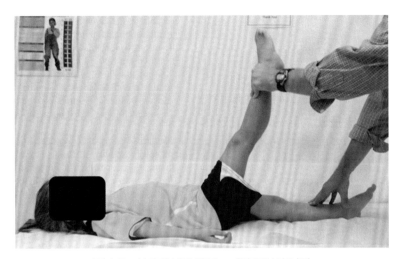

图 4.7　拉塞格试验演示，或直腿抬高试验

轻轻地放在桌子上，另一条腿髋关节和膝关节弯曲。当髋关节 90° 屈曲时，膝关节以最大量伸直。大腿的轴向和小腿前部的夹角被记录为腘窝角。检查者此时可以看见明显的腘绳肌紧张，髋关节屈曲 90° 时小腿不能完全伸直，腘窝角也相对较大。患者腘绳肌没有紧张的情况下，即使髋关节屈曲 90°，小腿能完全的伸直。直腿抬高试验也能有助于区分神经性疼痛来源的腰背痛。儿童检查仰卧于检查床上（图 4.7）。检查者对侧的腿轻轻地伸直在检查床上，同侧的腿髋关节和膝关节伸直抬高。如果这个手法引起膝关节以下小腿后侧的疼痛，那么提示神经根的刺激。大腿后侧至膝关节水平的疼痛更提示腘绳肌紧张的刺激，不一定是由神经根刺激引起。最后，所谓的"鹳"试验用于与脊椎峡部裂或滑脱相关的疼痛评估。该测试的进行是让儿童一条腿直立保持身体平衡，另一条腿膝关节屈曲抬离地面。然后，患者腰椎过伸（图 4.8）。腰背痛加重表明测试阳性。单侧症状提示单侧部分损伤，双侧症状提示双侧损伤。这一测试被认为是确定即使是轻微

损伤的十分有用的方法[21-23]。

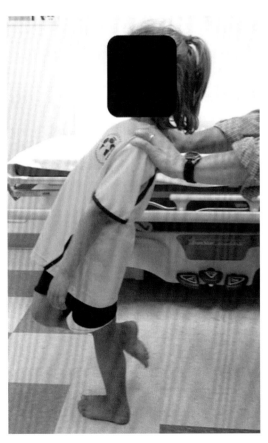

图 4.8　"鹳"试验的演示

## 总结

儿童患者就诊于骨科的频率越来越高，近12%的人将被诊断为脊椎峡部裂或滑脱。虽然最初表现是简单的脊柱畸形和异常步态，但是腰背痛可能是其主诉。小儿人群的腰椎滑脱所报道的症状可能较轻，还可能存在某些类型的脊柱侧弯，因此，仔细和完整的病史回顾和体格检查是必不可少的。通过记录完整病史开始，包括现在的症状、持续时间和加重或缓解因素。完整的体格检查包括步态和神经系统评估，这些都是针对儿童强制性的评估。主诉运动障碍，感觉导常，或泌尿系异常需要进一步的评估和影像学检查。初始病史和体格检查将有利于经治医师充分评估脊柱病变的影响，并选择合适的治疗方案。

（王飞 译　周潇逸　李博 校）

## 参考文献

1. Frennered AK, Danielson BI, Nachemson AL. Natural history of symptomatic isthmic low-grade spondylolisthesis in children and adolescents: a seven-year follow-up study. J Pediatr Orthop. 1991;11:209–13.
2. Hensinger RN. Spondylolysis and spondylolisthesis in children and adolescents. J Bone Joint Surg Am. 1989;71:1098–107.
3. Hu SS, Tribus CB, Diab M, et al. Spondylolisthesis and spondylolysis. J Bone Joint Surg Am. 2008;90:656–71.
4. Tsirikos AI, Garrido EG. Spondylolysis and spondylolisthesis in children and adolescents. J Bone Joint Surg Br. 2010;92:751–9.
5. Beguiristain JL, Diaz-de-Rada P. Spondylolisthesis in pre-school children. J Pediatr Orthop B. 2004;13:225–30.
6. Halperin N, Copeliovitch L, Schachner E. Radiating leg pain and positive straight leg raising in spondylolysis in children. J Pediatr Orthop. 1983;3:486–90.
7. Jalanko T, Helenius I, Remes V, et al. Operative treatment of isthmic spondylolisthesis in children: a long-term, retrospective comparative study with matched cohorts. Eur Spine J. 2011;20:766–75.
8. Karampalis C, Grevitt M, Shafafy M, et al. High-grade spondylolisthesis: gradual reduction using Magerl's external fixator followed by circumferential fusion technique and long-term results. Eur Spine J. 2012;21 Suppl 2:S200–6.
9. Muschik M, Zippel H, Perka C. Surgical management of severe spondylolisthesis in children and adolescents. Anterior fusion in situ versus anterior spondylodesis with posterior transpedicular instrumentation and reduction. Spine (Phila Pa 1976). 1997;22:2036–42. discussion 2043.
10. Seitsalo S. Operative and conservative treatment of moderate spondylolisthesis in young patients. J Bone Joint Surg Br. 1990;72:908–13.
11. Seitsalo S, Osterman K, Poussa M, et al. Spondylolisthesis in children under 12 years of age: long-term results of 56 patients treated conservatively or operatively. J Pediatr Orthop. 1988;8:516–21.
12. Sherman FC, Rosenthal RK, Hall JE. Spine fusion for spondylolysis and spondylolisthesis in children. Spine (Phila Pa 1976). 1979;4:59–66.
13. Bhatia NN, Chow G, Timon SJ, et al. Diagnostic modalities for the evaluation of pediatric back pain: a prospective study. J Pediatr Orthop. 2008;28:230–3.
14. Turner PG, Green JH, Galasko CS. Back pain in childhood. Spine (Phila Pa 1976). 1989;14:812–4.
15. Antoniades SB, Hammerberg KW, DeWald RL. Sagittal plane configuration of the sacrum in spondylolisthesis. Spine (Phila Pa 1976). 2000;25:1085–91.
16. Herring JA, Bradford DS. Severe spondylolisthesis. J Pediatr Orthop. 1985;5:737–9.
17. McPhee IB, O'Brien JP. Scoliosis in symptomatic spondylolisthesis. J Bone Joint Surg Br. 1980;62-B:155–7.
18. Barash HL, Galante JO, Lambert CN, et al. Spondylolisthesis and tight hamstrings. J Bone Joint Surg Am. 1970;52:1319–28.
19. Harnach ZG, Gotfryd O, Baudysova J. Spondylolisthesis with hamstring spasticity. A case report. J Bone Joint Surg Am. 1966;48:878–82.
20. Shelokov A, Haideri N, Roach J. Residual gait abnormalities in surgically treated spondylolisthesis. Spine (Phila Pa 1976). 1993;18:2201–5.
21. Cassidy RC, Shaffer WO, Johnson DL. Spondylolysis and spondylolisthesis in the athlete. Orthopedics. 2005;28:1331–3.
22. Gurd DP. Back pain in the young athlete. Sports Med Arthrosc. 2011;19:7–16.
23. Ralston S, Weir M. Suspecting lumbar spondylolysis in adolescent low back pain. Clin Pediatr (Phila). 1998;37:287–93.

# 成人腰椎滑脱的临床评估 第5章

Gregory D.Schroeder and Alpesh A.Patel

## 引言

腰椎滑脱症的定义是一个椎体相对于邻近节段椎体的平移，通常认为在尾端节段上头端节段的向前滑移。Wiltse 最初把腰椎滑脱分为 5 种类型：发育异常型、峡部裂型、退变型、创伤型及病理型[1]。自初次发表后已加入第 6 种类型——手术后型。本章将重点关注成人峡部裂型或退变型腰椎滑脱的评估。

## 峡部裂型腰椎滑脱

### 简介

传统意义上，峡部裂型腰椎滑脱是由于头端椎体的下关节突在尾端椎体的峡部反复撞击引起[2, 3]。反复的微创伤可能导致应力性骨折，最终椎弓根峡部出现缺损。其发病机制与过伸运动相关已被证实[4, 5]。近期推测椎弓根峡部剪切力的增加与骨盆形态和腰椎前凸发生机制相关[6, 7]。

峡部裂型腰椎滑脱分为三种类型：A 型，应力性骨折导致完全的峡部缺陷；B 型，由于微型峡部骨折，峡部完整但有裂线；C 型，最罕见的一种，急性椎弓根峡部骨折[8-10]。腰椎滑脱最常见的分级是依据 Meyerding 分级系统，这一系统是基于头端椎体相对于尾端椎体的平移[11]。平移小于 25% 为 1 级；26%~50% 为 2 级；51%~75% 为 2 级；76%~100% 为 4 级；超过 100% 为 5 级[11]（图 5.1）。这一分类方法可以进一步简化为轻度滑脱和重度滑脱，1 级和 2 级滑脱为轻度滑脱，3~5 级滑脱为重度滑脱[12]。

在一个经典的研究中，Frederickson 等随访了 500 名一年级学生 45 年，他们发现成人腰椎滑脱的患病率为 5.4%，而峡部裂型腰椎滑脱的患病率为 4%[13]。最近的文献报道利用先进的影像学技术，峡部裂型腰椎滑脱的发病率显著提高。在一项 Framingham 心脏研究中心 188 例患者的横断面研究中，Kalichman 报道了 CT 扫描发现的峡部裂型腰椎滑脱的患病率为 8.2%[14]。虽然不同的文献报道不同的患病率，但是 L5/S1 滑脱在所有研究中始终是最常见的节段[14, 15]。

性别和种族影响峡部裂型腰椎滑脱的患病率。男性是女性的 2 倍，然而，滑移的进展在女性中更快[13]。此外，非洲裔

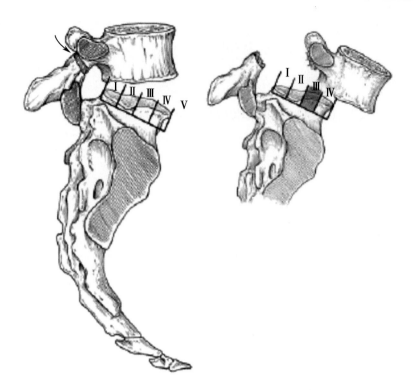

图 5.1 滑移的严重程度是依据 Meyerding 分级刻度决定的，把尾端椎的上终板分成四等份，测量头端椎体后缘的位置

美国人很少受到影响（男性和女性分别为 2.8% 和 1.1%），而爱斯基摩人的患病率达 50%[16, 17]。

## 病史

评估患者可能是峡部裂型腰椎滑脱的第一步是获得完整病史。因为峡部裂型腰椎滑脱经常在青少年时期开始，成人时常见有长期的间隙性疼痛的症状。除此之外，完整的社会史，追溯至青少年时期的体育活动是有意义的，诸如芭蕾、体操、棒球及足球的过伸运动与峡部裂型腰椎滑脱相关[4, 5]。

### 下腰痛

区别以下腰痛为主的还是以神经源性腿痛为主症状是非常关键的。虽然峡部裂型腰椎滑脱的患者可能出现下腰痛，但是多项研究已经证明峡部裂型腰椎滑脱患者比普通人群不会增加下腰痛的风险[13-15]。在一个有 45 年峡部裂型腰椎滑脱患者的自然病史中，滑移的进展没有增加下腰痛的风险[15]。最近，Kalichman 等证实峡部裂型腰椎滑脱患者没有显著增加下腰痛的风险[14]。

大多数峡部裂型腰椎滑脱患者没有下腰痛，而 Saraste 报道了 L4/5 峡部裂型腰椎滑脱患者下腰痛症状比 L5/S1 滑移患者发生频率和强度更大。他还报道了椎体之间滑脱超过 25% 可能增加下腰痛的风险[18, 19]。

多数峡部裂型腰椎滑脱患者没有下腰痛，所以获得尽可能多的关于疼痛的信息是很重要的，包括任何的始动因素、疼痛的确切位置、慢性疼痛、加重和减轻因素，以及任何神经症状。当患者有下腰痛时，往往活动加重，休息后缓解[8]。峡部裂型腰椎滑脱的其他可能病因包括腰椎过度前凸引起的慢性肌肉劳损、矢状位序列不齐，以及椎间盘或小关节退变引起的牵涉痛[15, 19, 20]。

## 神经症状

对于主要以腿痛症状为主的患者，彻底的神经系统检查是至关重要的，包括腿痛的部位、性质和严重程度，以及任何加重或缓解因素。我们应该询问患者是否有麻木、感觉异常、无力，以及肠道和膀胱功能情况。青少年时期的峡部裂型腰椎滑脱最初表现为神经系统症状是罕见的（2%），Saraste 报道了在接下来的超过 29 年中，高达 55% 的成人峡部裂型腰椎滑脱可能发展成短暂的神经根病，16% 的患者会每天出现神经根性症状[19]。由于在峡部缺损位置肥大的纤维软骨块（Gill 病变）或椎体终板骨赘在椎间孔撞击神经根，因此这些症状经常发生在出口神经根分布区。此外，症状可能是椎体静态或动态滑移引起神经根牵拉而产生[21, 22]。患者椎体至少有 20% 移位的较为少见，而使单侧或双侧 L5 神经根在异常大的横突和骶骨翼之间受压[23]。

其他神经系统的表现也较为罕见，但是诸如像马尾综合征的严重神经症状可能会发生[10]。这些严重的神经损伤在重度腰椎滑脱和峡部裂缝的滑脱常见，但在完整（B 型）峡部中少见[2]。

## 体格检查

全脊柱和神经系统检查包括步态分析、活动范围、触诊、手运动实验、感觉实验以及神经刺激实验。患者经常会有椎旁压痛，以及在棘突上滑移出现台阶状现象[8, 20]。由于椎旁肌痉挛和脊柱伸展疼痛加重，患者经常会减少屈曲运动[8, 20]。重度腰椎滑脱患者可能出现躯干缩短、肌肉紧绷、过度前屈及矢状位失平衡。

运动力量检查通常是正常的[24]。如果患者有神经根性症状，那么有可能是神经根出口部位出现问题。这样通常会出现神经根压迫引起拇长伸肌肌力减弱[24]。感觉检查与运动检查一样通常也是正常的，但是神经根支配的皮肤区域的感觉可能会减退[24]。即使患者有神经根性痛，直腿抬高试验也经常是阴性的[24]。两侧的反射应该是相同的以及可能是减退的，并且患者应该不会有上运动元损伤的体征（反射亢进、阵挛、巴宾斯基征）。所有的患者应行整个髋关节的检查，以确保下腰痛和腿痛的症状不是来自髋关节。

## 影像学

### 诊断

所有可能的腰椎滑脱患者的评估应该行标准的腰椎直立前后位 X 线片和侧位 X 线片。成人峡部裂型腰椎滑脱的诊断是通过在侧位 X 线片上看到峡部的缺损或延长以及头端椎体的平移而确诊的。传统意义上，斜位 X 线片能更好地评估椎弓根峡部。在斜位 X 线片上被称为"苏格兰犬"轮廓，上关节突表示耳朵，下关节突表示前肢，峡部就在上下关节突的连接处。这个缺损被认为是项圈或折断的脖子[9]。然而，最近一项 Beck 等人的高质量研究表明斜位 X 线没有增加确诊腰椎滑脱的敏感性和特异性。除标准直立前后位 X 线和侧位 X 线片外，一些作者建议用直立或仰卧侧位 X 片或屈曲和伸展位 X 线来确诊脊柱不稳[9, 26]。此外，全长 X 线片是确定任何与重度腰椎滑脱相关畸形的关键。这些影像应该包括股骨头，因为它是许多腰椎骨盆测量的重要标志。一旦确定成人峡部裂型腰椎滑脱的诊断，将可描述多个不同的测量参数。测量参数的三大类包括腰骶部分析、脊柱骨盆分析及整体矢状位平衡。

## 腰骶部分析

### 滑移的节段和度数

腰椎滑脱的节段是很重要的，因为它有助于描述临床表现和判断未来进展。当出现神经系统症状时，往往是由于神经根出口的压迫引起，并且神经症状与影像学相关也是很重要的。L5/S1 是峡部裂型腰椎滑脱最常见的位置，L4/L5 峡部裂型腰椎滑脱是滑移进展和神经症状的显著危险因素[19, 27]。此外，最初诊断滑移的比例是预测未来进展的最重要因素。

### 腰骶角度

腰骶角度或滑移角度是通过测量 L5 和 S1 的矢状位序列来确定的。这有多种描述如何计算这个值。可以通过测量平行于 L5 下终板的线与垂直于 S1 后缘的线相交而计算的角度[26]，或是通过 L5 下终板的线与骶骨终板相交而计算得出[29]。然而，测量 L5 下终板要谨慎，因为它可能存在发育异常和腰椎滑脱产生扭曲[30]。不幸的是，虽然大部分文献强调滑移的角度，但是并没有发现对临床症状或滑移进展有预测价值[15, 28]（图 5.2）。

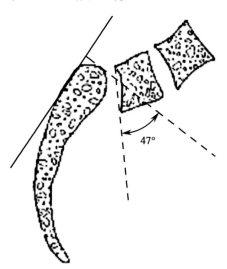

图 5.2　滑移角度是通过测量平行于 L5 下终板和一条垂直于 S1 后缘平行线的夹角

### 腰椎指数

峡部裂型腰椎滑脱的腰椎指数是 L5 椎体从正方形到梯形改变的量化测量值。腰椎指数的值是 L5 椎体后缘的高度与 L5 椎体前缘高度的比值[26, 31]。峡部裂型腰椎滑脱的腰椎指数平均范围为 0.7 到 0.76，无峡部裂型腰椎滑脱的患者腰椎指数在 0.9 左右[1, 30-32]。青少年和早期成年时期，腰椎指数对于滑移的进展没有任何的诊断价值，但是，Beutle 等人的一项随访 45 年的研究发现低的腰椎指数与滑移的进展相关[15, 28]（图 5.3）。

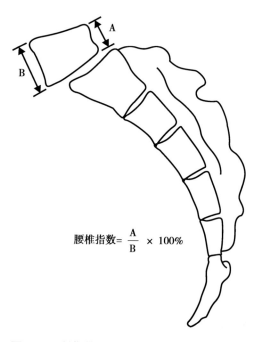

$$腰椎指数 = \frac{A}{B} \times 100\%$$

图 5.3　腰椎指数是 L5 后缘高度与 L5 前缘高度之比

### 骶骨倾斜

骶骨倾斜是在骶骨垂直方向上的测量。它的测量方法是一条 S1 椎体后缘平行线与地面垂直线之间相交的角度[26]。虽然有经常的报道，但是没有证据证明骶骨倾斜影响滑移的进展或临床症状。然而，骨盆投射角与骨盆倾斜角相关。由于那样的关系，骶骨倾斜（也叫骶骨倾斜）可能在峡部裂型腰椎滑脱的进展和矢状位平衡中扮演重要角色（图 5.4）。

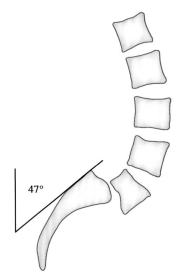

图 5.4　骶骨倾斜是测量骶骨垂直方向。它是通过测量 S1 椎体后缘的平行线与垂直于地面线的夹角

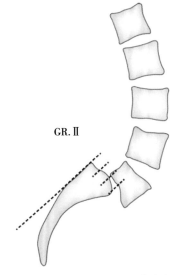

图 5.5　骶骨圆化是骶骨形态改变而导致骶骨圆状形态

### 骶骨圆化

骶骨圆化是指骶骨形状的改变（异常增生）导致更圆或圆顶外形。它有 0~3 四种类型，0 表示没有骶骨圆化，1 表示少于 33% 的骶骨圆化，2 表示 33% 至 66% 骶骨圆化，以及 3 表示超过 66% 的骶骨圆化[26]。虽然骶骨圆化和滑移进展之间没有明确的联系，但是一项 27 例脊椎前移患者的研究中，所有的患者都有显著的骶骨圆化[33]（图 5.5）。

### 隐性脊柱裂

30% 的成人峡部裂型腰椎滑脱患者有隐形脊柱裂，并且在严重的滑移中更为常见，但是不会增加滑移进展的风险[13, 28]。

### 脊柱骨盆分析和矢状位平衡

虽然对于峡部裂型腰椎滑脱的传统影像学测量几乎全部关注在腰椎和骶骨，但最近的文献关注在骨盆形态和整个矢状位序列的重要性，因为，这些测量值与滑移进展和健康相关的生活质量密切相关[34-38]。

### 骨盆投射角、骶骨倾斜和骨盆倾斜

Duval-Beaupère 等于 1992 年最初描述骨盆投射角，从骶骨板中点至股骨头做一连线，并通过骶骨板中点做垂直于骶骨板的垂线，两根线之间的夹角就是骨盆投射角[39]。成人平均骨盆投射角为 52°，男性正常范围为 53.2° ± 7.0°，女性正常范围为 48.7° ± 7.0°[40]。

骶骨倾斜角是骶骨终板与水平线之间的夹角[14]。平均骶骨倾斜角为 39.4° ± 9.3°[35]。骨盆倾斜角是骶骨终板的中点至股骨头中心的连线与通过股骨头中心的垂线之间的夹角。平均骨盆倾斜角为 12.3° ± 5.9°，角度增加与骨盆后倾相关[35]。由于这些测量的几何相关性，骨盆投射角是骨盆倾斜角与骶骨倾斜角之和，而在成年期骨盆投射角保持不变，骶骨倾斜角和骨盆倾斜角是基于骨盆位置的改变而改变[41, 42]（图 5.6）。骨盆投射角是骨盆形态的测量，而骨盆倾斜和骶骨倾斜是骨盆方向的测量。骨盆投射角与峡部裂型腰椎滑脱有高度相关性，低度（68.5°）和高度（79°）腰椎滑脱患者比对照组有更大的骨盆投射角。此外，高度腰椎滑脱患者比低度腰椎滑脱患者有更大的骨盆投射角[40]。为了这种关系被更好的理解，许多作者已经讨论了依靠骨盆投射角来分析峡部裂型腰椎滑脱的两种可能机制。骨盆投射角增加的患者产生跨过椎弓根峡部更大的剪切力，导致峡部裂型腰椎滑脱的主要发病机制。相比而言，较低

骨盆投射角的患者可能使后面部分容易受到撞击，导致反复的微创伤[6, 7]。然而，没有任何的文献数据能明确指出骨盆投射角与峡部裂型腰椎滑脱之间存在因果关系[7]。此外，虽然重度腰椎滑脱与增加的骨盆投射角存在相关性，但是没有证据表明增加的骨盆投射角增加了腰椎滑脱进展的风险[43]。

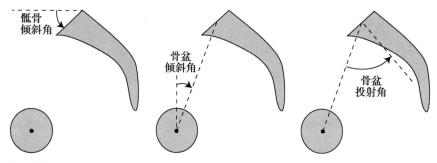

图 5.6　骨盆投射角是骨盆倾斜角与骶骨倾斜角之和。骶骨倾斜角是骶骨终板与水平线之间的夹角。骨盆倾斜角是骶骨终板中点与股骨头中心的连线与通过股骨头中心的垂线之间的夹角。骨盆投射角是骶骨终板中点至股骨头中心的连线与通过骶骨中点垂直终板的垂线之间的夹角

### 整体矢状位平衡

最近大量文献已经确定了整体矢状位平衡在成人畸形患者中的重要性。如果患者维持正常的矢状位平衡，那么这些患者会有更好的健康相关的生活质量结果[36, 37, 44, 45]。轻度峡部裂型腰椎滑脱患者通常不存在增加矢状位序列不齐的风险，然而，重度腰椎滑脱患者存在增加整体矢状位序列不齐的风险[46-49]。

骨盆投射角与骶骨终板平面至股骨头旋转轴相关，并且，由于骨盆投射角是固定值，骨盆和脊柱要适应在直立位平衡躯干[7]。重度腰椎滑脱和矢状位失平衡患者，平衡的最初恢复是通过增加腰椎前凸以及相应的增加骶骨倾斜。附加的平衡是通过增加骨盆倾斜导致骨盆后倾来实现的[35, 38, 41, 48, 50]（图 5.7）。当评估整个矢状位平衡时，必须使用多个度量：矢状位垂直轴（SVA）应该小于 50mm；骨盆倾斜应该小于 20°；以及患者的腰椎前凸应该小于

骨盆入射角的 9° 之内[36, 38]（图 5.8）。

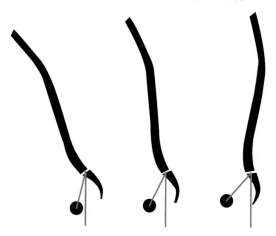

图 5.7　左侧图，患者是正的 SVA 和骨盆后倾。中间图，患者由于骨盆后倾的减少使 SVA 减小。右侧图，患者有显著的骨盆后倾但 SVA 正常

我们不能孤立地关注这些值。Harroud 等人发现 SVA 在髋关节中心之后的重度腰椎滑脱患者健康相关生活质量显著降低，一些患者通过严重的骨盆后倾来实现平衡的 SVA。Lafage 等认为 SVA 小于 50mm

和骨盆倾斜小于 25° 的患者比 SVA 小于 50mm 或骨盆倾斜小于 25° 的患者有更好的健康相关生活质量评分[36]。

为了努力统一患者的脊柱骨盆参数和整体平衡至腰椎滑脱分类系统，脊柱畸形研究小组已经开创了一种基于滑脱度数、骨盆投射角以及矢状位平衡的新型分类方法[7]（图 5.9）。

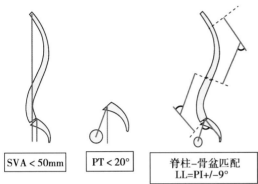

图 5.8　在试图评估整体矢状位平衡时，多个指标必须使用包括：SVA 小于 50mm；骨盆倾斜（PT）应该小于 20°；患者的腰椎前凸（LL）应该在骨盆投射角（PI）的 9° 之内

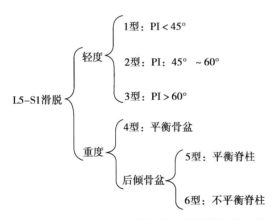

图 5.9　脊柱畸形研究组基于滑移的严重程度，骨盆投射角（PI）以及整个矢状位平衡把峡部裂型腰椎滑脱分为六类

### 先进的影像

一旦确诊，伴神经系统症状的患者可以行 MRI 来评估神经根压迫情况。如果患者无法进行 MRI 检查，那么 CT 脊髓造影也可以帮助确定神经受压的可能区域。

## 退变性腰椎滑脱

### 简介

在比较退变性腰椎滑脱和峡部裂型腰椎滑脱时，两者有多个重要的差异。最明显的差异是退变性腰椎滑脱患者后弓仍然完整。另外一个主要的区别是退变性腰椎滑脱的自然史。Kirkaldy-Willis 描述了退变性腰椎滑脱的三个节段。在功能障碍阶段，有最小的解剖变化。在不稳定阶段，椎间盘高度塌陷、纤维环膨胀、小关节松弛，以及关节软骨退变，这些都导致异常运动的增加。最后，第三个阶段是再稳定。在这个阶段中，后关节纤维化和骨赘形成，稳定了节段[51]。第三个关键区别是退变性腰椎滑脱的在常见节段是 L4/5，并且被认为是由于 L4/5 关节面的矢状位序列和 L5/S1 关节面的更大冠状位序列[14, 52]。除此之外，因为腰椎滑脱将在退变条件中发生，大多数患者被诊断为退变性腰椎滑脱在 50 岁以上[14, 53, 54]。

退变性腰椎滑脱的流行病学与峡部裂型腰椎滑脱也十分不同。在一项超过 4000 例患者的横断面流行病学调查中，Jacobsen 等发现男性发病率为 2.7%，女性发病率为 8.4%[54]。女性患病率的增加是由于关节软骨高表达雌激素受体[55]，另有作者推测女性患病率的增高可能是由于韧带松弛度的增大[56]。种族也影响患病率，然而，不同于峡部裂型腰椎滑脱，退变性腰椎滑脱非洲人种比欧洲人种更加常见[53]。

### 病史

当评估患者退变的腰椎状况时，完整的医疗和社会史以及当前问题的完整历史是很重要的。虽然退变性腰椎滑脱的进展与负重或吸烟没有显著的相关性，但是体重指数的增加与退变性腰椎滑脱相关[54]。此外，虽然合并症诸如吸烟和糖尿病没有证明涉及退变性腰椎滑脱的发病机制，但是这些将增加患者血管性跛行的风险：一种类似于神经源性跛行。

下腰痛通常归结于退变性腰椎滑脱，认为源于机械性痛[57, 58]。这种下腰痛在过伸以及起立时加剧，与椎间盘源性疼痛相反，向前弯曲时加重[57-59]。然而，最近的文献已经质疑退变性腰椎滑脱与下腰痛的关系。一项 188 例确诊 23 例退变性腰椎滑脱患者的横断面研究中，没有报道患者下腰痛显著增加[14]。除此之外，退变性腰椎滑脱引起下腰痛时，本质上可能是短暂的作为骨关节炎的改变而稳定滑移。Matsunaga 等人报道了 145 例 10 年随访的有症状的退变性腰椎滑脱，并进行非手术治疗。他发现 77% 的患者存在单一的下腰痛而无神经症状，并且保守治疗能够改善症状。急性下腰痛加重的平均长度为 3.2 个月，并且随着时间的推移而减轻。症状的减轻直接与椎间盘高度的减少相关[60]。

### 神经性跛行和神经根病

鉴别患者有神经症状是至关重要的，因为神经症状的存在或不存在很大程度上影响自然病史以及提出的治疗措施。在上述研究中，Matsunaga 等认为对于单一的下腰痛患者保守治疗能够取得良好的效果。然而，83% 存在神经症状的患者诸如神经性跛行，他们的症状会进一步加重[60]。

神经性跛行是腿痛与行走相关的症状，是腰椎管狭窄症患者典型的临床表现之一[61]。在退变性脊椎脱患者中，狭窄可能是由于椎体滑移以及黄韧带肥厚和小关节增生引起[58]。患者经常主诉臀部及大腿近端疼痛，同时伴有麻木、刺痛和腿无力[58]。椎管狭窄症中 95% 的患者认为疼痛是最敏感的症状。虽然麻木（63%）和无力（43%）是常见的，但是这些症状的缺失不能排除椎管狭窄的诊断[62]。

重要的是必须把神经性跛行和血管性跛行区分开。血管性跛行的疼痛由行走时引起，而不是长时间站立；相反，长时间站立可能由于神经性跛行引起疼痛。此外，血管性疼痛不受腰椎位置的影响，但是神经性跛行常常通过腰椎的弯曲而缓解。由于腰椎的位置，骑自行车往往不会由于神经性跛行引起疼痛，但是引起血管性跛行疼痛[58]。这个临床表现已经被 Inufusa 等[63] 验证，他们在尸体模型中证明腰椎伸展位比弯曲位使神经根受压更加严重。最后，由于长时间腰椎向前弯曲位，有长期症状的患者可能也出现髋关节屈曲挛缩[57]。

单一的根性表现在腰椎管狭窄症患者中不是很常见。88% 椎管狭窄症患者有疼痛放射至远端的臀部，而只有 56% 的患者会放射至膝关节[62]。当这情况发生时，这通常是 L5 神经根在侧隐窝受压引起[57]。L5 神经根压迫经常引起大腿后外侧的疼痛和偶尔麻木，并且继续延伸至小腿外侧和足背部[59]。L5 神经根病也可以导致跻长伸肌无力。虽然不常见，但是退变性腰椎滑脱可以导致腰 4 椎间孔狭窄，引起沿着大腿前侧的疼痛和麻木，并且跨过膝盖至小腿前侧，以及踝关节背屈无力[59]。

### 体格检查

全脊柱和神经系统检查应该包括步态分析、运动范围、触诊、手部运动试验、感觉测试、反射试验和神经激发试验。患者经常会有椎旁压痛，以及触诊有无明显的台阶[57]。与峡部裂型腰椎滑脱相比，退变性腰椎滑脱患者经常维持腰椎活动范围，并且有些情况下患者可能活动过度[57, 58]。患者可能出现腰椎前凸的丢失，而与峡部裂型腰椎滑脱患者的腰椎前凸增加相反[58]。

患者往往在行走时会出现宽基步态和

前屈姿势[62]。运动检查通常是正常的，只有 47% 的患者会出现无力[62]。然而，侧隐窝狭窄的患者往往比中央管狭窄的患者表现更加的无力[64]。

类似于运动检查，感觉检查也通常是正常的，仅约 50% 的腰椎管狭窄患者表现为局部的麻木[62, 64]。反射通常是减弱的，最常见的是跟腱反射，并且患者无上运动神经元损害体征[64]。

除神经系统检查外，所有的患者应该行血管检查来评估足背和胫后血管搏动。除此之外，应该评估血管疾病的其他征象如下肢远端脱毛和毛细血管再充盈减少。所有的患者应该行髋关节检查，确保下腰和臀部疼痛不是来源于髋关节。

## X 线检查

### X 线诊断

患者可以行标准的直立位静态和动态 X 线腰椎检查。与峡部裂型腰椎滑脱相似，定位和平移程度是重要的，可以用 Meyerding 分类系统进行分级。然而，在退变性腰椎滑脱中，滑移超过 30% 较为罕见[60]。

退变性腰椎滑脱可以认为是一个动态的过程，所以，最初的直立侧位 X 线片是至关重要的[65]，多达 22% 的退变性腰椎滑脱患者在仰卧位行 MRI 检查时，滑移完全复位[66]。屈伸位影像也可以更好的评估退变性腰椎滑脱，并且试图确诊患者腰椎不稳。虽然在 X 线片上确诊一个小的滑移是相对简单的，但是确定什么导致脊柱不稳更具有挑战性。大多数无症状患者在屈伸位 X 线片上有小于 3mm 的平移，然而，多达 20% 的无症状患者可能在 L4/5 节段有 4mm 的平移[67, 68]。另一个重要的因素是椎间盘高度。虽然滑移的进展是少见的，但是它几乎只发生在椎间盘高度维持的患者中[60]。此外，当椎间盘高度减少时，腰背痛也减少[60]。

## 高级成像

一旦诊断为退变性腰椎滑脱，伴神经系统症状的患者应该行 MRI 检查来评估神经根受压的情况和位置。神经根压迫可以位于中央，侧隐窝或椎间孔，但是侧隐窝狭窄最为常见。如果患者无法行 MRI 检查，那么 CT 脊髓造影也能帮助确定神经根压迫的可能区域。

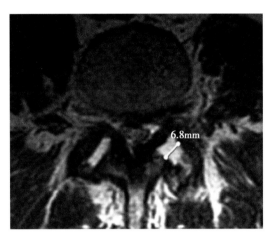

**图 5.10　轴向 MRI 显示一个 6.8mm 的关节内积液**

除了评估神经根压迫外，最近大量文献表明 MRI 结果与退变性腰椎滑脱的稳定相关。其中一个有意义的区域是在小关节内 T2 高信号和多空状，这常常被描述为关节突内积液（图 5.10）。而有时退变性腰椎滑脱的动态特征在仰卧位 MRI 上使滑移无法鉴别[66, 69]，多中心的研究已经证明关节突高信号或多孔状表现是脊椎不稳和滑脱减轻的指征[66, 69, 70]。具体而言，超过 1.5mm 信号高度提示退变性腰椎滑脱，即使在仰卧位 MRI 上缺乏可见的滑移[66]。由于这是一个滑移不稳的迹象，作为退变性腰椎滑脱从进展到稳定阶段，关节信号往往减小或完全消失[66, 71]。

由于仰卧位 MRI 存在潜在的缺陷，因此多中心研究评估了直立位或轴向负荷 MRI 的优点（图 5.11）。直立位 MRI 提高了动态鉴别退变性腰椎滑脱的敏感性[72, 73]。Ferreiro 等报道了 45 例患者行仰卧位和直立位 MRI 的研究，他们发现在仰卧位 MRI 上 36% 的向前滑脱被漏诊。除此之外，64% 的患者在直立位 MRI 上滑移增加[72]。在另外一项 Hiwatashiet 等[74] 研究中，他们发现不仅在直立位 MRI 上增加了查出腰椎滑脱的敏感性，而且也显著改变狭窄程度以及可能改变手术医生的治疗决策。然而，没有足够的证据支持直立位或动态 MRI 的常规使用。

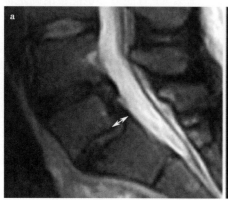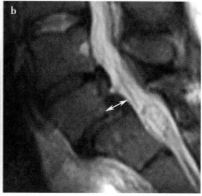

图 5.11　右侧（a）显示在直立矢状位 MRI 上增加的滑移，左侧（b）显示的是仰卧矢状位 MRI[75]

## 临床相关性

　　当评估峡部裂型腰椎滑脱或退变性腰椎滑脱时，患者的病史和体格检查与患者的影像关系至关重要。第一步是确定患者是否有下腰痛或神经症状，因为，这将导致治疗方案的显著不同。如果患者有神经症状，体格检查可以帮助定位神经支配的皮肤和肌肉区域。直立前后位和侧位 X 线片帮助医生诊断峡部裂型腰椎滑脱或退变性腰椎滑脱，并且结合脊柱全长片和高级影像将有助于外科医生选择正确的治疗方法。最后，影像学资料与患者特殊症状结合是很重要的。许多患者可能在 MRI 上有退行性的改变，但是与他们的症状不相关。对患者症状和 MRI 中的直接图像两者的重点分析（不仅仅是放射科医生的解释）对于给予正确的诊断和采取适当的治疗是至关重要的。

（王飞 译　周潇逸　李博 校）

## 参考文献

1. Wiltse LL, Newman PH, Macnab I. Classification of spondylolisis and spondylolisthesis. Clin Orthop Relat Res. 1976;117:23–9.
2. Farfan HF, Osteria V, Lamy C. The mechanical etiology of spondylolysis and spondylolisthesis. Clin Orthop Relat Res. 1976;117:40–55.
3. Wiltse LL, Widell Jr EH, Jackson DW. Fatigue fracture: the basic lesion is inthmic spondylolisthesis. J Bone Joint Surg Am. 1975;57(1):17–22.
4. Ferguson RJ, McMaster JH, Stanitski CL. Low back pain in college football linemen. J Sports Med. 1974; 2(2):63–9.
5. Jackson DW, Wiltse LL, Cirincoine RJ. Spondylolysis in the female gymnast. Clin Orthop Relat Res. 1976;117:68–73.
6. Roussouly P, Gollogly S, Berthonnaud E, Labelle H, Weidenbaum M. Sagittal alignment of the spine and pelvis in the presence of L5-s1 isthmic lysis and low-grade spondylolisthesis. Spine (Phila Pa 1976). 2006;31(21):2484–90.
7. Labelle H, Mac-Thiong JM, Roussouly P. Spinopelvic sagittal balance of spondylolisthesis: a review and classification. Eur Spine J. 2011;20 Suppl 5:641–6.
8. McGuire Jr R. Adult isthmic spondylolisthesis. In: Harry N, Herkowitz SRG, Eismont FJ, Bell GR, Balderston R, editors. Rothman-Simeone the spine, vol. 2. Philadelphia: Elsevier Saunders; 2011. p. 1254–62.

9. Hu SS, Tribus CB, Diab M, Ghanayem AJ. Spondylolisthesis and spondylolysis. J Bone Joint Surg Am. 2008;90(3):656–71.

10. Ganju A. Isthmic spondylolisthesis. Neurosurg Focus. 2002;13(1):E1.

11. Meyerding H. Spondylolisthesis. Surg Gynecol Obstet. 1932;54:371–7.

12. Marchetti P, Bartolozzi P. Classification of spondylolisthesis as a guideline for treatment. In: Bridwell K, DeWald R, Hammerberg K, et al., editors. The textbook of spinal surgery. 2nd ed. Philadelphia: Lippincott-Raven; 1997. p. 1211–54.

13. Fredrickson BE, Baker D, McHolick WJ, Yuan HA, Lubicky JP. The natural history of spondylolysis and spondylolisthesis. J Bone Joint Surg Am. 1984;66(5): 699–707.

14. Kalichman L, Kim DH, Li L, Guermazi A, Berkin V, Hunter DJ. Spondylolysis and spondylolisthesis: prevalence and association with low back pain in the adult community-based population. Spine (Phila Pa 1976). 2009;34(2):199–205.

15. Beutler WJ, Fredrickson BE, Murtland A, Sweeney CA, Grant WD, Baker D. The natural history of spondylolysis and spondylolisthesis: 45-year follow-up evaluation. Spine (Phila Pa 1976). 2003;28(10): 1027–35. discussion 1035.

16. Roche MB, Rowe GG. The incidence of separate neural arch and coincident bone variations; a summary. J Bone Joint Surg Am. 1952;34-A(2):491–4.

17. Stewart TD. The age incidence of neural-arch defects in Alaskan natives, considered from the standpoint of etiology. J Bone Joint Surg Am. 1953; 35-A(4):937–50.

18. Saraste H. Symptoms in relation to the level of spondylolysis. Int Orthop. 1986;10(3):183–5.

19. Saraste H. Long-term clinical and radiological follow-up of spondylolysis and spondylolisthesis. J Pediatr Orthop. 1987;7(6):631–8.

20. Jones TR, Rao RD. Adult isthmic spondylolisthesis. J Am Acad Orthop Surg. 2009;17(10):609–17.

21. Edelson JG, Nathan H. Nerve root compression in spondylolysis and spondylolisthesis. J Bone Joint Surg Br. 1986;68(4):596–9.

22. Jinkins JR, Rauch A. Magnetic resonance imaging of entrapment of lumbar nerve roots in spondylolytic spondylolisthesis. J Bone Joint Surg Am. 1994;76(11): 1643–8.

23. Wiltse LL, Guyer RD, Spencer CW, Glenn WV, Porter IS. Alar transverse process impingement of the L5 spinal nerve: the far-out syndrome. Spine (Phila Pa 1976). 1984;9(1):31–41.

24. Moller H, Sundin A, Hedlund R. Symptoms, signs, and functional disability in adult spondylolisthesis. Spine (Phila Pa 1976). 2000;25(6):683–9. discussion 690.

25. Beck NA, Miller R, Baldwin K, et al. Do oblique views add value in the diagnosis of spondylolysis in adolescents? J Bone Joint Surg Am. 2013;95(10): e651–7.

26. Boxall D, Bradford DS, Winter RB, Moe JH. Management of severe spondylolisthesis in children and adolescents. J Bone Joint Surg Am. 1979; 61(4):479–95.

27. Grobler LJ, Novotny JE, Wilder DG, Frymoyer JW, Pope MH. L4-5 isthmic spondylolisthesis. A biomechanical analysis comparing stability in L4-5 and L5-S1 isthmic spondylolisthesis. Spine (Phila Pa 1976). 1994;19(2):222–7.

28. Seitsalo S, Osterman K, Hyvarinen H, Tallroth K, Schlenzka D, Poussa M. Progression of spondylolisthesis in children and adolescents. A long-term follow-up of 272 patients. Spine (Phila Pa 1976). 1991; 16(4):417–21.

29. Wiltse LL, Winter RB. Terminology and measurement of spondylolisthesis. J Bone Joint Surg Am. 1983;65(6):768–72.

30. Antoniades SB, Hammerberg KW, DeWald RL. Sagittal plane configuration of the sacrum in spondylolisthesis. Spine (Phila Pa 1976). 2000;25(9): 1085–91.

31. Laurent LE, Einola S. Spondylolisthesis in children and adolescents. Acta Orthop Scand. 1961;31:45–64.

32. Slim GP. Vertebral contour in spondylolisthesis. Br J Radiol. 1973;46(544):250–4.

33. Yue WM, Brodner W, Gaines RW. Abnormal spinal anatomy in 27 cases of surgically corrected spondyloptosis: proximal sacral endplate damage as a possible cause of spondyloptosis. Spine (Phila Pa 1976). 2005;30(6 Suppl):S22–6.

34. Vialle R, Levassor N, Rillardon L, Templier A, Skalli W, Guigui P. Radiographic analysis of the sagittal alignment and balance of the spine in asymptomatic subjects. J Bone Joint Surg Am. 2005;87(2):260–7.

35. Vaz G, Roussouly P, Berthonnaud E, Dimnet J. Sagittal morphology and equilibrium of pelvis and spine. Eur Spine J. 2002;11(1):80–7.

36. Lafage V, Schwab F, Patel A, Hawkinson N, Farcy JP. Pelvic tilt and truncal inclination: two key radiographic parameters in the setting of adults with spinal deformity. Spine (Phila Pa 1976). 2009;34(17): E599–606.

37. Glassman SD, Bridwell K, Dimar JR, Horton W, Berven S, Schwab F. The impact of positive sagittal balance in adult spinal deformity. Spine (Phila Pa 1976). 2005;30(18):2024–9.

38. Schwab F, Patel A, Ungar B, Farcy JP, Lafage V. Adult spinal deformity-postoperative standing imbalance: how much can you tolerate? An overview of key parameters in assessing alignment and planning corrective surgery. Spine (Phila Pa 1976). 2010;35(25): 2224–31.

39. Duval-Beaupere G, Schmidt C, Cosson P. A Barycentremetric study of the sagittal shape of spine and pelvis: the conditions required for an economic standing position. Ann Biomed Eng. 1992;20(4):451–62.

40. Hanson DS, Bridwell KH, Rhee JM, Lenke LG. Correlation of pelvic incidence with low- and

high-grade isthmic spondylolisthesis. Spine (Phila Pa 1976). 2002;27(18):2026–9.

41. Li Y, Hresko MT. Radiographic analysis of spondylolisthesis and sagittal spinopelvic deformity. J Am Acad Orthop Surg. 2012;20(4):194–205.

42. Mac-Thiong JM, Berthonnaud E, Dimar 2nd JR, Betz RR, Labelle H. Sagittal alignment of the spine and pelvis during growth. Spine (Phila Pa 1976). 2004;29(15):1642–7.

43. Huang RP, Bohlman HH, Thompson GH, Poe-Kochert C. Predictive value of pelvic incidence in progression of spondylolisthesis. Spine (Phila Pa 1976). 2003;28(20):2381–5. discussion 2385.

44. Mac-Thiong JM, Transfeldt EE, Mehbod AA, et al. Can C7 plumbline and gravity line predict health related quality of life in adult scoliosis? Spine (Phila Pa 1976). 2009;34(15):E519–27.

45. Harroud A, Labelle H, Joncas J, Mac-Thiong JM. Global sagittal alignment and health-related quality of life in lumbosacral spondylolisthesis. Eur Spine J. 2013;22(4):849–56.

46. Jackson RP, Phipps T, Hales C, Surber J. Pelvic lordosis and alignment in spondylolisthesis. Spine (Phila Pa 1976). 2003;28(2):151–60.

47. Mac-Thiong JM, Wang Z, de Guise JA, Labelle H. Postural model of sagittal spino-pelvic alignment and its relevance for lumbosacral developmental spondylolisthesis. Spine (Phila Pa 1976). 2008;33(21):2316–25.

48. Labelle H, Roussouly P, Berthonnaud E, Dimnet J, O'Brien M. The importance of spino-pelvic balance in L5-s1 developmental spondylolisthesis: a review of pertinent radiologic measurements. Spine (Phila Pa 1976). 2005;30(6 Suppl):S27–34.

49. Hresko MT, Labelle H, Roussouly P, Berthonnaud E. Classification of high-grade spondylolistheses based on pelvic version and spine balance: possible rationale for reduction. Spine (Phila Pa 1976). 2007;32(20):2208–13.

50. Stagnara P, De Mauroy JC, Dran G, et al. Reciprocal angulation of vertebral bodies in a sagittal plane: approach to references for the evaluation of kyphosis and lordosis. Spine (Phila Pa 1976). 1982;7(4):335–42.

51. Kirkaldy-Willis W. Presidential symposium on instability of the lumbar spine. Spine (Phila Pa 1976). 1985;10:254.

52. Grobler LJ, Robertson PA, Novotny JE, Pope MH. Etiology of spondylolisthesis. Assessment of the role played by lumbar facet joint morphology. Spine (Phila Pa 1976). 1993;18(1):80–91.

53. Rosenberg NJ. Degenerative spondylolisthesis. Predisposing factors. J Bone Joint Surg Am. 1975;57(4):467–74.

54. Jacobsen S, Sonne-Holm S, Rovsing H, Monrad H, Gebuhr P. Degenerative lumbar spondylolisthesis: an epidemiological perspective: the Copenhagen Osteoarthritis Study. Spine (Phila Pa 1976). 2007;32(1):120–5.

55. Ha KY, Chang CH, Kim KW, Kim YS, Na KH, Lee JS. Expression of estrogen receptor of the facet joints in degenerative spondylolisthesis. Spine (Phila Pa 1976). 2005;30(5):562–6.

56. Bird HA, Eastmond CJ, Hudson A, Wright V. Is generalized joint laxity a factor in spondylolisthesis? Scand J Rheumatol. 1980;9(4):203–5.

57. Vibert BT, Sliva CD, Herkowitz HN. Treatment of instability and spondylolisthesis: surgical versus nonsurgical treatment. Clin Orthop Relat Res. 2006;443:222–7.

58. Majid K, Fischgrund JS. Degenerative lumbar spondylolisthesis: trends in management. J Am Acad Orthop Surg. 2008;16(4):208–15.

59. Bell GR. Degenerative spondylolisthesis. In: Harry N, Herkowitz SRG, Eismont FJ, Bell GR, Balderston R, editors. Rothman-Simeone the spine, vol. 2. Philadelphia: Elsevier Saunders; 2011. p. 1101–17.

60. Matsunaga S, Ijiri K, Hayashi K. Nonsurgically managed patients with degenerative spondylolisthesis: a 10- to 18-year follow-up study. J Neurosurg. 2000;93(2 Suppl):194–8.

61. Verbiest H. A radicular syndrome from developmental narrowing of the lumbar vertebral canal. J Bone Joint Surg Br. 1954;36-B(2):230–7.

62. Katz JN, Dalgas M, Stucki G, et al. Degenerative lumbar spinal stenosis. Diagnostic value of the history and physical examination. Arthritis Rheum. 1995;38(9):1236–41.

63. Inufusa A, An HS, Lim TH, Hasegawa T, Haughton VM, Nowicki BH. Anatomic changes of the spinal canal and intervertebral foramen associated with flexion-extension movement. Spine (Phila Pa 1976). 1996;21(21):2412–20.

64. Jonsson B, Stromqvist B. Symptoms and signs in degeneration of the lumbar spine. A prospective, consecutive study of 300 operated patients. J Bone Joint Surg Br. 1993;75(3):381–5.

65. Bendo JA, Ong B. Importance of correlating static and dynamic imaging studies in diagnosing degenerative lumbar spondylolisthesis. Am J Orthop (Belle Mead NJ). 2001;30(3):247–50.

66. Chaput C, Padon D, Rush J, Lenehan E, Rahm M. The significance of increased fluid signal on magnetic resonance imaging in lumbar facets in relationship to degenerative spondylolisthesis. Spine (Phila Pa 1976). 2007;32(17):1883–7.

67. Boden SD, Wiesel SW. Lumbosacral segmental motion in normal individuals. Have we been measuring instability properly? Spine (Phila Pa 1976). 1990;15(6):571–6.

68. Hayes MA, Howard TC, Gruel CR, Kopta JA. Roentgenographic evaluation of lumbar spine flexion-extension in asymptomatic individuals. Spine (Phila Pa 1976). 1989;14(3):327–31.

69. Lattig F, Fekete TF, Grob D, Kleinstuck FS, Jeszenszky D, Mannion AF. Lumbar facet joint effusion in MRI: a sign of instability in degenerative spondylolisthesis? Eur Spine J. 2012;21(2):276–81.

70. Ben-Galim P, Reitman CA. The distended facet sign: an indicator of position-dependent spinal stenosis and degenerative spondylolisthesis. Spine J. 2007;7(2):245–8.

71. Oishi Y, Murase M, Hayashi Y, Ogawa T, Hamawaki J. Smaller facet effusion in association with restabilization at the time of operation in Japanese patients with lumbar degenerative spondylolisthesis. J Neurosurg Spine. 2010;12(1):88–95.

72. Ferreiro Perez A, Garcia Isidro M, Ayerbe E, Castedo J, Jinkins JR. Evaluation of intervertebral disc herniation and hypermobile intersegmental instability in symptomatic adult patients undergoing recumbent and upright MRI of the cervical or lumbosacral spines. Eur J Radiol. 2007;62(3):444–8.

73. Jayakumar P, Nnadi C, Saifuddin A, Macsweeney E, Casey A. Dynamic degenerative lumbar spondylolisthesis: diagnosis with axial loaded magnetic resonance imaging. Spine (Phila Pa 1976). 2006;31(10): E298–301.

74. Hiwatashi A, Danielson B, Moritani T, et al. Axial loading during MR imaging can influence treatment decision for symptomatic spinal stenosis. AJNR Am J Neuroradiol. 2004;25(2):170–4.

75. Tarantino U, Fanucci E, Iundusi R, et al. Lumbar spine MRI in upright position for diagnosing acute and chronic low back pain: statistical analysis of morphological changes. J Orthop Traumatol. 2013;14(1):15–22.

# 第 6 章　腰椎滑脱的影像诊断技术

Beverly A.Thornhill,Debra J.Green,and Alan H.Schoenfeld

## 缩略语

| | |
|---|---|
| AP | Anteroposterior 前后位 |
| CAT | Computed axial tomography 计算机轴向断层扫描 |
| CBCT | Cone beam computed tomography 椎面光束计算机断层扫描 |
| CT | Computed tomography 计算机断层扫描 |
| EM | Electromagnetic 电磁 |
| $H_E$ | Effective dose 有效剂量 |
| ICRP | International Commission on Radiological Protection 国际放射防护委员会 |
| kVp | Peak kilovoltage 千伏电压峰值 |
| LSA | Lumbosacral angle 腰骶角 |
| mA | Milliampere 毫安 |
| mAs | Milliamperes × seconds 毫安·秒 |
| MRI | Magnetic resonance imaging 磁共振成像 |
| mSv | Millisievert mSv 毫西弗 |
| PA | Posteroanterior 后前位 |
| PD | Proton-density 质子密度 |
| PET | Positron-emission tomography 正电子放射断层扫描 |
| PI | Pelvic index 骨盆参数 |
| SI | Sacral inclination 骶骨倾斜角 |
| SPECT | Single-photon emission computed tomography 单光子发射计算机断层扫描 |
| STIR | Short-tau inversion recovery 短时反转恢复序列 |
| T1W | T1-weighted T1 加权像 |
| T2W | T2-weighted T2 加权像 |
| UV | Ultraviolet 紫外线 |

## 引言

自从 1853 年 Killian 首次使用腰椎滑脱这一术语开始，影像学的发展提供了大量设备来诊断和分析该疾病过程。放射线照相术（X 线）、CT、MRI 等技术得到了广泛的使用。核医学的研究也提供了有价值的信息。充分理解这些设备的优缺点对于准确高效的诊断十分重要。

影像学研究对于腰椎滑脱的分类、病情轻重的判断、评估疾病进展和术前计划都十分有用。对多数病例，初始检查的方法都是 X 线。是否进行进一步影像学检查取决于是否有必要进一步获得特定的信息。检查方法的选择，需要全面了解可能的获益、辐射暴露和获取充分检查的动机[1]。

影像学发现和临床病情的关联至关重要，现代的影像技术对发现腰椎滑脱和相关影像改变具有很高的灵敏度。然而，经常会遇到无症状的患者伴有影像异常，或者腰椎滑脱并不是患者目前主诉的病因。

## 放射线照相术

放射线照相术使用的是 X 射线，即电磁光谱（electromagnetic，EM）放射的能量波。EM 放射的能量是以波的形式扩散和传播。组成光谱其他形式的 EM 辐射，按照能量递增的顺序为，无线电波、微波、红外线、可见光、紫外线（UV）和伽马射线。在光谱上，X 线位于 UV 和伽马射线之间。高能量的紫外线光波，以及 X 线和伽马射线，携带了足够的能量，可以使组织产生电离效应，因此它是有能力损伤组织的电离辐射。EM 光谱中的低能量形式的辐射是没有电离效应的。

在医学影像检查中，X 线穿透人体不同组织过程中，经历了不同的衰减和吸收最后到达射线接收器（射线底片或数字接收器）。在传统的 X 线片上，高密度的组织（如骨组织）与低密度组织比（如肺组织），允许更少的射线穿透，因此显示的颜色更白或更不透明。

放射线照相术的优点包括实用、易行和成本低廉，尽管我们仍应尽量减少患者的辐射暴露，但 X 检查的辐射剂量是相当低的。

## 放射线照相术检查

脊柱的 X 线检查应至少包括正位片和站立侧位片，可选的体位包括锥形束侧位像、斜位像（也叫侧斜位），以及屈、伸侧位片。患者可以仰卧、俯卧或侧卧位于影像检查平板上，射线发射源可以垂直或者从侧方投射。患者也可以采用坐位或者站立位进行影像检查，对不同体位和影像拍摄方法的选择，取决于机构、放射科医师和临床医师的偏好。

### 正位 X 线片

正位片影像可以通过前后位（anteroposterior，AP）或者后前位（PA）进行，AP 位患者背对接收器，放射线从前方穿过患者，PA 位与 AP 相反。AP 位更为可取，因为这个体位脊柱更靠近接收器，所以骨质的细节更加清晰，放大更少。但是，当拍摄胸椎时，采用 AP 位乳房的射线暴露量更高，尤其在青少年，这是需要特殊考虑的问题。站立位影像可以使用 AP 或者 PA，但对于卧位影像，由于患者一般是仰卧位，放射源一般在上方，因此常规来讲是 AP 位。

### 侧位 X 线片

站立侧位片可以令患者左侧或者右侧对着影像接收器。在平板上拍摄的侧位片，通常患者取侧卧位（右侧卧或左侧卧）；如果患者无法侧卧，可以选择用平行于平板的侧位投射方式。

### 斜位 X 线片

斜位片和锥形 X 线束侧位偏相比侧位片可以更清楚的显示脊柱峡部裂腰椎滑脱（一种椎板后弓的病变，通常导致腰椎滑脱），侧位伸、屈位影像可用于评估脊柱稳定性。

## X 线解剖学

### 冠状面 X 线

冠状面 X 线可用于评估椎体高度和序列，可以发现脊柱侧凸和侧方滑移（图 6.1）。冠状面影像的解剖标记包括椎间隙、横突、小关节突和椎板，正面还可以看到棘突和椎弓根（图 6.2）。

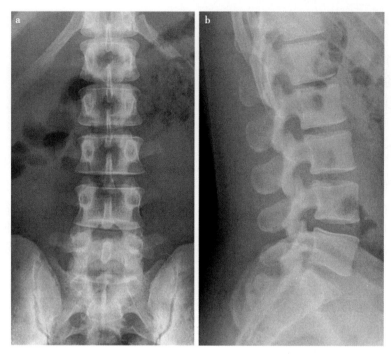

图6.1 正常腰骶椎正位片（a）正常腰骶椎侧位片（b）

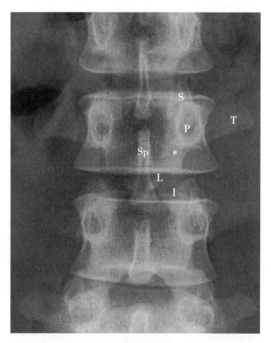

图6.2 L3椎体AP位正常解剖：上关节突（S）、下关节突（I）、椎弓根（P）、峡部（*）、横突（T）、椎板（L）和棘突（Sp）

### 侧位X线片

椎体的高度和序列在体位较好的侧位片上能获得最佳评估。最佳体位所产生的侧位片影像中，每个椎体的后侧皮质形成一条线。如果椎体序列正常，后方皮质的连线是一条光滑连续的连线。但是，侧位片经常受到患者旋转的影响。在旋转的节段，可以明显地看到两个椎体后方皮质。连接两个皮质影的中点的连线，在序列正常的脊柱也应是一条平滑的曲线（图6.3）。侧位片的椎体解剖标记包括，椎弓根、上下关节突、关节突关节、椎间孔、椎间隙、棘突。可以看到上下关节突之间的椎弓，峡部（关节突间的部分）在腰椎滑脱患者尤其重要（图6.4），与腰椎滑脱相关的大部分影像学测量都在侧位片进行。

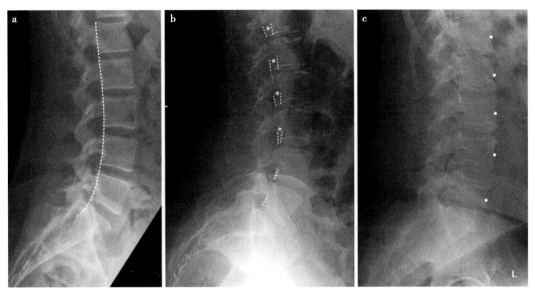

图 6.3　在伴有旋转和不伴有旋转的侧位 X 线片上评估椎体序列。示例中为正常的脊柱序列。(a) 最佳体位的腰骶段侧位片，沿 L1–S1 椎体后缘可以划出一条平滑连续的连线 (虚线)。(b) 患者旋转体位下的侧位片。L5 椎体后缘是唯一的单一虚线，L4 和 L4 以上，2 条椎体后缘比较明显 (虚线)，越向上，连线逐步分开地更明显。在正常序列的脊柱，连接两条虚线中点的曲线应为平滑的曲线。(c) 另一种伴体位旋转的侧位片，在这个患者中，使用了连接椎体前缘的中点的平滑曲线

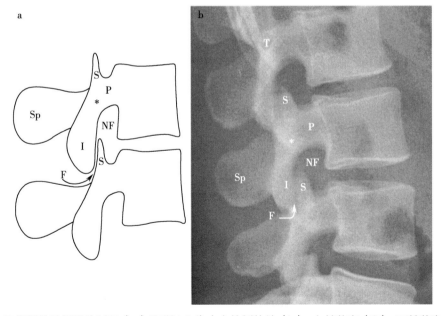

图 6.4　正常侧位片投影绘制图 (a) 和以 L3 为中心的侧位片 (b)。上关节突 (S)、下关节突 (I)、关节突关节 (F)、椎弓根 (P)、峡部 (*)、椎间孔 (NF) 和棘突 (Sp)。正面可以看到 L2 横突 (b)

## 斜位片

斜位片是采用前后位投照基础上，向左（左后斜位）和向右（右后斜位）旋转45°拍摄。在这些影像上，椎体后方结构形状看上去很像苏格兰犬，因此我们使用了"苏格兰犬"这个术语。苏格兰犬身体的各部可再图像上进行辨识，包括：眼（椎弓根）、鼻子（横突）、耳朵（上关节突）、脚（下关节突）、和脖子（峡部）（图6.5）。

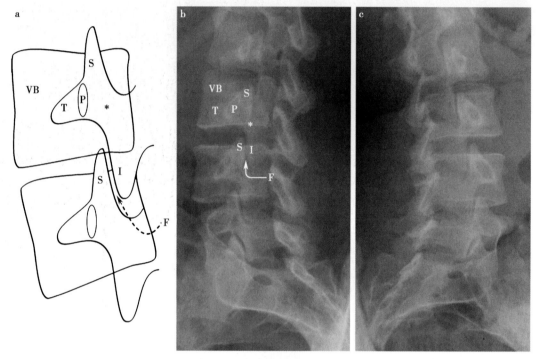

图6.5 斜位片绘制图的标准"苏格兰犬"解剖（a）和右后斜位片（b）。上关节突（S）=狗耳朵、下关节突（I）=脚、椎弓根（P）=眼睛、峡部（*）=颈、横突（T）=鼻子。也可以看到关节突关节（F）和椎体（VB）。（c）未标记的正常左后斜位片

## X线诊断和滑脱分级

腰椎滑脱通常通过侧位片诊断，和下方椎体相比较，椎体的向前滑移和向后滑移十分明显（图6.6）。腰椎滑脱，不管向前或向后，常见于一个节段，但也可见于多节段（图6.7）[2]。而且，X线片上显示的腰椎滑脱，尤其轻度的，不一定有临床症状。

腰椎滑脱的X线分度，最常用的分级方法为Meyerding分度法[3]和Taillard评估法[4]，两种方法都显示了很高的观测者内和观测者间一致性[5]。

Meyerding分度法将滑脱椎体下位椎体的上终板分为四等份，根据上位椎体相对于下位椎体滑移的程度分为 I ~ V 度。 I：指椎体向前滑动不超过25%者。 II：超过25%，但不超过50%者。 III：超过50%，但不超过75%者。 IV：超过75%，但不超过100%者。向前滑移椎体下滑至下位椎体终板的前下方即 V 度，也称脊椎脱离

（图6.8）。

Taillard 评估法是指测量滑脱百分比，计算方法为滑脱椎体后沿与下位椎体椎体后沿的距离除以下位椎体终板长度，表示为百分比（图6.9）。

在颈椎和胸椎，椎体滑脱的测量更常用毫米表示而不是用度或百分比表示。

腰椎滑脱的进展可以通过 X 线进行评估，但前提是随访拍片时的技术和体位要和之前的类似（图6.10）。

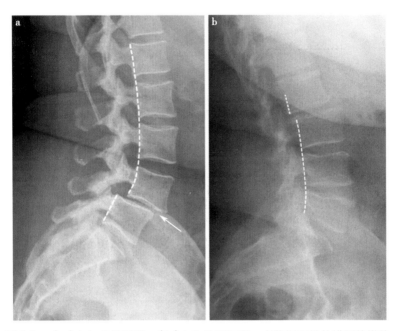

图6.6　（a）L4-5 前滑脱。（b）L2-3 后滑脱。虚线标明椎体排列的错位。在（a）上，箭头所示椎间隙狭窄

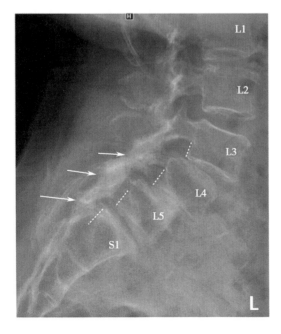

图6.7　多节段退变性滑脱。L3-4、L4-5 和 L5-S1 为前滑脱（虚线）。关节突所示退变性狭窄、硬化提示关节炎（箭头）。这些节段存在椎间隙狭窄，L4-5 最为严重

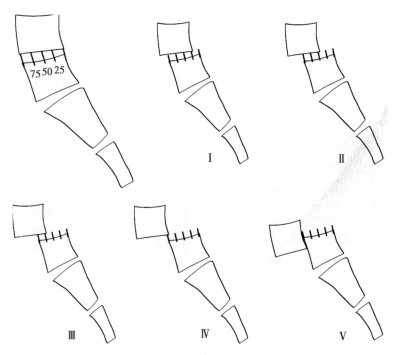

图 6.8　腰椎滑脱的 Meyerding 分度。本方法将滑脱下位椎体的上终板从 0~100% 分为四等份，对前滑脱而言，下终板的后方为 0%，终板前方为 100%。左上图可见 25%、50%、75% 标记点。对后滑脱，参考线为上位椎体的下终板。Ⅰ：不超过 25%。Ⅱ：25%~50%。Ⅲ：50%~75%。Ⅳ：75%~100%。Ⅴ：椎体前下方脱位（脊椎前移）

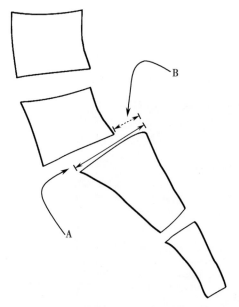

图 6.9　Taillard 法测量腰椎滑脱（滑脱百分比）。A= 滑脱椎体下位椎体的上终板的长度。
B= 上位椎体向前或向后滑脱的距离。滑脱百分数 =（B÷A）×100

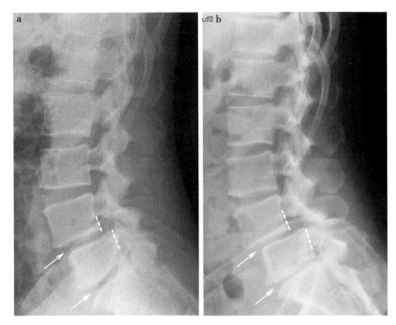

图 6.10 进展性腰椎滑脱。（a）侧位片示 L4-5 Ⅰ度滑脱（虚线）伴 L4-5 和 L5-S1 椎间隙狭窄（箭头）。（b）2 年后，滑脱进展到 Ⅱ度伴 L4-5 和 L5-S1 椎间隙狭窄加重（箭头）

## 腰椎滑脱其他 X 线表现

### 峡部裂

峡部裂，是指一种峡部病变，在腰椎滑脱患者的 X 线影像中非常常见，具体可以在侧位片和锥形 X 线束摄影侧位片上观察到（图 6.11）。在斜位片，可以看到峡部的透亮线（表现为苏格兰狗脖子断了或者像是戴上项链）表示存在峡部裂（图 6.12）。出现峡部裂时，椎体会脱离棘突向前移，（导致这一椎体的棘突和其上位椎体的棘突形成台阶（图 6.13 和图 6.14）。

### 发育不良和营养不良性改变

腰椎滑脱患者影像学上可见发育不良或营养不良性改变，发育不良性改变是指脊柱结构的发育异常，营养不良性改变指其结构最初是发育正常的，后天发生导致的腰椎滑脱的后遗症。在一些病例中，尤其是峡部，营养不良性改变和发育不良性改变不易区分，在这种情况下，评估剩余椎体结构有助于帮助我们进行区分。发育不良性相关腰椎滑脱包括峡部畸形（不连或延长），脊柱裂、后方结构发育不全，圆拱形 S1 上终板和 L5 后方楔形变。Vialle 等[6] 所描述的发育不良性改变包括 S1 上终板前部和 L5 下终板后部的压缩和硬化，S1 上终板后部骨性凸起和 S1 上终板穹窿。在峡部不连处，可见骨质营养不良性硬化和疏松。

### 退变性椎间盘疾病和小关节病变

X 线上可发现退变性椎间盘疾病和小关节病变，这在退变性腰椎滑脱患者中最为常见，在其他任何类型的腰椎滑脱中也可见到，尤其伴随脊柱不稳的患者。椎间盘 X 线片上退变的表现为椎间隙变窄、终板硬化、骨赘形成。椎间盘的突出和膨出在 X 线片中无法发现，可能会出现椎间盘退变的"真空征"（图 6.15）。

关节突的硬化和骨性增生提示关节病变（图 6.7）。在侧位片上低位的腰骶段与骨盆重叠，密度增高，容易高估小关节病，需要在冠状位和斜位片进行确认。回顾之前的影像检查，如腹部 CT，经常会发现小关节病的信息。总之，椎间盘退变要先于小关节退变，是滑脱的初始因素[7, 8]。

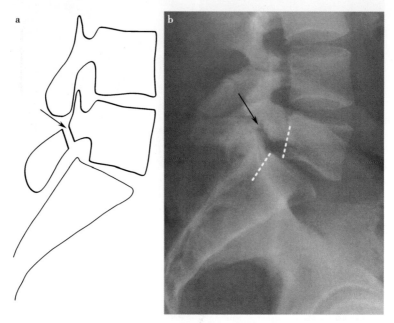

图 6.11 （a）峡部裂和腰椎滑脱的侧位片示意图，箭头所指。（b）侧位片，箭头示峡部断裂，虚线示腰椎滑脱

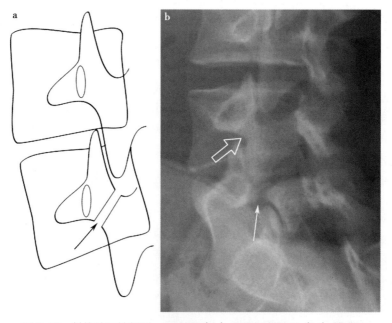

图 6.12 斜位片示峡部裂。示意图（a）和右后斜位片（b）箭头示狗脖子（峡部）断裂，于上一节段可见正常的狗脖子（中空箭头）

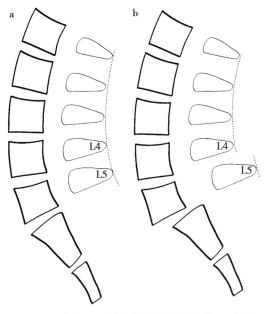

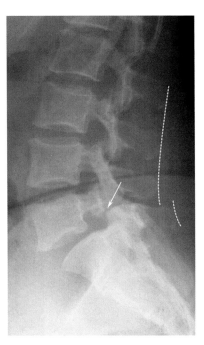

图 6.13　伴峡部裂的腰椎滑脱的棘突台阶（L5-S1）。棘突后方相连形成虚线。（a）正常排列，L1 到 L5 形成平滑的弧线。（b）L5-S1 前滑脱伴峡部裂。因为 L5 椎体及它上面的椎体向前移动，L1-L4 的后方结构也向前移动。L5 棘突保留在原位（或者有些病例向后移动），造成 L4 和 L5 连线中断，形成台阶

图 6.14　伴峡部裂腰椎滑脱，棘突台阶形成。一例 L5-S1 Ⅰ度前滑脱患者，见峡部病变（箭头）。L5 椎体保持和 L2-4 的排列，相反，L5 棘突相对于其上位椎体棘突向后移动（虚线）

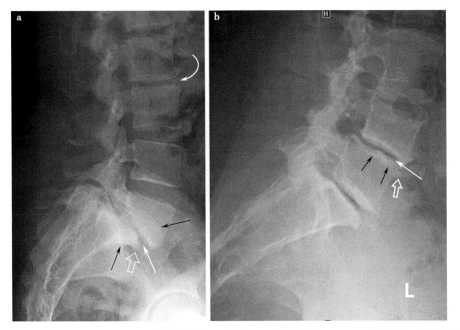

图 6.15　两例腰椎滑脱伴退变性椎间盘疾病患者。（a）腰骶段侧位片示 L5-S1 前滑脱。在这个节段可见退变性椎间盘疾病的一些表现，包括：椎间隙狭窄（直白箭头）、骨赘形成（中空白箭头）和终板硬化（黑箭头）。L2-3 节段可见相似但是较轻的变化（白色弧形箭头）。（b）此患者滑脱在 L4-5 节段，椎间盘退变真空征（白箭头）伴终板硬化（黑箭头）及前方骨赘（中空白箭头）。类似的改变也出现在没有滑脱的下方节段

脊柱侧凸伴腰椎滑脱

在最初进行脊柱侧凸的检查时可能会发现腰椎滑脱（图6.16）。峡部裂和腰椎滑脱在特发性脊柱侧凸患者中的发生率与普通人群相比基本相等或略高。这两个疾病一般而言并无相关性[9]，但也不一定没有相关性。

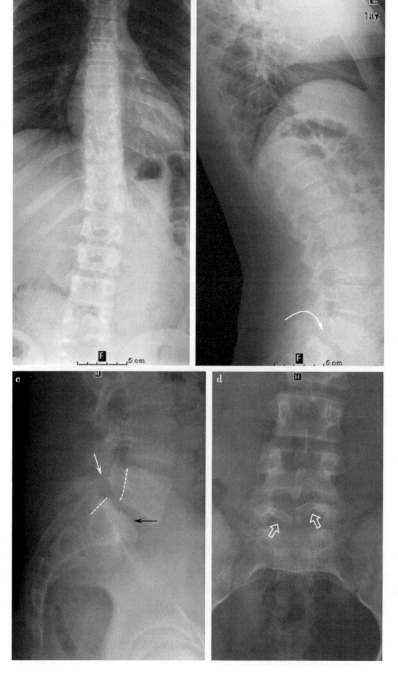

图6.16　脊柱侧凸和发育不良腰椎滑脱。（a）胸腰段正位片示一个青少年的轻度S形侧凸。（b）胸腰段侧位片示影像的下部可见滑脱（曲线箭头）。（c）随后进行专门腰骶段侧位片，清晰显示L5-S1腰椎滑脱（虚线）和L5峡部裂（白箭头），S1上终板突起（黑箭头）。（d）腰骶段正位片同时可见L5后方结构发育不良改变（开放箭头）

在成人脊柱侧凸初期或随着病情进展，可在冠状位片看到脊柱的侧方滑移（图 6.17）。与侧方滑移同义的术语包括平行移位、侧方半脱位、旋转半脱位和侧向滑动。已经证实侧方滑移和椎体旋转有明确相关关系，凸侧的下位椎体上关节突造成的神经压迫也有报道[10]。

### "倒拿破仑帽子"征

L5 椎体重度滑脱的患者，L5 向前极度的滑脱和倾斜，导致 L5 和骶骨在正位片上重叠。从正面看，L5 的圆形前缘看起来像颠倒的拿破仑帽子顶，两侧的横突像是帽沿[11]（图 6.18）。这个特征并不是滑脱特有的，在腰椎极度前凸并不伴滑脱的患者也可出现。

### 棘突倾斜和旋转

腰椎峡部裂伴或不伴滑脱患者在冠状位片可出现棘突倾斜或旋转[12, 13]。这个特点反映了伴有峡部裂或不对称的狭部延长或细小的患者，存在着旋转不稳。Ravichandran 发现伴有腰椎滑脱的峡部裂患者比不伴有滑脱的患者棘突侧方旋转更加明显[13]（图 6.19）。

### X 线测量

除了 Meyerding 和 Taillard 测量方法外，还有多种方法用于腰椎滑脱患者腰骶段腰椎滑脱的 X 线评估，但是并不常用。其中骨盆投射角、腰骶角、矢状面骨盆倾斜角、滑脱角、后凸角、矢状面旋转、骶骨投射角、骶骨倾斜角和腰椎指数[5, 14, 15]。多种不同方法为了更好地评估移位等严重程度，可提高对疾病进展的预测和评估。Dubousset 报道由腰骶角所显示的随时间变化的后凸增大，预示病情进展，具有潜在手术指征[15]。Curylo 等报道低度滑脱伴较

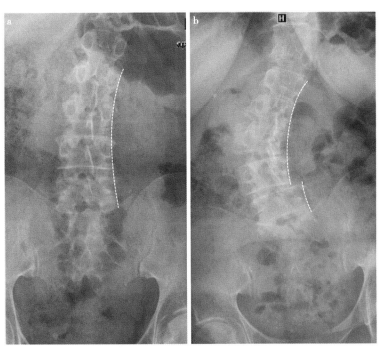

图 6.17　侧弯进展患者伴有侧方滑移。（a）17° 的右侧凸，冠状面没有滑移（虚线）。（b）4 年后，右侧凸进展为 35°，L4 较 L5 向右侧滑移（虚线）

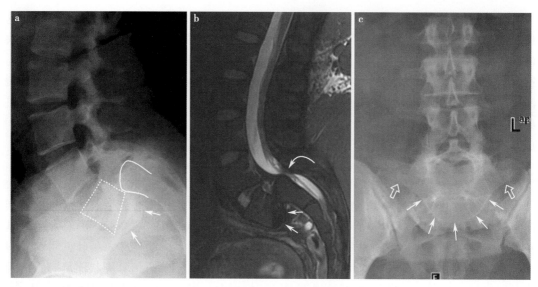

图6.18　腰椎滑脱伴倒拿破仑帽子征。（a）侧位片示L5（虚线）相对于S1（实线）上缘位于前下方。L5下方可见弯曲的骨化（箭头）。（b）压脂T2加权时侧位MRI示中央椎管狭窄（弯曲箭头）。L5下方黑色信号区，对应于（a）中的骨化（被L5取代的L5-S1椎间盘前下方，说明S1终板上方缺少椎间盘）。（c）正位片可见由于L5呈冠状位所显示的颠倒的拿破仑帽子。帽子顶是由L5的前缘（直箭头）和两侧的横突构成帽沿（开放箭头）

高骨盆投射角的患者进展为高度滑脱的风险更大，尤其在后柱结构发育不良的情况下[16]。上述六种方法中，只有骨盆投射角在观察间和观察者内信度方面与Meyerding和Taillard的方法相似[5]。

## 不稳定性的X线评估

屈伸位侧位片用来评估峡部裂的稳定性或者引出腰椎滑脱（图6.20）。拍摄时患者可以侧卧于拍摄床或者采用站立位。提倡站立位的原因是承重状态的X线表现与日常活动更为接近。但是，患者侧卧于拍摄床上可以达到更好的屈伸。其他引出滑脱部位最大活动度的方法有轴向推压牵引技术[17]。Putto提出拍摄屈曲位片时，患者应坐立屈髋。拍摄过伸位片时，患者应保持立位，髋部靠在放射平板上[18]。

对两种类型的不稳需要进行评估，平行不稳是指在上位椎体相对下位椎体在前屈时像前移动或后伸时向后移动。两椎体终板夹角改变不明显（图6.21）；成角不稳是指滑脱椎体和下位椎体的异常角度变化（图6.22）。椎体屈伸的运动变化在不同的报道中有较大差异，Leone等通过大量的回顾研究，报道了在屈伸位片上，最大的正常水平位移的上限是4mm，正常角度变化的上限是10°[19]。需要说明的是，在中立位椎体排列正常的患者，在屈伸位片可能会出现滑脱（图6.23）。

屈伸位片是评估稳定性最常用的方法，不同方法的比较也可获得类似信息。比如，如果滑脱的程度在中立位X线片和卧位MRI明显了，则可有力的说明不稳的存在（图6.24）。

通过系列的研究可以评估腰椎滑脱不稳的进展。然而，屈伸位片重复性差，患者姿势轻度变化或者放射源角度变化可以造成椎体移动误差。

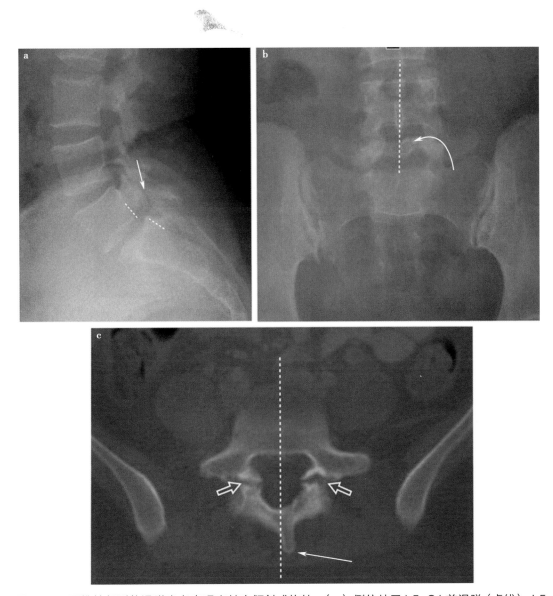

图 6.19　腰椎峡部裂伴滑脱患者表现出棘突倾斜或旋转。(a) 侧位片示 L5-S1 前滑脱 (虚线)。L5 存在峡部裂 (箭头)。(b) 在正位片, L5 棘突 (曲线箭头) 相对于通过 L3 和 L4 棘突的中垂线 (虚线) 向左侧旋转倾斜。(c) L5 的 CT 轴位片确认峡部裂 (开放箭头), 以棘突 (箭头) 相对于中线 (虚线) 的旋转

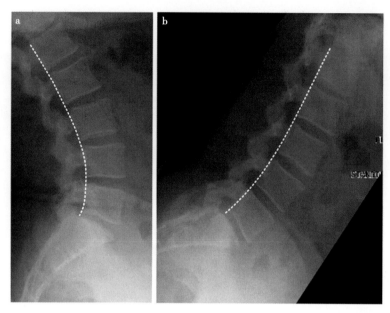

图 6.20 标准过伸位（a）和过屈位（b）侧位 X 线片。两张影像可见椎体序列平滑

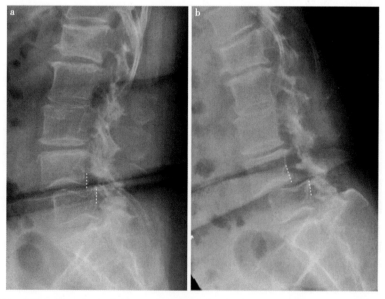

图 6.21 平行不稳。（a）虚线示 L4-5 前滑脱。（b）L4-5 滑脱百分比从过伸位片的 Ⅰ 度增加至过屈位片的 Ⅱ 度，L4 下终板和 L5 上终板间的角度没有明显变化

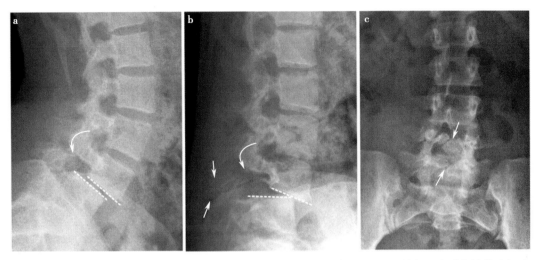

图 6.22 腰椎滑脱的成角不稳。（a）侧位片中立位示 L4-5 前滑脱，见 L4 峡部不连（曲线箭头）。L4 下终板和 L5 上终板接近平行（虚线）。（b）过伸位侧位片示两个终板（虚线）间的角度变化，L4 椎体坐在 L5 椎体上。L4 峡部裂（曲线箭头）和正中位片相比增宽。可见 L4 棘突发育不良性变化（箭头）。（c）在正位片，箭头示 L4 和 L5 后方结构发育不良

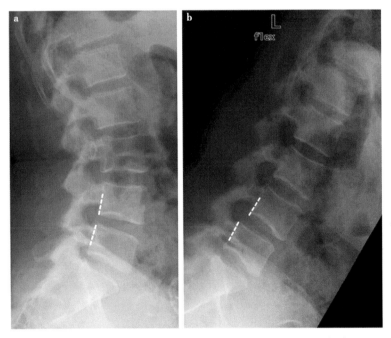

图 6.23 中立位脊柱序列正常的患者在过屈位片上表现腰椎滑脱。（a）中立侧位片示 L4-5 正常序列（虚线）。（b）过屈位侧位片示 L4-5 Ⅰ度前滑脱（虚线）

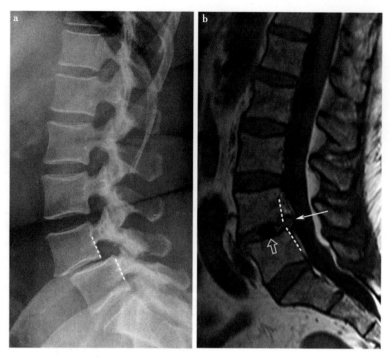

图 6.24　不同检查方式显示腰椎不稳的比较。（a）站立侧位腰骶段线 X
片示 L4-5 度前滑脱（虚线）。（b）患者卧位 MRI 检查，前滑脱降低（虚
线）。后方椎间盘突出（箭头）和椎间盘退变真空征（开放箭头）

## 磁共振

　　MRI 是一种通过在强大的磁场中检测
氢原子（人体最丰富的原子）核运动进行
断层显像的方法。MRI 的基本原理十分复
杂，不是本书阐述的重点。简言之，患者
进行 MRI 检查就是被放在机器的强磁场
中（持续的磁场）。被检查的身体部位被套
上通过电流的线圈，线圈产生快速改变磁
场的能量。这种能量的频率是在常用的无
线电波的能量频率范围内的。因此叫做无
线电波能量。虽然无线电波能量与 X 线所
在的电磁光谱频段相同，但是它波长更长
（频率较低，能量较低），不能电离化组织。
因此 MRI 不存在 X 线、CT 和核医学的电
离辐射风险。线圈所产生的无线电波能量
导致氢原子旋转的改变，当无线电波关闭
的时候，氢原子恢复初始方向，这时氢原

子释放出的能量可以被接收线圈探测到。
信息经过电脑处理后，可以获得影像。线
圈阵列和 MRI 扫描参数根据需要扫描的身
体部位和需要获得的信息类型决定。

　　由于可以很好地区分软组织，并且无
电离辐射，MRI 是对腰椎滑脱进行断层扫
描检测的可选方法。

## MRI 扫面序列和解剖

　　MRI 检查需使用多种参数序列，T1 加
权像观察骨折线很有用，并能排除异常骨
髓浸润。质子加权或 T2 加权像提供良好的
空间分辨率。短时间反转恢复序列和 T2 加
权、脂肪抑制像都可以很好检查骨髓水肿，
多种梯度回波序列可以用来评估椎间盘轮
廓，尤其适用颈椎。

矢状面影像显示椎体高度和序列，也可用来评估椎间高度和椎间盘含水量。颈椎中央管和神经根孔可同时用矢状面和轴状面影像评估。轴状面序列应包含一系列连续平行的切片，不能像评估椎间盘那样使用倾斜的切面，以便获得峡部的最佳图像。冠状面图像可以显示侧凸和侧方滑移，图 6.25 示 MRI 正常的腰骶段脊柱解剖。

## 腰椎滑脱的 MRI 表现

MRI 在评估腰椎滑脱相关的中央管和神经根孔狭窄具有较大价值（图 6.26 和 6.27），较易发现神经根冗余，这是中央椎管狭窄导致的[20]，小关节病和退变性椎间盘疾病也显示的很清楚。腰椎滑脱中表现的椎间盘露出（假性膨出）是由于椎间盘和下位椎体保持了一致排列，而上位椎体向前滑脱。

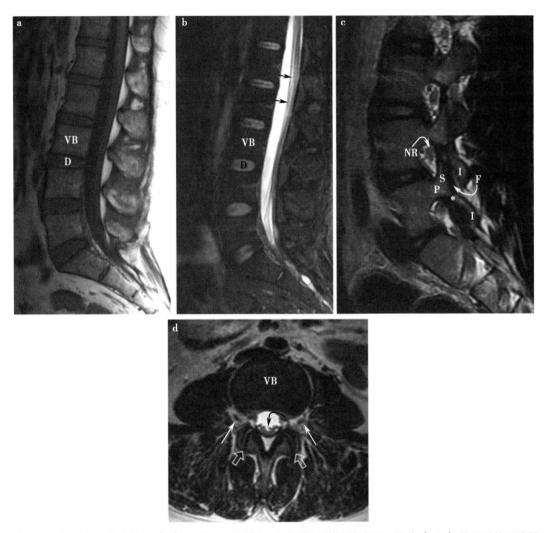

图 6.25　腰骶段正常 MRI。（a）矢状面正中线 T1 加权像正常椎体序列。椎体（VB）的骨髓信号比椎间盘（D）信号亮。在矢状面 STIR 像（b），椎体（VB）比椎间盘黑（D）。神经根为线性低信号（箭头），伴随高亮的脑脊液。（c）经左侧神经根孔的 T2 加权像可见上关节突（S）、下关节突（I）、关节突关节（F）、椎弓根（P）、峡部（*）、神经根（NR）。（d）经神经根孔的 T2 加权像轴位片可见椎体（VB）、出行神经根（白箭头）、关节突关节（开放白箭头）、下行神经根（弯曲黑箭头）

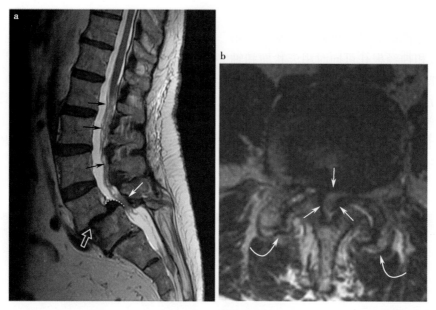

图 6.26　腰椎滑脱的中央管狭窄。（a）T2 加权矢状面中线切面显示与 L4-5 Ⅱ度前滑脱相关的中央椎管狭窄（白箭头）。中央管狭窄导致的下行神经根冗余（黑箭头）。L4-5 椎间盘和 L5 排列一直并裸露（虚线），造成中央管狭窄。L4-5 椎间隙明显狭窄（开放白箭头）。（b）L4-5 椎间盘 T2 加权轴位 MRI 示严重中央管狭窄（直箭头）和严重的关节突关节病变（曲线箭头）

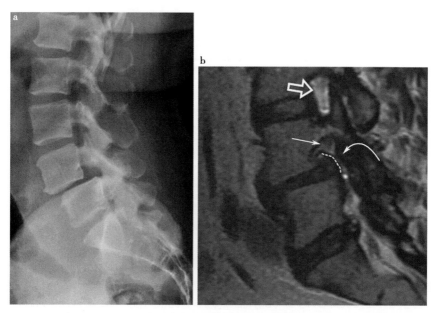

图 6.27　腰椎滑脱患者的神经根孔狭窄。（a）侧位片示伴椎间隙塌陷的 L4-5 Ⅱ度前滑脱。（b）T2 加权矢状面切面，L4-5 椎间盘和 L5 对齐（虚线），因 L4 前滑脱 L4-5 椎间盘突出，明显的神经根孔狭窄（曲线），L4 出行神经根受压（直线）。其上方为正常神经根孔（开放箭头）

## MRI 的局限性

MRI 的使用局限性包括价格高、幽闭恐惧症、置入起搏器和人工耳蜗等禁忌证。显示骨骼细节的空间分辨率比 CT 低。此外，MRI 扫描时间比 CT 长。在存在骨科内置物的情况下，MRI 影像受磁敏感性伪影的影响较大。有时由于无意当中将对 MRI 不安全的物体带入磁共振室，该物体可能会像飞弹一样对患者造成损伤。

## CT

CT 也称作计算机轴向断层摄像（CAT），CT 使用了 X 射线但又与之不同，可产生横截面影像。断层数据来源于环绕患者的 X 射线源，X 射线接收器放置在 X 射线源的环形对面。由于射线源连续的旋转，患者在检查台上通过，数据同时被记录。随着最先进的多排 CT 出现，多层切片可以同时扫描，缩短了时间。

对于观察骨骼细节，CT 比其他检查更具优势，可以发现微小的峡部裂。但是由于 CT 存在电离辐射，在腰椎滑脱的断层检查中并不作为首选，CT 通常作为 MRI 检查后仍留有疑问或不能进行 MRI 检查的患者。多排 CT 的原始数据可以进行任意层面的二维重建，也可行三维重建。最常规使用的单能量 CT 并不能发现骨髓水肿，但是，使用双能量 CT 可进行骨髓水肿检测。

## 腰椎滑脱的 CT 解剖和表现

与 MRI 类似，CT 的脊柱解剖包括中央椎管和神经根孔（图 6.28）。峡部畸形（峡部裂、薄弱、硬化）、中央椎管狭窄、神经根孔狭窄、退变性椎间盘疾病和小关节病都可以在 CT 上显示（图 6.29 和图 6.30）。由于在骨骼细节检查方面方面的优势，CT

可能发现在 X 线和 MRI 无法发现的腰椎滑脱。在某些情况下，CT 可以发现未发生位移位或是峡部不完全断裂，在这个阶段尚未造成腰椎滑脱移位的患者。对这一类病例的早期诊断和恰当的治疗可以控制疾病的进展，因此可预防腰椎滑脱的发生（图 6.31）。

## CT 脊髓造影术

CT 脊髓造影术较传统 CT 可以提供更好的组织影像，比如神经根轮廓，但是通常用在术后或者有其他复杂的病例（图 6.32）。这项检查需要蛛网膜下腔注射碘造影剂，虽然并发症很少，理论上风险包括出血、脑脊液漏、感染和蛛网膜炎。

## 核医学

核素显像的基本原理是通过伽马射线照相机检测由于放射性核素衰减所释放的伽马射线。放射性核素也叫做放射性药物、放射性同位素或放射性示踪剂，静脉注入、消耗、吸入或滴入人体。伽马射线随着药剂的衰减以电磁辐射的形式射出，与 X 线和 MRI 检查的无线电波的波谱相同，γ 射线能量稍高于 X 射线，因此，与 X 射线类似，γ 射线产生电离辐射，使用的放射性核素的类型和数量取决于检查的部位等多种因素。

## 单光子发射计算机断层扫描（SPECT）

传统的骨扫描是在注射亲骨同位素核素甲基化二膦酸盐锝 –99 后进行，通过静止的伽马相机获取影像。在二维骨扫描的基础上，可以添加 SPECT 技术，可以提高检测异常放射性同位素活动的敏感度，增加定位准确性，使用这一技术并不需要额外注射放射核素。当 γ 射线照相机围绕患者旋转时可获得 SPECT 影像，旋转中要在固定的点进行图像获取，一般是间隔 3°~6°，然后进行计算机处理。

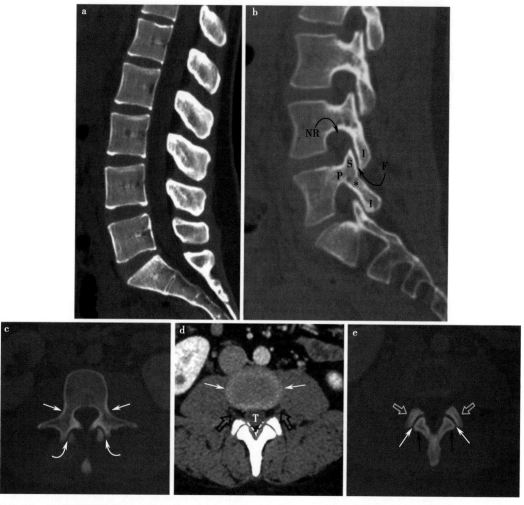

图 6.28　正常腰骶段脊柱 CT 影像。（a）矢状面正中线 CT 重建影像示椎体和棘突的正常排列。（b）经左侧神经根孔（中线外侧）的矢状面重建影像示，上关节突（S）、下关节突（I）、关节突关节（F）、椎弓根（P）、峡部（*）、神经根（NR）。（c）经 L2 轴位切片示椎弓根（直箭头）和 L1-2 关节突下方（曲线箭头）。（d 和 e）在（c）下方经 L2-3 椎间盘的轴状切面，软组织窗（d）和骨窗（e）。在（d）中椎间盘（实箭头），硬膜囊（T），L2 出行神经根（开放箭头），黄韧带（虚线）。（e）L2-3 关节突关节的骨结构细节（白色实线箭头）。L2 下关节突（实黑色箭头）位于 L3 上关节突的后方（白色开放箭头）

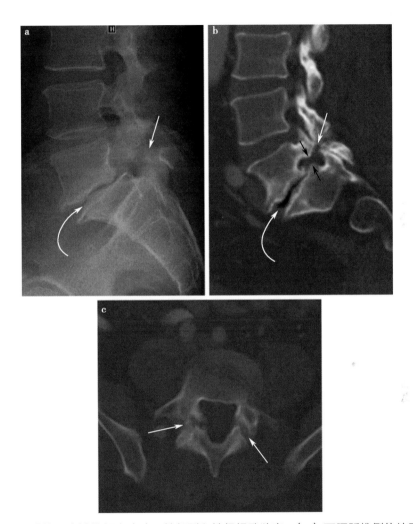

图 6.29　腰椎滑脱伴退变性椎间盘疾病、峡部裂和神经根孔狭窄。（a）下腰骶椎侧位片示 L5-S1 椎间隙狭窄伴模糊的真空征，也可见终板硬化和骨化（曲线箭头）。峡部骨结构模糊提示峡部裂（直箭头）。（b）经左侧神经根孔平面的矢状面 CT 重建影像更加明显地显示了 L5-S1 真空征（弯曲白色箭头）。神经根孔明显纵向狭窄（黑箭头），L5 左侧峡部裂。（c）通过 L5 峡部的 CT 轴状切片示双侧峡部裂

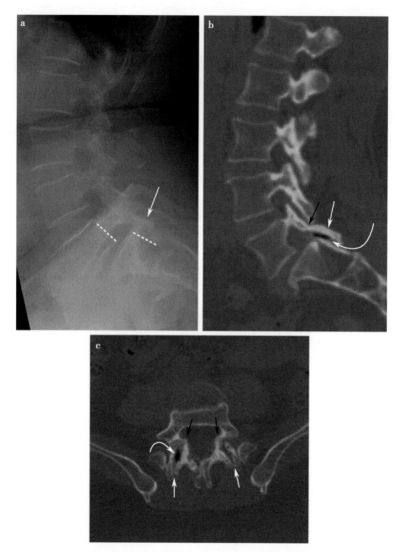

图 6.30　腰椎滑脱伴峡部薄弱和小关节病变。(a) 腰骶椎侧位片示腰椎滑脱位于 L5-S1 (虚线)。L5-S1 关节突关节区域有硬化表现 (箭头)。(b) 矢状面 CT 重建影像见右侧峡部变薄 (黑箭头)，L5-S1 右侧关节突硬化 (直线白箭头) 和真空征 (曲线白色箭头)。(c) L5-S1 后方轴状面 CT 片确认峡部薄弱 (黑箭头)。关节病变 (直白箭头) 伴真空征，右侧更明显 (曲线箭头)

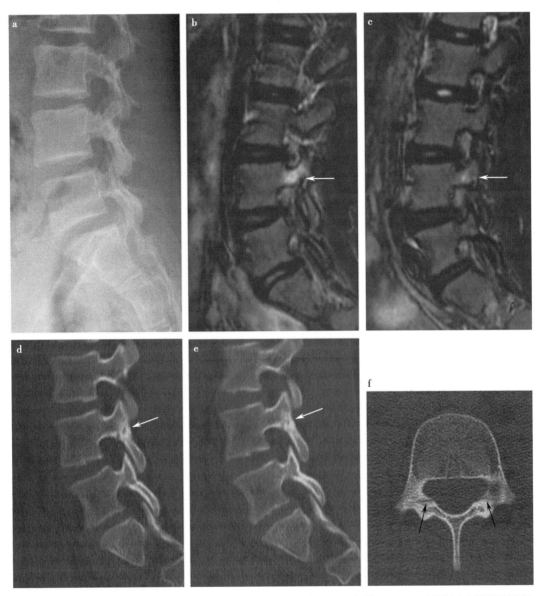

图 6.31　L4 双侧不完全峡部裂。(a) 腰骶椎侧位片示正常。MRI 矢状面 STIR 序列见 L4 椎弓根水肿，右侧 (b) 比左侧 (c) 明显。矢状面 CT 重建影像示峡部透亮带并周围硬化，右侧 (d) 比左侧 (e) 明显。(f) 经 L4 峡部的 CT 轴位确认不完全峡部裂，右侧比左侧更显著

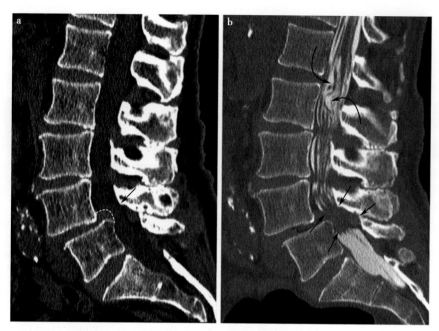

图 6.32　腰椎滑脱的脊髓造影术。（a）矢状面 CT 重建影像示 L4-5 前滑脱。由于 L4-5 和 L5 保持了一致排列，造成了 L4-5 椎间盘裸露。（b）CT 脊髓造影显示在椎管狭窄节段椎管内造影中断，说明脑脊液循环的高度阻断（直箭头）。由于椎管狭窄造成下行神经根冗余（曲线箭头）

在平面骨扫描技术之上添加 SPECT 扫描，对于发现峡部裂具有一定价值，因为放射示踪剂的摄取在峡部区域更明显（图6.33），但是，SPECT 不能提供具体的解剖细节，需要 CT 或 MRI 进一步检查明确峡部裂，并排除由于其他原因导致的峡部局部异常摄取。类似地，SPECT 无法明确患者有无腰椎滑脱。通过特殊的装备，可将在一次检查中，同时将 SPECT 和传统 CT结合起来。

## 正电子发射断层影像骨扫描（PET）

PET 与 SPECT 类似，可以提高对局部放射性同位素活动检测的敏感度。但是，在 PET中使用的放射示踪剂和 SPECT 中不同，因为他们并不直接放射 γ 射线，而是通过产生正电子与周围组织相互作用间接产生 γ 射线。

虽然 PET 并不常用，如果使用特定的骨示踪剂 [18] FNaF，在评估峡部裂时要优于SPECT[23]。

和 SPECT 类似，不结合 CT 的 PET 也不能提供解剖细节。PET 的费用比 SPECT 要高，但是 PET 的扫描时间比 SPECT 短，因此可以避免过长时间的检查等待以降低相关费用。

## 不同病因的腰椎滑脱患者影像表现

Wiltse 等[24] 提出的基于病因的腰椎滑脱分类，现在依然广泛使用。原始分类包括 5 种，发育不良性、峡部裂性、退变性、创伤性和病理性腰椎滑脱，术后腰椎滑脱已经被归为第 6 种。不同类别的腰椎滑脱具有相似和不同之处。除了 X 线检查，其他类型的影像检查要根据不同类型的腰椎滑脱来进行。

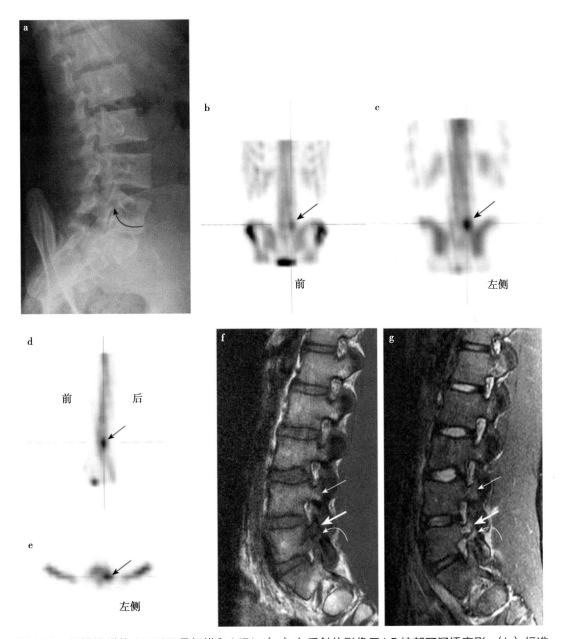

图 6.33　腰椎滑脱的 SPECT 骨扫描和 MRI。（a）左后斜位影像示 L5 峡部可疑透亮影。（b）标准锝 −99MDP 骨扫描示 L5 左侧放射性同位素活动度提高。（c-e）SPECT 骨扫描在冠状位（c）、矢状位（d）、轴状位（e），进一步局部化 L5 左侧放射性同位素活动（箭头）。（f）T1 加权 MRI 矢状面扫描中线左侧示左侧峡部病变（曲线箭头），邻近椎弓根（粗直箭头）信号减低，提示骨髓水肿，上一节段椎弓根呈正常信号（细白色箭头）。（g）STIR MRI 序列椎弓根信号增高确认骨髓水肿（粗白箭头），其上方椎弓根可见正常骨髓信号（细白箭头）。峡部病变部分可见信号增高（曲线箭头）

## 发育不良性腰椎滑脱

　　发育不良性腰椎滑脱包括先天性骶骨上部或 L5 后方结构发育异常，比如脊柱裂（图 6.16 和图 6.34）。峡部可能正常，仅表现 I 度滑脱，峡部瘦长或者分离更为常见[24]。在发育不良性腰椎滑脱中峡部瘦长或者分离很难和峡部裂性腰椎滑脱相鉴别，仔细辨别骶骨尾端和剩余的 L5 椎弓对诊断十分重要。

## 峡部裂性腰椎滑脱

　　峡部裂性腰椎滑脱是 50 岁以下患者最常见的类型，主要的病变在于腰椎峡部，位于上下关节突之间的椎弓。峡部裂可以在 X 线（图 6.11、图 6.12 和图 6.19）、CT（图 6.19 和图 6.29）或 MRI（图 6.33）中发现。异常部位最常出现在 L5[24, 25]。大多患者是双侧的[24]。在青少年患者，尤其是轻度滑脱，通常不伴有椎间盘退变和小关节病。

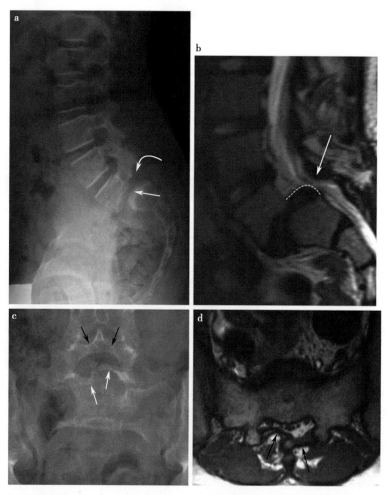

图 6.34　发育不良性腰椎滑脱。（a）侧位片见 L5-S1 前滑脱伴 L5 峡部裂隙样缺如（曲线箭头）。S1 终板上方凸起硬化（直箭头）。（b）T2 加权 MRI 示未覆盖的 L5-S1 椎间盘，伴椎管狭窄（箭头）。（c）正位片影像示，S1 后方结构发育不良改变（白箭头），L5 棘突和椎板结构正常（黑箭头）。（d）T1 加权 MRI 轴位片示：S1 发育不良（黑箭头），中央椎管狭窄，右侧更为显著

　　A 亚型峡部裂型腰椎滑脱中，峡部不连续，目前的共识是疲劳骨折所致。因此，对于青少年腰椎滑脱，进行 X 线检查应细致查看峡部，特别是对于从事跳水、举重、摔跤运动的运动员[27]。峡部裂的断裂边缘通常是平滑的，可能会有硬化。在单侧峡部裂，由于应力变化在对侧的椎弓硬化，因此对侧也有进展为峡部裂的可能性。B 亚型包括峡部延长但没有分离的患者，这个显像被认为是连续的微小骨折导致继发畸形所致（图 6.35）。C 亚型峡部裂型腰椎滑脱是指罕见的由严重创伤引起的急性峡部骨折，结合临床表现，峡部尖锐的骨折线提示急性损伤可能。

　　关于腰椎滑脱的 X 线检查的敏感性，对 1500 名患者进行 6 种投照体位检查中，峡部裂发生率 3.7%[28]，略低于对 4200 例尸体研究中的 4.2% 的发生率[25]。前者研究中，6 种不同投照体位包括正位片、侧位片、成角正位片、平行侧位片和斜位片。最敏感的是平行侧位片，发现了 84% 的峡部裂，10% 的峡部裂仅在斜位片发现。Libson 等报道在他们的研究中，大约 19%

峡部裂仅在斜位片中发现[29]。斜位片比侧位片对技师的技术难度要求高，需要选择最佳体位和技术。即使对于最熟练的技师，最常见的 L5 峡部裂在拍摄斜位片也不容易看到。考虑到射线暴露，在进行平行侧位片和斜位片之前，应先谨慎地进行常规侧位片的评估。如果 X 线片模棱两可或是没有发现峡部裂，而临床上又高度怀疑峡部裂的存在，下一步检查应选择横断面成像方法。

　　对峡部裂型腰椎滑脱，MRI 和 CT 在滑脱节段可能会有椎管扩大的表象，扩大的椎管是由于相应椎体向前滑脱而棘突却原地不动导致的（图 6.36 和图 6.37）[30]。

　　MRI 评估腰椎滑脱的主要优点是经其他影像评估方法确诊峡部裂后，MRI 可以评估峡部裂部位有无骨髓水肿，这被认为与代谢活动有关（图 6.33）[31, 32]。但是，我们要知道对于腰椎滑脱的初步检查，MRI 并没有 CT 可靠（图 6.31）[33]。MRI 检查骨骼细节的空间分辨率比 CT 要低。此外，MRI 的矢状面并不和峡部方向平行。

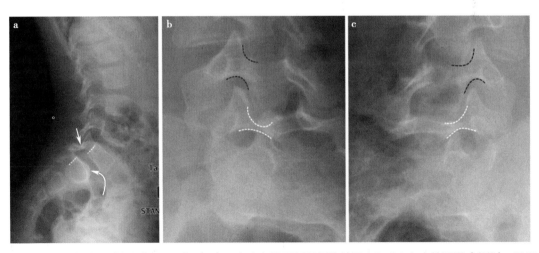

图 6.35　示峡部型腰椎滑脱 B 亚型。（a）7 岁患者的腰骶段侧位片示 L5-S1 Ⅰ度前滑脱（虚线），骶骨上终板营养不良凸起和硬化（曲线），峡部很薄（直箭头）。（b 和 c）斜位片示 L5 峡部右侧（b）和左侧（c）延长变细（白虚线）。黑色虚线显示正常 L4 苏格兰狗脖子（峡部）

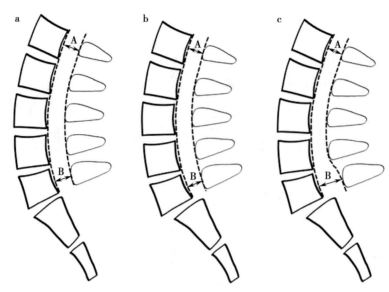

图 6.36　伴或不伴峡部裂的腰椎滑脱的椎管直径（这里以 L5-S1 为例）。椎体后缘虚线示椎管的前方，棘突前缘的虚线示出椎管的后方。A=L1 后方椎管宽度。B= L5 后方椎管宽度。（a）正常序列。B<1.25×A。（b）无峡部裂的 L5-S1 前滑脱。L5 和其上方椎体与后方结构共同向前移动。B<1.25×A。（c）峡部裂型 L5-S1 前滑脱造成"宽椎管"征。L5 和其上方椎体向前移动，L5 棘突保留在初始位置（在部分患者可向后移动）。B ≥ 1.25×A

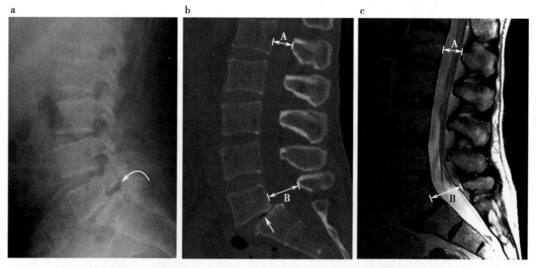

图 6.37　峡部裂型腰椎滑脱"宽椎管"征。（a）侧位片影像示 L5 相对于 S1 前滑脱伴峡部裂（曲线箭头）。（b）中线位置矢状面 CT 重建示 L1 后方椎管和 L5 后方椎管直径差异，由于 L5 椎体前滑脱而棘突没有跟随移位，引起 L5 水平椎管直径增加。也可见 L5-S1 椎间隙狭窄，椎间盘退变真空征（箭头）。（c）T2 加权 MRI 矢状面见 L1 后方（A）和 L5 后方（B）椎管直径不同

## 退变性腰椎滑脱

退变性腰椎滑脱常发生在老年患者[34]。与峡部裂型腰椎滑脱不同，最常见节段不是在 L5-S1，而是在 L4-5，最常见的退变性后滑脱在 L2-3[33]。被广泛认同的理论是退变型腰椎滑脱与长期存在的节段不稳，韧带松弛、小关节退变相关[7,8]。

在退变型腰椎滑脱的横截面影像中的小关节结构备受关注，与正常关节相比，轴状位 CT 或 MRI 影像中，可以看到退变性腰椎滑脱患者增生和硬化的腰椎关节突关节，与正常小关节相比常常是更偏向矢状位方向（垂直方向）。这可能降低了对关节前后活动应力的限制，大多数作者认为进展性小关节退变造成了关节方向变化。但是，也有人认为腰椎滑脱的矢状面关节方向改变导致了关节突关节退变[34,35]。

如上所述，横断面影像在评估退变性腰椎滑脱后遗症如中央椎管狭窄和神经根孔狭窄方面具有重要价值。这些狭窄通常是以下改变的复合作用：后方结构向前滑脱相关，裸露的椎间盘、小关节增生和黄韧带肥厚（图 6.26、图 6.27 和图 6.30）。任何原因导致的中央椎管狭窄可能造成下行神经根冗余或脑脊液循环受阻（图 6.26 和图 6.32）。

## 创伤性腰椎滑脱

Wiltse 所描述的创伤性腰椎滑脱指的是继发于椎体骨折或后弓骨折（不包括峡部裂）的腰椎滑脱（图 6.38）[24]。这种类型腰椎滑脱需要和峡部裂型腰椎滑脱的 C 亚型相区别，C 亚型是峡部孤立的急性骨折。

## 病理性腰椎滑脱

病理性腰椎滑脱是指广泛的或局限的骨疾病导致的腰椎滑脱。任何足以造成椎弓损害的疾病都可能引起腰椎滑脱（图 6.39）。骨硬化病、关节挛缩、感染、佩吉特病、骨质疏松症和肿瘤都是可能的原因。

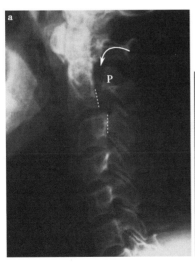
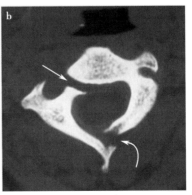

图 6.38　摩托车事故引起的创伤性腰椎滑脱。（a）侧位片见 C2-3 前滑脱（虚线）。在 C2 一侧椎弓根（P）和椎体交界处可见骨折，椎弓根向后移位。（b）CT 轴位片确认 C2 右侧椎弓根和椎体间骨折（箭头）及左侧 C2 椎板骨折（曲线箭头）

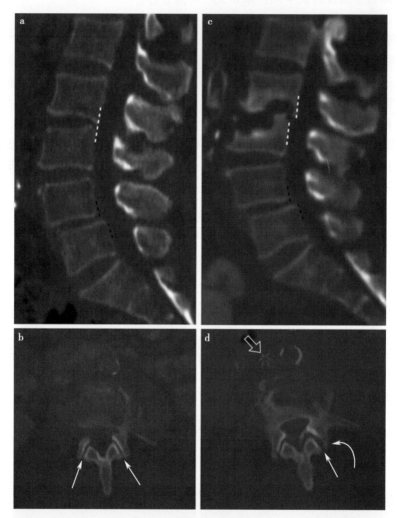

图 6.39　椎间盘炎和骨髓炎向后方结构扩散继发病理性腰椎滑脱。（a）CT 矢状面正中线重建影像在病程早期，CT 上并未发现感染，L2-3 序列正常（白色虚线）。L4-5 可见与此不相关的椎间隙狭窄和退变性腰椎滑脱（黑虚线）。（b）CT 轴位片扫描（与（a）同时进行的扫描）示 L2-3 关节突正常影像（箭头）。（c）几周后，见明显的 L2-3 椎间盘双侧破坏和 L2-3 反滑脱（白虚线）；与此不相关的 L4-5 腰椎滑脱没有变化（黑虚线）。（d）轴状位 CT（和（c）同时进行的扫描）示 L2-3 左侧关节突感染继发的骨破坏（直箭头），以 L3 上关节后外侧更为明显（曲线箭头），造成病理性滑脱的关节突关节、椎弓结构不稳。图像中无意中发现了位于钙化动脉右侧的下腔静脉滤网（开放箭头）

## 术后腰椎滑脱

腰椎滑脱可由脊柱后路减压术后引起，Sienkiewicz 和 Flatley 发现术后腰椎滑脱常发生在女性，常见于 L4-5 节段[36]。影像诊断涉及术前和术后侧位片的对比，需要确保检查方法和体位是类似的（图 6.40）。

## 放射安全

### 患者的放射剂量

随着电离辐射为致癌物为大家所熟知，加上美国从 1990 年到 2006 年 CT 和核医学检查的明显增加，引起大家对放射剂量的关注[37]。1993 年到 2006 年期间，美国的 CT 检查数量从 1830 万增长至 6200 万，增长了 240%，而这期间的人口只增长了 16.4%。

关于儿童和成人 CT 放射剂量的致癌风险评估有多篇报道[38, 39]，尽管由于这些报道统计中所使用的辐射危险因素的不同，导致结论各异，但是通过他们的报道，促使了放射学会通过了名曰"轻柔摄像和明智摄像"的活动，更加关注影像检查中的放射剂量[40, 41]。这些活动努力倡议在影像质量无明显降低的前提下，应尽量通过调整参数和技术降低 CT 和 X 线的放射剂量。

### 有效剂量

比较不同影像方式的度量方法最广泛使用的是有效剂量，这一被国际放射保护协会（ICRP）使用的计量方法，显示了身体不同器官和组织平均负荷吸收剂量[42]。

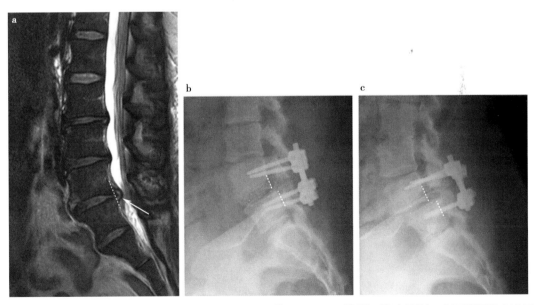

图 6.40　术后腰椎滑脱。（a）术前 T2 加权 MRI 矢状面示 L4-5 排列正常（虚线），由于椎间盘突出导致中央椎管狭窄（箭头）。（b）L4，L5 椎板减压术后 2 个月，L4-5 轻度前滑脱（虚线）。（c）术后 26 个月，滑脱加重（虚线）

有效剂量（$H_E$），计算剂量当量的总和再乘以特定的权重系数（28 种不同组织和器官），这些系数于 2007 年大部分被 ICRP 修订了[43]。

由于在影像检查中测试组织的辐射剂量并不可行，于是编写了 Monte Carlo 电脑编码用于估计个体组织的辐射剂量和计算有效剂量。有效剂量被广泛用于不同影像方法的电离辐射比较，但是我们应该知道 Monte Carlo 电脑编码通常使用男性均值或女性均值这样的数学模型的自动模式，并不适用于多数患者，计算相关患者有效剂量的不确定性估计高达 40%[44]。

### X 线

多种因素可影响患者有效剂量，包括放射技术，如峰值电压（kVp）、球管电流（mA）和暴露时间（s）。电流（mA）乘以时间（s）等于的 mAs。栅格的使用、X 射线球管与患者及影像接收器的距离也会影响有效剂量。传统 X 线拍摄中，使用者可以选择不同速度的成像系统，在 CT 和数字 X 线，使用者可以选择不同速度级和（或）暴露参数。由于以上所述多种变异的存在，文献中对有效计量的报道不一。

一些研究团队评估了儿童和成人的腰椎和脊柱侧凸的 X 线、CT、数字 X 线的有效剂量。对成人腰椎 X 线，联合国原子辐射作用科学委员会报道的正位加上侧位片的有效剂量范围为 0.309~1.5mSv，然而，其他团队对同样的射片方法报道为 3.7mSv[45, 46]。

对于 13~18 岁之间的脊柱侧凸患者，Hansen 等估计对使用了栅格的正侧位片检查的有效剂量为 1.03mSv，使用气隙法的 CT 的有效剂量为 0.078mSv，降低了 10 倍多。

### CT

CT 扫描与传统 X 线相比辐射剂量较大[49]。例如，胸部 CT 的有效剂量大约为 7mSv，而正侧位 X 线片仅为 0.1mSv。

和 X 线一样，影响 CT 放射剂量的因素包括电压、球管电流和旋转时间。放射剂量也取决于 CT 参数，比如探测器准直和螺距。对于大多数现代 CT 而言，球管电流能够自动调整以适应随着患者的移动和球管旋转患者透过组织厚度的不同，可获得最佳的球管电流和有效剂量[51]。最新的降低辐射剂量的策略中使用了新的 CT 重建算法——自适应统计迭代，对同样的原始数据降低图像噪声，由此降低了 50% 的计量[52]。

据报道，CT 检查整个腰椎的有效剂量范围从 4.5 到 19.15mSv[47, 53, 54]。然而一项降低脊柱侧凸检查有效剂量的尝试中，使用了 80kVp 电压和极低的 mAs，平均有效计量的均值仅为 0.37mSv，而且并未降低置钉评估的图像质量，相对于腰椎创伤的 CT 显著降低剂量[55]。

### 核医学影像

腰椎的核医学影像检查包括使用 $^{99m}$TcMDP 的 SPECT 和 $^{18}$Fl 氟化钠的 PET[56]。这些影像检查的有效剂量取决于注射到患者体内的同位素的活动，一般在 SPECT 为 4.2~5.3mSv，PET 为 4.4~8.9mSv。

### 术中影像

术中影像辅助导航系统得到了越来越多的应用，这一系统是使用可沿患者旋转的 C 臂透视，随后进行 CT 影像重建。这种类型的系统常使用平板探测器——一种锥面光束 CT 探测器（CBCT），标准的 C 臂透视在腰椎手术中也常使用。

在标准的胸腰段后路脊柱内固定手术

中使用美敦力的 O 型臂的标准模，平均有效剂量对于较瘦的患者为 3.24mSv，而对于较胖的患者为 8.09mSv[57]。如果计算整个手术过程包含导航和确定置钉位置的透视的总有效剂量的话，将会比以上数值高。例如，单节段融合需要两次照射，平均有效剂量将比上面的数值加倍，也就是偏瘦的为 6.48mSv，偏胖的 16.18mSv。

Kraus 等报道使用 C 臂 CBCT 进行 3-D 导航腰椎后路融合术的有效剂量为 4mSv（4 枚螺钉），单枚骶髂关节螺钉为 0.51mSv[58]。3-D 导航的有效剂量明显低于传统透视组，传统透视组脊柱融合为 5.03mSv，骶髂螺钉置入为 2.5mSv。

另一组学者的研究显示腰椎融合术中传统的透视的有效剂量为 1.0mSv[59]，他们测量术前 CT 导航手术的有效剂量范围为 2.4~4.1mSv。

有一点是明确的，CBCT 扫描在影像导航手术中的有效剂量可以接近或者超过传统胸、腹、骨盆的多层 CT 检查[50]。

## 辐射的危险指数

辐射诱发癌症的风险指数是从对二战中日本原子弹爆炸幸存者的研究中得出的，这些危险指数被多篇报道用于评估在影像诊断的辐射剂量水平上，诱发个体癌症的风险[38, 39, 54]。例如，Richards 等估计有效剂量为 5.6mSv 的整个腰椎脊柱 CT 扫描的致癌风险为 1∶3200[54]。

由于日本幸存者瞬间整体暴露和影像检查中的部分身体暴露有很大不同，因此以日本幸存者数据外推到的影像检查，这种推演方式是有争议的。但是，最近一项针对 1985—2002 年间在英国做过 28 000 次 CT 扫描的 18 000 名儿童患者的研究显示：在 10 岁前进行头部 CT 检查患者，有较小的但是显著的罹患脑癌和白血病的风险[60]。虽然研究显示这一风险的较低（10 岁前进行头部 CT 检查的患者，10 000 例出现了 1 例脑癌和 1 例白血病），但是谨慎使用存在电离放射的影像检查是我们的重要目标。

## 总结

充分理解和使用现有的影像检查手段，能够在对患者不产生危害或极小危害的情况下对腰椎滑脱进行有效的诊断和评估。在充分理解 X 线、MRI、CT 和核医学检查的优缺点（包括存在的放射暴露）的前提下，才能很好的使用以上检查手段。X 线通常是首选检查手段，在很多病例中，X 线可以为我们提供如分级、病因、有无峡部裂等所有的信息。断层影像扫描在评估中央椎管和神经根孔狭窄中尤其有用，对于峡部裂的评估，CT 敏感度优于 MRI，比闪烁照相法提供更多特定的信息，而 MRI 和 SPECT 可提供峡部活动性病变的信息。

（范建平 译　　陈自强 校）

## 参考文献

1. American College of Radiology. ACR Appropriateness Criteria®-low back pain radiographs; 2013. http://www.acr.org/~/media/ACR/Documents/AppCriteria/Diagnostic/LowBackPain.pdf. Accessed 23 July 2013.
2. Iguchi T, Wakami T, Kurihara A, Kasahara K, Yoshiya S, Nishida K. Lumbar multilevel degenerative spondylolisthesis: radiological evaluation and factors related to anterolisthesis and retrolisthesis. J Spinal Disord Tech. 2002;5(2):93–9.
3. Meyerding HW. Spondylolisthesis. Surg Gynecol Obstet. 1932;54:371–7.
4. Taillard W. Le spondylolisthesis chez l'enfant et l'adolescent. Acta Orthop Scand. 1954;24(1–40):115–44.

5. Timon SJ, Gardner MJ, Wanich T, Poynton A, Pigeon R, Widmann RF, Rawlins BA, Burke SW. Not all spondylolisthesis grading instruments are reliable. Clin Orthop Relat Res. 2005;434:157–62.

6. Vialle R, Schmit P, Dauzac C, Wicart P, Glorion C, Guigui P. Radiological assessment of lumbosacral dystrophic changes in high-grade spondylolisthesis. Skeletal Radiol. 2005;34(9):528–35.

7. Butler D, Trafimow JH, Andersson GBJ, McNeill TW, Huckman MS. Discs degenerate before facets. Spine. 1990;15(2):111–3.

8. Herkowitz HN. Spine update: degenerative spondylolisthesis. Spine. 1995;20(9):1084–90.

9. Fisk JR, Moe JH, Winter RB. Scoliosis, spondylolysis, and spondylolisthesis. Their relationship as reviewed in 539 patients. Spine (Phila Pa 1976). 1978;3(3):234–45.

10. Toyone T, Tanaka T, Kato D, Kaneyama R, Otsuka M. Anatomic changes in lateral spondylolisthesis associated with adult lumbar scoliosis. Spine (Phila Pa 1976). 2005;30(22):E671–5.

11. Talangbayan LE. The inverted Napoleon's hat sign. Radiology. 2007;243(2):603–4.

12. Ravichandran G. A radiologic sign in spondylolisthesis. AJR Am J Roentgenol. 1980;134(1):113–7.

13. Maldague BE, Malghem JJ. Unilateral arch hypertrophy with spinous process tilt: a sign of arch deficiency. Radiology. 1976;121(3 Pt. 1):567–74.

14. Schwab FJ, Farcy JP, Roye Jr DP. The sagittal pelvic tilt index as a criterion in the evaluation of spondylolisthesis. Preliminary observations. Spine (Phila Pa 1976). 1997;22(14):1661–7.

15. Dubousset J. Treatment of spondylolysis and spondylolisthesis in children and adolescents. Clin Orthop Relat Res. 1997;337:77–85.

16. Curylo LJ, Edwards C, DeWald RW. Radiographic markers in spondyloptosis: implications for spondylolisthesis progression. Spine (Phila Pa 1976). 2002;27(18):2021–5.

17. Kälebo P, Kadziolka R, Swärd L, Zachrisson BE. Stress views in the comparative assessment of spondylolytic spondylolisthesis. Skeletal Radiol. 1989;17(8):570–5.

18. Putto E, Tallroth K. Extension-flexion radiographs for motion studies of the lumbar spine. A comparison of two methods. Spine (Phila Pa 1976). 1990;15(2):107–10.

19. Leone A, Guglielmi G, Cassar-Pullicino VN, Bonomo L. Lumbar intervertebral instability: a review. Radiology. 2007;245(1):62–77.

20. Maus T. Imaging of the spine and nerve roots. Phys Med Rehabil Clin N Am. 2002;13:487–544.

21. Nicolaou S, Liang T, Murphy DT, Korzan JR, Ouellette H, Munk P. Dual-energy CT: a promising new technique for assessment of the musculoskeletal system. AJR Am J Roentgenol. 2012;199(5 Suppl):S78–86.

22. Zukotynski K, Curtis C, Grant FD, Micheli L, Treves ST. The value of SPECT in the detection of stress injury to the pars interarticularis in patients with low back pain. J Orthop Surg Res. 2010;5:13.

23. Lim R, Fahey FH, Drubach LA, Connolly LP, Treves ST. Early experience with fluorine-18 sodium fluoride bone PET in young patients with back pain. J Pediatr Orthop. 2007;27(3):277–82. PMID: 17414009.

24. Wiltse LL, Newman PH, Macnab I. Classification of spondylolisis and spondylolisthesis. Clin Orthop Relat Res. 1976;117:23–9.

25. Roche MB, Rowe GG. The incidence of separate neural arch and coincident bone variations; a survey of 4,200 skeletons. Anat Rec. 1951;109(2):233–52.

26. Paajanen H, Tertti M. Association of incipient disc degeneration and instability in spondylolisthesis. A magnetic resonance and flexion-extension radiographic study of 20-year-old low back pain patients. Arch Orthop Trauma Surg. 1991;111(1):16–9.

27. Rossi F, Dragoni S. The prevalence of spondylolysis and spondylolisthesis in symptomatic elite athletes: radiographic findings. Radiography. 2001;7(1):37–42.

28. Amato M, Totty WG, Gilula LA. Spondylolysis of the lumbar spine: demonstration of defects and laminal fragmentation. Radiology. 1984;153(3):627–9.

29. Libson E, Bloom RA, Dinari G. Symptomatic and asymptomatic spondylolysis and spondylolisthesis in young adults. Int Orthop. 1982;6(4):259–61.

30. Ulmer JL, Elster AD, Mathews VP, King JC. Distinction between degenerative and isthmic spondylolisthesis on sagittal MR images: importance of increased anteroposterior diameter of the spinal canal ("wide canal sign"). AJR Am J Roentgenol. 1994;163(2):411–6.

31. Hollenberg GM, Beattie PF, Meyers SP, Weinberg EP, Adams MJ. Stress reactions of the lumbar pars interarticularis: the development of a new MRI classification system. Spine (Phila Pa 1976). 2002;27(2):181–6.

32. Leone A, Cianfoni A, Cerase A, Magarelli N, Bonomo L. Lumbar spondylolysis: a review. Skeletal Radiol. 2011;40(6):683–700.

33. Yamaguchi Jr KT, Skaggs DL, Acevedo DC, Myung KS, Choi P, Andras L. Spondylolysis is frequently missed by MRI in adolescents with back pain. J Child Orthop. 2012;6(3):237–40.

34. Hession PR, Butt WP. Imaging of spondylolysis and spondylolisthesis. Eur Radiol. 1996;6(3):284–90.

35. Love TW, Fagan AB, Fraser RD. Degenerative spondylolisthesis: developmental or acquired? J Bone Joint Sur Br. 1999;81-B(4):670–4.

36. Sienkiewicz PJ, Flatley TJ. Postoperative spondylolisthesis. Clin Orthop Relat Res. 1987;221:172–80.

37. National Council on Radiation Protection and Measurements. Ionizing radiation exposure of the population of the United States. NCRP Report No. 160. Bethesda, MD: National Council on Radiation Protection and Measurements; 2009.

38. Brenner DJ, Elliston CD, Hall EJ, Berdon WE. Estimated risks of radiation-induced fatal cancer from pediatric CT. AJR Am J Roentgenol. 2001;176:289–96.

39. Smith-Bindman R, Lipson J, Marcus R, Kim KP, Mahesh M, Gould R, Berrington de Gonza'lez A, Miglioretti DL. Radiation dose associated with common computed tomography examinations and the associated lifetime attributable risk of cancer. Arch Intern Med. 2009;169:2078–86.

40. Image Gently Web site. http://www.imagegently.org/. Accessed 19 Aug 2013.

41. Image Wisely Web site. http://www.imagewisely.org/ Accessed 19 Aug 2013.

42. 1990 Recommendations of the International Commission on Radiological Protection. ICRP publication 60. Ann ICRP. 1991;21(1–3):1–201.

43. The 2007 Recommendations of the International Commission on Radiological Protection. ICRP publication 103. Ann ICRP. 2007;37(2–4):1–332.

44. Martin CJ. Effective dose: how should it be applied to medical exposures? Br J Radiol. 2007;80:639–47.

45. United Nations Scientific Committee on the Effects of Atomic Radiation. Sources and effects of ionizing radiation. UNSCEAR 2008 Report to the General Assembly with Scientific Annexes. New York: United Nations; 2010.

46. Simpson AK, Whang PG, Jonisch A, Haims A, Grauer JN. The radiation exposure associated with cervical and lumbar spine radiographs. J Spinal Disord Tech. 2008;21:409–12.

47. Hansen J, Joric AG, Fiirgaard B, Egund N. Optimisation of scoliosis examination in children. Pediatr Radiol. 2003;33:752–65.

48. Gialousis G, Yiakoumakis EN, Makri TK, Papadoupoulou D, Karlatira M, Karaisakos P, Papaodysseas S, Evlogias N, Dimitriou PA, Georgiou EK. Comparison of dose from radiological examination for scoliosis in children among two pediatric hospitals by Monte Carlo simulation. Health Phys. 2008;94:471–8.

49. Brenner DJ, Hall EJ. Computed tomography – an increasing source of radiation exposure. N Engl J Med. 2007;357:2277–84.

50. Mettler Jr FA, Huda W, Yoshizumi TT, Mahesh M. Effective doses in radiology and diagnostic nuclear medicine: a catalog. Radiology. 2008;248:254–63.

51. Kalra MK, Maher MM, Toth TL, Hamberg LM, Blake MA, Shepard J, Saini S. Strategies for CT radiation dose optimization. Radiology. 2004;230:619–28.

52. Silva AC, Lawder HJ, Hara A, Kujak J, Pavlicek W. Innovations in CT dose reduction strategy: application of the adaptive statistical iterative reconstruction algorithm. AJR Am J Roentgenol. 2010; 194:191–9.

53. Biswas D, Bible JE, Bohan M, Simpson AK, Whang PG, Grauer JN. Radiation exposure from musculoskeletal computerized tomographic exams. J Bone Joint Surg Am. 2009;91:1882–9.

54. Richards PJ, Goerge J, Metelko M, Brown M. Spine computed tomography doses and cancer induction. Spine. 2010;35:430–3.

55. Kasim AK, Overgaard A, Maly P, Ohlin A, Gunnarsson M, Sundgren PC. Low-dose helical computed tomography (CT) in the perioperative workup of adolescent idiopathic scoliosis. Eur Radiol. 2009;19:610–8.

56. ACR-SPR practice guideline for the performance of skeletal scintigraphy (bone scan). American College of Radiology; 2012.

57. Lange J, Karellas A, Street J, Eck JC, Lapinsky A, Connolly PJ, DiPaola CP. Estimating the effective radiation dose imparted to patients by intraoperative cone-beam computed tomography in thoracolumbar spinal surgery. Spine. 2013;38:E306–12.

58. Kraus MD, Krischak G, Keppler P, Gebhard FT, Schuetz UHW. Can computer-assisted surgery reduce the effective dose for spinal fusion and sacroiliac screw insertion? Clin Orthop Relat Res. 2010; 468:2419–29.

59. Slomczykowski M, Roberto M, Schneeberger P, Ozdoba C, Vock P. Radiation dose for pedicle screw insertion. Fluoroscopic method versus computer-assisted surgery. Spine. 1999;24:975–82.

60. Pearce MS, Salotti JA, Little MP, McHugh K, Lee C, Kim KP, Howe NL, Ronckers CM, Rajaraman P, Sir Craft AW, Parker L, Berrington de González A. Radiation exposure from CT scans in childhood and subsequent risk of leukaemia and brain tumours: a retrospective cohort study. Lancet. 2012;380:499–505.

# 第7章

## 腰椎滑脱的分型

Richard Kim, Anuj Singla, and Amer F.Samdani

## 引言

腰椎滑脱指近端椎体相对于远端椎体的腹侧偏移。其病理生理学机制包括：椎弓峡部骨折或任何能导致椎体、椎弓根、横突及上关节突向前不同程度滑脱的因素。L5/S1 由于角度的原因，发生滑脱的概率较大。虽然腰椎滑脱较常见于 L5/S1，但是它能发生于腰椎任何节段。

鉴于手术干预及患者的复杂性，腰椎滑脱的治疗非常复杂。在临床上，有些重度腰椎滑脱的患者可以没有任何症状，而有一些轻微滑脱的患者则可有明显的临床症状。正因为这多样的临床症状及复杂的影像学表现，对腰椎滑脱进行分类有助于该疾病的诊断和治疗。理想的分类方法应包括以下几个特征：第一，简洁易懂，便于记忆和应用，较复杂的分类系统可能在临床诊断和治疗中得不到普及，甚至根本不会使用；第二，需要较低的组内及组间变异，在患者群体和医师群体中需要有较好的对于诊断和治疗该疾病的一致性；第三，分类系统需要准确地体现该疾病的自然史。最后，分类系统需指导临床医师对腰椎滑脱进行治疗。

疾病的分类必然会随着时间而发展。诊断技术的改进可能改变疾病的分类。CT和 MRI 的出现在很大程度上改变了我们对腰椎滑脱的认识并且对该疾病的分类和治疗有着深远的影响。手术技术的改进与发展也促进我们去完善现有的分型系统。融合技术的发展使得腰椎滑脱的手术更趋于激进，让临床医师重新思考哪些腰椎手术具有手术适应证。

## Meyerding 分型

1932 年，Meyerding 在他的文章中提到了腰椎滑脱的重要性及其对腰背痛的影像[1]。Meyerding 对引起腰椎滑脱的因素进行了系统的分析，但是他并没有将它们进行系统的分类。这些因素包括：椎弓根峡部的持续应力、先天性的解剖缺陷或创伤等。他同时还强调了 X 线在腰椎滑脱诊断中的重要性。此外，Meyerding 还介绍了诊断腰椎滑脱的临床参数，包括骶骨上终板的压缩凹陷、肌肉痉挛及突出的骶骨等。事实上，在他的图中已经描述了腰椎滑脱的分类。但是他认为这个系统仅能用来描述腰椎滑脱。简而言之，这个分类系统依据的是滑脱的分类程度：1 级 0%~25%；2 级 25%~50%；3 级 50%~75%；4 级

75%~100%（表 7.1，图 7.1）。这个分类的优点在于简单易懂，便于记忆。

虽然 Meyerding 仅仅描述了滑脱的程度，没有提供其他有用的信息，但是他的分类为后续关于腰椎滑脱的大样本研究奠下基础[2-12]，这些研究最终为我们提供了腰椎滑脱手术的临床效果。至今还没有一个 Meyerding 分类系统可靠性的评估研究。

表 7.1　Meyerding 分型

| 程度 | 滑脱百分比 |
| --- | --- |
| 1 | 0~25% |
| 2 | 25%~50% |
| 3 | 50%~75% |
| 4 | 75%~100% |

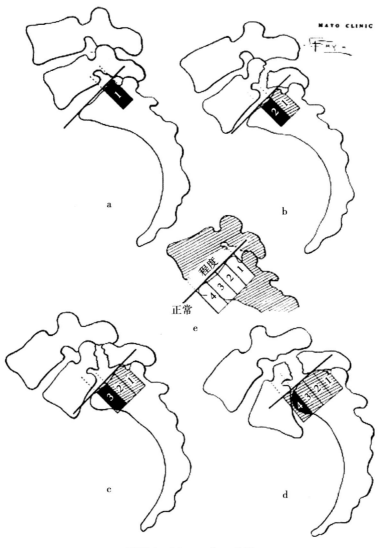

图 7.1　Meyerding 分类

## Wiltse 分型

Wiltse 分型系统是基于腰椎滑脱的病因学进行分类的。分为五大类：发育不良、峡部裂型、退变、创伤和病理性[13, 14]。峡部裂型可分为：断裂型、拉长型和急性骨折。在 X 线上描述腰椎滑脱的病因，常用到此方法。但是这个分类却不能有助于诊断和治疗。此外，和别的先前的分类系统一样，这个分类没有考虑到患者矢状面的情况。尽管存在以上的缺点，但是 Wiltse 分类系统仍是腰椎滑脱分类系统中较为重要的一个分型（表 7.2）。

表 7.2　Wiltse 分型

| 类型 | 特征 |
| --- | --- |
| Ⅰ 型 | 发育不良型：骶骨上端或 L5 的先天发育不良 |
| Ⅱ 型 | 峡部裂型：峡部缺损 |
| Ⅱ A | 断裂型：持续应力导致峡部骨折 |
| Ⅱ B | 拉长型：峡部被拉长但保持完整 |
| Ⅱ C | 峡部急性骨折 |
| Ⅲ 型 | 退变型：长期椎体间不稳造成 |
| Ⅳ 型 | 创伤：脊柱后柱（峡部除外）急性骨折 |
| Ⅴ 型 | 病理性：由于全身或局部的骨骼疾病导致后柱破坏 |
| Ⅵ 型 | 医源性：手术后继发 |

Ⅰ 型：发育不良型。骶骨上端或 L5 存在先天的发育不良，使得无法抵抗椎体向前滑移的切力，导致滑移的进展。椎弓根峡部往往没有器质性病变，就算有，也不是主要病因。此型与隐形脊柱裂高度相关（94%）[14]。

Ⅱ 型：峡部裂型。主要为椎弓根峡部的原发性缺损。大约 1/3 的患者与隐形脊柱裂相关，5%~20% 可在 X 线上观察到[15]。峡部裂型又分为：断裂型、拉长型和急性骨折。断裂型为持续应力导致峡部的骨折，

这一类型在儿童中多见，特别是在运动员中。拉长型与断裂型相似，但是峡部保持完整。可能与峡部反复的微型骨折及愈合有关，导致了峡部的延长和椎体的向前滑移。第三种亚型是峡部的急性骨折，由于创伤导致峡部的骨折，破坏了其完整性。

Ⅲ 型：退变型。长期的椎体间的不稳导致了关节突关节的重塑。这种特殊的类型主要发生于 L4/L5 间，特别是在腰椎骶化时；主要发生在年龄超过 50 岁的中老年群体中，滑移程度多在 30% 之内。此型的峡部仍保持完整[16]。

Ⅳ 型：创伤型。保持脊柱稳定性的后路结构任何部分遭遇破坏后，阻挡椎体向前滑移的力均可被削弱，导致椎体滑脱。

Ⅴ 型：病理性。骨骼疾病，不管是局部性的还是全身性的，均可影响后路结构，削弱阻挡椎体向前滑移的应力。例如，Albers-Schönberg 病可导致椎弓根峡部骨折[13]。其他疾病，如关节挛缩[16]和佩吉特病可引起的全身性骨骼疾病，导致腰椎滑脱。

## Marchetti 和 Bartolozzi 分型

Marchetti 和 Bartolozzi 分型[17, 18]是最常用的腰椎滑脱的分型之一，是基于病因学的分型。在 1982，该分型提出时分为两大部分：进展性和获得性（表 7.3）。获得性包括：医源性，创伤性和病理亚型。1994 年，Marchetti 和 Bartolozzi 将该分型进行修正，将进展性又分为：高发育不良型和低发育不良型。在获得性分类中，将"手术后继发"用于代替"医源性"[18]。

## 进展性腰椎滑脱

根据 L5 或 S1 后柱结构的发育不良的严重程度，进展性腰椎滑脱又分为：高发

育不良型和低发育不良型。高、低的发育不良代表腰骶部在形态学不同程度上的改变。根据峡部情况，这两种亚型又可各分为断裂型和拉长型。

表 7.3　Marchetti 和 Bartolozzi 分型

| 进展性 | 获得性 |
| --- | --- |
| 高度发育不良 | 创伤 |
| 伴有断裂 | 急性骨折 |
| 伴有拉长 | 应力骨折 |
| 低度发育不良 | 手术后继发 |
| 伴有断裂 | 直接 |
| 伴有拉长 | 间接 |
| | 病理性 |
| | 局部 |
| | 全身 |
| | 退变 |
| | 原发性 |
| | 继发性 |

发育不良常见的特征为：关节突关节的发育不良及脊柱裂。这些发育不良可能在一开始就已表现出来，也可能继发于其他发育不良：包括腰骶椎的后凸、骶骨的垂直化、L5 梯形椎和横突发育不全等。在年轻患者中，严重的发育不全可导致腰椎的滑移、畸形的进展和明显的矢状面失衡。常见的低度发育不良型包括穹窿形骶骨和相对较正常的腰骶结构。滑脱进展在低度发育不良型中较为少见，但是此类型可进展为高度发育不良型，需要临床上密切的随访。

### 获得性腰椎滑脱

获得性腰椎滑脱包括：创伤、医源性、病理性和退变性。这些类型又可根据不同的病因学分为不同的亚型（见表 7.3）。持续应力导致的腰椎滑脱与发育不良性的腰椎滑脱明显不同。常见于运动员中，特别

是体操运动员[19, 20]。即使椎弓根没有发育不良，持续性的应力和疲劳也可导致腰椎滑脱。手术继发性的腰椎滑脱可能因为术中后柱结构破坏较多，不能提供足够的稳定性，从而导致腰椎滑脱的发生和进展。

这种方法首次运用高发育不良型和低发育不良型来进行分类。强调了发育不良在腰椎滑脱发生发展中的重要作用。这个分型方法的缺陷在于：缺少对发育不良的定义[21]、没有定义高度发育不良和低度发育不良的区别[22]、没有考虑到脊柱骨盆参数[22, 23]。

### Herman 分型

Herman 和 Pizzutillo[24] 提出了新的腰椎滑脱的分型，特别是对于青少年和儿童患者。此分型基于患者的临床表现和脊柱的形态（表 7.4），结合 Wiltse[13] 和 Marchetti and Bartolozzi 分型系统[18]，旨在为腰椎滑脱的治疗提供指导依据，特别是为儿童和青少年提供保守治疗。

这个分型系统将儿童腰椎滑脱分为 4 个类型：发育不良型、进展型、创伤型和病理型。创伤型又分为急性和慢性。慢性又继续分为：应力反应、应力性骨折和滑脱缺陷（峡部不连）。

表 7.4　Herman 分型

| 类型 | 特征 |
| --- | --- |
| I | 发育不良 |
| II | 进展型 |
| III | 创伤型 |
| IIIA | 急性 |
| IIIB | 慢性 |
| | 应力反应 |
| | 应力性骨折 |
| | 滑脱缺陷（峡部不连） |
| IV | 病理型 |

Ⅰ型，发育不良型，与 Wiltse 分型中的发育不良型相似，包括所有的后柱结构（椎弓根峡部除外）的先天性缺陷。该类型的腰椎滑脱经常伴有进展性的脊柱畸形、各种神经功能性疾病（如神经根损害、膀胱或肠道功能的改变）[24]。建议对这些儿童患者进行密切的随访，对于畸形加重或具有明显神经症状的患者，应进行手术治疗。

Ⅱ型，进展型，包括峡部裂和峡部缺陷导致的腰椎滑脱。在这些患者中，运动过度并不是这类腰椎滑脱患者的主要致病因素，原因可能导致峡部的缺陷[24, 25]。畸形进展在这类患者中并不常见，建议对该类患者进行保守治疗和随访。

Ⅲ型，创伤型，由于外伤导致的椎弓根峡部及关节突的缺陷，可分为急性和慢性的椎弓根损伤。对于该类型患者的治疗，在发病早期建议保守治疗，但是对于许多ⅢB 类型的患者（高度腰椎滑脱），则建议手术治疗。无论滑脱是何种类型或严重程度，若 3 个月保守治疗无效，都具有手术指征[24]。

Ⅳ型，病理性。由于肿瘤、炎症或成骨不全导致椎弓根峡部、椎板或者椎弓根的损伤，导致腰椎滑脱的发生。对于该类型患者的治疗，主要建议实施个体化治疗，但是大多数患者仍需要手术治疗。

虽然这个分型系统区分了外伤和先天性的腰椎滑脱，但是没有考虑峡部缺损或发育不良的程度。这个分型主要用于指导腰椎滑脱的非手术治疗。

## Mac-Thiong 分型

2006 年，Mac-Thiong 和 Labelle 提出了新的分型系统来弥补以前各种分型系统的不足（表 7.5）[21]。有质疑认为 Marchetti 和 Bartolozzi 系统虽然也强调了高度发育不良型和低度发育不良型在腰椎滑脱发病机制中的重要性，但是并没有提出具体的诊断标准。Herman 的分型则没有涉及发育不良的程度及椎弓根峡部的缺陷或拉长。值得注意的是，没有一种分型能够用来指导手术治疗。因此，Mac-Thiong 和 Labelle 提出新的分型以解决上述问题。首先，该分型致力于指导腰椎滑脱的手术治疗。其次，可用于评估腰椎滑脱的严重程度。第三，该分型定义了高度发育不良和低度发育不良的诊断标准。最后，将脊柱骨盆参数融入手术策略的制定中。这个分型是基于 92 篇研究腰椎滑脱分型、进展因素、脊柱骨盆平衡、骶骨骨盆形态、手术治疗腰椎滑脱的文献基础上综合分析提出的。

表 7.5　Mac-Thiong 分型

| 等级 | 发育不良程度 | 腰骶部平衡 | 治疗 |
| --- | --- | --- | --- |
| 低级（1 或 2） | 低度发育不良 | 低 PI/ 低 SS | 1 级：峡部修复 |
|  | ● 轻微的腰骶部后凸 | （钳夹型） | 2 级：原位融合 L5-S1 |
|  | ● L5 近矩形 | ● SS ≤ 40 | PLF+ 内固定 + 减压 |
|  | ● 轻微的骶骨呈圆拱型 | 高 PI/ 高 SS | 原位融合 L5-S1 |
|  | ● 骶骨相对正常 | （剪切型） | 2 级：PLF+ 内固定 + 减压 |
|  | ● 后柱结构轻微发育不良 | ● SS>40 |  |
|  | ● 横突接近正常 |  |  |

续表

| 等级 | 发育不良程度 | 腰骶部平衡 | 治疗 |
|---|---|---|---|
| 低级（1 或 2） | 高度发育不良 | 低 PI/ 低 SS | 原位融合 L5–S1 |
| | ● 腰骶部后凸 | （钳夹型） | 2 级：PLF+ 内固定 + 减压 |
| | ● L5 呈梯形 | ● SS ≤ 40 | |
| | ● 骶骨呈圆拱型 | 高 PI/ 高 SS | 原位融合 L5–S1，PLF |
| | ● 骶骨发育不全或后凸 | （剪切型） | 2 级：内固定 ±L4，骨盆 |
| | ● 后柱结构发育不全 | ● SS>40 | 固定 + 减压 |
| | ● 横突变小 | | |
| 低级（3 或 4） | 低度发育不良 | 高 SS/ 低 PT | 原位融合 L4–S1 PLF |
| | ● 轻微的腰骶部后凸 | （骨盆平衡） | 内固定 + 骨盆固定 |
| | ● L5 近矩形 | ● 骶骨平衡 | + 局部减压 |
| | ● 轻微的骶骨呈圆拱型 | ● SS ≥ 50 | |
| | ● 骶骨相对正常 | ● PT ≤ 35 | |
| | ● 后柱结构轻微发育不良 | 低 SS/ 高 PT | 局部减压 |
| | ● 横突接近正常 | （骨盆翻转） | L4–S1+ 骶骨固定 |
| | | ● 垂直型骶骨 | PLF ± L5–S1 IF |
| | | ● SS<50 | |
| | | ● PT ≥ 25 | |
| | 高度发育不良 | 高 SS/ 低 PT | 局部减压 +L4–S1 |
| | ● 腰骶部后凸 | （骨盆平衡） | + 骨盆固定 |
| | ● L5 呈梯形 | ● 骶骨平衡 | PLF ± L5–S1 IF |
| | ● 骶骨呈圆拱型 | ● SS ≥ 50 | |
| | ● 骶骨发育不全或后凸 | ● PT ≤ 35 | |
| | ● 后柱结构发育不全 | 低 SS/ 高 PT | 局部减压 +L4–S1 |
| | ● 横突变小 | （骨盆翻转） | + 骨盆固定 |
| | | ● 垂直型骶骨 | PLF ± L5–S1 IF |
| | | ● SS<50 | |
| | | ● PT ≥ 25 | |
| 脊柱前移 | 高度发育不良 | | 环形融合 + 固定 + 减压 |

PI，骨盆入射角；SS，骶骨倾斜角；PT，骨盆倾斜角；PLF，后路 / 侧后路腰椎融合；IF，椎间融合

危险因素包括：女性、年龄较低者、滑脱程度较大者、非峡部裂型、倾斜角较大者、发育不全较严重者等[21]。这些可定量的客观指标可用来反应疾病的严重程度；其次可用来指导手术。脊柱骨盆的平衡可用来预测畸形的进展。倾斜角 >55°（正常：–10°~0°）及腰骶角 <100°（正常：90°~110°）被认为可以预测腰椎滑脱

的进展。图 7.2 显示，倾斜角被定义为 L5 的下终板和 S1 的上终板所形成的夹角。

Dubousset 定义腰骶角为 L5 椎体上缘和 S1 椎体后缘所形成的夹角[26]。

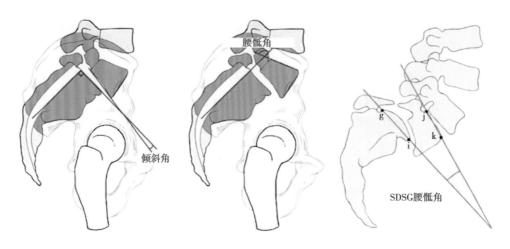

图 7.2　各种脊柱骨盆角

在 Marchetti 和 Bartolozzi 的分型系统中，非常注重发育不全的程度，认为其与疾病的加重进展明显相关[18]。他们根据腰骶交界处的形态，将进展性的腰椎滑脱划分为高度发育不良型和低度发育不良型。高度发育不良不仅可导致腰椎滑脱明显进展，并且由于后柱结构的明显缺失可导致较差的临床预后和骨不连。S1 的继发性楔形变和穿窿型改变也可预测疾病的进展加重。

腰骶部的连接是腰椎滑脱进展和加重的重要因素，机械应力的改变是沿着 L5-S1 连接处进行的，在青少年中，身体生长所产生的变化可能破坏脊柱与骶骨间的正常连接。骨盆参数的描述由脊柱畸形学会（SDSG）所规定的[27]。骨盆入射角是独立的能反映个体骨盆形态的指标（图 7.3），是由垂直于 S1 上终板中点的垂线与 S1 上终板中点与股骨头中点的连线所形成的交角。PI 与 PT 和 SS 相关，PI=PT+SS。PT 是 S1 上终板中点与股骨头中点连线与垂线之间的夹角。SS 是 S1 上终板与水平线之间的夹角。PT 和 SS 分别反映骨盆的垂直和水平位置。研究表明，在正常人群

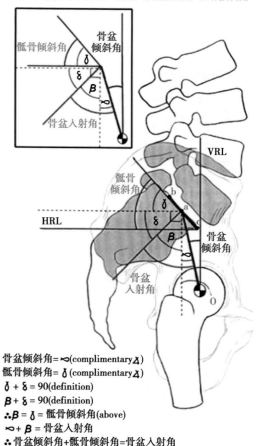

几何关系：骨盆入射角=骨盆倾斜角+骶骨倾斜角

骨盆倾斜角 = ∞(complimentary∡)
骶骨倾斜角 = δ (complimentary∡)
δ + δ = 90(definition)
β + δ = 90(definition)
∴β = δ = 骶骨倾斜角(above)
∞ + β = 骨盆入射角
∴骨盆倾斜角+骶骨倾斜角=骨盆入射角

图 7.3　骨盆入射角

和腰椎滑脱人群中，不仅 PI 存在着明显的不同，而且 PI 还与畸形的严重程度有关[28-30]。高或低的 PI 和高或低的 SS 将影响腰骶连接部的生物力学。Roussouly 等研究表明相比于低 PI 和 SS 的患者来说，高 PI 和 SS（>40°）的患者的 L5 峡部的应力更大[31]。对于椎弓根峡部应力较小的患者，峡部的损伤可能由于反复 L4 和 S1 在 L5 上屈伸导致的重复性损伤。在较低程度的腰椎滑脱的患者中（Meyerding 1 级或 2 级），Roussouly 和他的同事们运用聚类分析高 PT/ 高 SS 和低 PT/ 低 SS 患者之间存在的差异。他们发现高 PT/ 高 SS 患者的腰椎滑脱的类型呈应力型，低 PT/ 低 SS 的患者呈胡桃夹型[32]。同样的，Hresko 等也运用聚类分析的方法对高度的腰椎滑脱进行

亚组分型（Meyerding 3 级或 4 级）[33]。高 SS/ 低 PT 的患者的脊柱骨盆相对处于平衡，而低 SS/ 高 PT 的腰椎滑脱的患者的骨盆可能发生旋转、腰骶部出现明显的后凸，伴有明显的脊柱失平衡。腰骶部失平衡的代偿主要取决于失平衡的严重程度。当失衡进展的时候，腰椎前凸代偿性增大以维持重心的平衡。但是，当腰椎前凸增加到最大时，这时候的平衡主要依靠骨盆的旋转。平衡公式 PI=SS+PT 说明，当 SS 减小时，必须通过增大 PT 来重新保持平衡。Mac-Thiong 和 Labelle 认为，一旦这些代偿机制达到解剖结构上的最大极限，这时便出现矢状面的失衡，导致身体前倾[21]。脊柱骨盆参数见图 7.4。

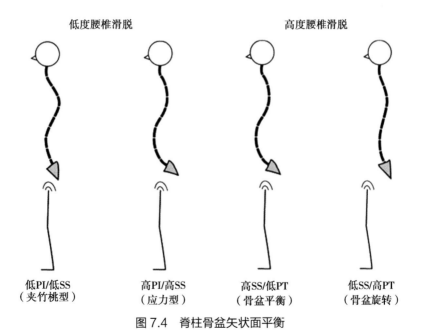

低度腰椎滑脱　　　　　　　　　　高度腰椎滑脱

低PI/低SS　　　高PI/高SS　　　高SS/低PT　　　低SS/高PT
（夹竹桃型）　　（应力型）　　　（骨盆平衡）　　（骨盆旋转）

图 7.4　脊柱骨盆矢状面平衡

　　Mac-Thiong 分型的一大特色在于，它根据滑脱的严重程度为治疗提供相应选择[21]。通常来说，对于那些低度滑脱的患者，无论运用何种内固定，侧后方的原位融合能提供最好的融合率[34, 35]。对于高度滑脱的患者来说，原位融合的效果较

差，约 50% 可能术后出现进展[36, 37]。此外，对于那些后方结构存在先天性发育不良的患者来说，这些缺陷不能为这些患者提供可靠的融合支撑[38]。进行减压时，可行 360 度环形融合[38-40]。但是否进行神经根的减压及恢复矢状面的平衡还存在一定

的争议。

根据影像学上的三个主要特征，进行该分型的运用。倾斜程度的判断主要根据侧位 X 线。低度包括：0、1 和 2 级；高度包括 3 或 4 级；还有一个类型是腰椎前移。符合 2 个或以下标准的定义为低度发育不良；超过 3~4 个的为高度发育不良。这些发育不良可能包括：腰骶部后凸、L5 椎体楔形变、骶骨终板的穹窿化、后部结构的发育不良、横突发育不良、L5/S1 椎间盘及骨骼结缔组织的发育不良。最后 Roussouly 等[31] 和 Hresko 等[33] 还考虑到了脊柱骨盆矢状面的平衡情况。低级别的滑脱包括：低 PI/ 低 SS（胡桃夹型）或高 PI/ 低 SS（应力型），SS 以 40° 为界。高级别的滑脱包括高 SS/ 低 PT（骨盆平衡），或者低 SS/ 高 PT（骨盆旋转）（图 7.5）。每个分型都有相应的手术方法。这些问题将在本卷的其他章节中讨论。

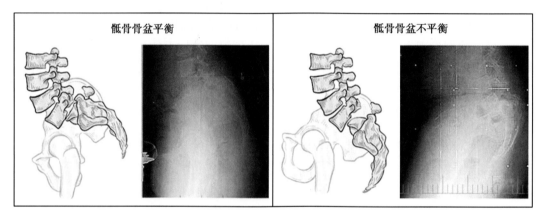

图 7.5　骶骨骨盆平衡

Mac-Thiong 和 Labelle 在他们的研究中充分意识到了倾斜程度、脊柱与骨盆之间的关系和先天性因素在腰椎滑脱中的重要性。这是我们认识并了解腰椎滑脱的重要一步。但是，在他们接下来的研究中，Mac-Thiong 等发现虽然观察者内部的组内可信度很高，但是由于腰椎发育不良的程度的难辨性，观察者之间的组间可信度只是中等[41]。因此，在 Mac-Thiong 分型的基础上，SDSG 提出了新的腰椎滑脱的分型。

## SDSG 分型

制定出能用于指导手术的分型系统关键在于简单性和可信度。如果很难被运用，实际工作中可能会采取不恰当的手术方式。Mac-Thiong 分型系统虽然覆盖面广而且还涵盖了手术方式的选择，但是由于可信度不高所以很难被运用。在随访中发现，由于发育不良的分类，这个分型系统的观察者组间可信度仅仅是中等水平[41]。此外，对于滑脱程度较低的患者来说，还包括了骶骨骨盆的参数修正。在对 PI、SS 和 PT 进行类聚分析后，这些患者被分为两个独立的亚型。一组的 PI 正常或接近正常（<60°）；另一组 PI 较高（>60°）[42]。此外，与生存质量相关的矢状面参数也包括在这个分型中。在 SDSG 分型中包括了 5 种类型（表 7.6）。这个分型系统基于倾斜程度、骶骨骨盆的平衡和整体的矢状面的平衡。与先前的分型相比，这个系统的运用得到了很大程度的简化。首先，确定腰椎滑脱的倾斜程度，是低程度（Meyerding

1 级或 2 级）还是高程度（Meyerding 3 级或 4 级）。其次，测量 SS 和 PT，计算 PI。对于低程度的腰椎滑脱来说，根据 PI 是否大于 60°，又分为两个亚型。对于高程度的腰椎滑脱来说，亚组分型则根据 Hresko 等提出的进行分型[42]，根据类聚分析得到的阈值标准，患者被分为 3 个亚组。在该阈值以上的患者，其骶骨骨盆处于平衡状态（高 SS/ 低 PT）；而另一组的患者的骶骨骨盆则处于失平衡状态（低 SS/ 高 PT）。脊柱整体是否平衡比较容易确定。如果颈 7 的铅垂线位于股骨头后方，脊柱矢状面是处于平衡状态的。如果位于股骨头前方，则处于不平衡状态。通常情况下，如果骶骨骨盆处于平衡状态的话，不管患者腰椎滑脱的程度如何，其整体脊柱仍处于平衡状态[41]。但是这规律并不适用于高度腰椎滑脱伴骨盆不平衡的患者。对这个分析系统还做了进一步的可信度研究。利用计算机辅助的方法，该系统具有很好的组间及组内可信度[43]。

此分型系统不包括手术方式的选择。理想的腰椎滑脱的分型系统应包括手术方式的选择，但是 SDSG 分型系统拥有良好的可信度，在今后可以解决腰椎滑脱手术方式的选择问题。由于新的手术治疗方式的出现及对于该疾病的认识不断深入，分型系统也将不断地得到改进。腰椎滑脱的手术治疗将在其他章节进行讨论。

表 7.6　SDSG 分型

| 倾斜程度 | 骶骨骨盆平衡 | 脊柱骨盆平衡 | 腰椎滑脱类型 |
| --- | --- | --- | --- |
| 低程度 | PI 正常 | – | Ⅰ 型 |
| | PI 较大 | – | Ⅱ 型 |
| 高程度 | 平衡 | – | Ⅲ 型 |
| | 不平衡 | 平衡 | Ⅳ 型 |
| | | 不平衡 | Ⅴ 型 |

## 总结

疾病的分型系统能为我们了解疾病提供一些帮助。对于腰椎滑脱来说，该疾病的分型多种多样，有根据病因学进行分类的，有根据畸形程度分类的，还有根据不同的影像学参数进行分类的。虽然各个分型系统有着自己的优点和缺点，但是他们仍存在着互补的关系。例如，Meyerding 分型模式被用于 Mac-Thiong 和 SDSG 分型系统中。最新的 SDSG 分型系统则是根据可信度研究对先前的分型系统进行的改善。值得注意的是，如果一个分型系统很繁琐复杂，很难用于阐述疾病的发生发展，那么这个分型系统的实用性很小，特别是当进行手术方式选择的时候。在这一章，我们介绍了不同的腰椎滑脱的分型及其各自的优缺点。虽然有一些分型历史悠久，已不太被运用，但是另有一些分型则为我们提供了许多有用的信息，如病因及疾病进展的因素等。腰椎滑脱的分型是诊断及治疗该疾病所必不可少的。

（杨明园 译　陈凯 校）

## 参考文献

1. Meyerding HW. Spondylolisthesis. Surg Gynecol Obstet. 1932;54:371–7.
2. Radcliff K, Hwang R, Hilibrand A, Smith HE, Gruskay J, Lurie JD, et al. The effect of iliac crest autograft on the outcome of fusion in the setting of degenerative spondylolisthesis: a subgroup analysis of the Spine Patient Outcomes Research Trial (SPORT). J Bone Joint Surg Am. 2012;94(18):1685–92.
3. Rihn JA, Radcliff K, Hilibrand AS, Anderson DT, Zhao W, Lurie J, et al. Does obesity affect outcomes of treatment for lumbar stenosis and degenerative spondylolisthesis? Analysis of the Spine Patient Outcomes Research Trial (SPORT). Spine (Phila Pa 1976). 2012;37(23):1933–46.
4. Smorgick Y, Park DK, Baker KC, Lurie JD, Tosteson TD, Zhao W, et al. Single versus multilevel fusion for single-level degenerative spondylolisthesis and multi-level lumbar stenosis: four-year results of the spine patient outcomes research trial. Spine (Phila Pa 1976).

2013;38(10):797–805.

5. Riouallon G, Lachaniette CH, Poignard A, Allain J. Outcomes of anterior lumbar interbody fusion in low-grade isthmic spondylolisthesis in adults: a continuous series of 65 cases with an average follow-up of 6.6 years. Orthop Traumatol Surg Res. 2013;99(2):155–61.

6. Marchi L, Abdala N, Oliveira L, Amaral R, Coutinho E, Pimenta L. Stand-alone lateral interbody fusion for the treatment of low-grade degenerative spondylolisthesis. Sci World J. 2012;2012:456346.

7. Farrokhi MR, Rahmanian A, Masoudi MS. Posterolateral versus posterior interbody fusion in isthmic spondylolisthesis. J Neurotrauma. 2012; 29(8):1567–73.

8. Yuan JD, Wang J, Zhou HB, Fu Q, Chen ZM, Zhao J. Analysis of results on minimum 4-year follow-up of modified posterior lumbar interbody fusion for the treatment of isthmic spondylolisthesis. Zhongguo Gu Shang. 2010;23(7):519–22.

9. Pearson AM, Lurie JD, Blood EA, Frymoyer JW, Braeutigam H, An H, et al. Spine patient outcomes research trial: radiographic predictors of clinical outcomes after operative or nonoperative treatment of degenerative spondylolisthesis. Spine (Phila Pa 1976). 2008;33(25):2759–66.

10. Weinstein JN, Lurie JD, Tosteson TD, Hanscom B, Tosteson AN, Blood EA, et al. Surgical versus nonsurgical treatment for lumbar degenerative spondylolisthesis. N Engl J Med. 2007;356(22):2257–70.

11. Swan J, Hurwitz E, Malek F, van den Haak E, Cheng I, Alamin T, et al. Surgical treatment for unstable low-grade isthmic spondylolisthesis in adults: a prospective controlled study of posterior instrumented fusion compared with combined anterior-posterior fusion. Spine J. 2006;6(6):606–14.

12. Ekman P, Moller H, Hedlund R. The long-term effect of posterolateral fusion in adult isthmic spondylolisthesis: a randomized controlled study. Spine J. 2005; 5(1):36–44.

13. Wiltse LL, Newman PH, Macnab I. Classification of spondylolisis and spondylolisthesis. Clin Orthop Relat Res. 1976;117:23–9.

14. Wynne-Davies R, Scott JH. Inheritance and spondylolisthesis: a radiographic family survey. J Bone Joint Surg Br. 1979;61-B(3):301–5.

15. Frymoyer JW. Back pain and sciatica. N Engl J Med. 1988;318(5):291–300.

16. Petajan JH, Momberger GL, Aase J, Wright DG. Arthrogryposis syndrome (Kuskokwim disease) in the Eskimo. JAMA. 1969;209(10):1481–6.

17. Marchetti PG, Binazzi R, Briccoli A, Vaccari V, Borelli P, De Zerbi M, et al. The surgical treatment of spondylolisthesis. Chir Organi Mov. 1994;79(1): 85–91.

18. Bridwell K, editor. Textbook of spinal surgery. Philadelphia, PA: Lippincott-Raven; 1997.

19. Jackson DW, Wiltse LL, Cirincoine RJ. Spondylolysis in the female gymnast. Clin Orthop Relat Res. 1976; 117:68–73.

20. Letts M, Smallman T, Afanasiev R, Gouw G. Fracture of the pars interarticularis in adolescent athletes: a clinical-biomechanical analysis. J Pediatr Orthop. 1986;6(1):40–6.

21. Mac-Thiong JM, Labelle H. A proposal for a surgical classification of pediatric lumbosacral spondylolisthesis based on current literature. Eur Spine J. 2006; 15(10):1425–35.

22. Kasliwal MK, Smith JS, Kanter A, Chen CJ, Mummaneni PV, Hart RA, et al. Management of high-grade spondylolisthesis. Neurosurg Clin N Am. 2013;24(2):275–91.

23. Lamartina C, Zavatsky JM, Petruzzi M, Specchia N. Novel concepts in the evaluation and treatment of high-dysplastic spondylolisthesis. Eur Spine J. 2009; 18(Suppl)1:133–42.

24. Herman MJ, Pizzutillo PD. Spondylolysis and spondylolisthesis in the child and adolescent: a new classification. Clin Orthop Relat Res. 2005;434:46–54.

25. Haun DW, Kettner NW. Spondylolysis and spondylolisthesis: a narrative review of etiology, diagnosis, and conservative management. J Chiropr Med. 2005;4(4): 206–17.

26. Dubousset J. Treatment of spondylolysis and spondylolisthesis in children and adolescents. Clin Orthop Relat Res. 1997;337:77–85.

27. O'Brien MF, Kuklo TR, Blanke KM. Spinal Deformity Study Group – radiographic measurement manual. Memphis: Medtronic Sofamor Danek; 2004.

28. Hanson DS, Bridwell KH, Rhee JM, Lenke LG. Correlation of pelvic incidence with low- and high-grade isthmic spondylolisthesis. Spine (Phila Pa 1976). 2002;27(18):2026–9.

29. Jackson RP, Phipps T, Hales C, Surber J. Pelvic lordosis and alignment in spondylolisthesis. Spine (Phila Pa 1976). 2003;28(2):151–60.

30. Labelle H, Roussouly P, Berthonnaud E, Transfeldt E, O'Brien M, Chopin D, et al. Spondylolisthesis, pelvic incidence, and spinopelvic balance: a correlation study. Spine (Phila Pa 1976). 2004;29(18):2049–54.

31. Roussouly P, Gollogly S, Berthonnaud E, Labelle H, Weidenbaum M. Sagittal alignment of the spine and pelvis in the presence of L5-S1 isthmic lysis and low-grade spondylolisthesis. Spine (Phila Pa 1976). 2006;31(21):2484–90.

32. Labelle H, Roussouly P, Transfeldt E, Hresko MT, O'Brien M, Berthonnaud E. The importance of spinopelvic balance after spinal instrumentation for high grade developmental spondylolisthesis. In: Scoliosis Research Society annual meeting, September 10–13, Quebec City, Quebec, Canada; 2003.

33. Hresko MT, Labelle H, Roussouly P, editors. High grade spondylolisthesis: correlations between pelvic version and spine balance. In: Pediatric Orthopaedic Society of North America annual meeting, May 13–15, Ottawa, Ontario, Canada; 2005.

34. Askar Z, Wardlaw D, Koti M. Scott wiring for direct repair of lumbar spondylolysis. Spine (Phila Pa 1976). 2003;28(4):354–7.

35. Bradford DS, Iza J. Repair of the defect in spondylolysis or minimal degrees of spondylolisthesis by

segmental wire fixation and bone grafting. Spine (Phila Pa 1976). 1985;10(7):673–9.

36. Grzegorzewski A, Kumar SJ. In situ posterolateral spine arthrodesis for grades III, IV, and V spondylolisthesis in children and adolescents. J Pediatr Orthop. 2000;20(4):506–11.

37. Lenke LG, Bridwell KH, Bullis D, Betz RR, Baldus C, Schoenecker PL. Results of in situ fusion for isthmic spondylolisthesis. J Spinal Disord. 1992; 5(4):433–42.

38. Molinari RW, Bridwell KH, Lenke LG, Ungacta FF, Riew KD. Complications in the surgical treatment of pediatric high-grade, isthmic dysplastic spondylolisthesis. A comparison of three surgical approaches. Spine (Phila Pa 1976). 1999;24(16): 1701–11.

39. Mardjetko S, Albert T, Andersson G, Bridwell K, DeWald C, Gaines R, et al. Spine/SRS spondylolisthesis summary statement. Spine (Phila Pa 1976). 2005;30(6 Suppl):S3.

40. Molinari RW, Bridwell KH, Lenke LG, Baldus C. Anterior column support in surgery for high-grade, isthmic spondylolisthesis. Clin Orthop Relat Res. 2002;394:109–20.

41. Mac-Thiong JM, Labelle H, Parent S, Hresko MT, Deviren V, Weidenbaum M. Reliability and development of a new classification of lumbosacral spondylolisthesis. Scoliosis. 2008;3:19.

42. Hresko MT, Labelle H, Roussouly P, Berthonnaud E. Classification of high-grade spondylolistheses based on pelvic version and spine balance: possible rationale for reduction. Spine (Phila Pa 1976). 2007;32(20):2208–13.

43. Mac-Thiong JM, Duong L, Parent S, Hresko MT, Dimar JR, Weidenbaum M, et al. Reliability of the Spinal Deformity Study Group classification of lumbosacral spondylolisthesis. Spine (Phila Pa 1976). 2012;37(2):E95–102.

# 第 8 章　骨盆在 L5-S1 腰椎滑脱的诊断和治疗中的作用

Hubert Labelle and Jean-Marc Mac-Thiong

## 骨盆：从四足动物到人类

　　姿势是身体各部有序排列的结果，主要维持人类直立行走的状态。人类的直立行走是身体各个部分相互作用的结果：颈椎的生理弧度维持头部在躯干上的平衡，躯干及脊柱的胸腰段与骨盆相连，同样，骨盆与下肢通过髋关节相连以维持整个身体的平衡。如果不借助外力，想要通过最少的力来维持整个身体的平衡是困难的。人类的姿势在冠状面上容易理解的，即正常的脊柱是垂直的，有一根垂线通过头部正中、骶骨和骨盆，四肢对称地分布于身体两侧（图 8.1）。但是人体矢状面平衡却复杂得多：脊柱有 4 个弯曲，而骨盆通过改变其形态在其中扮演着重要的作用。骨盆可被视为连接中心：下肢通过髋臼与骨盆连接，脊柱通过骶骨与其相连。与冠状面相比，人体的矢状面可能存在潜在的失衡（图 8.1）。

　　从四足动物到双足站立的灵长类动物，再到人类，脊柱及骨盆的形态位置及其周围的韧带和肌肉都发生了明显的变化（图 8.2）。四足动物没有腰椎前凸，其骨盆长而小，就像其他骨骼一样（图 8.2）。相反，人类有着明显的腰前凸及较圆的骨盆，从双足行走的灵长类进化而来。骨盆入射角是一种简单的，能反映骨盆形态的参数，从四足行走的动物进化到双足行走的动物，骨盆入射角明显的增大。这种骨盆的形态学变化有助于我们掌握了解及治疗 L5-S1 腰椎滑脱。腰椎滑脱很少见于四肢行走的动物，但是对于双足行走的人类来说，该病对于那些经常对腰椎施加前凸作用力活动者是常见的，如体操运动员。所以，了解骨盆在正常人及腰椎滑脱患者中的作用是非常有必要的。

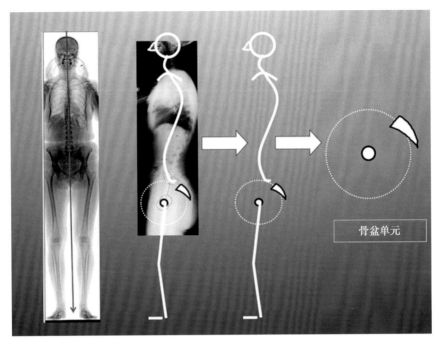

图 8.1　冠状面和矢状面的脊柱骨盆平衡

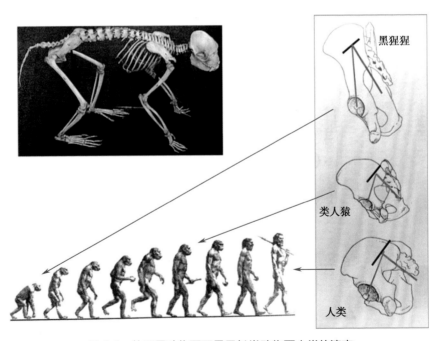

图 8.2　从四足动物至双足灵长类动物至人类的演变

## 正常人的脊柱骨盆参数

对于临床医生而言，怎样才能简单有

效的测量评估骨盆的形态？在侧位像上，学者们提出了许多参数[1]，其中由 Duval-

Beaupère 等人提出的骨盆入射角（PI）极为重要[2, 3]。PI 是基本的解剖学参数，对于每个个体来说都是独一无二而且保持不变的。它决定骨盆的旋转及腰椎前凸（LL）的大小。在学步期间，PI 是相对恒定的，在儿童及青少年时期，PI 逐渐增大至最大值，并且在成年后保持不变[4, 5]。PI 是垂直于 S1 上终板中点的垂线与 S1 上终板中点与股骨头中点的连线所形成的夹角（图 8.3）。我们必须充分认识到 PI 是骨盆形态学的参数，而不是骨盆旋转的参数，因此 PI 不会随着姿势而变化。无论在站立、坐位或者卧位，PI 都是恒定不变的，表示骶髂关节没有明显的活动。相反，骨盆倾斜角（PT）和骶骨倾斜角（SS）是随着体位而改变的影像学参数，能用来反映骨盆的旋转。SS 是骶骨终板和水平线的夹角（图 8.3），PT 是 S1 上终板中点与股骨头中点连线与铅垂线之间的夹角（图 8.3）。

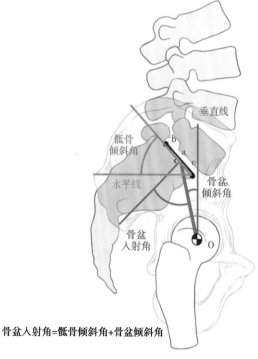

骨盆入射角=骶骨倾斜角+骨盆倾斜角

图 8.3　骨盆入射角（PI），骶骨倾斜角（SS）和骨盆倾斜角（PT）之间的关系

因为 SS 和 PT 的测量涉及水平线和铅垂线，因此 SS 和 PT 反映的是骨盆矢状面的变化，而不是其形态。PI，SS 和 PT 之间存在着明显的几何关系：PI=SS+PT（图 8.3）。正因为 PI，SS 和 PT 存在着内在的联系，反映骨盆形态学的参数的 PI 决定着骨盆能够旋转的程度：PI 越大，SS 和 PT 越大。当评估矢状面平衡的时候，PI、PT 和 SS 在包括骨盆的全脊柱侧位片上进行测量。

Vaz 等人[6]研究报道了 100 名青年正常志愿者的 PI、PT、SS、LL 和胸椎后凸（TK）的关系。研究显示各个参数都是相互联系相互制约的，并且通过肌肉的活动保持重心的平衡。骨盆形态（PI）决定了骶骨的位置。通过调整 LL，脊柱适应骨盆的位置。当 SS 增大的时候，LL 增大以维持直立的状态（图 8.4）。Berthonnaud 等人[7]对 160 名正常志愿者进行研究，发现在矢状面上脊柱可被认为是联系头部和骨盆的铰链，各个部分之间存在明显的相关性并且影响邻近节段，以最小的能量消耗来维持身体的平衡。一个部分的改变可能对邻近节段产生明显的影响。了解这些内部关系对于理解正常与疾病状态下脊柱和骨盆的关系有着重要的意义。Mac-Thiong 等[8, 9]在 180 名年龄在 4~18 岁的儿童和青少年中得出了相同的结论。

脊柱与骨盆之间的平衡使得正常人通过较窄幅的参数调节以保持整个躯干处于平衡状态。Mac-Thiong 等[9, 10]研究认为，在正常人和年龄大于 10 岁的青少年中，85% 的 C7 铅垂线落在髋关节的后方。随着年龄的增长，脊柱发生退变，为了以最少的能量消耗来维持脊柱骨盆的矢状面平衡，骨盆的调节是必不可少的。当年龄增大时，PT 会增大及 SS 会相应的减小，这时需要通过骨盆的旋转来防止 C7 铅垂线发生偏移[11]。在其他情况下，如腰椎滑脱及外伤性的后凸，C7 铅垂线也会发生前移，这时骨盆的旋转可以代偿脊柱的失平衡。此外，在一些健康的年轻人中，他们也能通过增加腰椎前凸来防止 C7 铅垂线的前移。

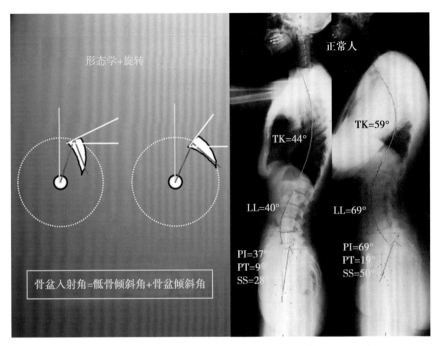

图 8.4　反映骨盆形态学参数（PI）和反映骨盆旋转的参数（PT 和 SS）之间的关系。一例患者 PI 较小，另一例 PI 较大

## 骨盆与 L5-S1 腰椎滑脱

矢状面上骶骨骨盆的形态及其旋转能改变腰椎的几何学形态，相应的，也能改变腰骶关节之间的应力。在 L5-S1 腰椎滑脱的患者中，随着年龄的增长，骶骨骨盆的形态逐渐发生异常；也可能合并有腰骶部局部的畸形和发育不良，这可能会引起骨盆的异常旋转和矢状面的失平衡。这些重要的病理生理改变对于我们评估和治疗腰椎滑脱，尤其是重度的腰椎滑脱来说，有着重要的意义。

与正常人相比，腰椎滑脱患者的 PI 较大[12-14]，当腰椎滑脱的严重程度发生进展时，PI 也以线性方式增大[13]。因此，骨盆形态与腰椎滑脱发生的因果关系仍需进一步进行研究。L5-S1 腰椎滑脱患者的其他参数也与正常人存在许多的不同（表 8.1）。

表 8.1　正常脊柱骨盆参数[7, 9, 11, 19, 21, 29]

|  | 3~9 岁 | 10~18 岁 | ≥ 18 岁 | 低程度腰椎滑脱 | 高程度腰椎滑脱 |
|---|---|---|---|---|---|
| PI（°） | 43.7° ± 9.0° | 46.9° ± 11.4° | 52.6° ± 10.4° | 61.0° ± 12.9° | 73.0° ± 12.8° |
| PT（°） | 5.5° ± 7.6° | 7.7° ± 8.3° | 13.0° ± 6.8° | 6.4° ± 12.3° | 27.4° ± 9.0° |
| SS（°） | 38.2° ± 7.7° | 39.1° ± 7.6° | 39.6° ± 7.9° | 50.0° ± 10.8° | 46.2° ± 10.8° |
| L5-S1 角（°） | −23° ± 8° | −25° ± 6° | −24° ± 6° | −11.5° ± 7.5° | 36.6° ± 24.0° |

续表

|         | 3~9 岁 | 10~18 岁 | ≥ 18 岁 | 低程度腰椎滑脱 | 高程度腰椎滑脱 |
|---------|--------|----------|---------|----------------|----------------|
| LL（°）[a] | −42.3° ± 13.1° | −45.6° ± 12.5° | −42.7° ± 5.4° | −54.7° ± 14.5° | −86.4° ± 16.2° |
| TK（°） | 42.0° ± 10.6° | 45.8° ± 10.4° | 47.5° ± 4.8° | 41.7° ± 9.7° | 30.4° ± 13.6° |
| C7 铅垂线（mm）[b] | 18 ± 46 | −5 ± 42 | 0 ± 24 | 15.2 ± 28.3 | 50.5 ± 42.4 |

[a] 腰椎前凸测量到 L5
[b] C7 椎体中点和 S1 后上缘之间的距离

在静态的站立位下，SS 和 PT 是整个骶骨骨盆平衡的核心。脊柱畸形研究小组（SDSG）成员对低度和高度滑脱患者的骶骨骨盆平衡进行了深入的研究。Roussouly 等[15] 根据骶骨骨盆平衡对低度滑脱的患者进行亚组分类（可能与病因学有关）。他们认为，高 PI 和 SS 能增加腰椎滑脱患者腰骶部连接处的剪切应力，导致 L5 双侧椎弓根峡部的应力，从而引起椎弓根峡部的损害（图 8.5）。相反的，较小的 PI 和 SS 可能会导致在屈伸过程中，L5 后柱结构在 L4 和 S1 之间发生碰撞，导致 L5 双侧椎弓根峡部上发生"嵌夹机制"，直到椎弓根峡部发生断裂（图 8.5）。Labelle 等[16] 利用逐步类聚法在一较大样本的低度腰椎滑脱患者中证实了骶骨骨盆存在两种不同的平衡，一组 PI 正常（45° 到 60° 之间）或小于正常值（PI<45°）；另一组 PI 大于正常值（PI>60°）。在高度腰椎滑脱的患者（HGS）中，PI 常常大于正常值[13]。PI 正常的低度的腰椎滑脱患者，其进展的可能性较 PI 较大的患者较小。根据推测，PI 正常的腰椎滑脱患者，其骶骨骨盆形态相对正常，可能与急性或慢性的获得性创伤因素有关（Marchetti 和 Bartolozzi 分类[17]），然而 PI 较大的腰椎滑脱常常与先天性发育不良有关。但是这个假设仍需要进一步证实。对于 HGS 患者来说，Hresko 等[18] 发现这类患者可分为两个亚组：骨盆平衡组及骨盆不平衡组（图 8.6）。平衡组患者的 SS 较

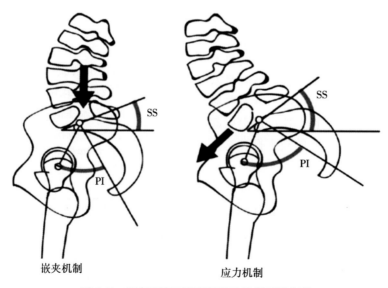

嵌夹机制　　　　　　　　　应力机制

图 8.5　低度腰椎滑脱患者骶骨骨盆亚组分型

大、PT 较小，PI 较大，跟正常人相似；然而骨盆不平衡组的患者的骨盆处于旋转位、骶骨可能成垂直位，SS 较小且 PT 较大。

对于每一个新诊断的 HGS 患者来说，我们可以根据 Hresko 等[18] 提出的线图，利用 SS 和 PT 对其进行分类。

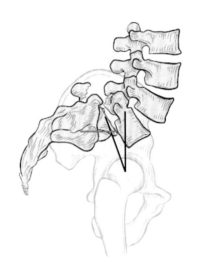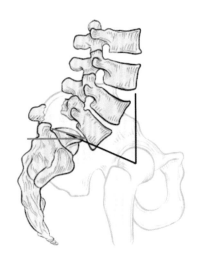

骨盆平衡　　　　　　　　　　骨盆旋转（不平衡）

图 8.6　高度腰椎滑脱患者骶骨骨盆亚组分型

　　在静止站立位姿势时，脊柱和骨盆相互调节，使人体处于平衡状态。利用脊柱 – 骨盆模型，我们可以观察到脊柱各部分，从胸椎到骶骨和骨盆，各个参数之间的相互联系。Mac-Thiong 等[19] 观察到低度腰椎滑脱患者的姿势相对正常而 HGS 患者的姿势呈明显异常。Hresko 等[18] 提出在骶骨骨盆不平衡的高度腰椎滑脱的患者中，他们的脊柱骨盆处于严重的不平衡状态。他们还发现，对于大多数的腰椎滑脱的患者来说（低度滑脱或处于平衡的高度滑脱），无论腰骶部是否存在局部畸形或 C7 铅垂线与 S1 的关系，其整体的脊柱骨盆平衡与 C7 铅垂线趋于股骨头后方相一致，说明骶骨骨盆参数在维持正常脊柱骨盆平衡中具有的重要作用。

　　近期的研究发现，脊柱 – 骨盆和骶骨 – 骨盆的平衡与生存质量相关（HRQoL）。Tanguay 等[20] 发现，在青少年 L5-S1 滑脱的患者中，腰骶部的后凸（LSK）与患者

的生存质量呈明显的负相关。LSK 是独立于滑脱程度的参数，在 HGS 患者中尤为重要。因此，LSK 应作为评估腰椎滑脱的常规指标，以此来评估畸形的严重程度和患者的生活质量。在一批 HGS 的患者中，Harroud 等[21] 发现矢状面的正性失平衡与 SRS-22 呈负相关，尤其是当 C7 铅垂线位于髋关节的前方时。因此，在 HGS 患者中，需要评估整体的矢状面平衡。

## 根据矢状面和临床表现进行 L5-S1 腰椎滑脱的分类

　　上述研究发现重新制定了对 L5-S1 腰椎滑脱的影像学评估和脊柱 – 骨盆的分类。Wiltse[22] 和 Marchetti-Bartolozzi[17] 分类是腰椎滑脱的常用分型，能有效地用于辨别不同病因引起的腰椎滑脱，但是他们的缺陷在于不能用于指导手术治疗。近年来，脊柱畸形研究小组（SDSG）根据滑脱程度

的影像学表现和脊柱 – 骨盆参数（PI、骶骨 – 骨盆和脊柱平衡）提出了一种新的 6 种不同的矢状面的分型方法（图 8.7）。这个分类方法基于大样本多中心的 L5–S1 腰椎滑脱患者的影像学参数：来自 43 个北美和欧洲的脊柱研究中心的 816 名不同程度的腰椎滑脱的患者。根据全脊柱侧位片，这个分型可分为 4 大类：①滑脱程度（高或低）；②骨盆入射角（低、正常或高）；③脊柱 – 骨盆平衡（平衡或不平衡）；④腰骶部后凸（低或高）。此外，还包括 6 种不同的亚型（图 8.8 和图 8.9）。

对患者进行分类，首先是要在侧位片上评估滑脱的程度：是低程度滑脱（0、1、2 级或滑脱 <50%）还是高程度滑脱（3、4 级或腰椎前移滑脱 >50%）？其次，利用 PI、SS、PT 和 C7 铅垂线等参数对患

者的脊柱 – 骨盆及骶骨 – 骨盆平衡进行评估。低程度的腰椎滑脱可分为 3 种亚型（图 8.8）：1 型，嵌夹型，PI<45°；2 型，PI 正常（45°~60°）；3 型，应力型，PI>60°。对于高程度滑脱（HGS），也可分为不同的亚型（图 8.9）。首先，每一位患者要根据 Hresko 等[18] 提出的线性图及 PT 和 SS 确定骨盆是否处于平衡状态。当 SS 大于 PT 时，或者当 SS 和 PT 超过阈值时，患者被归为高 SS/ 低 PT 型。当 SS 小于 PT，或者 SS 和 PT 处于阈值下线时，患者被归为低 SS/ 高 PT 型。接下来，利用 C7 铅垂线评估脊柱 – 骨盆的平衡。如果 C7 铅垂线位于股骨头中心或者后方，这时脊柱处于平衡状态，否则如果位于股骨头前方，那么则处于失平衡状态。根据我们的经验，低程度的腰椎滑脱或者骶骨 – 骨盆平衡的高

| 程度 | 骨盆平衡 | 脊柱不平衡 | 类型 |
|---|---|---|---|
| 低程度滑脱 <50% | 骨盆入射角 < 45° | – | 1 |
| | 骨盆入射角 =45°~60° | – | 2 |
| | 骨盆入射角 ≥60° | – | 3 |
| 高程度滑脱 ≥50% | 骨盆平衡 | – | 4 |
| | 骨盆不平衡 | 脊柱平衡 | 5 / 5A（腰骶部后凸 ≥80° ）/ 5B（腰骶部后凸 <80° ） |
| | 骨盆不平衡 | 脊柱不平衡 | 6 |

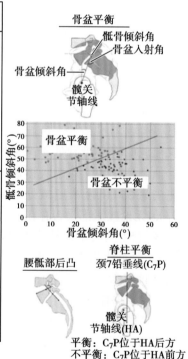

图 8.7　儿童腰骶部腰椎滑脱分型

度的腰椎滑脱患者，其脊柱一般来说是平衡的。因此，对于高度的腰椎滑脱伴有明显的骨盆失平衡的患者（5 和 6 型），尤其需要评估脊柱的平衡。HGS 分为：4 型（骨盆平衡）、5 型（骨盆旋转但脊柱处于平衡状态）和 6 型（骨盆旋转及脊柱处于失平衡状态）。图 8.8 和图 8.9 展示了 6 种分型。最近，研究发现腰骶部后凸与患者的生存质量呈明显相关[20]，根据这项研究，将 5 型可继续分为 2 种亚型：

5A 型：正常的腰骶部或者伴有轻度的后凸（Dubousset 腰骶角 ≥ 80°）[23]；5B 型：严重的腰骶部的后凸（Dubousset 腰骶角 <80°）[24]。图 8.10 展示了两种 5 型亚型。Mac-Thiong 等[25]人对这个分型的临床效果进行了研究，发现这个分型的组内及组间的可信度得到很大的提高，与现阶段常用的脊柱畸形的分型类似，总的组内可信度为 80%（Kappa 值：0.74）、组间可信度为 71%（Kappa 值：0.65）。

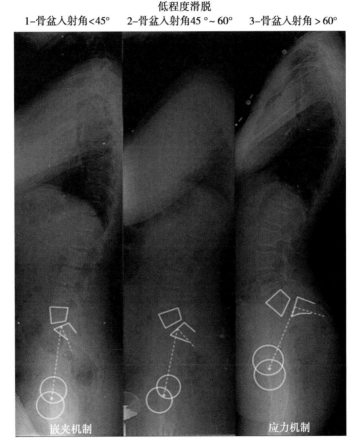

低程度滑脱
1–骨盆入射角<45°　　2–骨盆入射角45 °~ 60°　　3–骨盆入射角 > 60°

嵌夹机制　　　　　　　　　　　　　　　应力机制

图 8.8　低度腰椎滑脱的三种脊柱 – 骨盆形态

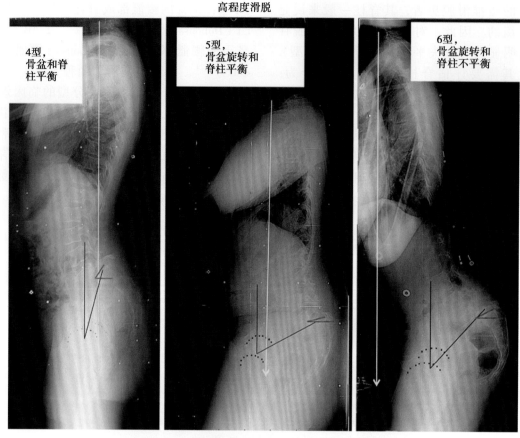

图 8.9 高度腰椎滑脱的三种脊柱－骨盆形态

这个分型强调了 L5-S1 腰椎滑脱患者的临床症状及体位姿势的多样性,临床医师需将此牢记在心。脊柱－骨盆的失平衡改变了腰骶部的生物力学和维持适当姿势的代偿机制。这个分型系统的临床意义在于:

在高度滑脱的患者中,PI 值较正常人大,因此,在骨骼尚未发育完全的患者中,伴有高 PI 和 SS 的 3 型患者的进展危险度较低 / 正常 PI 的 1 型和 2 型患者要大的多。在这些患者中,包括 4 型的腰椎滑脱患者,可以通过增加腰椎前凸来重心的平衡。首先出现的代偿机制是通过增加各椎体间的前凸或者增加参与组成前凸的椎体来维持平衡。这种通过腰椎前凸来维持平衡的机制都有限度,超

过限度后则通过骨盆的旋转来维持整体的平衡。在 5 型和 6 型的腰椎滑脱患者中,通过骨盆旋转 / 骶骨垂直化也可维持身体的平衡。因为每位患者的 PI 是解剖学参数,是固定不变的,因此随着骨盆的旋转,SS 减小,PT 增大,骶骨呈垂直化。当这两种机制都不能代偿来维持身体的平衡时,患者即会出现矢状面的失平衡。这时可能通过髋关节的代偿及脊柱的前倾来维持,就如 6 型腰椎滑脱患者那样。最后,在骨骼尚未发育成熟的患者中,LSK 增加伴有 L5 的前移,导致 S1 生长板前部应力的增加,根据 Hueter-Volkmann 法则,此时骶骨前部生长减弱,引起骶骨的穹窿化,这种畸形多见于高度腰椎滑脱患者中。

5A型
正常/轻度腰骶部后凸　　　　　　5B型
严重腰骶部后凸

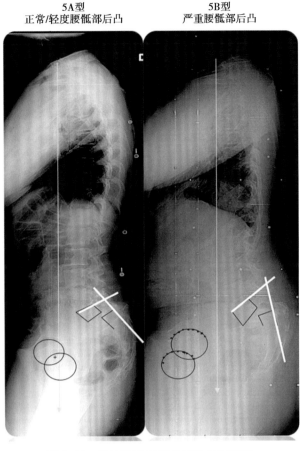

图 8.10　高度腰椎滑脱 5 型的 2 种亚型

尽管需要更多的研究来指导腰椎滑脱的治疗，对于 4 型的患者来说，不建议使用外力来恢复畸形。相反，患者全麻后躺在手术台上，患者的矢状面可能得到一定的改善，再结合内固定技术和融合技术可能会维持足够的矢状面平衡。对于 5 型的患者来说，则需通过外力来复位。但是对于 5A 型来说，内固定技术、融合技术加上患者的俯卧位也能恢复足够的矢状面平衡，因为脊柱及腰骶部的后凸可能在正常范围内。5B 和 6 型患者的畸形较重，必须通过足够的复位来恢复矢状面的力线。对于 L5-S1 滑脱的患者，是否需要进行复位仍存在争议，但是近十年的文献支持这一分型系统的对指导治疗起到重要作用[16, 17, 26-28]。

（杨明园 译　杨长伟 校）

## 参考文献

1. Labelle H, Roussouly P, Berthonnaud E, et al. The importance of spino-pelvic balance in L5-S1 developmental spondylolisthesis: a review of pertinent radiologic measurements. Spine. 2005;30:S27–34.
2. Duval-Beaupère G, Schimdt C, Cosson P. A Barycentremetric study of the sagittal shape of spine and pelvis: the conditions required for an economic standing position. Ann Biomed Eng. 1992;20: 451–62.
3. Legaye J, Duval-Beaupère G, Hecquet J, et al. Pelvic incidence: a fundamental pelvic parameter for 3D regulation of spinal sagittal curves. Eur Spine J. 1998;7:99–103.
4. Mangione P, Gomez D, Senegas J. Study of the course of the incidence angle during growth. Eur Spine J. 1997;6:163–7.
5. MacThiong JM, Labelle H, Berthonnaud E, et al. Sagittal alignment of the spine and pelvis during growth. Spine. 2004;29:1642–7.
6. Vaz G, Roussouly P, Berthonnaud E, et al. Morphology and equilibrium of pelvis and spine. Eur Spine J.

2002;11:80–7.

7. Berthonnaud E, Dimnet J, Roussouly P, et al. Analysis of the sagittal balance of the spine and pelvis using shape and orientation parameters. J Spinal Disord Tech. 2005;18:40–7.

8. Mac-Thiong J-M, Labelle H, Berthonnaud É, et al. Sagittal spinopelvic balance in normal children and adolescents. Eur Spine J. 2007;16:227–34.

9. Mac-Thiong J-M, Labelle H, Roussouly P. Pediatric sagittal alignment. Eur Spine J. 2011;20:S586–90.

10. Mac-Thiong J-M, Roussouly P, Berthonnaud E, Guigui P. Sagittal parameters of global spinal balance: normative values from a prospective cohort of seven hundred nine Caucasian asymptomatic adults. Spine. 2010;35:E1193–8.

11. Mac-Thiong J-M, Roussouly P, Berthonnaud É, Guigui P. Age- and sex-related variations in sagittal sacropelvic morphology and balance in asymptomatic adults. Eur Spine J. 2011;20:S572–7.

12. Curylo LJ, Edwards C, DeWald RW. Radiographic markers in spondyloptosis: implications for spondylolisthesis progression. Spine. 2002;27:2021–5.

13. Labelle H, Roussouly P, Berthonnaud É, et al. Spondylolisthesis, pelvic incidence, and spinopelvic balance: a correlation study. Spine. 2004;29: 2049–954.

14. Whitesides Jr TE, Horton WC, Hutton WC, et al. Spondylotic spondylolisthesis: a study of pelvic and lumbosacral parameters of possible etiologic effect in two genetically and geographically distinct groups with high occurrence. Spine. 2005;30(6S):S12–21.

15. Roussouly P, Gollogly S, Berthonnaud É, et al. Sagittal alignment of the spine and pelvis in the presence of L5-S1 isthmic lysis and low-grade spondylolisthesis. Spine. 2006;31:2484–90.

16. Labelle H, Roussouly P, Berthonnaud E, et al. Spondylolisthesis classification based on spinopelvic alignment. Presented at the Scoliosis Research Society Annual Meeting; September 2009; San Antonio, TX.

17. Marchetti PC, Bartolozzi P. Classification of spondylolisthesis as a guideline for treatment. In: Bridwell KH, DeWald RL, Hammerberg KW, et al., editors. The textbook of spinal surgery. 2nd ed. Philadelphia, PA: Lippincott-Raven; 1997. p. 1211–54.

18. Hresko MT, Labelle H, Roussouly P, et al. Classification of high-grade spondylolisthesis based on pelvic version and spine balance: possible rationale for reduction. Spine. 2007;32:2208–13.

19. Mac-Thiong J-M, Wang Z, de Guise JA, et al. Postural model of sagittal spino-pelvic alignment and its relevance for lumbosacral developmental spondylolisthesis. Spine. 2008;33(21):2316–25.

20. Tanguay F, Labelle H, Wang Z, Joncas J, de Guise JA, Mac-Thiong JM. Clinical significance of lumbosacral kyphosis in adolescent spondylolisthesis. Spine. 2012;37(4):304–8.

21. Harroud A, Labelle H, Joncas J, Mac-Thiong JM. Global sagittal alignment and health-related quality of life in lumbosacral spondylolisthesis. Eur Spine J. 2013;22(4):849–56.

22. Wiltse LL, Newman PH, Macnab I. Classification of spondylolysis and spondylolisthesis. Clin Orthop. 1976;117:23–9.

23. Labelle H, Mac-Thiong JM, Roussouly P. Spino-pelvic sagittal balance of spondylolisthesis: a review and classification. Eur Spine J. 2011;20(5):641–6.

24. Glavas P, Mac-Thiong J-M, Parent S, et al. Assessment of lumbosacral kyphosis in spondylolisthesis: a computer assisted reliability study of six measurement techniques. Eur Spine J. 2009;18(2):212–7.

25. Mac-Thiong JM, Duong L, Parent S, Hresko MT, Dimar 2nd JR, Weidenbaum M, Labelle H. Reliability of the SDSG Classification of lumbosacral spondylolisthesis. Spine (Phila Pa 1976). 2012;37(2): E95–102.

26. Labelle H, Roussouly P, Chopin D, Berthonnaud E, Hresko T, O'Brien M. Spino-pelvic alignment after surgical correction for developmental spondylolisthesis. Eur Spine J. 2008;17:1170–6.

27. Agabegi SS, Fischgrund JS. Contemporary management of isthmic spondylolisthesis: pediatric and adult. Spine J. 2010;10(6):530–43. Epub 2010 Apr 8.

28. Martiniani M, Lamartina C, Specchia N. "In situ" fusion or reduction in high-grade high dysplastic developmental spondylolisthesis (HDSS). Eur Spine J. 2012;21 Suppl 1:S134–40.

29. Kuntz IV C, Shaffrey CI, Ondra SL, Durrani AA, Mummaneni PV, Levin LS, Pettigrew DB. Spinal deformity: a new classification derived from neutral upright spinal alignment measurements in asymptomatic juvenile, adolescent, adult, and geriatric individuals. Neurosurgery. 2008;63:A25–39.

Benjamin D.Roye，Michael Vitale，and Farah
Hameed

# 腰椎滑脱的非手术治疗　第9章

## 引言

腰椎滑脱是指椎体向下位椎体的前部或邻近椎体的尾部的滑移。其发生率伴随腰椎节段的上升而逐渐下降，最常见于第 5 腰椎。这种疾病从未有过在婴儿期发生的记录，但是向前滑动的腰椎滑脱在 6 岁人群中的发生率大约为 4.4%，青少年的发生率约为 6%。这或许提示在疾病的发展过程中有机械力学的原因[2]。腰椎滑脱可能在偶然间被诊断或者在下腰痛的病情检查中被发现。症状可能由轻微的下腰痛到伴随根性症状的严重疼痛等各不相同，严重滑脱可伴有肠道和膀胱功能紊乱。

## 自然史

腰椎滑脱的自然史没有完全明了，导致了治疗决定的复杂性。现有的很少几个自然史研究规模相对很小，并且在当今时代几乎不可能重复。然而，记录腰椎滑脱治疗的中长期预后有很多报道[2-7]。为了确认任何干预、手术或其他治疗的效果必须对自然史有一定的了解。

由 Beutler 等人在 2003 年出版的研究是对腰椎滑脱自然史最大最长的研究之一。在 20 世纪 50 年代，宾夕法尼亚州的一所学校里的 500 名无症状的小学生为检查腰椎滑脱和脊椎前移进行 X 线摄影。这个群体中有 30 位被确诊，并且从确诊之日（儿童或成年时）一直追踪了 45 年到研究结束。在确诊人群中，所有表现出的滑脱都是低水平（Meyerding 1 级或 2 级）或者没有向高水平的滑脱进展（Meyerding 3~5 级）[2]。一段时间后部分滑脱表现出进展，但每十年的滑脱进展率从第一个十年的 7% 减慢到第四个十年的 2%。腰痛和腿部的根性症状与滑脱的百分率无关。事实上，这些人群中腰痛的发生率和严重程度能反映出总人口中的水平，疼痛和包括年龄、滑脱百分率、腰椎指数没有统计学的关联。

Rochester，MN 进行的早期研究确诊了 114 名患有腰椎滑脱的儿童和青少年，并且对他们进行了 1~9 年不等的随访[2]。85% 的患者是 1 级或 2 级滑脱，85% 的患者患有腰痛，5% 的患者有姿势的改变（从父母处得知），13% 的患者是偶然确诊（典型地发现于岗前的影像检查）。没有接受手术的患者无一例有滑脱角度的进展。

Nachamson 和 Frennered 发表了在 1991 年 16 岁前被诊断为腰椎滑脱和脊椎前移的

47 位患者平均 7 年的随访记录[4]。他们发现只有 4% 低水平腰椎滑脱的患者（所研究人群中无高水平滑脱）病情有所进展，无一例进展为 Meyerding 3 级或 4 级滑脱，年龄、性别、滑脱角度、腰椎指数、椎间盘高度与滑脱进展之间无明显相关性。在这些接受非手术治疗的患者中，83% 的人日常生活的活动不受限制。他们同样发现在最终的随访中疼痛评分与年龄匹配标准相比无明显差异。有趣的是，在最终的随访中接受手术治疗的患者比非手术患者有更多的滑脱角度的进展，在其他的研究中也有此发现[8]。Nachamson 认为低水平腰椎滑脱会有一个良性的病程。

目前没有未经治疗高水平腰椎滑脱（Meyerding 3 级和 4 级）的自然史的研究，文献中却有几项为数不多的非常见滑脱的预后研究。Harris 和 Weinstein 比较了在 Meyerding 3~4 级的年轻患者（诊断年龄在 10~25 岁之间）中手术和非手术治疗的长期预后[9]。在 11 位接受非手术治疗的 11 位患者平均 18 年的随访中，55% 的患者症状轻微，仅有 1 位有明显的症状。症状和脊柱侧凸、侧方滑移、筋膜紧张、脊柱活动受限、腰椎滑脱进展、肥胖、腹部肌肉无力、积极的神经病学发现有关，而与滑脱的严重程度无关。所有患者都有主动的生活态度，45% 从事体力劳动，只有一位需要在生活方式上做小的调整。

特别在更年轻的儿童与青少年年龄组（骨骼未发育成熟患者）中，高水平腰椎滑脱的患者似乎更少经过保守治疗获得满意的长期预后。Pizzutillo 等人回顾了有 1~14.3 年腰椎滑脱病史的 82 位青少年患者（年龄 6~21 岁不等）[10]。这些患者的 12 位患有 3 或 4 级高水平的滑脱，只有 1 位经过非手术治疗症状得以改善。其余 92%

的患者需要手术治疗来控制症状。然而，67% 的 1 级或 2 级滑脱患者经过非手术治疗得到明显改善。

现有研究认为，腰椎滑脱与椎间盘退变也有相关性。很多作者支持椎间盘的退变过程发生于特定及以上水平的腰椎滑脱[11]。然而，有文献（有自然史数据支持）中出现了尤其是在已经完成增长的低水平滑脱患者中通常不会发生滑脱进展。在这些案例中，实际上在椎间盘退变时缺少了这一节段的流动性和固有强度，因此降低了这一水平的进展风险。这一概念的支持者 Seitsalo 发表了有关超过 10~15 年随访的患有低水平腰椎滑脱儿童的最小滑脱进展和在这一水平滑脱中椎间盘稳定性的报告[8, 12]。他的数据有 Beutler 的自然史数据[2]和其他预后研究[4]的支持。

## 进展的危险因素

对于存在的腰椎滑脱，定义中存在后部结构的不充分。像在 Wiltse 的分类系统所指出的那样，问题既可以是外伤性的（峡部裂）也可以是逐渐发展的（发育不良）（先天性的而从未被记载过）。在记载中，家族史被指出与发展性腰椎滑脱有关，这种状况发生于 15%~70% 的患者的一级亲属中[13]。发生于腰椎滑脱峡部裂的损伤总是双侧的，从来没有发现单侧的损伤[1, 2, 14]。目前已经对增加脊柱后部压力的活动和包括运动和舞蹈在内要求腰椎过度的前凸和拉伸或者腰椎反复的负荷与解负荷的问题预处理有了明确清晰的认识。

几个长期预后的研究显示大多数滑脱如果有任何进展都是很小的；80%~90% 的终末期滑脱都发生在确诊时，只有 44% 的患者、运动员可能出现额外的进展[14, 15, 16]。

然而，存在似乎与包括增加的滑脱百分率（比目前的滑脱百分率高 20%~30%）、未发育成熟的骨骼、出现发育不良性（与椎弓峡部相对部分）腰椎滑脱等滑脱进展风险增加的因素[17]。

并且，有几项关于包括腰椎指数、骶骨倾斜角和滑脱角度在内的矢状面射线参数的研究，尽管得出的结果互相冲突[18, 19]，但仍可能在预测哪些患者会进展方面起作用。腰椎指数着眼于腰椎间的相对嵌合，定义为前一椎体的高度与后一椎体高度的比值。骶骨倾斜角是由骶骨后边缘的切线和地面的垂直线组成的夹角，因此能够测量骶骨在空间的垂直和水平度。滑脱角度测量滑脱椎体相对于骶骨的方位，被定义为滑脱椎体（通常为 L5）的上终板与垂直于 S1 的后上缘平行线的角度。骶骨倾斜角增加和滑脱角度增加等因素交叉加重腰椎滑脱，在滑脱水平面导致日益加重的矢状面失衡[20]。腰椎椎体的向前移位导致了腰骶的驼背和身体重心相对于骶骨的向前移位，因此产生了阳性的矢状面平衡。躯体代偿性的腰椎过度前凸和胸骨再生不良，可以帮助重新储备这种平衡。然而有学者提出这样的假设：诊断出的更大角度的腰骶驼背可能构成了由于在滑脱持续性进展中为适应和保持身体中心的这些代偿性机制所造成的不稳定性而产生的更大进展的危险因素[7, 19]。骨盆入射角（PI）是一项骨盆固有的不可更改的测量（如不随骨盆在空间位置的变化而变化），测量髋部中心与骶骨的关系伴随着预示髋骨比骶骨更靠前的更大的价值。患有腰椎滑脱的个体比无滑脱的个人有更大的骨盆入射角[21]。

## 治疗选择

考虑到低水平腰椎滑脱良性的自然史，非手术治疗应该代表了治疗的主流。像自然史研究所展现的那样，不存在治疗非症状性低水平滑脱的情况。甚至大部分高水平的机能障碍最初也可以保守治疗。对儿童和青少年的低水平腰椎滑脱的治疗选择包括疼痛药物控制、使用支具、控制活动量和治疗性功能锻炼。尽管也会考虑对滑脱进展的预防，腰椎滑脱的治疗主要关注于疼痛管理[22]。很多先天性（发育不良性）的腰椎滑脱没有症状[3, 22]，只是偶然间被发现，儿童和青少年的腰椎滑脱通常在对疼痛检查时被确诊[2]。疼痛可能是下腰痛、根性疼痛（放射到臀部、大腿、小腿和足部）或者两者都有[14]。疼痛可能产生于滑脱、运动 / 不稳定性、部分骨折 / 拉伸，或者来自于椎间盘[3, 23, 24]。

### 药物治疗

在一些案例中在关节处结合姿势调整和像非甾体类抗炎药、对乙酰氨基酚等药物可能对疼痛的控制有帮助。对于出现根性和神经性疼痛的患者，像加巴喷丁、普瑞巴林或者阿米替林等药物可能在减缓神经刺激相关症状有效[25-28]。出现神经症状时应该做全天的神经评估来发现神经性异常和肠道与膀胱功能的任何改变。有时如果存在严重的疼痛，特别是休息时的严重疼痛，可以应用像曲马朵、麻醉剂等更强效的止痛药，但是典型的姿势调整和非处方止疼药或者抗炎药对于缓和症状来讲是合适的。

### 物理疗法

像冰疗、热疗和按摩等物理疗法被认为对任何与基于骨骼疾病引发的筋膜疼痛和痉挛有帮助。超声可以应用于传递药物和离子化合物进入肌肉来帮助减少下腰部的症状。像肌肉电刺激和经皮神经电刺激尽管没有在腰椎滑脱的病例中特别的研究过，也可能对减少下腰部肌肉组织的疼痛有帮助。尽管没有对腰椎滑脱的儿童患者做过详尽研究，针刺疗法可能是一项在减轻急性阶段的疼痛和可能的慢性症状的有效的附加疗法。骨刺激器、电磁刺激脉冲电磁领域已经被有效应用于腰椎滑脱、持续性疼痛、有骨不连证据的患者的治疗中，但是没有以和脊椎前移的对照试验的方式进行研究。

### 物理治疗

物理治疗是患有症状性腰椎滑脱，甚至是高度滑脱和（或）伴有根性症状所有患者的初始治疗方式。物理治疗在提高腰椎稳定性和减少疼痛方面扮演了至关重要的角色。不幸的是，仅有几项评价特定锻炼疗效的对照性研究，并且大多数非手术组的研究没有详细说明他们的治疗规范。总的来说，需要客观的脊柱强化和稳定性锻炼，同时建议避免腰椎的过度拉伸。

O'Sullivan 等人完成了仅有的一项研究皆在探索腰椎滑脱患者中维持腰椎稳定性的作用。这项研究对患有低度腰椎滑脱的人群进行了 10 周加强腹部深肌群（包括腹横机和内斜肌）和多裂肌的治疗项目[30]。这些环绕腰椎的肌肉主要作用于动态部分稳定性。一旦患者能够动用这些肌肉而不需要更大核心肌群（如外直肌和腹直肌）的替代，就会被要求把这项肌肉共收缩项目合并进能够显著改善症状的日常练习中。练习的目的是为了提供症状水平的动态稳定性而训练神经肌肉系统。进行特定锻炼项目的患者显示出 10 周后疼痛强度和功能障碍水平的统计学上的明显的改善，并在 30 个月的随访中一直维持下去。

1990 年一项由 Seitsalo 所做的芬兰的研究随访了 149 位 20 岁之前发病的低水平腰椎滑脱（滑脱小于 30%）[8]。研究中的 72 位患者进行了休息和包括核心稳定训练在内的物理治疗，尽管特殊的疗法没有详细说明。经过了平均 15.3 年的随访后，75% 的患者没有出现疼痛等并发症，没有患者需进行手术治疗，同时根据记录在骨骼发育成熟后没有患者出现腰椎滑脱的进展。

其他的物理治疗目标包括减缓绳腱的紧张和痉挛，导致增加脊柱的前凸和脊椎前部的压力。绳腱的拉伸可以提高这种前凸并且增加腰椎后部的压力。而且，胸背和腰背筋膜的拉伸同样有利于减少前凸排列，改善疼痛和功能[3, 31, 32]。

### 支具

支具已经成为很多临床医生缓解急性发作的腰椎滑脱疼痛症状的标准化的治疗措施。尤为重要的是要记住支具治疗的目的并不是治愈滑脱，而是控制其症状和尽可能的预防进一步的损伤[10, 22, 31, 33-40]。一件限制腰椎运动的抗前凸胸腰骶矫形器或软的脊柱矫形衣可能对减缓疼痛和促进早期复原干预有效。支具疗法各不相同，目前尚无统一认识。事实上，没有对照研究显示支具治疗优于休息 / 动作纠正和单独的治疗。一些研究支持支具治疗时间不应超过 6 周时间[24]，然而另一些研究建议支具治疗应维持 6 个月或以上时间[10, 22, 31, 33-40]。早期的研究显示，对于腰椎滑脱或低水平腰椎滑脱的非手术患者来说除了物理治疗外抗前凸支具也能改善预后，然而在相同的研究中没有接受支具治疗的患者的预后同样得到了改善[1]。

在低度腰椎滑脱的患者中 Steiner 和 Micheli 发现了同样的结果[31]。在这项研究中，患者在 6 个月中每天 23 小时穿戴改良的 Micheli 支具，随后的 6 个月不进行支具治疗。允许患者参与运动，但要求在运动患者要穿好支具并保证不会引起疼痛。一旦达到了疼痛控制的目标就引入物理伴支具治疗来防止腰椎滑脱发展为腰椎滑脱。在平均 2 年伴的随访中 78% 的患者表现良好。Bell 等人研究过一小组经过平均 25 个月的支具治疗的表现出症状的低水平腰椎滑脱的患者。他发现所有患者在疼痛症状上均有所缓解，而且没有一个患者出现滑脱的进展[34]。但是这些研究中没有一个有不适用支具治疗的对照组，所以至今不清楚支具治疗是否比活动限制和其他单独的治疗更有效。大量的研究表明低水平的滑脱即使不用支具治疗也一般不会发展[1, 2, 41]。这项结果被最近的一篇比较 15 项观察性研究中腰椎滑脱的发展或者 1 级腰椎滑脱的 Meta 分析所证实。他们基本的结论是接受非手术治疗的儿童和年轻的成年患者在至少 1 年的随访中有 84% 的时间能够回归无痛或接近无痛的无限制的活动状态。并且在进行与不进行支具治疗的患者中间的临床预后没有明显的差异[41]。

## 治疗流程

在文献中很多腰椎滑脱和腰椎滑脱的人群是组合在一起的，很难为腰椎滑脱的患者详尽的提供循证的治疗建议。尽管不能代表原始研究的本身，几位作者还是发表了基于他们研究和经验的治疗建议。我们对于腰椎滑脱自然史和进展的大部分理解都是基于观察性研究，对于我们所认识的，如上描述的一样没有评价非手术治疗的对照性研究。

在 2003 年，McTimoney 和 Micheli 提出了对首诊的低水平腰椎滑脱和（或）腰椎滑脱的管理建议[22]。一旦诊断成立，他们建议使用 Boston 支具在中立位（不伴前凸）每天固定 23 小时。并且患者应进行物理治疗。4 周时应进行随访，一旦疼痛解除，允许患者穿着支具进行运动。他们可能对支具进行调整来保证能进行体育活动，但是仍然要避免运动中任何拉伸脊柱的动作。在 6 个月的随访中，需要腰椎侧位 X 线片来评估滑脱进展。如果这时腰椎滑脱没有进展就应该 6 个月内不再佩带支具。最后一步应该不佩带支具进行特别是大量伸展运动的体育活动。

一些临床医生建议放宽首诊为腰椎滑脱患者回归正常运动的指南。这时由于大量的研究显示在低水平腰椎滑脱特别是在骨骼已经发育成熟的患者中进展是罕见的。由于成本问题和对儿童日常活动的累赘，不建议所有患者都进行支具治疗。只建议那些动作纠正和物理治疗不能缓解疼痛的新确诊的患者佩带支具。这些临床医生使用支具的目的是改善疼痛和有助于物理治疗的开展。在这些人群中，支具治疗很少超过 6~8 个月的周期[3]。

## 作者的建议

作者总结出了治疗儿童和青少年疼痛性、低度腰椎滑脱的策略。设置心理预期是很重要的——患者的家庭需要认识到治疗的周期可能长达 6~12 个月，在罕见病例中可能更长。诊断的确认基于作为腰背痛评估一部分的当前所做的影像学资料。磁共振扫描可以用来评估有根性症状的患者的神经根和和脊柱的后半部分。最初的治疗包括活动的纠正和休息。特别指出的是特别是运动员要避免任何产生疼痛的活动。基于躯体测试发现，需要加入物理治疗，因此我们加入了正中的脊柱固定和拉伸项目。物理治疗的目标分为两个：①提高柔韧性（特别是绳腱、胸背和腰背筋膜）；②强化腹部 / 核心和抗前凸的下腰部锻炼。不建议进行活动纠正和物理治疗的无症状性的患者使用支具。然而，日常活动中有持续性疼痛的儿童、快速长高的儿童、无日常活动受限的儿童或者是很快能恢复运动的儿童需要支具治疗，抗前凸支具能够缓解疼痛、改善症状、帮助们恢复正常运动。一旦开始应用支具就应该佩带足够时间到患者能够直立。然而，在睡觉和物理治疗期间支具可能不佩带。佩带支具一直到患者证实有力量和柔韧性的提高，并且在日常活动的测试中不再产生疼痛。

在开始物理治疗的几周后应该进行随访来回顾儿童的家庭锻炼项目并且确认力量和柔韧性的提高。在最少 6 周的治疗后，如果患者证实治疗效果显著接近目标并且伴随着症状的改善，那么可以讨论恢复运动和其他躯体活动。避免过度的拉伸直到全部的动作范畴都完全无痛。为了保持物理锻炼所达到的力量和柔韧性，一旦无痛时家长和而通过对于继续家庭锻炼项目的认识是非常重要的。

对于随访中的影像学检查，我们建议骨骼发育成熟的患者每 12 个月进行一次腰椎侧位片的检查。在快速长高的阶段，每 6~12 月应该进行一次侧位片的随访来确保没有发生滑脱的进展。如果发生了进展，就预示了需要进行更密切的随访。

如果患者不能够无痛的恢复运动 / 活动，应该尝试应用抗前凸支具来缓解症状，并且在 3~6 个月间依据患者的忍耐程度逐渐的脱离支具。然而，如果症状持续存在并且不能完全每组 PT 目标，就应该继续治疗和限制活动。有时运动中动作改变（比如位置和项目的改变）可以为完成的较预期好又不愿放弃体育事业的运动员提供一个良好的妥协的方式。如果 6~12 个月后疼痛继续，除了服从治疗计划的大纲，也可以考虑其他治疗。

与 Pizzutillo 和 Boxall 的发现相同，以作者的经验来说活跃增长的高度滑脱的儿童预后通常较差，这些患者的大部分通常都会进展为需要手术治疗[10, 42]。然而，除了确认有可能需要急诊手术的明显的神经性的损伤外，仍然应该开始上述的治疗方法（活动限制、支具和物理治疗）。我们会更可能开展支具并且建议每 3 个月进行一次腰椎侧位片的检查来检测进展，所以对于这些患者的治疗不同于那些低水平滑脱的患者。并且必须避免接触性运动和过度拉伸的运动来使疼痛症状和（或）进展的风险最小化。对于经过更多的保守治疗而症状没有改善或者伴有神经性损伤的患者应该考虑手术治疗。

## 结论

总而言之，患有低度（1 级或 2 级）腰椎滑脱的儿童和青少年有着较好的预后，长期来看儿童不太可能需要限制活动来进行治疗。关注于脊柱的稳定性锻炼与胸背 / 腰背弹性的活动纠正和物理治疗足够用于改善症状。有长期的随访研究来帮助指导我们的建议和对话，我们了解到只有很少的患者在滑脱程度上有进展，并且长期来看没有疼痛显著增加的风险。在发育的儿童中，在骨骼发育前应该每 6 个月进行一次随访的影像学检查来评估滑脱进展。如果症状更加严重或者患者是发育中的运动员或需要快速地恢复运动，那么需要考虑支具治疗。对于高度滑脱（3 级或 4 级）的患者，已经证实非手术治疗的预后不甚满意，特别是对于快速发育的儿童来说，如果出现滑脱进展或经过保守治疗疼痛没有减缓应该考虑手术治疗。

**（杨明园 译　赵颖川 校）**

# 参考文献

1. Turner RH, Bianco Jr AJ. Spondylolysis and spondylolisthesis in children and teen-agers. J Bone Joint Surg Am. 1971;53(7):1298–306.

2. Beutler WJ, Fredrickson BE, Murtland A, Sweeney CA, Grant WD, Baker D. The natural history of spondylolysis and spondylolisthesis: 45-year follow-up evaluation. Spine (Phila Pa 1976). 2003;28(10):1027–35. doi:10.1097/01.brs.0000061992.98108.a0. discussion 1035.

3. Cavalier R, Herman MJ, Cheung EV, Pizzutillo PD. Spondylolysis and spondylolisthesis in children and adolescents: I. Diagnosis, natural history, and nonsurgical management. J Am Acad Orthop Surg. 2006;14(7):417–24.

4. Frennered AK, Danielson BI, Nachemson AL. Natural history of symptomatic isthmic low-grade spondylolisthesis in children and adolescents: a seven-year follow-up study. J Pediatr Orthop. 1991;11(2):209–13.

5. Lonstein JE. Spondylolisthesis in children. Cause, natural history, and management. Spine (Phila Pa 1976). 1999;24(24):2640–8.

6. Osterman K, Schlenzka D, Poussa M, Seitsalo S, Virta L. Isthmic spondylolisthesis in symptomatic and asymptomatic subjects, epidemiology, and natural history with special reference to disk abnormality and mode of treatment. Clin Orthop Relat Res. 1993;297:65–70.

7. Tsirikos AI, Garrido EG. Spondylolysis and spondylolisthesis in children and adolescents. J Bone Joint Surg Br. 2010;92(6):751–9. doi:10.1302/0301-620x.92b6.23014.

8. Seitsalo S. Operative and conservative treatment of moderate spondylolisthesis in young patients. J Bone Joint Surg Br. 1990;72(5):908–13.

9. Harris IE, Weinstein SL. Long-term follow-up of patients with grade-III and IV spondylolisthesis. Treatment with and without posterior fusion. J Bone Joint Surg Am. 1987;69(7):960–9.

10. Pizzutillo PD, Hummer 3rd CD. Nonoperative treatment for painful adolescent spondylolysis or spondylolisthesis. J Pediatr Orthop. 1989;9(5):538–40.

11. Schlenzka D, Poussa M, Seitsalo S, Osterman K. Intervertebral disc changes in adolescents with isthmic spondylolisthesis. J Spinal Disord. 1991;4(3):344–52.

12. Seitsalo S, Schlenzka D, Poussa M, Osterman K. Disc degeneration in young patients with isthmic spondylolisthesis treated operatively or conservatively: a long-term follow-up. Eur Spine J. 1997;6(6):393–7.

13. Albanese M, Pizzutillo PD. Family study of spondylolysis and spondylolisthesis. J Pediatr Orthop. 1982;2(5):496–9.

14. Seitsalo S, Osterman K, Hyvarinen H, Tallroth K, Schlenzka D, Poussa M. Progression of spondylolisthesis in children and adolescents. A long-term follow-up of 272 patients. Spine (Phila Pa 1976). 1991;16(4):417–21.

15. Fredrickson BE, Baker D, McHolick WJ, Yuan HA, Lubicky JP. The natural history of spondylolysis and spondylolisthesis. J Bone Joint Surg Am. 1984;66(5):699–707.

16. Muschik M, Hahnel H, Robinson PN, Perka C, Muschik C. Competitive sports and the progression of spondylolisthesis. J Pediatr Orthop. 1996;16(3):364–9.

17. McPhee IB, O'Brien JP, McCall IW, Park WM. Progression of lumbosacral spondylolisthesis. Australas Radiol. 1981;25(1):91–5.

18. Dubousset J. Treatment of spondylolysis and spondylolisthesis in children and adolescents. Clin Orthop Relat Res. 1997;337:77–85.

19. Tanguay F, Labelle H, Wang Z, Joncas J, de Guise JA, Mac-Thiong JM. Clinical significance of lumbosacral kyphosis in adolescent spondylolisthesis. Spine (Phila Pa 1976). 2012;37(4):304–8. doi:10.1097/BRS.0b013e31821cc558.

20. Hosoe H, Ohmori K. Degenerative lumbosacral spondylolisthesis: possible factors which predispose the fifth lumbar vertebra to slip. J Bone Joint Surg Br. 2008;90(3):356–9. doi:10.1302/0301-620x.90b3.19606.

21. Labelle H, Roussouly P, Berthonnaud E, Transfeldt E, O'Brien M, Chopin D, et al. Spondylolisthesis, pelvic incidence, and spinopelvic balance: a correlation study. Spine (Phila Pa 1976). 2004;29(18):2049–54.

22. McTimoney CA, Micheli LJ. Current evaluation and management of spondylolysis and spondylolisthesis. Curr Sports Med Rep. 2003;2(1):41–6.

23. Herman MJ, Pizzutillo PD. Spondylolysis and spondylolisthesis in the child and adolescent: a new classification. Clin Orthop Relat Res. 2005;434:46–54.

24. Herman MJ, Pizzutillo PD, Cavalier R. Spondylolysis and spondylolisthesis in the child and adolescent athlete. Orthop Clin North Am. 2003;34(3):461–7. vii.

25. Baron R, Freynhagen R, Tolle TR, Cloutier C, Leon T, Murphy TK, Phillips K. The efficacy and safety of pregabalin in the treatment of neuropathic pain associated with chronic lumbosacral radiculopathy. Pain. 2010;150(3):420–7. doi:10.1016/j.pain.2010.04.013.

26. Kasimcan O, Kaptan H. Efficacy of gabapentin for radiculopathy caused by lumbar spinal stenosis and lumbar disk hernia. Neurol Med Chir (Tokyo). 2010;50(12):1070–3.

27. Khoromi S, Cui L, Nackers L, Max MB. Morphine, nortriptyline and their combination vs. placebo in patients with chronic lumbar root pain. Pain. 2007;130(1–2):66–75. doi:10.1016/j.pain.2006.10.029.

28. Yildirim K, Deniz O, Gureser G, Karatay S, Ugur M, Erdal A, Senel K. Gabapentin monotherapy in patients with chronic radiculopathy: the efficacy and impact on life quality. J Back Musculoskelet Rehabil. 2009;22(1):17–20. doi:10.3233/bmr-2009-0210.

29. Stasinopoulos D. Treatment of spondylolysis with external electrical stimulation in young athletes: a critical literature review. Br J Sports Med. 2004;38(3):352–4.

30. O'Sullivan PB, Phyty GD, Twomey LT, Allison

GT. Evaluation of specific stabilizing exercise in the treatment of chronic low back pain with radiologic diagnosis of spondylolysis or spondylolisthesis. Spine (Phila Pa 1976). 1997;22(24):2959–67.

31. Steiner ME, Micheli LJ. Treatment of symptomatic spondylolysis and spondylolisthesis with the modified Boston brace. Spine (Phila Pa 1976). 1985;10(10):937–43.

32. Sys J, Michielsen J, Bracke P, Martens M, Verstreken J. Nonoperative treatment of active spondylolysis in elite athletes with normal X-ray findings: literature review and results of conservative treatment. Eur Spine J. 2001;10(6):498–504.

33. Anderson K, Sarwark JF, Conway JJ, Logue ES, Schafer MF. Quantitative assessment with SPECT imaging of stress injuries of the pars interarticularis and response to bracing. J Pediatr Orthop. 2000;20(1):28–33.

34. Bell DF, Ehrlich MG, Zaleske DJ. Brace treatment for symptomatic spondylolisthesis. Clin Orthop Relat Res. 1988;236:192–8.

35. Blanda J, Bethem D, Moats W, Lew M. Defects of pars interarticularis in athletes: a protocol for nonoperative treatment. J Spinal Disord. 1993;6(5):406–11.

36. d'Hemecourt PA, Gerbino PG 2nd, Micheli LJ. Back injuries in the young athlete. Clin Sports Med. 2000;19(4):663–79.

37. d'Hemecourt PA, Zurakowski D, Kriemler S, Micheli LJ. Spondylolysis: returning the athlete to sports participation with brace treatment. Orthopedics. 2002;25(6):653–7.

38. Debnath UK, Freeman BJ, Grevitt MP, Sithole J, Scammell BE, Webb JK. Clinical outcome of symptomatic unilateral stress injuries of the lumbar pars interarticularis. Spine (Phila Pa 1976). 2007;32(9):995–1000. doi:10.1097/01.brs.0000260978.10073.90.

39. El Rassi G, Takemitsu M, Woratanarat P, Shah SA. Lumbar spondylolysis in pediatric and adolescent soccer players. Am J Sports Med. 2005;33(11):1688–93. doi:10.1177/0363546505275645.

40. Letts M, Smallman T, Afanasiev R, Gouw G. Fracture of the pars interarticularis in adolescent athletes: a clinical-biomechanical analysis. J Pediatr Orthop. 1986;6(1):40–6.

41. Klein G, Mehlman CT, McCarty M. Nonoperative treatment of spondylolysis and grade I spondylolisthesis in children and young adults: a meta-analysis of observational studies. J Pediatr Orthop. 2009;29(2):146–56. doi:10.1097/BPO.0b013e3181977fc5.

42. Boxall D, Bradford DS, Winter RB, Moe JH. Management of severe spondylolisthesis in children and adolescents. J Bone Joint Surg Am. 1979;61(4):479–95.

# 成人腰椎滑脱的非手术治疗  第 10 章

Joseph M.Zavatsky,David C.Briski,and
Richard Frisch

## 引言

腰椎滑脱是指头侧脊椎相对尾侧脊椎的非生理性移位，目前有多种基于病因学和滑脱严重程度的分类方法，应用最广泛的是 Wiltse-Newman 分类系统[1]。它描述了腰椎滑脱的 5 种主要病因。其中 4 种为获得性的：峡部裂型、退变性、创伤性、病理性；第 5 种为先天性或发育不良性。医源性腰椎滑脱为手术所致，可以另归为单独的一类。

根据 Wiltse-Newman 分类系统，成人腰椎滑脱最常见的类型是峡部裂型和退变性，它们的非手术治疗是本章的重点内容。

## 治疗

对怀疑腰椎滑脱的患者要进行仔细的临床和放射学检查，包括详细的病史采集、仔细的体格检查和恰当的影像学检查以评估病情严重程度。我们在其他章节对腰椎滑脱患者作了综合评估。体格检查和放射学检查需要与患者的主诉相一致，进而才能指导治疗方案的选择。

尽管目前没有保守治疗方法的随机研究的报道，我们提倡多维度的治疗策略。需要对所有患者进行相关的健康教育，包括应告知患者合适的腰背部拉伸和屈曲锻炼所带来的益处，并使患者明白人体工程学原理，避免久坐和久驾。戒烟和为达到理想体重的减肥是我们重点强调的腰椎滑脱患者可以控制的危险因素，以缓解甚至消除腰痛。另外，活动指导能减少生活环境中诱发疼痛的因素，还有增加核心肌肉力量的各种物理治疗、屈曲和伸展锻炼、减肥的有氧运动和适时的使用支具。

非麻醉制剂，包括非甾体类消炎药（NSAIDs）应该作为保守治疗的一线用药。糖皮质激素注射，包括椎板间、经椎间孔、峡部、小关节突注射，既能起到治疗作用，又能作为诊断手段。另外，还可以选择脊椎按摩和推拿以及针灸治疗。若非手术治疗无效，则需要选择手术治疗。

## 理疗

保守治疗必须对疾病有针对性，作为大多数物理治疗的组成部分，鼓励患者进行低强度的有氧运动减肥。提倡应用固定的健身脚踏车锻炼，因为理论上来说，腰椎屈曲和身体前屈可以扩大中央椎管和神经孔，从而缓解椎管狭窄患者的神经症状。保守治疗腰椎滑脱时要进行躯干稳定性锻炼。在缓解患者症状方面，屈曲姿势的理疗锻炼要优于伸展姿势的锻炼。

据已发表的少数随机研究证实，屈曲姿势的锻炼是有效的。Sinaki 等报道了 48 例因腰椎滑脱导致下腰痛的患者，均接受保守治疗。患者分成两组：屈曲腹部锻炼组和伸展背部锻炼组。随访 3 年，比较两种锻炼的效果[2]。所有患者接受为缓解症状而进行的以下指导：姿势、抬举技巧和热敷。3 个月后，接受屈曲锻炼的患者中，只有 27% 有中度到重度疼痛，只有 32% 不能工作或工作受到限制。接受伸展锻炼的患者中，67% 有中度或重度疼痛，61% 不能工作或限制工作。3 年随访结束时，屈曲锻炼组只有 19% 有中度或重度疼痛，24% 不能工作或限制工作。伸展锻炼组的相应数据为 67% 和 61%。3 个月后的总治愈率屈曲组和伸展组分别为 58% 和 6%。随访 3 年时屈曲组升为 62%，伸展组降为 0%。据此，研究者认为若要选择保守治疗，就要采取屈曲锻炼或者背部等长力量练习。

Gramse 等报道了 47 例腰椎滑脱导致腰痛症状的患者，均不适宜手术，在接受理疗[3]。28 例接受腰椎的屈曲锻炼，19 例除接受屈曲锻炼外还接受伸展锻炼。随访时，屈曲锻炼组 28 例当中的 7 例（25%）疼痛为中到重度；伸展锻炼组 19 例中的 13 例（68%）疼痛为中到重度。在屈曲组，23 例患者（82%）疼痛减轻，5 位患者（18%）感觉疼痛没有变化或者加重；伸展组患者中，7 例患者（37%）疼痛减轻，12 例患者（63%）疼痛没有变化甚至加重。除了疼痛减轻，屈曲锻炼组对工作和休闲活动无显著影响，同时对腰椎支具的依赖减少，康复的几率增加。

O'Sullivan 进行了一项随机、对照试验，采用重复实验设计，对患有慢性下腰

痛并且诊断为腰椎峡部裂或腰椎滑脱的患者采用运动疗法，分别在 3、6 和 30 个月随访时通过邮寄问卷调查治疗效果[4]。44 例患者被随机分到 2 个治疗组，实验组接受为期 10 周的运动治疗，包括腹部深层肌肉的特异性锻炼，同时锻炼峡部裂邻近的腰部多裂肌，对照组接受治疗师的治疗。治疗后，接受运动疗法的实验组无论疼痛强度还是功能残障等级的减低均有统计学意义，治疗效果维持到 30 个月的随访。整个研究过程中对照组的指标均无显著变化。研究者认为，个体化的运动疗法比其他常用的保守治疗对有慢性症状的峡部裂或腰椎滑脱患者更有效。

进行运动疗法时预测物理治疗的效果是非常困难的。Hicks 等希望找到腰椎节段不稳患者通过稳定锻炼疗法成功治疗下腰痛的预测因素[5]。他们报道了经过一年时间治疗的 54 例患者。患者接受为期 8 周的治疗计划，每周两次的额外家庭训练，通过患者自己的记录核实。该研究旨在评估脊柱核心稳定装置，包括腹直肌、腹横肌、腹内斜肌、竖脊肌和多裂肌。若治疗后的 Oswestry 残障问卷（ODQ）评分较治疗前的基线水平有 50% 以上的提高认为治疗有效。18 例患者（33%）有效，21 例患者（38.9%）有好转，15 例患者（27.8%）ODQ 评分改善小于 6 分提示治疗失败。研究者发现了 4 个预测治疗成功的主要变量：年龄小于 40 岁（成功几率高 3.7 倍）、平均直腿抬高位于基线水平、腰椎运动范围内的异常活动和俯卧位失稳试验阳性。

## 支具

支具治疗的研究主要见于儿童患者，成人支具治疗的研究较少。Steiner 和 Micheli 报道了 67 例症状性的峡部裂或 I 度腰椎滑脱的青少年患者，他们均接受改良

Boston 支具治疗[6]。平均随访 2.5 年。经过治疗，52 例患者（78%）获得了优秀或良好的疗效，疼痛消失，完全恢复正常活动。9 例患者（13%）仍有轻微症状，6 例（9%）后来需要原位融合。放射学检查证实 12 例患者的峡部裂愈合。该组患者和疗效最好的患者倾向于是峡部裂并且相对急性发病的男性患者。发病年龄、是否延误治疗、脊柱裂的有无以及骨扫描结果与最终的临床结果无关。

Spratt 等评估了支具联合屈曲和伸展锻炼治疗成年患者下腰痛，包括腰椎后滑脱、腰椎前滑脱和正常矢状位序列的患者[7]。研究者想要探寻非手术治疗（包括支具、运动锻炼和教育，屈曲和伸展姿势作为分组控制因素），对不同类型的影像学上的失稳的治疗效果。56 例患者随机分配到 3 个支具治疗组中的一组（屈曲、伸展和对照）。屈曲治疗组患者要最小化腰椎伸展或前凸，每例患者要穿戴 Raney 屈曲夹克，在物理治疗师的指导下实施一系列标准的腰椎屈曲运动。伸展治疗组要维持腰椎伸展或前凸，佩戴 Camp 过伸支具，在物理治疗师的指导下进行一标准的 McKenzie 型伸展运动。对照组不提供关于屈曲和伸展姿势的任何信息，在物理治疗师的监督下穿戴无热塑模子的 Velcro 束带，没有特定的运动疗法。在研究开始时和随访 1 个月时评估者。样本男女比例（46% 和 54%）和年龄相对均等。治疗没有减少患者的活动范围或躯干的力量。相对于屈曲组和对照组，伸展组患者的 VAS 评分改善。研究者认为临床医生应该采用伸展型支具治疗，同时给予相应的教育和运动指导。这种疗法可能是相对有效并且可行的保守治疗方法，即使对慢性下腰痛的患者亦是如此。

## 非麻醉性药物治疗

NSAIDs 作为治疗下腰痛短程治疗的一线用药早已形成共识，作为一类药品，它已成为治疗各种原因引起的下腰痛最常用的药物。有少量的文章评估其治疗腰椎滑脱的疗效，Van Tulder 等系统回顾了 NSAIDs 治疗下腰痛的双盲、随机试验[8]。他们综述了包括 51 个研究在内的 6057 位患者。作者得出以下结论：NSAIDs 类的药物对短期缓解下腰痛是有效的，很多情况下扑热息痛（对乙酰氨基酚）效果相当。另外，到目前为止还没有支持 NSAIDs 长期治疗有效的证据。

## 糖皮质激素注射

硬膜外糖皮质激素注射（ESIs）已显示出对多种原因导致的腰背痛短期有效[9, 10]。硬膜外注射糖皮质激素的短期和长期效果已在很多其他腰椎疾患中进行过评价。在已知 ESIs 的研究中，Cuckler 等专门评价了 ESIs 在治疗腰椎根性痛中的作用[11]。该研究为前瞻性、随机双盲试验，共纳入 73 例患者。治疗 23 个月后，试验组和对照组没有统计学差异。

至今为止，只发现一个直接评价 ESIs 治疗单纯腰椎滑脱的研究。Kraiwattanapong 等回顾了 33 例接受经椎间孔 ESIs 的患者历时 12 个月的治疗[12]，他们的结论与已往报道相一致，在缓解患者症状方面，ESIs 仅短期有效，长期治疗则进入平台期甚至治疗失败。

## 替代治疗

有症状的腰椎滑脱的替代治疗主要指脊椎按摩治疗。至今尚无评价按摩疗效的随机研究的报道。1987 年 Mierau 等评价了

285 例有或没有腰椎滑脱患者的疗效[13]。285 例患者中，25 例诊断为腰椎滑脱，他们没有发现脊柱按摩和非按摩组的疗效差别。

Lee 等设计了前瞻性、随机对照试验研究，以评价针灸在腰椎滑脱治疗中的作用。由于该临床研究在 2014 年才刚刚被批准实施，试验结果尚不可知[14]。然而，鉴于作为可行的替代治疗，以往的针灸很多取得了成功，研究者对该理疗方法持谨慎乐观的态度。

## 保守或手术

比较成人轻度腰椎滑脱的保守治疗和手术治疗疗效的研究较少，有两个主要的系统回顾研究评价了当前腰椎滑脱的保守治疗疗效。Kalichman 和 Hunte 回顾了 1950 年到 2007 年间所有相关文献，而 Garet 等回顾了 1966 年到 2012 年间相关的文献[15, 16]。两个回顾分析结论均显示目前尚缺乏使用药物进行腰椎滑脱治疗的标准化和成功治疗的建议和客观数据。Garet 等在发表研究结论时引用了 SPORT[17] 和 Möller 的前瞻性随机对照试验（PRCT）[18] 试验作为最高级别的证据，它们均是 I 级、前瞻性、随机、对照试验。SPORT 试验评价了退变性腰椎滑脱的治疗，Möller 的 PRCT 试验评价了成人峡部裂型腰椎滑脱。

## 脊柱疾患疗效的研究试验

脊柱疾患疗效的研究试验（SPORT）研究评价了成人退变性腰椎滑脱患者的手术和保守治疗[17]。研究纳入 304 例患者进入前瞻性随机控制队列，303 例拒绝随机的患者进入观察队列。受限于不接受分配治疗方案，随机队列的意向治疗分析结果显示手术治疗并不优于非手术治疗。在随后 3~4 年随访期间，非手术治疗显示出轻微的优势，不过差异没有统计学意义。研究的两个队列间患者存在显著交叉，这是该研究的一个主要缺陷。另外，由于治疗中的手术方法存在多样性，手术组缺少随机和对照。

在 SPORT 中非手术治疗包括理疗［43%（176/412）］、硬膜外糖皮质激素注射［47%（192/412）］、NSAIDs［54%（224/412）］和阿片类药物治疗［35%（146/412）］。随机队列和观察队列中的非手术治疗相似，尽管随机组比观察组的患者在以下方面更多：求助于外科医生［分别为 48%（122/252）和 38%（60/160），$P=0.04$］；接受注射［分别为 51%（128/252）和 40%（64/160），$P=0.04$］；应用阿片类药物［分别为 40%（100/252）和 29%（46/160），$P=0.03$］。

被随机分配到手术组的 159 例患者中，105 例（66%）接受了手术治疗，并随访 4 年。145 例患者随机分配到保守治疗组，99 例随访 4 年，其中 79 例（54%）交叉到手术组行手术治疗。由于患者的交叉，实际治疗分析产生最有意义的资料，手术组在 4 年随访时以下方面较保守治疗组显著改善：神经源性间歇性跛行（NIC）疼痛（$P=0.006$），NIC 功能障碍（PCS $P=0.047$；ODI $P=0.002$），患者满意度，自我感觉。非手术组仅有轻度改善。

## Möller 前瞻性随机对照试验

Möller PRCT 比较了成年人峡部裂型腰椎滑脱的手术治疗和保守治疗[18]。该研究中 111 例患者随机分至以下治疗组：一组，后路腰椎融合（PLF）；二组，PLF 加固定；三组，运动疗法组。106 例患者（93%）获得 2 年随访。77 例患者接受手术，34 例患者纳入运动治疗组。

随机分到运动治疗组的 34 例患者被推荐到一位对腰椎滑脱感兴趣的理疗师那里。运动疗法的基础是力量和姿势训练，强调背部及腹部肌肉训练，有 12 种不同的锻炼方式。为了便于在家中训练，8 种锻炼方式不需要专门的训练器械。4 种运动需要滑轮机器和压腿器。前 6 周每周训练 3 次，6~12 周每周 2 次。训练由一名理疗师监督，整个过程大约需要 45 分钟。一年后，患者按说明在家继续完成理疗，只完成不需要专门器械的 8 种锻炼即可。第一年，有 2/3 的患者完成了全部训练。一年后，按要求训练的患者数量不得而知。

使用残障等级指数（DRI）评估结果显示，手术治疗获得了更好的功能疗效，患者的疼痛减轻（P<0.01）；接受运动疗法的患者功能没有改善，DRI 没有变化，但是疼痛略减轻（P<0.02）。

对于保守治疗失败的患者，SPORT 和 Möller PRCT 研究均分别强烈支持成人轻度退变性腰椎滑脱和峡部裂型腰椎滑脱应行手术治疗。

## 其他研究

Matsudaira 等回顾了 53 例椎管狭窄和退变性腰椎滑脱的患者，其中 19 例接受腰椎后路椎板切除减压融合，18 例接受单纯椎板减压扩大成形术，13 例拒绝手术的患者接受非手术治疗[19]。在 2 年的随访中，非手术组的患者症状没有改善。和非手术组相比，两个手术组临床症状有显著改善（P<0.0001）。尽管非融合组畸形进展，腰椎后路减压融合组和椎板扩大成形组疗效无显著差异。作者推荐椎管扩大成形术，因为保留运动功能或许会降低邻椎病的潜在发生率。

Anderson 等应用 X-STOP 研究棘突间撑开减压（IPD）作为保守治疗轻度退变性腰椎滑脱的替代[20]。在该项一级 PRCT 研究中，75 例患者随机分配到 X-STOP（n=42）组或对照组（n=33）。两年后随访，接受保守治疗患者疼痛减轻和功能改善者占 12.9%，而 X-STOP 组比例为 63.4%。

## 建议

轻度腰椎滑脱的非手术治疗与其他原因引起的腰椎疾病的非手术治疗类似。Frymoyer 在 1994 年提出了腰椎滑脱综合保守治疗方案。该建议将上述提到的治疗方案囊括其中，包括物理疗法、通过固定自行车进行的有氧运动、减肥、非甾体类药物、小心管理患者的骨质疏松以及避免长期卧床休息[21]。然而，尽管前面推荐了很多治疗方案，腰椎滑脱的保守治疗至今没有标准的治疗方案。

最近 Parker 等报道了一项前瞻性研究，旨在评价保守治疗 2 年的腰椎疾病患者的生活质量和保守治疗的花费情况[22]。除了腰椎滑脱，该研究也评价了椎管狭窄和椎间盘突出的患者。每组 50 例患者，接受综合的医学治疗，包括理疗、NSAIDs、硬膜外糖皮质激素注射、肌松剂和口服麻醉制剂。2 年后，50 例腰椎滑脱中的 18 例（36%）由于无明显改善最后接受了手术治疗。保守治疗每一位患者总的平均花费是 6606 美元。尽管纳入的患者最后转到手术治疗的比例相对较低，作者仍然建议手术治疗，因为药物治疗的失败风险和花费更高。

支具治疗被证明是有效的。支具治疗和核心肌群训练最好联合实施，以避免腹肌和椎旁肌的失代偿或萎缩[7]。因此，如果患者能在多种方法综合治疗中的支具治疗中获益，我们建议患者使用支具。NSAIDs 或许短期内能缓解疼痛，但是外科医生必须知道其胃肠道副作用，并制定预防措施。硬膜外注射糖皮质激素短期内也有效。ESIs 不仅有短期镇痛效果，还有诊断价值。肌肉松弛剂对严重疼痛和肌肉痉挛的一些患者可能有效，但是必须小心，尤其是老年患者。麻醉镇痛剂需谨慎使用，只用于重度疼痛的短期治疗。

## 作者推荐治疗方法

目前还没有统一的腰椎滑脱的非手术治疗方案，尽管没有数据支持一种非手术治疗方法比另外一种好，当腰椎滑脱患者接受保守治疗时，作者推荐以患者为中心的、综合的治疗方案。

患者的教育至关重要，必须告知所有患者按合适的人类工程学原理、伸展和屈曲技术进行健康的背部护理的好处。同时告知患者吸烟和肥胖的坏处，以及它们是如何影响疾病预后的。另外，还应告知患者通过日常活动的调整避免触及生活中的疼痛触发器。

非手术治疗主要包括核心肌群的理疗、屈曲锻炼和 NSAID 药物。如果患者身体条件允许，并且能遵医嘱理疗，可以让患者佩戴支具。

如果经初始治疗，患者症状没有改善，可以在病变腰椎节段实施经椎间孔 ESIs、关节面和峡部注射作为补充治疗。只要患者为了免于手术治疗，注射治疗能够获得 2~3 个月缓解，则建议重复注射治疗。另外一个提倡注射治疗的原因是它兼具诊断价值。尽管注射仅仅能给患者带来数小时到数周的背痛或腿痛的缓解，这却能证实注射的节段即为患者症状的责任节段，尤其对多节段病变的患者更是如此。如果非手术治疗不能给患者带来长期缓解，并且患者的疼痛影响其日常生活，只要注射予以确诊，建议手术治疗。

患者的症状学应提供短期治疗的主要策略，治疗一开始就应制定长期治疗的目标，让患者的期望值定的现实并可以达到。开始 6 个月保守治疗失败的患者，继续保守治疗很难有效果，手术治疗较继续非手术治疗或许有更好的效果。

## 结论

在制定治疗方案时，脊柱外科医生必须清楚腰椎滑脱的自然病程。只有平均 1/3 的患者滑脱会进展，成人轻度腰椎滑脱的患者往往会对非手术治疗有效，如日常活动调整、理疗和 NSAIDs。相反的，以神经症状起病的患者保守治疗失败的风险较高[23]。

由于缺乏标准治疗程序和一级证据支持，腰椎滑脱的治疗对脊柱外科医师提出了挑战：哪种非手术治疗最好？谁会在手术治疗中获益？然而，外科医生必须始终与每一位患者一起，作为多学科综合治疗团队的队长，致力于有效的非手术治疗，同时保持明确的目标来定义这种治疗方案的成功和失败。

（李彦明 译　陈自强 校）

## 参考文献

1. Wiltse LL, Newman PH, Macnab I. Classification of spondylolisis and spondylolisthesis. Clin Orthop Relat Res. 1976;117:23–9.
2. Sinaki M, Lutness MP, Ilstrup DM, Chu CP, Gramse RR. Lumbar spondylolisthesis: retrospective comparison and three-year follow-up of two conservative treatment programs. Arch Phys Med Rehabil. 1989;70(8):594–8.
3. Gramse RR, Sinaki M, Ilstrup DM. Lumbar spondy-lolisthesis: a rational approach to conservative treatment. Mayo Clin Proc. 1980;55(11):681–6.
4. O'Sullivan PB. Lumbar segmental 'instability': clinical presentation and specific stabilizing exercise management. Man Ther. 2000;5(1):2–12.
5. Hicks GE, Fritz JM, Delitto A, McGill SM. Preliminary development of a clinical prediction rule for determining which patients with low back pain will respond to a stabilization exercise program. Arch

Phys Med Rehabil. 2005;86(9):1753–62.

6. Steiner ME, Micheli LJ. Treatment of symptomatic spondylolysis and spondylolisthesis with the modified Boston brace. Spine. 1985;10(10):937–43.

7. Spratt KF, Weinstein JN, Lehmann TR, Woody J, Sayre H. Efficacy of flexion and extension treatments incorporating braces for low-back pain patients with retrodisplacement, spondylolisthesis, or normal sagittal translation. Spine. 1993;18(13):1839–49.

8. Van Tulder MW, Scholten RJ, Koes BW, Deyo RA. Nonsteroidal anti-inflammatory drugs for low back pain: a systematic review within the framework of the Cochrane Collaboration Back Review Group. Spine. 2000;25(19):2501–13.

9. Riew KD, Yin Y, Gilula L, Bridwell KH, Lenke LG, Lauryssen C, et al. The effect of nerve-root injections on the need for operative treatment of lumbar radicular pain. A prospective, randomized, controlled, double-blind study. J Bone Joint Surg Am. 2000;82-A(11):1589–93.

10. Vibert BT, Sliva CD, Herkowitz HN. Treatment of instability and spondylolisthesis: surgical versus nonsurgical treatment. Clin Orthop Relat Res. 2006;443:222–7.

11. Cuckler JM, Bernini PA, Wiesel SW, Booth Jr RE, Rothman RH, Pickens GT. The use of epidural steroids in the treatment of lumbar radicular pain. A prospective, randomized, double-blind study. J Bone Joint Surg Am. 1985;67(1):63–6.

12. Kraiwattanapong C, Wechmongkolgorn S, Chatriyanuyok B, Woratanarat P, Udomsubpayakul U, Chanplakorn P, et al. Outcomes of fluoroscopically guided lumbar transforaminal epidural steroid injections in degenerative lumbar spondylolisthesis patients. Asian Spine J. 2014;8(2):119–28.

13. Mierau D, Cassidy JD, McGregor M, Kirkaldy-Willis WH. A comparison of the effectiveness of spinal manipulative therapy for low back pain patients with and without spondylolisthesis. J Manipulative Physiol Ther. 1987;10(2):49–55.

14. Lee HJ, Seo JC, Kwak MA, Park SH, Min BM, Cho MS, et al. Acupuncture for low back pain due to spondylolisthesis: study protocol for a randomized controlled pilot trial. Trials. 2014;15:105.

15. Kalichman L, Hunter DJ. Diagnosis and conservative management of degenerative lumbar spondylolisthesis. Eur Spine J. 2008;17(3):327–35.

16. Garet M, Reiman MP, Mathers J, Sylvain J. Nonoperative treatment in lumbar spondylolysis and spondylolisthesis: a systematic review. Sports Health. 2013;5(3):225–32.

17. Weinstein JN, Lurie JD, Tosteson TD, Zhao W, Blood EA, Tosteson AN, et al. Surgical compared with nonoperative treatment for lumbar degenerative spondylolisthesis. Four-year results in the Spine Patient Outcomes Research Trial (SPORT) randomized and observational cohorts. J Bone Joint Surg Am. 2009;91(6):1295–304.

18. Möller H, Hedlund R. Surgery versus conservative management in adult isthmic spondylolisthesis—a prospective randomized study: part 1. Spine. 2000;25(13):1711–5.

19. Matsudaira K, Yamakazi T, Seichi A, Takeshita K, Hoshi K, Kishimoto J, Nakamura K. Spinal stenosi in grade I degenerative lumbar spondylolisthesis: a comparative study of outcomes following laminoplasty and laminectomy with instrumented spinal fusion. J Orthop Sci. 2005;10:270–6.

20. Anderson PA, Tribus CB, Kitchel SH. Treatment of neurogenic claudication by interspinous decompression: application of the X STOP device in patients with lumbar degenerative spondylolisthesis. J Neurosurg Spine. 2006;4(6):463–71.

21. Frymoyer JW. Degenerative spondylolisthesis: diagnosis and treatment. J Am Acad Orthop Surg. 1994;2(1):9–15.

22. Parker SL, Godil SS, Mendenhall SK, Zuckerman SL, Shau DN, McGirt MJ. Two-year comprehensive medical management of degenerative lumbar spine disease (lumbar spondylolisthesis, stenosis, or disc herniation): a value analysis of cost, pain, disability, and quality of life: clinical article. J Neurosurg Spine. 2014;21(2):143–9.

23. Matsunaga S, Ijiri K, Hayashi K. Nonsurgically managed patients with degenerative spondylolisthesis: a 10- to 18-year follow-up study. J Neurosurg. 2000;93(2 Suppl):194–8.

第二篇

手术技术

# 第 11 章　外科技术：峡部裂修复

Leok-Lim Lau and Suken A.Shah

## 引言

椎体峡部的骨质断裂称为腰椎峡部裂，椎体峡部是连接上下关节突的骨性桥梁且可以防止相邻间的滑移。腰椎峡部裂可发生于椎弓的单侧或双侧。断裂可以是单侧的完全断裂或单侧部分断裂，也可以是单侧完全断裂合并对侧部分断裂，还可以是双侧完全断裂。已有文献报道双侧峡部及右侧椎板三处同时存在断裂[1]。双侧均部分断裂从未报道[2]。目前最常见的断裂类型是双侧全部断裂。

峡部裂在下腰椎最为常见，主要为 L5，依次为 L4、L3 及 L2。通常表现为单侧椎体受累，这会影响相邻椎体的连续性或非连续性（图 11.1）。已有文献报道多达相连 3 个节段椎体受累[3]。多节段的峡部裂不常见。15% 的腰椎峡部裂患者可进展为腰椎滑脱。滑脱程度一般不超过 40%[4]。

报道显示不同年龄组发病率不同。新生儿发生腰椎峡部裂极少报道[5]。学龄前儿童发生率 4.4%，成人发病率 6%[4]。年轻运动员发病率高达 15%，其中男性发病率为女性 2 倍。有症状的人群中男女发病率比例约为 1∶1，这说明女性发生临床症状比例更高，然而原因并不明确，可能与年轻女性运动因素有关。腰椎峡部裂是儿童、青少年及成年人下背部疼痛不适的主要原因，骨质自愈率极低，但不稳定的纤维连接可导致长期疼痛。

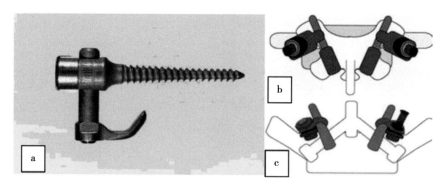

图 11.1　椎弓根螺钉、棒和椎板钩构造。（a）横向视图；（b）椎体后面观；（c）下面观

在直立位时，脊柱峡部的小面积区域通常要承受来自后方的巨大压力，而且在腰椎前凸曲度下还要承受上一水平腰椎下关节突频繁的挤压[6]。急性创伤或慢性重复性微创伤，特别是过度伸展，均可对峡部造成病理性的剪切力，最终导致腰椎峡部裂[7, 8]。这或许解释了峡部裂在非卧床人群与从事体操、跳水、足球等重复过伸运动的年轻运动员中更为普遍的病理原因。

许多儿童及青少年峡部裂是没有症状的。最常见的是活动后背部疼痛，尤其是伸展运动。造成峡部裂疼痛可能的原因包括：断裂处含丰富的痛觉神经末梢、椎体相对的不稳定、椎间盘过度受力、过度运动引起椎体后根松弛刺激断裂处的神经末梢。因此，手术前弄清造成疼痛的主要原因尤为重要。

## 影像学诊断

可疑腰椎峡部裂患者行腰骶部的前后位片和侧位片，部分患者可表现为隐性脊柱裂伴椎弓断裂，可能会影响手术方式。斜位片可以提高 X 线的曝光度，不过并未提供更多的信息[9]。作者基本放弃了 X 线斜位片及骨扫描的先进成像诊断。腰椎前凸使用逆向序列薄层 CT 平扫推荐用于 X 线显示可疑腰椎峡部裂的进一步诊断，但确诊率不理想[10]。术前 CT 平扫可评估峡部裂断裂大小及骨质硬化程度（即萎缩型或超营养型）。磁共振成像（MR）用于不典型临床表现或伴随神经系统症状患者，常规 CT 扫描显示峡部或椎弓根高信号提示腰椎峡部裂早期病变。也可用于预测保守治疗之后骨断裂愈合能力，椎弓根周围的高信号提示仍有愈合可能[11]。MRI 用于手术前评估椎体峡部裂间椎间盘的完整性。

## 峡部裂的修复指征

谨慎的选择患者会得到良好治疗效果：一些决定修复的因素见表 11.1。

**表 11.1　患者选择修复的影响因素**

| |
| --- |
| 症状持续时间 / 充分保守治疗 |
| 局部注射治疗后临时症状消除 |
| 年龄 |
| 节段不稳定 |
| 腰椎间盘损伤程度 |
| 涉及一侧或者双侧 |

### 持续性疼痛 / 疼痛增加归因于峡部断裂

不影响生活质量的患者以保守治疗为主。超过 80% 儿童及青少年治疗后症状缓解或偶有隐痛，在休息和康复锻炼后是可以恢复体育运动的，推荐的康复锻炼主要是加强柔韧度和强度。

一般而言，运动后疼痛复发或者患者超过 6 个月保守治疗无效，可以选择手术治疗。考虑做手术的非急诊患者应该接受椎体峡部浸润的诊断性注射阻滞药物来预判手术效果。即 CT 引导下于滑脱处的椎弓峡部局部注入小剂量局麻药物（如布比卡因）和皮质类固醇药物，至少 70% 患者疼痛得到改善，这预示术后功能及效果良好[12-14]。

### 年龄

年龄与临床结果呈负相关。大多数作者认为，20~30 岁之间的患者临床效果不如青少年[8, 15-17]。最近一项研究证实年龄与术后 VAS 评分并无关联[13]。这些研究中的复合因素包括：

1. 相较于正常对照组群，25 岁以上椎间盘退变人群中峡部裂发病率更高。

2. 功能恢复与骨愈合不相关[8]。

20 岁以下的年轻患者施行峡部修复更

为理想，老年患者手术治疗需谨慎。

### 椎体不稳和椎间盘退化

相较于椎体滑脱直接修复的患者，融合具有更好的临床效果[19]。Ⅰ度（<25% 滑移）滑脱适用于峡部修复。内固定用于压缩断裂和减少滑移，但临床效果不肯定。

滑脱节段水平下的椎间盘退变可导致独立疼痛的发生，它也是峡部修复手术的禁忌。文献认为椎间盘退变与椎体滑脱程度无相关性[20]。Pfirrmann 分级中退变是通过 MRI 影像中结构的变化、信号的改变和椎间盘高度的丢失来说明[21]（表 11.2）。Pfirrmann 分级中 1 级和 2 级具有峡部修复的理想适应证；3 级及 3 级以上为峡部修复的禁忌证，行融合治疗效果好。

**表 11.2 椎间盘退变 Pfirrmann 分级**

| 分级 | 结构 | 核与环差别 | 信号强度 | 椎间盘高度 |
| --- | --- | --- | --- | --- |
| Ⅰ | 均匀，明亮白色 | 明显 | 高，同脑脊液 | 正常 |
| Ⅱ | 不均匀，无水平带 | 明显 | 高，同脑脊液 | 正常 |
| Ⅲ | 不均匀，灰色 | 不明显 | 中度 | 正常小幅下降 |
| Ⅳ | 不均匀，灰至黑色 | 缺失 | 中至低 | 正常至中度降低 |
| Ⅴ | 不均匀，黑色 | 缺失 | 低 | 椎间盘倒塌 |

### 单侧对比双侧峡部断裂

急性单侧峡部断裂预后良好，并且可能自行修复愈合，推荐长期保守治疗，不建议手术治疗。

---

# 外科治疗

### 进展

手术方式随着时间不断发展。早期的外科手术通过后外侧或椎体间的融合技术达到运动节段的关节融合。这些步骤牺牲了运动节段的运动功能，同时对相邻节段产生过多的机械应力，这两者是不希望出现的，且对年轻人存在潜在危害。

1968 年，Kimura 阐述了无植入物的峡部裂断裂的直接修复，并作为可替代节段融合的手术方式[22]。这种术式具有保留了运动节段功能的优点。同年 Scott 开始用金属丝技术：张力带联合植骨从而增大断裂间的细胞溶解。许多医师使用 Scott 的金属丝技术，然而一部分人使用包括椎弓根螺钉或钢缆代替金属丝将此技术进行改良[23, 24]。

1970 年，Buck[25] 记录了使用螺钉经椎板通过峡部断裂处至椎弓根进行修复的技术，同时期许多其他作者也描述了他们用此手术方法的临床效果。1984 年，Morscher 等人[26] 报道使用 3.5mm 拉力螺钉的 Buck 技术植入较薄的或发育不良的椎板固定的效果并不理想，而提倡使用为此特制的钩螺钉装置。这种方法主要问题就是螺钉分布及椎间关节的破坏，螺钉分布位置分析提示其中 15% 病例中螺钉通过上椎体的下关节突。部分学者提出采用椎弓根螺钉联合钩棒[27]或 U 形、V 形棒固定于棘突下[7, 28]来防止椎板损伤。

目前其他常见的峡部修复技术采用直接修复：使用一枚椎板 / 峡部加压螺钉穿过峡部骨折处（改良 Buck 技术）和使用椎弓根螺钉、棒和锥板钩压缩骨折碎片，在同一节段进行解剖重建。经证实与 Scott 金属丝技术相比，此技术在进行屈曲、延伸和旋转运动时，断裂手术处有最小程度的移动[29]。与未进行治疗或者行椎弓根钉棒系统修复相比，此方法相邻节段的活动度并未增加[30]。这两个重建结构代表最理想的解剖生物力学结构，且是一种对于外科医生来说是相对简单峡部假关节的处理。

## 手术技巧

### 体位

　　患者取俯卧位于四角固定的透视床上（例如平坦的 Jackson 手术床或 AMSCO 手术床），所有压力适当的分散于胸部、髂前上棘及髌骨，腹部悬空，否则会阻碍静脉回流，增加术区出血量。根据当地用药指南预防性应用抗生素。

### 直接椎板 / 峡部加压螺钉固定

　　切皮之前使用术中透视来定位（图 11.2、图 11.3 和表 11.3）。使用椎旁肌间隙入路切开筋膜，类似 Wiltse 入路。

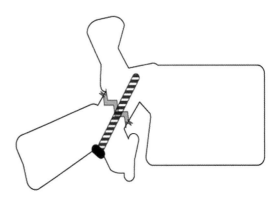

图 11.2　切除纤维软骨组织并在峡部断裂处植骨后直接用椎板 / 峡部加压螺钉固定

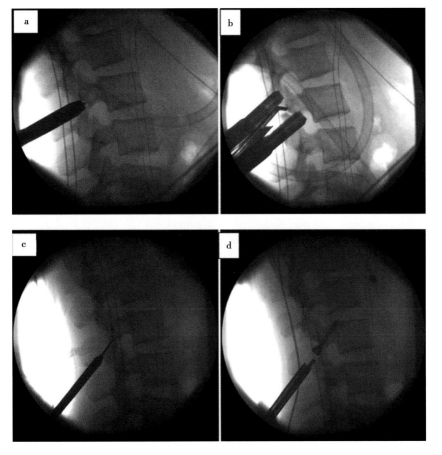

图 11.3　（a）微创扩张器定位在峡部断裂处。（b）咬骨钳咬去位于峡部断裂的纤维软骨组织。（c）克氏针放在峡部断裂处。（d）4.5mm 空心钛钉植入峡部断裂

**表 11.3 直接椎板 / 峡部加压螺钉固定的步骤**

1. 术中透视定位节段水平

2. 保留肌肉组织的 Wiltse 法入路

3. 扩张器置于椎弓根峡部

4. 断裂定位并去除峡部断裂周围的纤维软骨组织

5. 骨折部位的准备，使用骨钻去除表面硬化骨直至看见软骨下骨质出血

6. 螺钉植入点的确定（椎板侧面的尾部边缘至棘突基底处）

7. 1 导针放置处需穿过各个断裂处，包括峡部连接处、横突和椎弓根皮质

8. 通过透视或 CT 导航来指导和确认导针位置合适

9. 3.2mm 钻头钻过导针

10. 植入一枚适当尺寸的 4.5mm 钛皮质骨螺钉，未拧紧

11. 将自体松质骨移植到断裂处

12. 完全拧紧螺钉获得皮质骨加压固定

为了保留血管及减少不必要的组织损伤，可用手指将最长肌 – 多裂肌间隙钝性分离。之后可以通过微创扩张器，可以将峡部从骨膜下分离，暴露出完整的邻近部位的关节囊。定位断裂处后，使用圆形咬骨钳去除断裂处的纤维组织。用高速磨钻去除硬化表面，直到能见到骨头表面出血为止，值得注意的是，不可过多切除骨头，否则使断裂进一步扩大。峡部骨折时会有整体移位。因此要十分谨慎，注意不要损坏双侧关节囊。螺钉的入口是通过在椎板外侧 10mm 的尾端边缘到棘突基底处开一个凹槽。然后使用 Discovery 或是 F2 空心螺钉系统进行关节面融合（DePuySynthes Spine，Raynham，MA，USA），两枚导针穿过峡部断裂处以提供足够的固定，从同侧下椎板入路进入峡部连接处、横突及椎弓根皮质。通过多平面 X 线透视可以确定导线放置的位置，此外，也可以通过 CT 导航进行导针定位（图 11.4）。将导针钻入，空

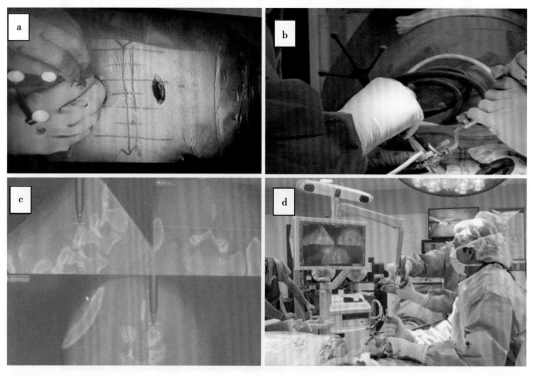

图 11.4 （a）Wiltse 式入路如图。（b）在 CT 导航下选取椎板螺钉进针点的位置。（c）椎板螺钉进钉位置选取完毕。理想的轨道是与断裂处垂直，并且在椎板轴线上骨质内能容纳 4.5mm 的空心螺钉。（d）CT 导航系统启动

心螺钉置于导针上，在断裂间提供稳定的压力和固定力。使用 3.2mm 的钻头钻出侧偏矢状面 30° 的螺钉路径，面向同侧椎弓根并横跨断裂处。沿着断裂植入合适大小的，4.5mm 钛皮质骨螺钉，但不需要完全拧紧。然后将从髂后上棘获得的松质骨填塞入断裂处，再完全拧紧螺钉，获得同侧椎弓根密质骨的良好应力支撑及横跨断裂处的良好压力。最后需要拍摄前后位和侧位的 X 线片（图 11.5）。

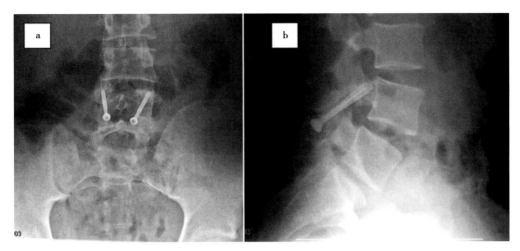

图 11.5　（a，b）椎板／峡部加压内固定后的腰椎正侧位平片

## 椎弓根螺钉、棒和椎板钩固定结构

沿中线切口切开，将脊旁肌肉组织向外侧牵拉，暴露椎板、峡部及横突的基底部（图 11.7，表 11.4）。棘突、椎板、峡部、上关节突和横突都仔细暴露完全，要小心不要伤及关节囊。使用磨钻清除纤维软骨断裂，直到软骨下骨出血为止。使用透视或体表解剖标志以决定椎弓根螺钉的起始植入位置，最好稍微靠下向外侧以防止损坏关节面。起始部位被磨平后，椎弓根开路器置入椎弓根。通道中的壁和底需由球探探查，洞口处使用攻丝为万向椎弓根螺钉做准备。

移植骨取自髂骨，在螺钉植入前填充于断裂处。目标椎体的下椎板需要安装椎板钩。只要椎板钩嵌入并固定压紧之后，就可以在螺钉头部连接处上棒。然后将整套装置加压，拧紧。最后对腰椎拍摄 X 线前后位和侧位片（图 11.6）。

表 11.4　椎弓根螺钉、棒和椎板钩固定步骤

1. 透视定位确定手术节段

2. 皮肤中线切口，剥离椎旁肌

3. 暴露棘突、椎板、峡部、上关节突及横突，保留关节囊

4. 定位断裂处，去除其周围纤维骨组织

5. 断裂处的准备，用骨钻去除表面的硬化组织，直至看到软骨下骨出血为止

6. 确定椎弓根螺钉开口位置，钻出开口，使用开路器建立通道

7. 使用球探检查椎弓根通道的四壁及底部无缺口后，对椎弓根通道进行攻丝

8. 在断裂处填塞自体骨

9. 置入大小合适的万向椎弓根螺钉

10. 椎板钩固定于目标椎体的下椎板，待钩植入后压紧

11. 小棒嵌入螺钉头部

12. 整套系统进行加压及拧紧

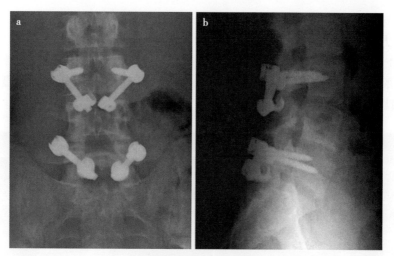

图 11.6　（a，b）使用椎弓根螺钉、棒和椎板钩进行 2 个非邻近节段
双侧椎体峡部修复后的腰椎正侧位平片

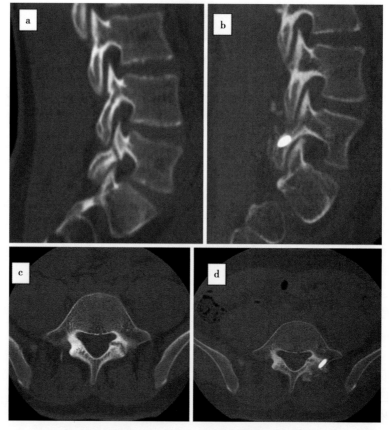

图 11.7　（a，b）CT 平扫矢状位显示直接进行椎板 / 峡部加压螺钉内固定的术前 / 术后峡部断裂处对比。
（c，d）CT 平扫横断面术前 / 术后的左侧峡部断裂处，已达到骨性愈合

## 术后护理

术后第 1 天，患者可以取坐姿在腰骶部支具（LSO）的保护下单腿伸展锻炼。建议佩戴 6 周支具。6 周之后，支具缩短改为腰骶部支具，再佩戴 6 周以上。在 6~12 周内，理疗可以增加灵活性，核心肌群强度，并且可以稳定脊柱。4~6 个月后确认预后情况，患者完全可以从事日常的体力活动（图 11.7）。

## 手术预后

由于患者的选择十分谨慎，所以大多数患者预后相当不错。按照我们的经验来看，整体良好的手术预后大约占 90%[13, 31]。

Karatas 等人进一步发现 15 名患者中有 7 名能够重返竞技体育，另有 7 名患者重新回到了娱乐体育或是俱乐部体育活动中。所有患者均达到骨质愈合。根据我们的报道，应用椎板螺钉进行直接峡部修复的患者组中没有出现并发症。应用椎弓根螺钉、棒、钩固定系统的病例中，有 1 例患者在 L5 神经分布区有轻度感觉缺失，2 例有表浅伤口感染。在一个平均为 23 个月的随访中未发现有内固定移位、松动、断裂或再手术的情况发生[31]。

Menga 等报道了在 2 年以上的随访中患者的 VAS 评分平均改善 5.8 分。76% 的运动员重返竞技体育。31 例中有 2 例患者在 L5 出现了单侧锥板内螺钉断裂。出现节段性融合的 31 例中有 2 例（6%）。一例患者出现深部伤口感染[13]。

哪种是最好的手术方法尚无定论，但对于存在峡部断裂症状的年轻患者：保守治疗无效，并具有健康的椎间盘、关节突关节和微小的滑移，他们是有必要考虑手术治疗的。目前已有一些研究者对 47 例患者进行了队列研究，比较了椎弓根螺钉 / 钩系统与直接峡部螺钉固定，研究发现峡部螺钉固定在手术时间，术中出血量，住院时间，愈合率和预后效果上均优于椎弓根螺钉 / 钩系统[31, 32]。

（谷晓川 译　李志鲲 校）

## 参考文献

1. Ariyoshi M, et al. Spondylolysis at three sites in the same lumbar vertebra. Int J Sports Med. 1999;20(1):56–7.
2. Chen MR, et al. Anatomic variability of 120 L5 spondylolytic defects. Global Spine J. 2013;3(4):243–8.
3. Sharifi G, et al. Bilateral three-level lumbar spondylolysis repaired by hook-screw technique. Global Spine J. 2012;2(1):51–6.
4. Beutler WJ, et al. The natural history of spondylolysis and spondylolisthesis: 45-year follow-up evaluation. Spine (Phila Pa 1976). 2003;28(10):1027–35. discussion 1035.
5. Borkow SE, Kleiger B. Spondylolisthesis in the newborn. A case report. Clin Orthop Relat Res. 1971;81:73–6.
6. Inceoglu S, Mageswaran P. Multi-scale finite element modelling at the posterior lumbar vertebra: analysis of pedicle stresses due to pars fracture. Comput Methods Biomech Biomed Eng. 2014;17(7):787–91.
7. Gillet P, Petit M. Direct repair of spondylolysis without spondylolisthesis, using a rod-screw construct and bone grafting of the pars defect. Spine (Phila Pa 1976). 1999;24(12):1252–6.
8. Hioki A, et al. Repair of pars defects by segmental transverse wiring for athletes with symptomatic spondylolysis: relationship between bony union and postoperative symptoms. Spine (Phila Pa 1976). 2012;37(9):802–7.
9. Beck NA, et al. Do oblique views add value in the diagnosis of spondylolysis in adolescents? J Bone Joint Surg Am. 2013;95(10):e65.
10. Saifuddin A, et al. Orientation of lumbar pars defects: implications for radiological detection and surgical management. J Bone Joint Surg Br. 1998;80(2):208–11.
11. Sairyo K, Sakai T, Yasui N. Conservative treatment of lumbar spondylolysis in childhood and adolescence: the radiological signs which predict healing. J Bone Joint Surg Br. 2009;91(2):206–9.
12. Suh PB, Esses SI, Kostuik JP. Repair of pars interarticularis defect. The prognostic value of pars infiltration. Spine (Phila Pa 1976). 1991;16(8 Suppl):S445–8.
13. Menga EN, et al. Clinical results and functional outcomes after direct intralaminar screw repair of spondylolysis. Spine (Phila Pa 1976). 2014;39(1):104–10.
14. Wu SS, Lee CH, Chen PQ. Operative repair of symptomatic spondylolysis following a positive response to diagnostic pars injection. J Spinal Disord. 1999;12(1):10–6.
15. Dai LY, et al. Direct repair of defect in lumbar spon-

dylolysis and mild isthmic spondylolisthesis by bone grafting, with or without facet joint fusion. Eur Spine J. 2001;10(1):78–83.

16. Smith JA, Hu SS. Management of spondylolysis and spondylolisthesis in the pediatric and adolescent population. Orthop Clin North Am. 1999;30(3):487–99. ix.

17. Nicol RO, Scott JH. Lytic spondylolysis. Repair by wiring. Spine (Phila Pa 1976). 1986;11(10):1027–30.

18. Szypryt EP, et al. The prevalence of disc degeneration associated with neural arch defects of the lumbar spine assessed by magnetic resonance imaging. Spine (Phila Pa 1976). 1989;14(9):977–81.

19. Schlenzka D, et al. Direct repair for treatment of symptomatic spondylolysis and low-grade isthmic spondylolisthesis in young patients: no benefit in comparison to segmental fusion after a mean follow-up of 14.8 years. Eur Spine J. 2006;15(10):1437–47.

20. Dai LY. Disc degeneration in patients with lumbar spondylolysis. J Spinal Disord. 2000;13(6):478–86.

21. Pfirrmann CW, et al. Magnetic resonance classification of lumbar intervertebral disc degeneration. Spine (Phila Pa 1976). 2001;26(17):1873–8.

22. Kimura M. My method of filing the lesion with spongy bone in spondylolysis and spondylolistesis. Seikei Geka. 1968;19(4):285–96.

23. Salib RM, Pettine KA. Modified repair of a defect in spondylolysis or minimal spondylolisthesis by pedicle screw, segmental wire fixation, and bone grafting. Spine (Phila Pa 1976). 1993;18(4):440–3.

24. Giudici F, et al. Long-term results of the direct repair of spondylolisthesis. Eur Spine J. 2011;20 Suppl 1:S115–20.

25. Buck JE. Direct repair of the defect in spondylolisthesis. Preliminary report. J Bone Joint Surg Br. 1970;52(3):432–7.

26. Morscher E, Gerber B, Fasel J. Surgical treatment of spondylolisthesis by bone grafting and direct stabilization of spondylolysis by means of a hook screw. Arch Orthop Trauma Surg. 1984;103(3):175–8.

27. Tokuhashi Y, Matsuzaki H. Repair of defects in spondylolysis by segmental pedicular screw hook fixation. A preliminary report. Spine (Phila Pa 1976). 1996; 21(17):2041–5.

28. Altaf F, et al. Repair of spondylolysis using compression with a modular link and screws. J Bone Joint Surg Br. 2011;93(1):73–7.

29. Fan J, et al. Direct repair of spondylolysis by TSRH's hook plus screw fixation and bone grafting: biomechanical study and clinical report. Arch Orthop Trauma Surg. 2010;130(2):209–15.

30. Mihara H, et al. The biomechanical effects of spondylolysis and its treatment. Spine (Phila Pa 1976). 2003;28(3):235–8.

31. Karatas AF, et al. Comparison of direct pars repair techniques of spondylolysis in pediatric and adolescent patients: pars compression screw versus pedicle screw-rod-hook. J Spinal Disord Tech. 2012 PMID: 23075858.

32. Shin MH, et al. Direct pars repair surgery using two different surgical methods: pedicle screw with universal hook system and direct pars screw fixation in symptomatic lumbar spondylosis patients. J Korean Neurosurg Soc. 2012;51(1):14–9.

# 轻度腰椎滑脱的减压与融合治疗　第 12 章

John R.Dimar II,Calvin C.Kuo,
and Andrew J.Cordiale

## 引言

腰椎滑脱可出现临床症状是由于压迫性的神经病变、进行性的滑脱和不稳定以及后天的退变性椎间盘疾病，而更常见的是这些诸多因素的共同作用。神经症状主要是由于椎管的狭窄所引起，通常引起相应神经根的压迫症状，而少数可引起脊髓性的跛行。压迫可来源于椎间盘退变引起椎间隙的狭小从而导致椎间孔狭窄，突出的椎间盘直接压迫于椎管、增厚的黄韧带以及小关节突的退变引起的骨赘和小关节滑膜囊肿（图 12.1），所有这些共同作用引起椎管狭窄导致"静态"狭窄。而脊椎额外的"动态"前滑脱导致了额外的狭窄，因而会出现典型的腰背部、臀部疼痛及下肢麻木、刺痛及典型的放射痛症状，包括麻木、针刺样放射到大腿。大多数有症状的退行性腰椎滑脱的患者仅表现为神经症状而无明显腰背部疼痛，而只有一部分患者发展为机械性腰背痛。背痛主要是机械性，在长时间站立、行走、弯腰、提重物或扭转时背部疼痛会加重。患者还会出现关节绞索、摩擦音、弹响或者当腰椎向前

弯腰时患者会感觉到腰椎的不稳从而减少活动。这个在进展性退行性的 L4/5 腰椎滑脱或高节段运动相关的狭窄性腰椎滑脱中特别明显。神经根的症状可因久站、行走而加重，也可转变为坐着或者躺着也一直持续，特别是在早晨起床时。当坐下休息或者使脊柱前倾时，椎管内压力减轻，神经根压迫减轻，患者通常会感觉轻松许多。这些椎管狭窄的患者会表现出典型的"购物车征"，即当身体前倾类似推购物车时疼痛会明显好转。神经性跛行的病理生理机制被认为是继发的腰椎背根神经节和神经根的血流减少后导致狭窄，继发硬膜外血管受压造成血流量减少所致，而且体重的增加会加重症状[1, 2]。典型的退行性腰椎滑脱可因侧隐窝狭窄，而出现横断的 L5 神经根病变，而严重的椎间孔狭窄可以引起 L4 的神经根出口的压迫[3]（图 12.2）。在重度腰椎滑脱，不仅 L5–S1 椎间孔狭窄导致 L5 神经根的出口受压，同时还会压迫骶骨上角处的神经根。另外，峡部裂后腰部活动导致继发性纤维软骨增生，这会压迫到在椎弓极下通过的 L5 神经（图 12.3）。固定的过伸过曲位片显示这种动态不稳定

与椎体前滑移类似，而患者的活动能减小腰椎滑脱程度。同样的表现还可以在麻醉放松状态下，患者在手术床上取仰卧的体位时观察到[4]。

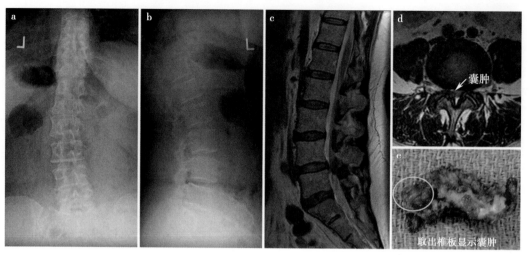

图 12.1　65 岁女性，主诉腰背部疼痛 3 个月伴右侧 L5 神经根放射痛症状，既往保守治疗，现要求手术治疗。（a 和 b）正位和侧位平片提示 L4-L5 间 Ⅰ 度退行性腰椎滑脱伴的 4mm 的腰椎前滑脱。（c~e）矢状位和冠状位的磁共振 T2 相可见椎管狭窄和右侧小关节内囊肿，术中图像显示减压后取出的囊肿实物及椎板

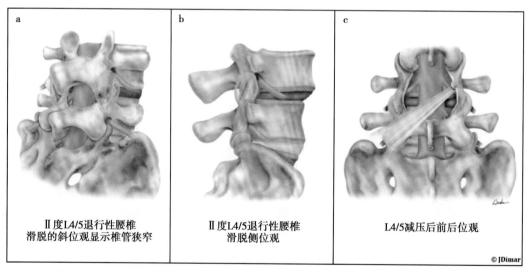

图 12.2　L4/5 椎间关节狭窄的示意图，Ⅱ 度的 L4/5 退行性腰椎滑脱。（a）Ⅱ 度 L4/5 退行性腰椎滑脱的斜位片显示椎间小关节紊乱，滑膜增生以及椎间孔狭窄导致 L4 传出神经根及 L5 横突神经根受压，且很严重时可伴有椎管内狭窄。（b）压迫 L4 和 L5 神经根的 L4/5 椎间孔狭窄侧位片。（c）后位片展示了广泛压迫可引起双侧椎间孔狭窄及引起所有 4 种潜在的神经根受压病变的椎管内狭窄。通过多种方式对腰椎滑脱复原后椎管内空间及椎间空间得到恢复

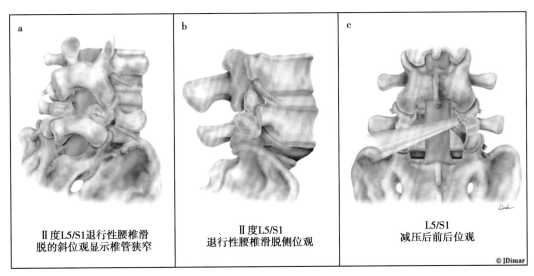

图 12.3 L5-S1 腰椎滑脱的示意图。图示为 L5-S1 峡部脊椎 II 度滑脱。（a）II 度的 L5-S1 峡部腰椎滑脱的斜位片展示了获得性椎间小关节紊乱，滑膜增生以及椎间孔狭窄导致 L5 传出神经根受压同时伴有椎管内狭窄。（b）侧位片显示 L5-S1 椎间孔狭窄压迫 L5 神经根。（c）后位片展示了广泛压迫可引起双侧椎间孔狭窄及引起潜在的神经根受压病变的椎管内狭窄。减压需沿 L5 神经根全程侧位进行以去除导致狭窄的所有椎间孔增生组织。通过多种方式对腰椎滑脱复位后恢复椎管内空间及椎间空间

## 手术适应证

神经根病变的高发生率表明完全性减压的重要性，绝对的手术适应证包括：进行性神经功能障碍，如严重的神经根病变、肢体乏力、顽固性疼痛、尿便失禁、偶有急性的马尾综合征。相对手术适应证包括：难以缓解的背痛、矢状面失平衡、经 3~6 个月的保守治疗无效、无法忍受的神经根症状，或日常活动受影响导致生活质量下降。如果决定手术治疗，有多种手术方式可供选择，包括单纯减压、减压联合或不联合动态固定、或减压融合。有证据支持滑脱患者行减压融合术较减压非融合术对预后改善更明显。腰椎滑脱的减压融合术有多种方式，包括后路侧位、经椎间孔椎间融合术（TLIF）、前侧和直接侧位入路等，这些方式均可与多种形式的融合器和内固定相结合来提高融合的成功率和远期效果。还有很多棘突间的内固定可以用来处理椎板和椎间孔改善神经症状[4-13]。由于融合对于手术的成功性至关重要，用还有很多种材料也被用来辅助融合，包括自体骨、异体骨、陶瓷材料和人造骨。本章节主要阐述使用及不使用内固定的减压及融合手术方式。

Herkowitz 于 1991 年进行了前瞻性的随机研究，比较了 L3/4 或 L4/5 退行性的腰椎滑脱伴狭窄，分别行椎板切除减压术和椎板切除关节融合术的 50 名患者。研究表明那些行横突间融合的患者术后腰腿痛缓解更好[5]。随后 Fishgrund 的一项研究比较了 76 名患者应用与未应用内固定的退行腰椎滑脱患者术后融合成功率，67 名患者在随后的两年得到随访，其中内固定组中有 82% 患者融合成功，而未使用内固定组中只有 45% 融合（P=0.0015）。然而从临床结局显示使用内固定的患者 76% 表示满意，未使用内固定的 85% 表示满意（P=0.45）。研究者得出结论，内固定确实可以增加融合的成功率，但从临床效果来看并不有效[6]。这项研究的一个缺点就是

用 2 年后的融合成功率来评价内固定的临床效果，时间不够长。而 Kornblum 等随后对 Fishgrund 的原始患者进行的平均为 7.8 年的调查研究显示[14]，单节段的腰椎滑脱及椎管狭窄患者接受后路减压及自体骨植骨融合的患者只有 46%（22/47）最终获得坚固融合，但是，坚固融合的患者中 86% 的患者最终获得良好的临床效果，而那些非融合产生假关节的患者只有 56% 获得满意的临床效果。这项研究表明坚固的融合确实可以提高临床效果并且远期效果更好。因为内固定可获得更好的融合成功率，大多数外科医生都建议使用内固定联合后外侧入路植骨融合术以增加远期效果。虽然内固定可增加腰椎融合成功率，但还是有一些因素被证实即使使用内固定也会降低融合率，包括椎间盘间隙变宽以及节段的脊柱节段性后凸[15]。

Montgomery 进行了一项研究，以评价是否该通过直接或间接的方式来减少腰椎滑脱。25 例单节段腰椎滑脱患者通过在手术台上间接的、被动的矫正方式复位，比较其术前与术后站立位腰骶部侧位片。站立过伸过曲以及术中侧位片上，滑脱百分比分别从 24% 降到 15% 和 6%（P<0.001）。在两种情况下，站立位及手术位，减低率与滑脱的程度、角度或者退行性间盘疾病不相关。

脊柱疾病患者疗效研究实验（SPORT）是一项用以评估退行性腰椎滑脱患者的前瞻性研究，此调查试验报告了 2 年[16]和 4 年的疗效。这项研究因其允许严重临床症状患者由保守治疗组转为手术治疗组，导致意向性治疗及手术治疗数据的混乱，已受到批评。在其分析中行减压融合手术的患者 2 年及 4 年的疗效较保守治疗组好。在 8 年的随访中，该研究已经证实腰椎间盘突出的患者手术治疗的远期效果有提高，关于退变性腰椎滑脱患者的 8 年随访结果还未确定。

## 手术方式

### 单纯减压术

经药物或者微创治疗但临床症状无明显缓解，且伴有症状性椎管狭窄的腰椎滑脱患者，可考虑行单纯减压手术[19]。虽然很少单独行减压术，但此方式仍然适用于一些人群，包括表现为关节强直的稳定性滑脱，或者有严重并发症不能耐受额外融合手术的老人。然而，在相对年轻的患者行单纯减压而不融合，可能会引起滑脱加重，远期效果不佳[5, 14, 16]（图 12.4）。

标准的手术方式是开放后路减压，患者取俯卧位于 wilson 支架或 Jackson 手术床，预防压疮，使腹部自由下垂以保证腹腔血流通畅。Jackson 床可有效减少滑脱椎体的移动，较少静脉淤血以及手术区域的出血。取后正中切口，依次切开皮肤、皮下脂肪、筋膜及肌肉直至椎板，无论是何种方式，椎板减压一定要彻底[8]。棘上韧带、棘突间韧带和小关节囊都应保护好。术中透视定位好减压节段，增生的棘间韧带和黄韧带，以及任何影响椎间孔的增生小关节等组织可同椎板一同切除，椎管及椎间孔需使用探针探查以保证椎管及神经根减压彻底。如有必要，减压可扩大至切除完整椎板，甚至相邻节段，但这可能会增加椎体的不稳定性[7]。

在减压过程中，硬脑膜撕裂是很常见的并发症。狭窄的椎管以及关节囊肿导致的粘连和硬脊膜的变薄。通常这几个解剖位置最易发生硬脑膜撕裂：颅尾缘、尾叶颅边缘、椎间盘突出水平以及关节面和增生黄韧带连接处[20]。作者的观点是直接缝合修补，可使用纤维蛋白胶，或者进一步使用脑膜补片修补。虽然很少单独行减压术，但对于稳定性滑脱患者或者同期行完整减压融合存在禁忌证时仍不失为一种方法。

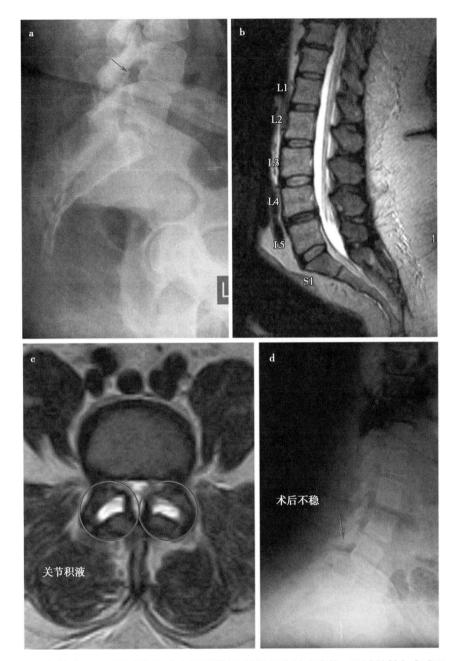

图 12.4　52 岁女性主诉严重的腰背部疼痛伴双侧 L5 神经根放射痛症状，通过微创方式减压。（a，b）术前侧位的平片提示 L4/5 的 I 度退行性滑脱及 1~2mm 的向前滑移，俯卧位磁共振由于体位性复位迷惑性的提示 L4/5 退行性的椎间盘病变而未能发现滑脱。（c，d）水平位的磁共振 T2 相提示双侧椎间小关节炎症性滑膜腔积液以及椎间孔镜术后小关节变宽。侧位平片示术后医源性 L4/5 不稳伴前滑脱显著增加至约 14mm

减压融合术

　　椎管减压加脊柱融合术已经被证明比单纯的减压术有更好的临床预后[19, 21]。然而脊柱融合手术方式在 4 年后的随访中并没有表现出什么优势[22]。在开窗减压手术中，脊柱旁的肌肉、小关节都会受到破坏，所以很有必要选择一种直接且损伤小的，能沿着横突间的韧带从横突到另一横突的无阻碍手术入路。充分的空间对于获得较好的横突间的融合是很关键的，注意不要突破前方的前纵韧带，因为前面就是腹膜后空间，植骨可能会掉入。在切开暴露时，小关节动脉需使用电凝在去皮质后的关节面上止血，要小心避免损伤头侧关节面，同时注意保护相应的神经血管丛，一旦损伤会导致去神经支配，则引起该神经支配的脊柱旁肌肉功能萎缩。当需要融合的椎体间的椎间盘已完全清除，还需要进一步刮除上下面的终板及多余的骨赘，再将需要移植骨完整的放入椎间隙内。主流的植骨材料包括：减压后的自体骨组织、髂骨植骨、同种异体骨、人造骨和生物制剂如BMP-2 或 BMP-7[23, 24]。在远期效果、并发症、融合成功率、费用方面，所有这些材料都有其各自的优缺点，一些情况下也可以混合使用。

### 减压融合内固定术

为了获得更好的融合成功率，建议使用钉棒行内固定[6, 19]。后文中将阐述这些材料的使用。手术台的选择是后路减压融合内固定术的首要考虑问题。在使用内固定的融合术中，作者更倾向于使用 Jackson床，因为在灵活性、对脊柱的伸展性以及术中透视等方面具有很大优势。对于标准的俯卧位后正中切口及旁后正中切口都是可以使用的。首先确定好椎弓根的位置及螺钉植入点，作者建议在植入螺钉的过程中使用持续神经电信号监测。螺钉的植入点可能会因患者的解剖结构而异，但是通常是在两椎体上下关节突关节面的下外侧。用咬骨钳、骨钻或者刮勺清除关节面上增生的骨赘以恢复正常解剖结构，以防入钉点的偏移。弯曲的椎弓根内边界可以使用

球探探查，进钉与探针交替以确保螺钉走行安全。

通常椎弓根螺钉的植入点在横突、椎板和关节突的外侧缘三者的交汇处，术前复习患者的影像学资料是个很好的习惯，以了解个体的差异。开凿入钉点可以使用一些器械工具，通常使用骨钻或尖锥。术中透视或者 CT 扫描等影像学手段可以提高椎弓根螺钉植入的成功率[25]。然后选择使用合适的探针轻探钉道四壁及底，带有神经电信号监测的探针或许更有用。作者更倾向于探察每个螺钉的神经电信号，因为它对于发现钉道内侧破口非常灵敏[26]。初始探查约 20mm 深度，这代表了成人椎弓根的平均长度，而且这个深度可以直接方便的用弯曲的探针完整的探查钉道周围。对于不同的个体以及同一个个体不同节段的椎体的差异，探针探查的方式有所不同。当使用弯曲的探针（直探针很少使用）探测高位椎体（L1-L2）时先以一定角度进入约 20mm，旋转 180° 后再探查另一面，然后直至想要的深度。在低位椎体时（L3-L5），使用探针反复探查钉道面直至20mm，然后到指定深度。确保使用两只手使用探针，一手握探针，另一只手可以控制探针的角度以及确保操作的精确性。

如果遇到阻力，需要再次检查进钉点和钉道的角度是否正确，另外最好使用球头探针探查和轻敲钉道的四个壁以及底部是否完整，均为正常后可使用自攻丝螺钉。一旦螺钉植入后，最后建议再查 EMG，信号值低于神经电信号监测正常临界值的螺钉需要取下，行椎弓根钉道检查，接着重新定位和植入螺钉，或者此处不植入螺钉也是可以的。减压是必须的，通过打开椎管达到体位性的复位，改善滑移的动态狭窄已达到部分减压的效果。继发于关节突及椎间盘退行性变导致的椎管内机械性狭窄可通过手术方式解决。关节面由高位的

L2–L3 水平的矢状位逐渐向低位变化，在到达 L5S1 水平呈现冠状位。所以需要减压的平面不同，小关节面的切除方式也不同。过度的切除关节面也会影响脊柱的稳定性，尤其是在高位椎体。有时为了充分的减压而过度切除关节，破坏脊柱稳

定，这个时候就需要行融合手术以提高稳定性。部分由于椎间关节的增生而压迫椎间孔导致狭窄的退行性椎体滑脱（特别是 L4L5）适合行椎间孔减压术（图 12.5）。这与因纤维软骨增生压迫 L5 神经根出口的峡部滑脱在病因学上有所不同。因此在处

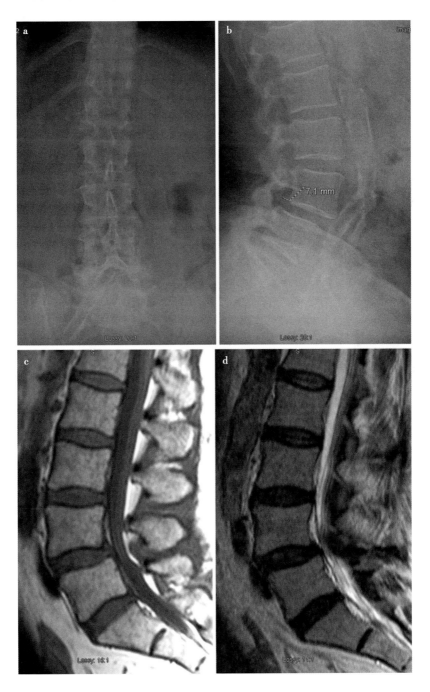

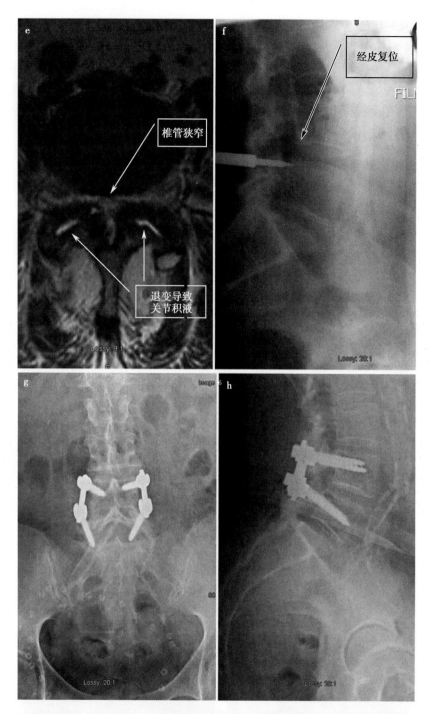

图 12.5　53 岁女性表现为持续性右 L5 神经根放射痛 2 年，既往已经口服非甾体类抗炎药、理疗、硬膜外阻滞等保守治疗无效。行 L4/5 减压，自体髂骨和局部骨后外侧植骨融合。（a，b）正位片及侧位片提示 I 度 L4/5 约 7mm 前滑脱的腰椎滑脱。（c，d）磁共振矢状位的 T1 和 T2 相提示 L4/5 在沙滩位下滑脱自行复位。（e，f）水平位的 T2 相显示严重的椎管内狭窄，关节积液征象；术中侧位平片显示滑脱复位。（g，h）术后 2 年的随访行正位及侧位片提示 L4/5 后外侧椎体融合坚固

理退行性变的滑脱时有必要彻底解除因椎间盘退变和增生的小关节导致的 4 个空间上的狭窄：中央，关节下，椎间孔和椎间孔外。在神经根的整个走行区域都应当没有压力，这在处理峡部裂的 L5-S1 滑脱时尤其重要。L5 神经根常由于椎间孔侧面的减压不足而引起狭窄和残余神经症状。植入椎弓根螺钉或者切除前外侧椎间盘骨赘等手术操作时可能会引起椎体在椎间孔位置压迫神经的并发症（图 12.6）。硬脊膜的撕裂也应当及时处置，包括直接缝合修补，使用纤维蛋白胶水，如有必要也可硬脊膜移植。

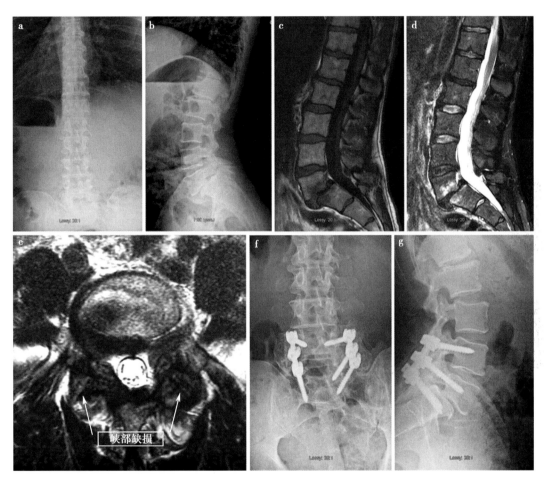

图 12.6　52 岁男性，主诉腰背部疼痛多年，近期出现持续的双侧 L5 神经根放射痛，非甾体类抗炎药、理疗及硬膜外阻滞无效。行 L4-L5-S1 三个椎体的减压自体髂骨及局部骨后外侧位融合。（a，b）正位片及侧位片显示Ⅱ度的峡部滑脱。（c，d）矢状位的磁共振 T1、T2 相提示 L5-S1 腰椎滑脱和 L4/5 Modic 改变（终板退变）及 L4-L5 椎间盘的退变。（e）水平位的 T2 显示椎弓根受破坏。（f，g）术后 2 年随访正侧位片显示 L4-L5-S1 病变节段后外侧融合良好

　　在整个减压手术过程中都需要彻底的止血，以免血色素的显著下降。硬膜外的静脉丛，可以使用双极电凝烧灼止血，以保证无渗血和手术视野，必要时可使用明胶海绵、凝血酶（混有 1% 肾上腺素）、止血剂、骨蜡及脑棉等。当减压以及内固定已经置入完毕时，需要移植的骨组织也应该准备完毕。

　　供置入的骨材料有很多种，从外科手术后的远期愈合来看各自都有优缺点。金

标准仍然是自体髂骨移植，还有多种方式与之结合使用如局部骨移植、陶瓷材料、脱钙骨、各种同种异体骨材料以及成骨蛋白（BMP）。近期研究发现在后期融合术中，BMP表现出可靠的融合率和较低的并发症发生率，但还是有一些并发症被报道，如积液、异位骨化、骨质疏松以及融合器的衰败，切口问题和可能罹患肿瘤的风险增加[27]。但近期的调查显示使用BMP的融合手术患者并未呈现明显的肿瘤高发生率[28, 29]。对于每个个体而言应该综合考虑融合需求以及患者自身的需求来放置合适的融合器（图12.7）。当节段较短或者椎板完全切除，为了保持脊柱的稳定性，建议使用交联固定棒。在关闭切口以及放置内固定前再次透视核实手术节段。

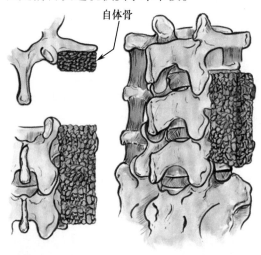

自体骨

图12.7　图片展示了在横突去皮质后使用自体骨来帮助椎体融合，精细的融合反复强调也不为过，内固定固然重要，但远期的融合成功更重要

总结

外科手术治疗腰椎滑脱是为了解除神经根的受压，保持椎体稳定性，缓解或恢复脊柱平衡，以及获得滑脱椎体的融合成功。彻底的减压是手术效果的关键，一些研究建议患者最好在行减压的同时联合椎体融合。近年来内固定的使用使得椎体更加坚固稳定，但并没有直接的临床证据证明临床疗效更佳。如果在术前影像学检查以及术中发现椎体存在明显的不稳定时，在成熟且稳固的融合后，使用内固定可以提高椎体稳定性。

（谷晓川 译　李志鲲 校）

## 参考文献

1. Takahashi K, Miyazaki T, Takino T, Matsui T, Tomita K. Epidural pressure measurements. Relationship between epidural pressure and posture in patients with lumbar spinal stenosis. Spine. 1995;20(6):650–3.
2. Takahashi K, Kagechika K, Takino T, Matsui T, Miyazaki T, Shima I. Changes in epidural pressure during walking in patients with lumbar spinal stenosis. Spine. 1995;20(24):2746–9.
3. Sengupta D, Herkowitz H. Degenerative spondylolisthesis: review of current trends and controversies. Spine. 2005;30(6 Suppl):S71–81.
4. Montgomery D, Fischgrund J. Passive reduction of spondylolisthesis on the operating room table: a prospective study. J Spinal Disord. 1994;7(2):167–72.
5. Herkowitz H, Kurz L. Degenerative lumbar spondylolisthesis with spinal stenosis. A prospective study comparing decompression with decompression and intertransverse process arthrodesis. J Bone Joint Surg Am. 1991;73(6):802–8.
6. Fischgrund J, Mackay M, Herkowitz H, Brower R, Montgomery D, Kurz L. 1997 Volvo Award winner in clinical studies. Degenerative lumbar spondylolisthesis with spinal stenosis: a prospective, randomized study comparing decompressive laminectomy and arthrodesis with and without spinal instrumentation. Spine. 1997;22(24):2807–12.
7. Nakanishi K, Tanaka N, Fujimoto Y, Okuda T, Kamei N, Nakamae T, et al. Medium-term clinical results of microsurgical lumbar flavectomy that preserves facet joints in cases of lumbar degenerative spondylolisthesis: comparison of bilateral laminotomy with bilateral decompression by a unilateral approach. J Spinal Disord Tech. 2013;26(7):351–8.
8. Matsudaira K, Yamazaki T, Seichi A, Takeshita K, Hoshi K, Kishimoto J, et al. Spinal stenosis in grade I degenerative lumbar spondylolisthesis: a comparative study of outcomes following laminoplasty and laminectomy with instrumented spinal fusion. J Orthop Sci. 2005;10(3):270–6.
9. Davis R, Errico T, Bae H, Auerbach J. Decompression and Coflex interlaminar stabilization compared with decompression and instrumented spinal fusion for spinal stenosis and low-grade degenerative spondylolisthesis: two-year results from the prospective, randomized, multicenter, Food and Drug Administration

Investigational Device Exemption trial. Spine. 2013;38(18):1529–39.

10. Gomleksiz C, Sasani M, Oktenoglu T, Ozer A. A short history of posterior dynamic stabilization. Adv Orthop. 2012;2012:629698.

11. Harris E, Sayadipour A, Massey P, Duplantier N, Anderson D. Mini-open versus open decompression and fusion for lumbar degenerative spondylolisthesis with stenosis. Am J Orthop. 2011;40(12):E257–61.

12. Boissiere L, Perrin G, Rigal J, Michel F, Barrey C. Lumbar-sacral fusion by a combined approach using interbody PEEK cage and posterior pedicle-screw fixation: clinical and radiological results from a prospective study. Orthop Traumatol Surg Res. 2013;99(8):945–51.

13. Anderson P, Tribus C, Kitchel S. Treatment of neurogenic claudication by interspinous decompression: application of the X STOP device in patients with lumbar degenerative spondylolisthesis. J Neurosurg Spine. 2006;4(6):463–71.

14. Kornblum M, Fischgrund J, Herkowitz H, Abraham D, Berkower D, Ditkoff J. Degenerative lumbar spondylolisthesis with spinal stenosis: a prospective long-term study comparing fusion and pseudarthrosis. Spine. 2004;29(7):726–33.

15. Suda K, Ito M, Abumi K, Haba H, Taneichi H, Kaneda K. Radiological risk factors of pseudoarthrosis and/or instrument breakage after PLF with the pedicle screw system in isthmic spondylolisthesis. J Spinal Disord Tech. 2006;19(8):541–6.

16. Weinstein J, Lurie J, Tosteson T, Hanscom B, Tosteson A, Blood E, et al. Surgical versus nonsurgical treatment for lumbar degenerative spondylolisthesis. N Engl J Med. 2007;356(22):2257–70.

17. Weinstein J, Lurie J, Tosteson T, Zhao W, Blood E, Tosteson A, et al. Surgical compared with nonoperative treatment for lumbar degenerative spondylolisthesis. four-year results in the Spine Patient Outcomes Research Trial (SPORT) randomized and observational cohorts. J Bone Joint Surg Am. 2009;91(6):1295–304.

18. Lurie JD, Tosteson TD, Tosteson AN, Zhao W, Morgan TS, Abdu WA, et al. Surgical versus nonoperative treatment for lumbar disc herniation: eight-year results for the spine patient outcomes research trial. Spine. 2014;39(1):3–16.

19. Wr W, Bono C, Gilbert T, Kreiner D, Mazanec D, Shaffer W, et al. An evidence-based clinical guideline for the diagnosis and treatment of degenerative lumbar spondylolisthesis. Spine J. 2009;9(7):609–14.

20. Takahashi Y, Sato T, Hyodo H, Kawamata T, Takahashi E, Miyatake N, et al. Incidental durotomy during lumbar spine surgery: risk factors and anatomic locations: clinical article. J Neurosurg Spine. 2013;18(2):165–9.

21. Martin C, Gruszczynski A, Braunsfurth H, Fallatah S, O'Neil J, Wai E. The surgical management of degenerative lumbar spondylolisthesis: a systematic review. Spine. 2007;32(16):1791–8.

22. Abdu W, Lurie J, Spratt K, Tosteson A, Zhao W, Tosteson T, et al. Degenerative spondylolisthesis: does fusion method influence outcome? Four-year results of the spine patient outcomes research trial. Spine. 2009;34(21):2351–60.

23. Vaccaro A, Lawrence J, Patel T, Katz L, Anderson D, Fischgrund J, et al. The safety and efficacy of OP-1 (rhBMP-7) as a replacement for iliac crest autograft in posterolateral lumbar arthrodesis: a long-term (>4 years) pivotal study. Spine. 2008;33(26):2850–62.

24. Hurlbert R, Alexander D, Bailey S, Mahood J, Abraham E, McBroom R, et al. rhBMP-2 for posterolateral instrumented lumbar fusion: a multicenter prospective randomized controlled trial. Spine. 2013;38(25):2139–48.

25. Santos E, Sembrano J, Mueller B, Polly D. Optimizing iliac screw fixation: a biomechanical study on screw length, trajectory, and diameter. J Neurosurg Spine. 2011;14(2):219–25.

26. Glassman S, Dimar J, Puno R, Johnson J, Shields C, Linden R. A prospective analysis of intraoperative electromyographic monitoring of pedicle screw placement with computed tomographic scan confirmation. Spine. 1995;20(12):1375–9.

27. Singh K, Ahmadinia K, Park D, Nandyala S, Marquez-Lara A, Patel A, et al. Complications of spinal fusion with utilization of bone morphogenic protein. A systematic review of the literature. Spine. 2014;39:91–101.

28. Kelly MP, Savage JW, Bentzen SM, Hsu WK, Ellison SA, Anderson PA. Cancer risk from bone morphogenetic protein exposure in spinal arthrodesis. J Bone Joint Surg Am. 2014;96(17):1417–22.

29. Cooper GS, Kou TD. Risk of cancer after lumbar fusion surgery with recombinant human bone morphogenic protein-2 (rh-BMP-2). Spine. 2013;38(21):1862–8.

# 第13章　外科技术：腰椎后路椎间融合术

Louis F.Amorosa,Jeffrey A.Rihn,and Todd J.Albert

## 引言

腰椎后路椎间融合术（posterior lumbar interbody fusion，PLIF）是椎间融合术的一种方式，是腰椎椎间融合手术众多方法中的一种。早在 60 多年前，Cloward 教授第一次提出了 PLIF 技术，他报道称在一组接受 PLIF 技术治疗的 321 例患者中，术后高达 85% 的患者取得了满意的椎间融合及有效的疼痛控制[1]。除了在椎间盘的切除及终板的预处理技术上进行了少许改进，PLIF 技术从提出到现在，基本没有太大的改变[2]。相比于之前自体髂骨块的移植，现在有很多不同的椎间骨移植替代物。Cloward 教授运用 PLIF 技术获得了较低的并发症发生率及很高的椎间融合率，其他学者几乎没能复制他的试验成果，尤其是那些没有同时应用椎弓根螺钉固定的临床手术[3]。椎间融合与椎弓根螺钉固定相结合，加强了 PLIF 技术的内部稳定性，提高了手术融合率[4]。除了 PLIF 技术，其他标准的融合技术还包括腰椎前路椎间融合术（anterior lumbar interbody fusion，ALIF）、经椎间孔椎间融合术（transforaminal lumbar interbody fusion，TLIF）以及侧方椎间融合术（lateral lumbar interbody fusion，XLIF or DLIF）。不同椎间融合术的适应证在文献中都有报道。事实上，椎间融合技术优于传统的腰椎后外侧融合技术，这个问题在很多文献中都得到了证实。这一章节试图帮助外科医生能够更好地理解和掌握 PLIF 技术的手术适应证、操作技巧、可能出现的并发症及如何避免它的发生，同时还包括文献中有关 PLIF 技术临床应用结果的相关报道。

## PLIF 手术适应证

### 椎间融合 VS 单纯后外侧融合

椎间融合一般是指结合脊柱后外侧椎弓根螺钉置入固定，对脊柱椎间隙进行的融合，有时也会用到骨移植材料。伴随现代椎弓根螺钉置入技术及自体骨移植技术的应用，单纯后外侧融合的术后融合率可以达到 90%~100%[5-7]。PLIF 技术的术后椎间融合率在文献报道中各有不同，但是来自支持者的早期研究结果显示 PLIF 技术的椎间融合率可以达到 98%~100%[8,9]。一篇关于单纯后外侧融合与 PLIF 术后功能效果的比较文章显示：相对于单纯的后外侧融合，没有明显的证据来支持 PLIF 的优越性[10, 11]。文献中报道的 TLIF 和 PLIF 所致的并发症和二次手术的发生率相对较高[12]。因此，在现在如此关注费用和效益的医疗环境下，相比于单纯的后外侧融合术，PLIF 技术的适应证将很难被界定。

椎间融合器的普遍使用，尤其是 PLIF 技术在腰椎滑脱和退变性脊柱侧凸的应用仍然没有确定证据。尽管很多研究发现融合要比非手术治疗的效果好，但一项系统回顾研究却没能证明 PLIF 或 ALIF 技术在峡部裂性滑脱的治疗中比单纯的后外侧融合效果更好[13]。通常椎间融合技术主要用于替代破损的椎间盘，与腰椎滑脱及脊柱后凸畸形的治疗联系紧密[10]。当椎间盘不对称的破损时，常常会导致退变性脊柱畸形[14]。用椎间融合器填充破损的椎间隙是对出口神经根的一个间接减压，在脊柱畸形和侧方滑脱的治疗中可以恢复冠状位序列平衡。同时在治疗腰椎滑脱时，椎间融合技术也可以通过增加腰椎前凸来恢复矢状面的序列稳定[15]。尽管文献中缺乏相关的证据，我们依然认为良好的矢状面平衡可以提高术后的长期效果，降低邻近节段退变的可能性。PLIF 技术还可用于治疗难治性的腰痛、椎间盘切除术后复发保守治疗无效的椎间盘突出症[16]。

## PLIF 手术禁忌证

在脊髓圆锥及其以上平面，由于脊髓不能忍受牵拉刺激，无法开展 PLIF 技术。其他禁忌证包括：硬膜纤维化，这将大大增加显露椎间盘的难度；活动性感染；神经根粘连，这会影响显露椎间盘的安全性；严重的关节僵硬和骨质疏松[12]。腰痛但不伴有不稳和畸形的椎间盘退变性疾病，我们不采取手术干预。相对于非手术治疗，手术治疗腰痛和椎间盘退变性疾病的结果并没有显示出足够的优势，同时还伴发有

较高的并发症[17.18]。当采取手术治疗椎间盘退变性疾病和腰痛时，椎间融合联合后外侧融合相对于单纯的后外侧融合的治疗效果相当，相反还增加了手术时间和并发症的发生率[19]。

## PLIF 技术与其他椎间融合技术的比较

### VS ALIF 技术

何时采用 PLIF 或其他椎间融合技术，主要取决外科医生的选择和经验，尽管每一种椎间融合技术都有它自身的优缺点。在大多数病例中，当两个或者两个以上的椎间隙需要采用椎间融合时，这些病例常常伴发有退变性脊柱畸形，我们常常会采用 ALIF 技术，因为多节段的问题可以采用一个手术通道予以解决。一项小样本的回顾性研究发现：双节段 PLIF 治疗退变性腰椎滑脱有 95% 的术后融合率和良好的功能恢复效果，这与单节段 PLIF 相当[20]。PLIF 技术治疗大于两个节段的退变性脊柱侧弯已经有所报道，尽管在技术上具有挑战性，而且也增大了术后并发症的可能性[21]。

如果患者先前多次接受过腹部手术，通常我们不采取前路融合，因为这将使经腹膜和腹膜后的通路更具挑战性，增大了肠穿孔和大血管损伤的可能性。一组最新的研究分别挑选了基本情况相似的各 42 例患者，分别应用 TLIF 和 ALIF 对退变性脊椎侧凸减压和融合，研究发现，ALIF 术后可以获得较好的腰椎前凸和矢状位平衡的修复，而 TLIF 对侧凸的矫正更有效果[22]。尽管很难像上述方式一样去对比 TLIF 和 PLIF，我们可以推测 PLIF 和 TLIF 有着同样的手术效果。一组 48 例腰椎滑脱的研究对比了 ALIF 和 PLIF，发现

PLIF 组的术后邻近阶段退变的发生率较高（P=0.008），两组的手术成功率都很高[23]。

## VS XLIF/DLIF 技术

外侧腹膜后经腰大肌入路，被称为直接的或严格的外侧椎间融合术，也被叫做 XLIF 或 DLIF 技术。它是通过经腹膜后入路直达椎体，借助特殊的牵开器和神经剥离子完成手术的一种微创方式。侧方椎间融合的手术适应证与 ALIF 相似。多节段的椎间融合可以通过一个手术通路得以解决。由于解剖学原因（这个将在其他章节给予详细介绍），在治疗 L4-5 节段时，这个通路的选取在技术上具有挑战性，因为这个节段有很多的血管神经丛分支穿过腰大肌。在 L5-S1 节段，由于髂骨嵴阻挡了手术的直接入路，通常不采取此手术方式[24,25]。随着侧方入路的广泛使用，以及手术适应证的适当选择，将会有越来越多的研究比较它与其他方式的椎间融合术的疗效。但是，我们通常在多节段（L1-L4）的椎间融合时考虑应用侧方融合技术，尤其是在退变性脊柱侧凸的患者中。在这项技术成为标准的椎间融合术选择前，还需要很多的证据给予支持。据我们经验来看，XLIF 和其他一些方法一样没法修复腰椎前凸，这可能一部分原因在于操作过程中存在技术失误。

## VS TLIF 技术

TLIF 与 PLIF 技术非常相似，它的操作也跟 PLIF 技术类似，都是在后路切口。它是对 PLIF 技术的改进，最初被 Harms 和 Rollinger 两位教授提出[26]。TLIF 技术的操作是在后外侧，通过对上下关节间部的切除以及上位椎体下关节面的咬除，经神经根管入路。而 PLIF 技术是从后方直接入路，保留了关节间及关节面的完整。TLIF 技术有它的优越性，因为手术中对神经根、硬脊膜及出口神经的牵拉较少，这样可以降低术后并发症的发生率。尽管 PLIF 和 TLIF 在临床已经开展了数十年，但是没有 1 级或者 2 级的研究来比较它们的术后并发症和临床疗效。在尸体的研究中我们发现 TLIF 和 PLIF 在生物力学特性上具有相似性。在一项研究中，TLIF 技术增加了椎间隙终板界面的稳定性，但是也增大了椎弓根螺钉上的应力[27]。

TLIF 技术因为可以减少对硬脊膜的牵拉，在理论上更优越于 PLIF。但是在临床工作，根据医生的经验及培训程度，PLIF 技术的应用要多于 TLIF，通常它们的手术适应证也类似。当远外侧椎间盘突出存在融合指征时，我们通常会选用 TLIF，例如退变性脊柱侧弯，腰椎滑脱，侧方移位等。在这些病例中，选择 TLIF 融合是因为关节突切除后，可以通过神经根管直接减压突出的椎间盘。

# 手术技巧

PLIF 操作要求患者俯卧位。可以使用 ANDREWS 手术床，或 JACKSON 手术床。很多手术医师喜欢选择 ANDREWS 手术床，因为它可以增加椎板间距，很容易显露椎管、减压、椎间盘切除以及 PLIF 融合。同时 ANDREWS 手术床可以减轻腹部血管压力，降低椎管内静脉曲张，减少手术过程的出血量。重要的一点需要我们记住的是在 ANDREWS 手术床上，患者的腰椎前凸是减小的，所以在操作完 PLIF 融合后，最终锁紧椎弓根螺钉连接棒前，要通过改变手术床或者调整患者体位来增大融合节段的前凸角度。ANDREWS 手术床无法进行前后位的 X 线透视，因此它不适用于退变性脊柱畸形的病例，因为在这些病例中，冠状位的矫正通常都需要术中评估矫正效果。也正是由于这些技术上的原因，我们通常会选择使用标准的 JACKSON 手术床，它在前凸角修复上得以改善，并且支持双平面的 X 线透视（图 13.1）。

在椎间融合过程中，动脉压监测通常是必不可少的，因为它可以实时监测血压变化。如果血压骤降，无法用其他原因解释，要考虑是不是存在前纵韧带和腹膜后的大血管破裂的可能。一旦发生这样的风险，需要迅速关闭患者创口，患者取仰卧位，紧急进行剖腹探查来修复破损血管，如果患者病情相对稳定，可以行 CT 血管造影检查来确定破损位置。这样的并发症很少发生，但是由于它的灾难性后果，在手术的过程中，我们还是要一直保持警惕[28-30]。

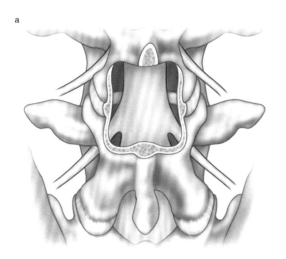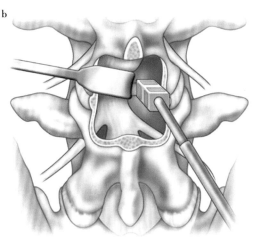

图 13.1　L4-5 节段 PLIF 融合：（a）进行椎板切除。清除 L4-5 棘突间的棘间韧带，同时咬除 L4 尾端及 L5 头侧一半的棘突。自动撑开器沿 L4-5 棘突向两侧撑开，这样有助于黄韧带的清除，椎间孔及侧隐窝的减压。L5 峡部及 L4/5 关节面尽可能保留以维持结构的稳定性，中线可以指导进行椎间融合。（b）硬脊膜被牵拉至一旁，摘除破损椎间盘组织，通常情况下，为了确保椎间盘完全清除及融合界面的准备，为了放置双侧椎间融合器以提高生物力学稳定性，手术过程中会在双侧分别反复进行此操作。在刮除终板软骨后，在椎间隙植骨并夯实，椎间融合器放置在靠前的位置，这样可以帮助恢复腰椎的生理性前凸，也避免的从后方脱出压迫硬脊膜。尽管可以用自体的髂骨块，通常我们还是选择 Cage

在腰椎手术过程中，不论是椎弓根螺钉的置入过程还是椎间融合过程，我们通常会使用神经电生理监测包括 SSEPS 和 EMGS。尽管很少有高质量的证据证明神经监测的实用性，但在医疗法律鉴定中脊髓监测的意义还是很大的。

对于开放的 PLIF 手术而言，标准的正中切口是必要的。我们通常会在双侧分别置入椎弓根螺钉，这就要求我们在暴露时要充分完成双侧显露。在显露的椎体中，椎弓根近端节段的关节面一定不要破坏，这样可以减少医源性的不稳定及邻近节段退变的发生率。所有的融合节段都需要暴露至横突。与麻醉师的协调也至关重要，使肌肉保持一定的松紧度，有利于较容易的剥离和牵拉椎旁肌肉。减压的顺序、细节、螺钉的置入及椎间融合等等操作会因主刀医生的喜好和培训而有所不同。通常我们首先根据解剖学的标志选择椎弓根作为我们的进钉位置。但是如果这个患者合并明显畸形或者椎弓根较小，我们还可以借助侧位 X 线透视来指导进钉。另外，椎弓根的内侧壁可以从椎管内触及，所以一旦椎板切除后，可以借助此方法来判断进钉方向。

减压首先是根据患者 MRI 的病理变化，从咬出黄韧带、完全或部分切除椎板开始的。PLIF 手术层面的部分棘突至少暂时是可以保留的。通过保留它们，自动撑开器撑开，更好的显露 PLIF 的目标椎间盘，有助于进行椎管，侧隐窝及神经根管的减压。自动撑开也有助于大号椎间融合器的置入和破损椎间隙高度的修复。

PLIF 手术中，为了获得足够的减压，至少部分椎弓根峡部保留下来，一半的内侧关节面可以被咬除，椎间盘切除以及随后的 PLIF 融合可以在后路直视下完成。硬脊膜和出口根的牵拉要适中，这样做是为了能够使得手术器械可以顺利进入操作部位，如刮匙、搅刀、撑开器等，最终的目的还是能够顺利地放置椎间融合器。当治疗过程中遇见明显滑脱或巨大椎间盘突出时，在行椎间盘切除前，务必辨认清楚以及保护出口根，因为出口根经常被挤压，被错认为硬膜上血管或者椎间隙。如果遇到这样的病例，主刀医生可能会因为使用双极电凝，或者在认为它是病理椎间盘的情况下将其切断，产生不可逆性损害。

为了能够尽可能安全牵拉硬脊膜和神经根，就要充分清除多余的黄韧带和粘连组织。下位椎弓根应该用神经剥离子或者钝性的器械触及。椎间隙的位置应该高于并接近于椎弓根的位置。硬膜外经常会有一些血管系带或者纤维粘连，通常双极电凝可以将其剥离。这非常重要，因为这会限制硬脊膜以及神经根的活动度，如果不予切除将会严重影响硬脊膜及神经根的活动度，容易导致硬脊膜漏及神经根炎症反应。

这时候，通过自动撑开器的充分牵开及暴露，椎间盘切除和椎间融合得以实施。

这种切除应该从中间向两边，从而避免切断神经根及硬脊膜。手术过程中，主刀医生和牵拉硬脊膜的助手都应该轻柔操作，避免硬膜及神经根的损伤。

使用试模，椎间隙的高度根据试模结果得以确认。此刻，为了提高准确性，可以暂时拿掉自动撑开器，以便于测量最适融合高度。在最终置入融合器之前，可以将适合的融合器进行放置和取出。经过反复的试验以及椎间融合器的尝试，我们发现合适的椎间融合高度同时也可以对神经根管间接减压。但是一定要注意的是，过度的撑开椎间隙，放置一大号椎间融合器将会增加出行根的张力，也会导致移植骨在终板的下沉。现在的椎间融合器都带有螺孔，可以通过植入装置将它们嵌入在椎间隙内，然后通过置入装置的释放，在不影响松紧度的情况下，将融合器置入椎间隙。

一旦 PLIF 完成，椎弓根螺钉会按照先前准备好的钉道进行置入。螺钉也可先于 PLIF 融合置入，可以用来撑开椎间隙。但是对于年老或者骨质疏松患者，我们避免用椎弓根螺钉来协助撑开椎间隙，或者复位滑脱椎体，因为这样的操作会使得椎弓根螺钉变得容易松动。

## PLIF 进行滑脱复位及侧凸矫正

严重滑脱可以进行滑脱复位或者原位固定。没有明确的证据证明原位融合或者复位融合能有多大的功能疗效差异。1° 滑脱可以在原位进行融合固定。但是，如果主刀医生能够复位 2° 退变性滑脱或者更高程度的峡部裂滑脱，这将有利于恢复患者矢状位的平衡。既往已经报道多种滑脱复位方式。有的滑脱可以通过俯卧位的体位轻松复位，也可以借助钉棒的内固定系统给予复位。滑脱复位还可以借助 PLIF 融合撑开过程中置入和旋转予以复位[32, 33]（图 13.2）。

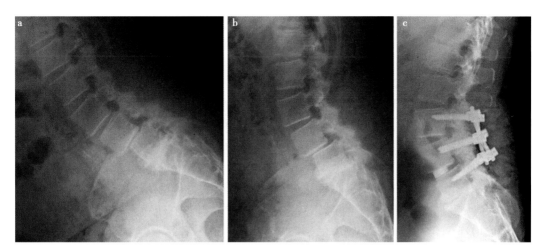

图 13.2　55 岁男性患者表现为双下肢的神经症状和严重的腰背痛，经保守治疗无效。（a，b）过伸过屈位 X 线提示 L4-5 的退变性滑脱，合并后凸，L3-4 也存在一定的滑脱，术前 MR 提示 L3-4 小关节内水分丢失。（c）L3-5 节段进行腰椎后路的减压融合，其中 L4-5 节段行 PLIF 融合。PLIF 成功复位了患者 L4-5 的滑脱，恢复了前凸角。随后患者下肢症状和腰背痛得以解决

对于冠状位的侧凸矫正我们通常选择 TLIF 多于 PLIF，因为完全切除上位椎体的下关节面可以更好地实现患者的活动度。如果是单边 PLIF，手术操作应该在侧凸的凹侧面进行。撑开椎间隙的技术包括穿过棘突的自动撑开器；进行 PLIF 操作时，连接椎弓根螺钉的连接棒上可以暂时维持椎间隙的空间；定制的撑开器通常都符合大多数现在椎弓根螺钉系统的规格，一旦完成椎板及椎间盘切除，椎间隙就需要撑开暴露[22]。在使用螺钉撑开和复位的过程中一定要特别谨慎尤其对骨质疏松的患者[31]。

## 深度

严格遵循 PLIF 的深度。大多数腰椎前后距离大约 30mm。但是最好的办法是手术前测量矢状位的 MR 或者 CT 平扫来确定椎间隙的深度。现在的椎间融合设备都刻有刻度，可以使医生在手术中了解置入的深度。尽管要尽可能的清除残留椎间盘组织以提供更好地融合，从后方进入距离大于 30mm 可能会损伤到前纵韧带及腹膜后血管。

尽管担心损伤到前纵韧带，我们还是尽可能地将融合器的位置向前方放置，这样做是为了更好的恢复矢状位序列平衡以及生理性前凸角[15]。也防止融合器向后脱出到椎管内。

## 单边 PLIF vs 双边 PLIF

根据临床中遇到的病例，多数还是采用双边 PLIF 融合。当遇到因椎间盘不对称的塌陷而引起的退变性脊柱侧凸的病例，主刀医生往往会选择在塌陷一侧行单边 PLIF，充分起到了垫片的作用，将塌陷侧撑起，修复生理曲度。

如果椎间盘是完全塌陷或者对称性塌陷，双边 PLIF 的手术效果应该会更好些。破损的椎间盘可以经过两侧清除，椎间盘切除也会更加的彻底，而且双侧 PLIF 也可以为椎间融合提供一个更大的融合面。双侧手术理论上可以增大术后融合率，而且由于融合面积大，接触点负荷下降，植骨后出现沉降的可能性也减小了，但是目前在文献中还找不到证据来支持这个观点。一项回顾性的研究对比了 88 例单侧与 99 例双侧的治疗效果，结果在功能障碍指数、腰椎前凸、腰椎侧凸角度、融合平面侧凸角度以及固定稳定性等方面均未发现明显

的区别[34]。但是单侧 PLIF 的手术时间明显缩短。在一项军队人群的回顾性研究中，对比了单边与双边 PLIF，在住院时间、融合率、疼痛评分、功能疗效，甚至患者满意度方面也没有发现明显差异[35]。但是双边 PLIF 融合，增加了术中硬脊膜漏的风险，也增大了患者的手术费用，平均每个人要多花费 1728 美元。

当我们做单侧 PLIF 手术时，根据患者的下肢疼痛，我们选择症状较重的一侧，往往这跟 MRI 上显示的狭窄是相吻合的。如果椎间盘不对称的塌陷，PLIF 应该在塌陷严重一侧进行。如果患者表现为双下肢症状，并且椎间盘塌陷是对称性的，那么双侧 PLIF 椎间放置 Cage 应该是我们的首选。

## Cage 的选择及 RhBMP 的应用

椎间隙植骨的类型主要由医生的偏好选择。为了提高融合率，出现了各种各样的椎间植骨材料。这包括：髂骨块、棘突和椎板等其他类型的自体骨、异体骨、钛合金的 Cages，螺纹型 Cages（如 Bagby and Kuslich Cage），多聚物矩形 Cages（如 Brantigan Cage），以及人工陶瓷 Cages 等。尽管自体的髂骨植骨被认为是椎间融合的金标准，但是临床上除了翻修或感染的病例不再使用因为取骨部位的并发症。研究证明很多人工合成材料可以成功完成融合任务，但尚没有明确哪种材料是最合适的替代物[36]。应该有更多的实验来探究究竟哪种材料才是最佳的植骨材料。我们认为适当的椎间盘切除及终板的处理才是提升融合率的关键，而并非取决于不同的植骨材料。

RhBMP-2 的应用在临床已经很普遍了，不过有效的证据及系统性文献研究并没有显示出它的优越性，同时还增加了术后并发症，其中包括终板溶解、神经根炎、异位骨化形成以及大量使用容易诱发癌变等[37.38]所以在 Cage 结构中，我们不建议

添加 RhBMP-2。相反，我们常常将减压切除的自体松质骨挤压填充到 Cage 中去进行椎间融合。

除了考虑椎间融合器的材料，融合器的形状也是我们不能忽视。楔形的椎间融合器在修复矢状位序列平衡及腰椎前凸方面比矩形的效果要好[39]。一项生物力学研究分析对比了不同形状的 Cage 在 TLIF 手术中的应用情况，在联合椎弓根螺钉固定来构建稳定性上，并没有明显差异[40]。这同样也适用于 PLIF。另外一项生物力学研究比对了两种小型的后外侧 Cage，一种是小的头端类似香蕉型的，一种是小的中央矩形的，同样在终板的融合率以及融合节段牢固程度上没有太明显的差异[41]。但是，香蕉形 Cages 表面积大，非常适合 TLIF 手术，在后外侧置入过程可以充分与终板接触，提高融合率。当选择 PLIF 时，直的 Cage 更合适，如果想要增大接触面去提高融合率的话，可以考虑进行双边 PLIF 融合。

---

## 并发症：预防和处理

### 大血管损伤

大血管的损伤在临床中很少见但却是灾难性的。在 PLIF 手术中医生要格外小心，在切除椎间盘时发生血管损害的概率不是十分明确，因为很多这样的情况都被漏报，尤其是那些死亡的病例，但是估计应该在 0.01%~2.4% 之间[28-30]。案例报道中记载过因为大血管损伤而产生的难控性失血和死亡，尤其在 PLIF 手术过程中[42]。如果手术过程穿透了前纵韧带，那么与该融合节段相应的前路大血管就有受损的风险。这就是为什么我们在清理椎间盘的时候要格外注意手术器械的深度，避免过深损伤前方组织，现在的手术器械也设计的更为巧妙，有助于我们去判断手术的深度。

一般的，从后向前的距离应该小于 30mm，以免损伤前纵韧带。

一旦发生大血管的损害，能够救命以及康复的关键就是早期发现，早期评估是否需要行血管修补手术治疗。一般情况下，腹膜后的大血管破裂相对比较容易发现，可以通过椎间隙不停的出血，或是术中血压突然下降来辨识。如果患者术后出现心跳无力，血压降低伴有腹部膨隆，也容易发现血管损伤。其他情况下，血管损害可能会引起动静脉瘘或是假动脉瘤等，是很难发现，一般术后几个月后才被发现。它的治疗包括经腹膜后入路开放式的修补；或是血管造影，介入等治疗，这就要根据医生的诊断及患者的病情选择了[43]。

## 邻近节段退变（Adjacent Segment Degeneration，ASD）

ASD 是椎间融合术以及脊柱固定术的并发症，还是椎间盘退变或者关节炎症后的自然过程，这在文献中仍未充分阐明[44]。研究表明，PLIF 术后发生 ASD 的发生率：术后 2 年发生率在 33% 左右，有 29% 的存在影像学进展，有 4% 的人既有影像学表现又有临床症状[45]。很多研究都表明 ASD 的发生是多因素的，包括由于年龄增大导致的椎间盘退变，在减压和融合过程中相邻节段的稳定性遭到破坏等。尸体的生物力学研究发现，ALIF 技术所置入的椎间融合器通常较大，与上下终板的接触面积较广，相比于 PLIF 可以更好的分担邻近阶段的压力[46]。临床研究数据显示 PLIF 术后的 ASD 发生率高于 ALIF[23]。为了维持或减少邻近关节的强度和压力，人工椎间盘置换术慢慢发展起来替代融合技术。对文献的系统回顾发现，在预防 ASD 的发生上，并没有足够的证据证明人工椎间盘置换优于常规的固定手术。当然，患者的年龄增长对 ASD 的发生也是有很大影响的[47]。根据文献，我们并不认为人工椎间盘置换术可以替代传统的内固定手术。

一项回顾性研究分析了产生 ASD 的原因，共有 87 例因 L4/5 退变性滑脱行 PLIF 术后随访 2 年，其中 58 例患者（67%）未发现 ASD 进展，25 例患者（29%）发生了 ASD，L3/4 节段出现退变，但没有神经症状，4 例患者（4%）出现 ASD 并伴有神经症状，随后给予手术治疗。术前无法通过影像学表现来判断发生 ASD 风险性。尽管仅 4 例患者得不到太确凿的结论，但 L3 椎板的水平方向及 L3/4 关节面的取向被认为是临床上发生 ASD 的危险因素。虽然固定加融合加快了邻近阶段的退变，也不能忽略自然退变，医生和患者不能因此而放弃进行椎间融合或者 PLIF 手术治疗方式。最好的预防措施就是尽可能保留融合节段外邻近节段的关节面。

## 神经损伤

PLIF 手术中，神经损伤很少发生，但一旦发生后果严重。经常被称受损神经综合征，发生的原因可能主要是在椎间盘切除或者 PLIF 时神经根过度牵拉导致的[48]。很多争论认为 TLIF 和一些其他的融合术要优于 PLIF，就是因为它们手术过程对硬膜及神经很少牵拉。虽然文献中也有一些证据显示 PLIF 手术发生神经损伤的风险性比其他手术有增加趋势，但还是相等的。例如一项对照研究了 35 例接受 PLIF 手术，39 例接受 ALIF 手术，其中 ALIF 组 1 例患者因融合器型号问题出现了神经损伤，PLIF 没有患者出现[49]。XLIF 技术担心的神经损害并非只在于神经根上，重点在腰丛神经的损伤。

很多人认为 TLIF 技术发生神经损伤的概率小，所以相对于 PLIF 来说更为安全。一项回顾性研究比较了 40 例 TLIF 和 34 例 PLIF 患者，PLIF 组有 4 例（11.8%）患者发生神经损伤，而 TLIF 组没有一例发生[50]。

作者没有分析这样的差异有没有统计学意义，也没有说明神经损害是暂时性的还是永久性的[50]。另一个对照研究包含76例PLIF手术，43例TLIF手术，尽管倾向于认为PLIF组的医源性神经损害发生率较TLIF组高（PLIF组6例，7.8%；TLIF组1例，2%），这种差异仍旧没有达到统计学意义的标准[51]。而且，受损害的神经也是暂时性的，一般术后3个月就可以恢复。

神经的损害一般认为是手术过程中对神经根过度牵拉导致的。在一组由31例后路腰椎间盘切除术的患者组成的研究中，他们通过压力传感器来测量和计算神经出口根所经受的牵引力和牵拉时间。其中经受牵引力最高的4例患者，无一例外术后的神经敏感性一过性升高。他们术中的牵拉时间也相对较长，平均约4分钟。这个研究支持了这样一个假说：神经的功能情况受术中牵拉强度及牵拉时间而改变。因此，为了避免神经损害，要求我们在切除椎间盘和放置融合器时在保证安全性的同时尽可能的少牵拉及缩短牵拉神经根的时间。

### 硬膜撕裂

PLIF手术操作时，硬膜撕裂可以发生在椎板减压、椎间盘切除以及椎间融合的过程中。尚不能确定修复破裂的硬膜后是否会存在长期或短期的不良反应。389例退变性腰椎滑脱的患者，进行了椎板切除减压，部分还进行了椎间融合，硬膜撕裂的发生率达到了10.5%[53]。在神经损伤、死亡率、二次手术、SF-36机体疼痛评分、身体功能评分，Oswestry残疾指数方面，术后1~4年均未发现不同。尽管修补破裂的硬膜后与没有损伤的患者没有明显临床结果差异，在医疗司法鉴定上是有区别的：据报道，在脊柱外科的法律诉讼中，硬膜撕裂排在第二的位置[54]。

如同神经损伤，PLIF操作较其他技术发生硬膜撕裂的可能性要大，包括TLIF操作，因为TLIF操作对神经根及硬膜的牵拉较少。但是文献中没有高等级证据来说明这一点。一项回顾性研究对比了40例TLIF手术和34例PLIF手术的患者，PLIF组发生硬膜撕裂的概率大于TLIF组（13.17% vs 4.9%），但这也没有统计学意义[51]。

硬膜撕裂的发生是多因素的，包括硬膜纤维化、黄韧带骨化、翻修手术、滑膜囊肿等，认真仔细的手术操作可以降低其发生可能性[55]。被牵拉前，硬膜是可以自由移动的，硬膜上通常附着有很多系带，手术中，我们务必小心借助双极电凝等设备，仔细将它们从神经根和硬膜上分离。如果分离的彻底，牵拉硬膜可以轻松将其移动，否则牵拉硬膜很容易将其前面或背面撕破，一旦撕破，修复起来很有挑战性。如果小心又彻底的分离系带，在进行椎间盘切除和椎间融合操作时，有助于硬膜外渗血的止血操作。

手术中，无论进行到哪个节点出现了硬膜破裂，最重要的事情就是先充分地确认裂口位置。尽管缝合硬膜的临床结果还是令人质疑的，没有修复或者没能充分修复硬膜会带来脑脊液漏、假性脑膜瘤、蛛网膜炎甚至败血症[56-58]。

如果术中发现，可修复的条件下要尽快完成修复，我们建议用6-0的线修补，如同使用脂肪组织，胶原基质和凝胶。传统的方法都是让患者术后卧床至少24小时。一个回顾性的研究发现61例用耳脑胶修复过破损硬膜的患者，术后3天在并发症方面与正常患者没有明显区别；然后尽可能的鼓励患者多活动减少住院时间及陪护时间[59]。我们认为只要完整修补，术后第一天患者就可以活动，但是要警惕因低颅压引起的头痛，一旦出现要放慢活动的程度。

腹侧的硬膜破裂对修复提出了挑战性，甚至难以修补。为了完成修补，很多技术被应用过，包括牵拉修补，脂肪覆盖，肌肉覆盖或者纤维凝胶覆盖等[60]。如果遇到无法修补的硬膜破裂，我们建议患者术后 24 小时内保持平卧，然后在密切观察脑脊液漏引起的头痛症状的同时，缓慢增加活动。

## 椎间融合器移位

尽管很少发生，融合器脱位的发生率不同的研究给出的数据也不一。前方脱位先前在一个病例报道中有所提及[61]，最为常见的还是 Cage 后方移位。早期的后方脱位将导致腰椎前凸角丢失，如果 Cage 移位到椎管内，将会引起硬膜和神经根受压而产生神经症状。Cage 的脱出也暗示脊柱的活动不稳。一项回顾性研究报道了 118 例接受过双边 PLIF 手术、单节段置入成对 BAK 融合器，发现有 3 例患者术后发生 Cage 脱位[62]。所有出现 Cage 移位的患者均没有做固定融合，应用椎弓根螺钉进行过固定融合的患者没有发现 Cage 移位现象。研究证实结合椎弓根螺钉固定技术的患者，由于脊柱稳定性的即刻提高，发生 Cage 脱出的概率很小。1070 例经受过 PLIF 的患者中有 9 例患者（0.008%）出现后方移位[63]。作者强调，PLIF 术后发生后方 Cage 移位主要集中在 L5S1，这个节段椎间隙高，而且形状如梨子。

术后早期出现该现象，提示存在结构不稳定以及术中 Cage 的植入位置过浅。如果 Cage 脱出到椎管，建议进行二次翻修，去掉 PLIF 固定，放置大号 Cage。如果患者没有症状，那要做一番选择了，可以考虑翻修，也可以选择观察，观察其是否在没有神经症状的情况下成功融合。

## 假关节形成 / 不融合

PLIF 的融合率报道大约在 90%~100%[8-10, 21, 51, 64]。术后 6 个月通过影像学发现假关节形成，我们考虑融合失败。融合过程中终板缺少连接骨桥，融合节段过伸过屈的移动，螺钉内固定的松动或者说置入失败，要考虑假关节的形成，这需要 CT 平扫予以判定。通常在 PLIF 过程中，我们给予后外侧融合处理，所以脊柱一般可以成功融合，除非融合面掺杂瘢痕组织。即使 PLIF 未能融合，一侧或双侧的后外侧融合都可以形成稳定结构。假关节形成的不利因素包括吸烟、糖尿病、类固醇及使用非甾体类药物[65]。

没有高质量的文献报道过假关节形成的治疗方案，在临床工作中可能会考虑手术治疗。影像学提示假关节形成，如果不存在螺钉和连接棒的内固定失败，不存在 Cage 的移位，保持观察就可以了。但是，如果患者自诉腰痛或出现内固定的松动失败，融合器的移位，那么手术探查或者翻修手术可能是最佳选择[66]。进行代谢检测，感染可以借助 MRI 和血象来推断。假设没有感染迹象，我们可以经腹膜后实施 ALIF 来将 PLIF 的融合器取出，清除椎间隙的纤维组织，打磨终板的接触面，取髂骨块置入其中。通过前路的反复清理，PLIF 术后产生的纤维增生和瘢痕都可以被清理掉。如果椎弓根螺钉系统出现松动或断裂，我们使患者取俯卧位，借助的较大的椎弓根螺钉给予修复，也可以将固定延伸到骨盆以获取稳定的结构。如果在这些位置融合再失败的话，我们会采用髂骨的松质骨进行后外侧融合。

## 感染

椎间隙感染很罕见，但是处理起来相当棘手。一项大型的胸腰椎后路融合手术的回顾性研究发现有 3.5% 的感染率（737 例中有 26 感染）[67]。19 例患者表现为早期感染，7 例晚期才出现感染。为了减少感染，在进行后外侧植骨融合前，我们会冲洗差不多 3L 含有抗生素的生理盐水。我们会在伤口处冲洗 1g 万古霉素。有研究报道这样可以降低术后感染率[68]。

通常感染迹象是很明显的，包括渗液、红斑、疼痛加重、发热及脓肿。伤口流脓的败血症感染者，应该紧急进行清创和冲洗。如果感染持续存在，最好给予连续清创，或者取出内置物。最初清创的时候就要进行培养，根据培养结果，给予静脉注射抗生素治疗至少6周。

文献中没有明确的感染性假关节的治疗方案。Ha和Kim报道了10例感染性假关节的PLIF术后患者[69]。他们全都经前路腹膜后将融合器取出，对椎间隙进行清创。用髂骨块对椎间隙进行了重建。10个人中有5个人感染了耐甲氧西林金黄色葡萄球菌（MRSA）。通过以上治疗，10例患者全部控制感染，其中有9例感染的假关节重新进行了融合。但是另外一项回顾性研究发现111例PLIF术后患者有8例（7.2%）术后因深部感染进行治疗，四分之三的患者Cage放置在原位，四分之一的患者Cage给予了后路修正[70]。全部8例患者进行了长期抗生素治疗，最终融合。

感染可以来自血源性的，术后可以长达数月到数年。晚期感染的融合患者，需要去除内固定，还要长期应用抗生素冲洗，彻底清除感染坏死组织[67]。

在感染性假关节的病例中，如果融合失败，感染活动，应该多次清创，如果没融合还要去除内置物，通常经前路腹膜后通路，在椎间隙置入结构性自体髂骨块。如果固定不佳，随后还要将内置金属取出、替换、延长融合。典型地就是在L5-S1融合中病例中，要把固定延伸到骨盆。经腹膜后的前方通路不仅可以直接进行椎间隙及终板的清创，去除PLIF融合，在合并椎旁脓肿这样常见的病例中，还可以通过此通路直接进行清除。

根据软组织的活性，在最终内固定置入前要反复多次清创冲洗。负压创面疗法（真空密闭加压装置）可以用于治疗清创后敞开的创口，这样有助于创面愈合[71]。真空海绵

不可以直接贴放在硬膜上，并监测防止大量渗出和出血[72]。整形手术时，利用带血管的椎旁肌肉来确保不留死腔，这在一项回顾性研究中发现是有好处的[73]。

## 结论

PLIF是一个技术含量很高的融合术，有明确的和有限的适应证。在脊髓圆锥以下的腰椎平面，PLIF治疗退变性侧凸有助于冠状面和矢状面的平衡修复，提高融合率。对于退变性侧凸和峡部裂型滑脱的患者可以降低椎间孔的压力，修复矢状位平衡，PLIF也用于椎间盘突出的复发治疗。TLIF也可以用于治疗以上适应证。选择哪一种技术，取决于医生的喜好。PLIF的术后并发症如硬膜破裂和神经损伤的发生率较高，因为术中对神经根有牵拉。但是它的融合率高，如果能够有效减少并发症，长期的患者满意度应该还是可以的。

（邵杰 译　杨长伟　魏显招 校）

## 参考文献

1. Cloward RB. The treatment of ruptured lumbar intervertebral discs by vertebral body fusion. I. Indications, operative technique, after care. J Neurosurg. 1953; 10:154–68.
2. Lin PM. A technical modification of Cloward's posterior lumbar interbody fusion. Neurosurgery. 1977;1:118–24.
3. Elias WJ, Simmons NE, Kaptain GJ, Chadduck JB, Whitehill R. Complications of posterior lumbar interbody fusion when using a titanium threaded cage device. J Neurosurg. 2000;93:45–52.
4. Steffee AD, Sitkowski DJ. Posterior lumbar interbody fusion and plates. Clin Orthop Relat Res. 1988;227: 99–102.
5. Schnee CL, Freese A, Ansell LV. Outcome analysis for adults with spondylolisthesis treated with posterolateral fusion and transpedicular screw fixation. J Neurosurg. 1997;86:56–63.
6. Schwab FJ, Nazarian DG, Mahmud F, Michelsen CB. Effects of spinal instrumentation on fusion of the lumbosacral spine. Spine. 1995;20:2023–8.
7. Wood 2nd GW, Boyd RJ, Carothers TA, et al. The effect of pedicle screw/plate fixation on lumbar/lumbosacral autogenous bone graft fusions in patients

with degenerative disc disease. Spine. 1995;20: 819–30.

8. Brantigan JW, Steffee AD, Lewis ML, Quinn LM, Persenaire JM. Lumbar interbody fusion using the Brantigan I/F cage for posterior lumbar interbody fusion and the variable pedicle screw placement system: two-year results from a Food and Drug Administration investigational device exemption clinical trial. Spine. 2000;25:1437–46.

9. Brantigan JW, Neidre A, Toohey JS. The lumbar I/F cage for posterior lumbar interbody fusion with the variable screw placement system: 10-year results of a Food and Drug Administration clinical trial. Spine J. 2004;4:681–8.

10. Dehoux E, Fourati E, Madi K, Reddy B, Segal P. Posterolateral versus interbody fusion in isthmic spondylolisthesis: functional results in 52 cases with a minimum follow-up of 6 years. Acta Orthop Belg. 2004;70:578–82.

11. Ekman P, Moller H, Tullberg T, Neumann P, Hedlund R. Posterior lumbar interbody fusion versus posterolateral fusion in adult isthmic spondylolisthesis. Spine. 2007;32:2178–83.

12. Chrastil J, Patel AA. Complications associated with posterior and transforaminal lumbar interbody fusion. J Am Acad Orthop Surg. 2012;20:283–91.

13. Jacobs WC, Vreeling A, De Kleuver M. Fusion for low-grade adult isthmic spondylolisthesis: a systematic review of the literature. Eur Spine J. 2006; 15:391–402.

14. Wu CH, Wong CB, Chen LH, Niu CC, Tsai TT, Chen WJ. Instrumented posterior lumbar interbody fusion for patients with degenerative lumbar scoliosis. J Spinal Disord Tech. 2008;21:310–5.

15. Kwon BK, Berta S, Daffner SD, et al. Radiographic analysis of transforaminal lumbar interbody fusion for the treatment of adult isthmic spondylolisthesis. J Spinal Disord Tech. 2003;16:469–76.

16. Chitnavis B, Barbagallo G, Selway R, Dardis R, Hussain A, Gullan R. Posterior lumbar interbody fusion for revision disc surgery: review of 50 cases in which carbon fiber cages were implanted. J Neurosurg. 2001;95:190–5.

17. Brox JI, Sorensen R, Friis A, et al. Randomized clinical trial of lumbar instrumented fusion and cognitive intervention and exercises in patients with chronic low back pain and disc degeneration. Spine. 2003; 28:1913–21.

18. Mirza SK, Deyo RA. Systematic review of randomized trials comparing lumbar fusion surgery to nonoperative care for treatment of chronic back pain. Spine. 2007;32:816–23.

19. Fritzell P, Hagg O, Wessberg P, Nordwall A, Swedish Lumbar Spine Study Group. Chronic low back pain and fusion: a comparison of three surgical techniques: a prospective multicenter randomized study from the Swedish lumbar spine study group. Spine. 2002;27: 1131–41.

20. Sakaura H, Yamashita T, Miwa T, Ohzono K, Ohwada T. Outcomes of 2-level posterior lumbar interbody fusion for 2-level degenerative lumbar spondylolisthesis. J Neurosurg Spine. 2013;19(1):90–4.

21. Enker P, Steffee AD. Interbody fusion and instrumentation. Clin Orthop Relat Res. 1994;300:90–101.

22. Dorward IG, Lenke LG, Bridwell KH, et al. Transforaminal versus anterior lumbar interbody fusion in long deformity constructs: a matched cohort analysis. Spine. 2013;38(12):E755–62.

23. Min JH, Jang JS, Lee SH. Comparison of anterior- and posterior-approach instrumented lumbar interbody fusion for spondylolisthesis. J Neurosurg Spine. 2007;7:21–6.

24. Banagan K, Gelb D, Poelstra K, Ludwig S. Anatomic mapping of lumbar nerve roots during a direct lateral transpsoas approach to the spine: a cadaveric study. Spine. 2011;36:E687–91.

25. Ahmadian A, Deukmedjian AR, Abel N, Dakwar E, Uribe JS. Analysis of lumbar plexopathies and nerve injury after lateral retroperitoneal transpsoas approach: diagnostic standardization. J Neurosurg Spine. 2013; 18:289–97.

26. Harms J, Rolinger H. A one-stager procedure in operative treatment of spondylolistheses: dorsal traction-reposition and anterior fusion (author's transl). Z Orthop Ihre Grenzgeb. 1982;120:343–7.

27. Xu H, Tang H, Guan X, et al. Biomechanical comparison of posterior lumbar interbody fusion and transforaminal lumbar interbody fusion by finite element analysis. Neurosurgery. 2013;72:21–6.

28. Goodkin R, Laska LL. Vascular and visceral injuries associated with lumbar disc surgery: medicolegal implications. Surg Neurol. 1998;49:358–70. discussion 70–2.

29. Papadoulas S, Konstantinou D, Kourea HP, Kritikos N, Haftouras N, Tsolakis JA. Vascular injury complicating lumbar disc surgery. A systematic review. Eur J Vasc Endovasc Surg. 2002;24:189–95.

30. Szolar DH, Preidler KW, Steiner H, et al. Vascular complications in lumbar disk surgery: report of four cases. Neuroradiology. 1996;38:521–5.

31. Paik H, Kang DG, Lehman Jr RA, Gaume RE, Ambati DV, Dmitriev AE. The biomechanical consequences of rod reduction on pedicle screws: should it be avoided? Spine J. 2013;13(11):1617–26.

32. Jaslow IA. Intercorporal bone graft in spinal fusion after disc removal. Surg Gynecol Obstet. 1946;82: 215–8.

33. Sears W. Posterior lumbar interbody fusion for degenerative spondylolisthesis: restoration of sagittal balance using insert-and-rotate interbody spacers. Spine J. 2005;5:170–9.

34. Lee JH, Lee JH, Yoon KS, Kang SB, Jo CH. Comparative study of unilateral and bilateral cages with respect to clinical outcomes and stability in instrumented posterior lumbar interbody fusion. Neurosurgery. 2008;63:109–13. discussion 13–4.

35. Molinari RW, Sloboda J, Johnstone FL. Are 2 cages needed with instrumented PLIF? A comparison of 1 versus 2 interbody cages in a military population. Am J Orthop. 2003;32:337–43. discussion 43.

36. Rihn JA, Kirkpatrick K, Albert TJ. Graft options in posterolateral and posterior interbody lumbar fusion. Spine. 2010;35:1629–39.

37. Haid Jr RW, Branch Jr CL, Alexander JT, Burkus JK. Posterior lumbar interbody fusion using recombinant human bone morphogenetic protein type 2 with cylindrical interbody cages. Spine J. 2004;4:527–38. discussion 38–9.

38. Carragee EJ, Hurwitz EL, Weiner BK. A critical review of recombinant human bone morphogenetic protein-2 trials in spinal surgery: emerging safety concerns and lessons learned. Spine J. 2011;11: 471–91.

39. Godde S, Fritsch E, Dienst M, Kohn D. Influence of cage geometry on sagittal alignment in instrumented posterior lumbar interbody fusion. Spine. 2003;28: 1693–9.

40. Cho W, Wu C, Mehbod AA, Transfeldt EE. Comparison of cage designs for transforaminal lumbar interbody fusion: a biomechanical study. Clin Biomech (Bristol, Avon). 2008;23:979–85.

41. Lam FC, Alkalay R, Groff MW. The effects of design and positioning of carbon fiber lumbar interbody cages and their subsidence in vertebral bodies. J Spinal Disord Tech. 2012;25:116–22.

42. Postacchini R, Cinotti G, Postacchini F. Injury to major abdominal vessels during posterior lumbar interbody fusion. A case report and review of the literature. Spine J. 2013;13:e7–11.

43. van Zitteren M, Fan B, Lohle PN, et al. A shift toward endovascular repair for vascular complications in lumbar disc surgery during the last decade. Ann Vasc Surg. 2013;27(6):810–9.

44. Helgeson MD, Bevevino AJ, Hilibrand AS. Update on the evidence for adjacent segment degeneration and disease. Spine J. 2013;13:342–51.

45. Okuda S, Iwasaki M, Miyauchi A, Aono H, Morita M, Yamamoto T. Risk factors for adjacent segment degeneration after PLIF. Spine. 2004;29:1535–40.

46. Kumar N, Judith MR, Kumar A, Mishra V, Robert MC. Analysis of stress distribution in lumbar interbody fusion. Spine. 2005;30:1731–5.

47. Harrop JS, Youssef JA, Maltenfort M, et al. Lumbar adjacent segment degeneration and disease after arthrodesis and total disc arthroplasty. Spine. 2008; 33:1701–7.

48. Bertrand G. The "battered" root problem. Orthop Clin North Am. 1975;6:305–10.

49. Madan SS, Boeree NR. Comparison of instrumented anterior interbody fusion with instrumented circumferential lumbar fusion. Eur Spine J. 2003;12: 567–75.

50. Humphreys SC, Hodges SD, Patwardhan AG, Eck JC, Murphy RB, Covington LA. Comparison of posterior and transforaminal approaches to lumbar interbody fusion. Spine. 2001;26:567–71.

51. Mehta VA, McGirt MJ, Garces Ambrossi GL, et al. Trans-foraminal versus posterior lumbar interbody fusion: comparison of surgical morbidity. Neurol Res. 2011;33:38–42.

52. Matsui H, Kitagawa H, Kawaguchi Y, Tsuji H. Physiologic changes of nerve root during posterior lumbar discectomy. Spine. 1995;20:654–9.

53. Desai A, Ball PA, Bekelis K, et al. Surgery for lumbar degenerative spondylolisthesis in spine patient outcomes research trial: does incidental durotomy affect outcome? Spine. 2012;37:406–13.

54. Goodkin R, Laska LL. Unintended "incidental" durotomy during surgery of the lumbar spine: medicolegal implications. Surg Neurol. 1995;43:4–12. discussion 12–4.

55. Epstein NE. The frequency and etiology of intraoperative dural tears in 110 predominantly geriatric patients undergoing multilevel laminectomy with noninstrumented fusions. J Spinal Disord Tech. 2007;20:380–6.

56. Eismont FJ, Wiesel SW, Rothman RH. Treatment of dural tears associated with spinal surgery. J Bone Joint Surg Am. 1981;63:1132–6.

57. Koo J, Adamson R, Wagner Jr FC, Hrdy DB. A new cause of chronic meningitis: infected lumbar pseudomeningocele. Am J Med. 1989;86:103–4.

58. Cammisa Jr FP, Girardi FP, Sangani PK, Parvataneni HK, Cadag S, Sandhu HS. Incidental durotomy in spine surgery. Spine. 2000;25:2663–7.

59. Low JC, von Niederhausern B, Rutherford SA, King AT. Pilot study of perioperative accidental durotomy: does the period of postoperative bed rest reduce the incidence of complication? Br J Neurosurg. 2013;27(6):800–2.

60. Lin PM. Posterior lumbar interbody fusion technique: complications and pitfalls. Clin Orthop Relat Res. 1985;193:90–102.

61. Proubasta IR, Vallve EQ, Aguilar LF, Villanueva CL, Iglesias JJ. Intraoperative antepulsion of a fusion cage in posterior lumbar interbody fusion: a case report and review of the literature. Spine. 2002;27:E399–402.

62. Chen L, Yang H, Tang T. Cage migration in spondylolisthesis treated with posterior lumbar interbody fusion using BAK cages. Spine. 2005;30:2171–5.

63. Kimura H, Shikata J, Odate S, Soeda T, Yamamura S. Risk factors for cage retropulsion after posterior lumbar interbody fusion: analysis of 1070 cases. Spine. 2012;37:1164–9.

64. Musluman AM, Yilmaz A, Cansever T, et al. Posterior lumbar interbody fusion versus posterolateral fusion with instrumentation in the treatment of low-grade isthmic spondylolisthesis: midterm clinical outcomes. J Neurosurg Spine. 2011;14:488–96.

65. Larsen JM, Capen DA. Pseudarthrosis of the lumbar spine. J Am Acad Orthop Surg. 1997;5:153–62.

66. Fogel GR, Toohey JS, Neidre A, Brantigan JW. Fusion assessment of posterior lumbar interbody fusion using radiolucent cages: X-ray films and helical computed tomography scans compared with surgical exploration of fusion. Spine J. 2008;8:570–7.

67. Sierra-Hoffman M, Jinadatha C, Carpenter JL, Rahm M. Postoperative instrumented spine infections: a retrospective review. South Med J. 2010;103:25–30.

68. Sweet FA, Roh M, Sliva C. Intrawound application of vancomycin for prophylaxis in instrumented

thoracolumbar fusions: efficacy, drug levels, and patient outcomes. Spine. 2011;36:2084–8.

69. Ha KY, Kim YH. Postoperative spondylitis after posterior lumbar interbody fusion using cages. Eur Spine J. 2004;13:419–24.

70. Mirovsky Y, Floman Y, Smorgick Y, et al. Management of deep wound infection after posterior lumbar interbody fusion with cages. J Spinal Disord Tech. 2007; 20:127–31.

71. Mehbod AA, Ogilvie JW, Pinto MR, et al. Postoperative deep wound infections in adults after

spinal fusion: management with vacuum-assisted wound closure. J Spinal Disord Tech. 2005;18:14–7.

72. Jones GA, Butler J, Lieberman I, Schlenk R. Negative-pressure wound therapy in the treatment of complex postoperative spinal wound infections: complications and lessons learned using vacuum-assisted closure. J Neurosurg Spine. 2007;6: 407–11.

73. Dumanian GA, Ondra SL, Liu J, Schafer MF, Chao JD. Muscle flap salvage of spine wounds with soft tissue defects or infection. Spine. 2003;28:1203–11.

# 第 14 章　前路椎体间融合

Johnny Zhao, Jeffrey L.Gum, John R.Dimar II, and Jacob M.Buchowski

## 缩略语

| | |
|---|---|
| ALIF | Anterior lumbar interbody fusion 前路椎体间融合 |
| HRQOL | Health related quality of life 健康相关生活质量 |
| PLIF | Posterior lumbar interbody fusion 后路椎体间融合 |
| RE | Retrograde ejaculation 逆行射精 |
| RhBMP-2 | Recombinant human bone morphogenetic protein-2 重组人骨形态发生蛋白-2 |
| TLIF | Transforaminal lumbar interbody fusion 经椎间孔椎体间融合 |

## 发展历史

在 1906 年，德国医生 W.Muller 第一次介绍了经腹膜前路椎体间融合的技术[1]。尽管患者术后恢复很好，但是后来的手术出现了很多并发症，阻碍了手术的广泛应用。Capener 和 Burns 分别于 1932 年和 1933 年也报道了经腹膜前路椎体间融合[2, 3]。直到 1944 年，Iwahara 开始利用腹膜后途径行腰椎椎体间融合[4]。此后，脊柱外科医生开始采用并扩展了 ALIF（前路椎体间融合）的适应证。1948 年，Lane 和 Morre 利用 ALIF 来治疗退行性椎间盘疾病[5]。2 年后，ALIF 被用来治疗椎间盘突出引起的坐骨神经痛[6]。

在 1950 至 1970 年，ALIF 的骨移植技术有了很大的发展。Hodgson 和 Stock 开始使用多种骨移植材料[7]。Cloward 介绍的前路颈椎骨栓技术也开始应用于 ALIF[8]。由于这些技术的发展，ALIF 的融合率达到了 96%[9, 10]。在此期间，ALIF 的器械也有了发展。柱状 cage 是第一个发明的前路椎间融合器，并于 1992 年应用于临床[11]。在 1997 年，FDA 批准了 BAK cage 在腰椎的临床使用，增加了椎体间融合的选择[12]。此后，cage 的形状、材料、置入方式及表面设计都有了一定的改善，并且很早就进入了市场。过去的 20 年中，尽管 ALIF 的技术有了很大的进步，但是 ALIF 手术的数量有了明显的下降。并发症的出现、手术指征的争议、医学法律的限制以及对血管显露医生的依赖都使得 ALIF 手术减少。最主要的因素应该是后路手术的发展以及可以实现三柱固定的椎弓根螺钉的出现[13]。

## 术前评估

在行 ALIF 手术前，腰椎滑脱的患者必须接受详细的术前评估。术前需行前后位以及侧位的 X 线平片检查。斜位片以可以用来评估椎间孔以及责任椎体。另外，过伸、过屈位平片可以用来确定脊柱的不稳定性。脊柱不稳是引发病症的主要原因，因此对于动力位平片表现为不稳的患者需要行融合手术。椎间盘退变以及椎间隙变窄同样需要确诊，明显的椎间隙变窄会使大的椎间器械以及融合器的置入变困难。CT 及 MRI 等影像学技术同样有用，对椎间孔狭窄、侧隐窝狭窄以及黄韧带肥厚具有很好的诊断意义。这些间接检查手段可以明确患者是否适合前路手术治疗。

术前确认可能影响手术的合并症是很重要的，例如术中如果不能避开之前腹部手术带来的腹腔内或腹膜后粘连可能会引起灾难性的结果。血管疾病是最常见的并发症，因此仔细的术前评估是很有必要的。动脉钙化会使血管损伤以后的血管修补变得困难，而且会影响术中的活动度。因此之前的血管手术以及血管畸形必须得到重视。肥胖也应该得到重视，特别是腹部肥胖型患者。手术时间、术中出血、并发症以及手术入路可能存在的困难都应该在术前谈话中进行详细的记录[14-16]。

逆行射精（RE）是腰椎前路手术常见的并发症。尽管在经腹膜手术中，RE 更加普遍[17]，腹膜后手术也会引起 RE，因此必须向每一个男性患者交代清楚。在手术之前告知患者，以便患者调整生育计划。

长期吸烟患者、翻修手术或者感染性疾病患者发生假关节的几率很高，这也应该的得到重视。前路手术的优势是可以直接看到椎间隙，这可以在术中对椎间隙进行更好的处理，保证椎体间融合率。

当前，对于单纯前路椎体间融合是否结合后路固定是有争议的，特别是对于腰椎滑脱或者脊柱前移引起的脊柱不稳。对于这些疾病，环周固定和融合更符合脊柱的生物力学特性，可能达到更好的临床效果。尽管单独 cage 融合手术的翻修率达到 31%[18]，但当前的研究对二次手术行后路固定的必要性仍存在着争议，认为后路固定与否在临床效果和翻修率等方面也没有差异[11, 19]。

## 手术技巧

典型的 ALIF 手术入路分为胸腰段（T12-L2）、腰 中 段（L2-L5）、腰骶 段（L5-S1）。如前所述，腰椎滑脱多发生在下腰段水平，因此我们多采用腰中段和腰骶段手术入路。目前，与经腹膜入路相比，腹膜后入路更常用。腹膜后入路血管较少并减少肠道操作，并发症发生率低。近期报道了有关于经腹膜入路使用腹腔镜的研究，但这种手术方法的血管损伤的风险增加、手术时间延长，因此本文中不做介绍。多数情况下，当腹膜后粘连难以解决时采用前路经腹膜的改良手术方式。

### 腰部和腰骶部腹膜后入路

患者取仰卧位（最常用）或屈膝侧卧位。对于这两个体位，重要的是运用可以透视和控制腰椎前凸的床，并需要床上有可调关节、腰垫或充气气囊（图 14.1）。这样可以使腰椎过伸促进前路椎间隙的开放。尽管存在中线纵切口和水平切口（图14.2），典型的切口却是左侧旁正中切口（图 14.3）。这样可以避开右侧的主要静脉、薄壁髂静脉或腔静脉，并且可直接分离腹主动脉（L2-5）和左侧髂部血管（L5-S1）。如果发生血管损伤，左侧髂动脉、主动脉的修复与常见的髂静脉或腔静脉相比无较高技术上的要求。骨骼标志的鉴别包括耻骨联合、髂前上棘、髂嵴最高点和第 12 肋骨。L4-L5 椎间隙位于脐与髂嵴最高点水平。L5-S1 椎间隙在脐与耻骨联合最外侧之间中点的位置。皮肤切口是通过皮下层直到腹外斜肌腱膜。在进入腹直肌鞘和移开腹直肌肌腹时采用纵形切口（图 14.4）。通过移开腹直肌肌腹进入腹直肌鞘后缘达到腹中线。在这里可见到弓形或半月形结构。用手指从侧面向中间经腹直肌鞘深层钝性分离腹膜。腹膜囊及其内容物可直接钝性分离至腰大肌及其延伸部位。可明显见到左侧输尿管，将其随腹膜一起牵开。

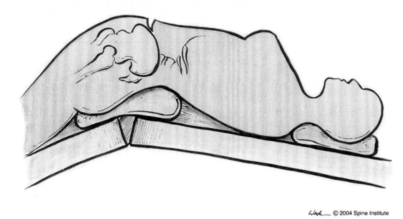

图 14.1　患者仰卧于透视床，腰椎水平手术床有可调关节。这样可以使得脊柱过度前凸从而更容易暴露和进入目标椎间盘

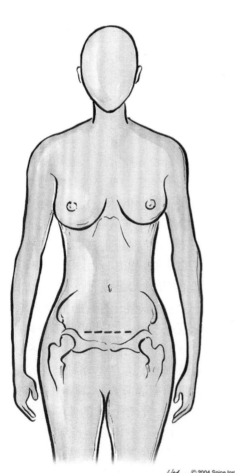

图 14.2　图示为用于前路腹膜后 ALIF 入路的下段横切口

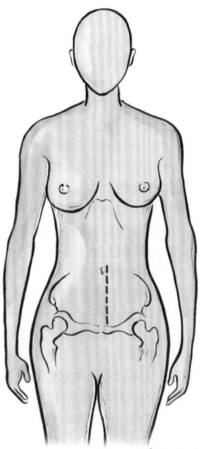

图 14.3　图示为用于前路腹膜后 ALIF 入路的左旁正中切口

一旦暴露腹膜后间隙，通常会使用可透视的自动拉钩来牵开和保护腹膜后结构。雪茄似的套筒可以用来保护叶片的尖端，这样可以避免腹膜隆起，增大接触面。通常自动拉钩需要进行一些调整，但是这通常占用这一入路的大部分时间。左髂动静脉牵拉开，节段性血管横向分离。保护节段血管和避开腰交感神经和淋巴管至关重要。升静脉或髂腰静脉是 L5 椎体上方的较大分支，会限制髂静脉的移动，妨碍接近L4–5 椎间隙。我们建议结扎这一分支，避免左髂静脉的额外的牵拉。骶骨岬通常是容易触及的，需要正对它进行剥离。中间的骶血管进行暴露和结扎，使得上方的软组织可以适当的移动（图 14.5）。

前纵韧带锐性切开，限制电凝的使用在此时是十分重要的。损伤交感神经丛会引起逆行射精，这对青年男性来说是灾难。

钝性分离是首选，通过透视来明确手术节段。近期，在我们中心，为了避免椎间盘退变，在 ACDF 手术中越来越少的使用针头定位，因为容易产生椎间盘破损。ALIF 手术中，我们还是按照老办法进行定位。然后切除椎间盘。目的是为了更好的清除椎间盘和软骨终板，增加表面积，提高融合率。任何残留的椎间盘和软骨都有阻止融合的可能。过分地清理终板又可能引起移植骨的沉降，结构的不稳定，最终导致融合失败。一旦终板准备就绪，融合器可以顺利置入。

经腹膜腰椎入路

腹膜后入路的体位和骨性标志类似于其他入路。它要求提前进行肠道准备，减少肠内污物，以免肠穿孔的发生。纵向的，横向的或者低位的横向切口都可以使用。充分的术前计划是关键，因为手术过程中，通路是固定的，对于邻近阶段的操作受到限制。表浅切口与腹膜后切口类似。运用钳子或镊子提起腹膜，避免潜在肠道的意外穿孔。为了腰椎其他邻近节段的操作，小肠可以移向右侧，乙状结肠移向左侧。

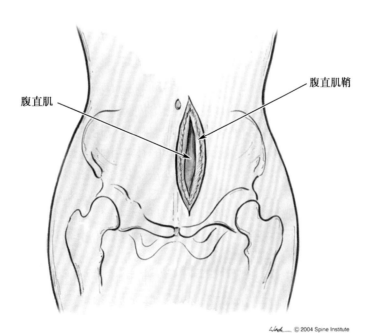

腹直肌

腹直肌鞘

© 2004 Spine Institute

图 14.4　图示为皮下解剖结构和腹直肌的辨认

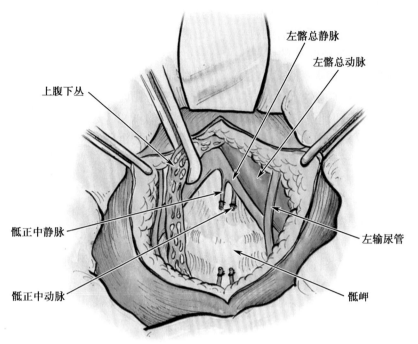

左髂总静脉

左髂总动脉

上腹下丛

骶正中静脉

骶正中动脉

左输尿管

骶岬

*Wick* © 2004 Spine Institute

**图 14.5**　图示为中间骶动静脉的结扎和骶岬的辨认。对下腹部表浅血管的松解是关键

我们也可以从侧方切口（Toldt 白线），两侧的小肠和乙状结肠可以向右侧移动。在切开后腹膜前，我们可以通过骶角的触诊来预估平面。也可以透视定位。

## 椎间植骨

　　椎间植骨融合的首要目标是缓解患者疼痛，稳定目标脊椎平面。ALIF（经前路椎间植骨融合术）所使用的理想的椎间植骨，必须能够提供理想的接触区域来融合，并且在提供结构稳定性的同时能够恢复椎间节段的序列。在生物力学上，增加的间盘高度间接使神经孔减压，并且使退行性变的间盘达到稳定状态。在理论上，这些目标的实现，能够帮助患者减轻他们的症状。

　　治疗脊椎滑脱用的第一个椎间融合器是自体胫骨骨栓。过去的几十年间甚至今天，自体植骨一直被认为是椎间植骨的"金标准"，尽管目前在结构性支撑植骨的应用并不是最广泛的。当被用作单独植入时，取移植点的并发症和不理想的假关节发生率，使得人们研发了新型椎间融合器[20]。在 1997 年 BAK cage 被批准上市后，出现了一股选择理想椎间融合器的浪潮。随着技术的发展，在骨移植物的设计和材质方面，目前仍然没达成统一的观点。同种异体移植物中的股环、腓骨支柱和髂嵴的应用重新广泛了起来。传统上同种异体移植物是解决取骨处并发症的有效方法。虽然椎体塌陷常见，但前路钢板或者后路固定的器械已经改善了这项技术。移植物分解问题，尤其随着人骨重组形态蛋白 -2（rhBMP-2）的使用，成为了同种异体移植的关注焦点。尽管几率非常低，选择同种异体移植物时发生疾病传播的潜在风险也必须考虑到。筛查规程的改善极大降低了这种风险。同种异体移植新鲜冰冻和干燥冰冻技术等不同准备方法现在已广泛应用。一项前瞻性、随机性、独立节点的研究，检验了应用于 ALIF 上的冰冻和干燥冰冻技术的差异性[21]。他们在至少 24 个月的随访中，比较了 100 个患者，发现尽管新鲜冰冻植骨需要更多的时间来融合，干燥冰冻植骨有更高的假关节发生率。生物力学研究显示与干燥冰冻植骨相比，新鲜冰冻同种异体移植物的植骨平均负荷降低 50%，但这看起来并没有什么临床意义[22]。

　　第一个金属 cage 被用来治疗颈椎管狭窄的赛马。BAK 钛质 cage（Zimmer Spine，Warsaw，IN）是一种可以被拧入至间盘间隙的螺纹筒。Ray Fusion Cage（Stryker Spine，Allendale，NJ），作为第二代钛质 cage，是一种更低切际的螺纹筒，能够植入更多的骨质。LT-CAGE（Medtronic Sofamer Danek，Memphis，TN），作为第三代 cage，很快在北美地区成为应用范围最广的椎间融合器。这种 cage 具有梯形前凸设计来增加接触面区域，从而提高融合率。合成材料如 PEEK，被设计用来减少伪影和模拟骨皮质的生物力学性能。由于能将 PEEK 制造成任意形状和尺寸，这使它看起来更加令人满意。

　　rhBMP-2 可以刺激骨生长，这种功能第一次是在骨周围的细胞外基质发现的。通常是通过可吸收的凝胶海绵携带（ACS），第一次被 FDA 批准用于 ALIF 是在 2002 年，基于一个前瞻的、随机化的、多临床中心的实验结果[23]。279 例接受 ALIF 治疗的退行性椎间盘疾病的患者被分在两个组，实验组运用 rhBMP-2，对照组应用了自体髂骨块。术后 24 个月，通过 X 线和 CT 平扫来计算融合程度，结果发现实验组的融合率 94.5% 高于对照组的 88.7%。研究发现当同种异体股骨组织中添加 rhBMP-2，6 个月，12 个月及 24 个月的融合率相对于不添加 rhBMP-2 的骨组织明显提高[24]。除了高融合率，rhBMP-2 在 ALIF 中的应用，也是一次进步，这使的手术

医生多了一种选择，可以减少因为自体骨的破坏而带来不必要的并发症[25]。FDA 获批后的几年里，rhBMP-2 的使用从 2002 年全部脊柱融合手术的 0.69% 明显提升到 2006 年的 24.9%[26]。它的潜在风险也是在被不停的争论中[23-28]，本章的后面部分会予以阐述。

## 结果

　　过去，ALIF 手术的成功或失败由外科医生判断脊柱是否达到融合来界定。通常研究报道融合率为 47%[29] 和 96%[10] 之间。这些波动和不同患者人群、医生手术技术及评估方法有关。通常来说，ALIF 手术可以良好的重建椎间隙高度和腰椎前凸[30]。腰椎滑脱症的多数研究结果集中在 L4-L5 和 L5-S1，因为它们是最常受累的节段。需要注意在头侧脊柱节段行 ALIF 手术的患者往往效果更差[31]，虽然这可能和严重的病理变化而不是节段或者入路本身的特点相关。242 例进行 ALIF 手术患者的多元线性回归表明节段为独立风险因素。

　　虽然最近研究报道注重融合率和影像结果，但是关注患者的主观结果是一种趋势，尤其在最近 10 年。健康相关生活质量（HRQOL）量表用来评估患者疼痛、功能、生活质量的提高。与单纯影像结果比较，评估此类信息患者获益更加准确。但是，在使用的多种工具中（ODI、VAS 和 SF-36 量表），在所有研究中均没有广泛使用。

　　脊椎患者结果研究试验发现手术患者疼痛、功能、满意度以及通过 SF-36 测量 4 年时间的改善，比未手术患者改善明显[32]。

　　此外，腰椎滑脱症手术治疗效果比腰椎管狭窄症和腰椎间盘突出症好[33, 34]。虽然受研究限制，并不是所有腰椎滑脱症需手术者均进行了 ALIF 手术，这些结果更加强调了手术治疗腰椎滑脱症的作用。

多项长期随访的研究表明 ALIF 对退变性和峡部裂性腰椎滑脱症有良好结果。Takahashi 等[35] 随访 39 例进行 ALIF 的退变性腰椎滑脱症患者 30 年，平均随访 12.5 年。作者报道 76% 患者术后 10 年满意，60% 患者 20 年满意，52% 满意 30 年。满意结果定义为日本骨科协会指数 29 点中最少 25 点（评估下腰痛、腿痛、步态和日常活动的自我评价）。研究总结在超长期随访中，ALIF 是治疗腰椎滑脱症的可行治疗选择。Riouallon 等[36] 近期报道 65 例进行 ALIF 的低度腰椎滑脱症患者平均随访 6.6 年，融合率为 91%。依据 VAS 评分，腰痛和放射痛完全消失为 69%，改善为 85%。总的来说，两项研究结果强调了 ALIF 手术治疗腰椎滑脱症的作用。

比较 ALIF 和其他融合术式可分为椎体间融合的比较（ALIF、PLIF 和 TLIF）和单纯 ALIF 与后外侧融合的比较。一项研究在 L4 水平腰椎退变性滑脱的 46 例日本患者采用无固定 ALIF 或后外侧融合，发现 ALIF 比后外侧融合明显降低背痛，但是 ALIF 需要更长的住院日和卧床休息[37]。椎间融合选择包括前方、后方、经椎间孔入路。目前，哪一种方法更好存在争论，因为多种研究报道有类似影像和临床结果[38]。Kim 等[39] 报道对 128 例低度峡部裂性腰椎滑脱症的 ALIF 和 TLIF 进行比较。他们发现进行 TLIF 患者 ODI 功能评分更高，但是 ALIF 的矢状面重建更好。他们推荐在 L4-5 节段行 TLIF，在 L5-S1 节段行 ALIF 手术。

患者报道的 HRQOL 结果一致性有助于形成费用分析的平台。虽然没有研究直接进行 ALIF 的费用比较或者费用疗效比较，但多篇研究分析中包含患者进行 ALIF 手术。Polly 等[40] 研究 1826 例腰椎融合患者 SF-36 数据，935 例为 ALIF。他们发现费用益处比率，和其他广泛接受的良好医疗干预，比如全髋关节置换相当。SPORT 数据的费用疗效报道表明手术对治疗病史大于 4 年的退变性腰椎滑脱症有价值[41]。SPORT 研究中，372 例患者中 46 例进行椎间融合。总体来说，这些研究对提高费用意识十分重要。

## 并发症

虽然 ALIF 被认为是安全的术式，也有严重的并发症。血管并发症最为常见，腹主动脉到髂血管的分叉的大血管和 L4-S1 间有众多静脉。Inamasu 最近综述报道血管损伤发生率在 0%~18.1%[42]。基于大血管的解剖位置，血管损伤在 L4-5 节段比 L5-S1 常见。静脉损伤比动脉损伤更常见。在牵拉血管时最常见，也可见于椎间盘切除和植入融合器时[42]。在此区域中关键血管为左髂静脉、下腔静脉和髂腰静脉。如果发生静脉穿孔，多数情况下指压和修补有效。

主动脉和髂动脉更有弹性，对应的静脉更容易伸缩，所以损伤不常见。但是，长时间牵拉会引起左髂动脉栓塞。这种情况需要进行紧急血栓取出或者分流术[43]。患者可能症状不明显，包括左下肢疼痛和活动 / 感觉障碍，经常误认为神经根刺激。建议术中定期放松左髂动脉，或左足大脚趾用脉搏氧饱和度仪监测来预防或者减少并发症[44]。

一个特殊的讨论点为血管科或普外科医生在前方入路暴露中的作用。有人认为他们有更多训练，对腹腔比脊柱医生更有经验，尤其对于神经外科培养的医生。如果他们暴露，在实践中可以更好地避免或者注意并发症。目前的法律使得请他们来暴露更有必要。但是，据报道脊柱医生单独和在暴露医生帮助下，没有明显的区别[45]。其他研究表明仅脊柱医生完成手术有更少的并发症[46]。这可能和脊柱医生更加精通，尤其对于 ALIF 入路。但是，需要说明一些单独进行 ALIF 的医生在大多数情况下为有效解决血管并发症，仍会请求血管同事。一个例子，在没有血管科医生帮助的情况下进行 304 例前路腰椎手术的医生，因并发症处理 9 例（3%）中需要血管医生帮助[47]。

也存在直接损伤内脏的风险，最常见的包括尿管、腹膜和肠道损伤。需要特别注意尿管和周围组织。一篇关于 471 例 ALIF 的回顾性研究报道仅 1 例尿管损伤[48]。在翻修手术和腹部手术史患者更常出现腹膜损伤和肠穿孔[49]。如果发生肠道损伤，必须迅速完全修补，冲洗周围防止感染。肠梗阻是 ALIF 手术常见并发症。这一情况需要十分注意，因为对术后住院日时间十分重要。肠梗阻发生率在 0.6%~5.6%[50]。总体来说，患者医疗处理效果良好，多数患者可解决，不需要过多延长住院日。其他肠道并发症包括急性结肠梗阻、毒性巨结肠和大肠梗阻。这些病例首先关注的是穿孔，具有较高死亡率。这种情况保守治疗包括矫正代谢异常、定期灌肠，但多数情况下需要使用新斯的明和手术干预[43]。

最近具有争议性的话题是进行 ALIF 手术患者逆行射精的发生率。逆行射精公认的原因是下腹部交感神经损伤。虽然过去提出逆行射精可能为 ALIF 的并发症[29]，并发症发生率为 4.1% 到 11.6%[17, 51]，Carragee 等[52] 报道 rhBMP-2 和 ALIF 手术患者逆行射精发生率相关。rhBMP-2 组中逆行射精发生率为 7.2%，对比组为 0.6%，虽然一例发生逆行射精非 rhBMP-2 组中因糖尿病神经病排除。并且，rhBMP-2 被用来进行股环移植，这是标签外使用。最近另一组比较使用 rhBMP-2 的 ALIF 手术患者和进行人工椎间盘置换的逆行射精发生率[53]。他们发现在两组之间逆行射精发生率没有明显不同。因为人工椎间盘置换也在前路进行，因此这种方法有意义。证据

表明，逆行射精和手术入路相关，和使用 rhBMP-2 无关。这种矛盾的报道引起大量关于未来腰椎滑脱症 ALIF 手术 rhBMP-2 的使用争论[54-56]。

交感干神经和躯体神经损伤也会发生。交感干神经损伤的主诉为损伤对侧足部发冷，尽管实际中同侧未受副交感神经影响血管舒张引起足部体温升高[49]。通过触摸足背和股后动脉排除动脉血栓。在一项研究中[57]，交感干神经损伤发生率为 6%，多数患者症状在术后 6 个月可缓解。

围术期感染在住院期间具有较高的发病率和死亡率。ALIF 并发症的研究中，合并感染的发生率报道在 3%~4.3%[45, 47]。ALIF 感染率和其他椎间融合方法没有直接比较。但是，一项调查 ALIF/PLIF 术式感染率的研究发现，后路比前路更常见[58]。

另一篇文章评估前路或后路术式腰椎椎间融合并发症发生率[59]。作者发现 PLIF 组比 ALIF 组围手术并发症相关危险因素高 4.75 倍。此外，术后并发症风险在 PLIF 组高 6.8 倍。但是，作者指出自身研究中的很多不足，比如两组中患者资料和设备使用不同。总体来讲，ALIF 术式包括许多潜在的严重并发症。当出现并发症时，识别并及时处理十分重要。

（邵杰 译　杨长伟　魏显招 校）

## 参考文献

1. Gjessing MH. Osteoplastic anterior fusion of the lower lumbar spine in spondylolisthesis, localized spondylosis, and tuberculous spondylitis. Acta Orthop. 1951; 20(3):200–13.
2. Capener N. Spondylolisthesis. Br J Surg. 1932;19(75): 374–86.
3. Burns B. An operation for spondylolisthesis. Lancet. 1933;1:1233–9.
4. Iwahara T. A new method of vertebral body fusion. Surg Jpn. 1944;8:271–87.
5. Lane JD, Moore ES. Transperitoneal approach to the intervertebral disc in the lumbar area. Ann Surg. 1948;127(3):537–51.
6. Harmon PH. Results from the treatment of sciatica

due to lumbar disc protrusion. Am J Surg. 1950; 80(6):829–40.

7. Hodgson AR, Stock FE. Anterior spinal fusion a preliminary communication on the radical treatment of pott's disease and pott's paraplegia. Br J Surg. 1956;44(185):266–75.

8. Cloward RB. Lesions of the intervertebral disks and their treatment by interbody fusion methods. The painful disk. Clin Orthop Relat Res. 1963;27:51–77.

9. Crock HV. Anterior lumbar interbody fusion: indications for its use and notes on surgical technique. Clin Orthop Relat Res. 1982;165:157–63.

10. Fujimaki A, Crock HV, Bedbrook GM. The results of 150 anterior lumbar interbody fusion operations performed by two surgeons in Australia. Clin Orthop Relat Res. 1982;165:164–7.

11. Kuslich SD, Ulstrom CL, Griffith SL, Ahern JW, Dowdle JD. The Bagby and Kuslich method of lumbar interbody fusion. History, techniques, and 2-year follow-up results of a United States prospective, multicenter trial. Spine. 1998;23(11):1267–78. Discussion 1279.

12. Lekovic GP, Han PP, Kenny KJ, Dickman CA. Bone dowels in anterior lumbar interbody fusion. J Spinal Disord Tech. 2007;20(5):374–9.

13. Bridwell KH, Dewald RL. The textbook of spinal surgery. Philadelphia: Wolters Kluwer/Lippincott Williams & Wilkins Health; 2011.

14. Djurasovic M, Bratcher KR, Glassman SD, Dimar JR, Carreon LY. The effect of obesity on clinical outcomes after lumbar fusion. Spine. 2008;33(16):1789–92.

15. Mogannam A, Bianchi C, Chiriano J, Patel S, Teruya TH, Lum SS, et al. Effects of prior abdominal surgery, obesity, and lumbar spine level on anterior retroperitoneal exposure of the lumbar spine anterior retroperitoneal exposure of the spine. Arch Surg. 2012; 147(12):1130–4.

16. Patel N, Bagan B, Vadera S, Maltenfort MG, Deutsch H, Vaccaro AR, et al. Obesity and spine surgery: relation to perioperative complications. J Neurosurg Spine. 2007;6(4):291–7.

17. Sasso RC, Kenneth Burkus J, LeHuec J-C. Retrograde ejaculation after anterior lumbar interbody fusion: transperitoneal versus retroperitoneal exposure. Spine. 2003;28(10):1023–6.

18. O'Dowd J, Mullholland R, Harris M. BAK cage: Nottingham results. San Francisco: North American Spine Society; 1998.

19. Ray CD. Threaded titanium cages for lumbar interbody fusions. Spine. 1997;22(6):667–79. Discussion 679–680.

20. Stauffer RN, Coventry MB. Anterior interbody lumbar spine fusion analysis of mayo clinic series. J Bone Joint Surg Am. 1972;54(4):756–68.

21. Thalgott JS, Fogarty ME, Giuffre JM, Christenson SD, Epstein AK, Aprill C. A prospective, randomized, blinded, single-site study to evaluate the clinical and radiographic differences between frozen and freeze-dried allograft when used as part of a circumferential anterior lumbar interbody fusion procedure. Spine. 2009;34(12):1251–6.

22. Brantigan JW, Cunningham BW, Warden K, McAfee PC, Steffee AD. Compression strength of donor bone for posterior lumbar interbody fusion. Spine. 1993;18(9):1213–21.

23. Burkus JK, Gornet MF, Dickman CA, Zdeblick TA. Anterior lumbar interbody fusion using rhBMP-2 with tapered interbody cages. J Spinal Disord Tech. 2002;15(5):337–49.

24. Slosar PJ, Josey R, Reynolds J. Accelerating lumbar fusions by combining rhBMP-2 with allograft bone: a prospective analysis of interbody fusion rates and clinical outcomes. Spine J. 2007;7(3):301–7.

25. McKay WF, Peckham SM, Badura JM. A comprehensive clinical review of recombinant human bone morphogenetic protein-2 (INFUSE® bone graft). Int Orthop. 2007;31(6):729–34.

26. Cahill KS, Chi JH, Day A, Claus EB. Prevalence, complications, and hospital charges associated with use of bone-morphogenetic proteins in spinal fusion procedures. JAMA. 2009;302(1):58–66.

27. Lubelski D, Abdullah KG, Steinmetz MP, Alvin MD, Amy SN, Chakka S, et al. Adverse events with the use of rhBMP-2 in thoracolumbar and lumbar spine fusions: a nine year institutional analysis. J Spinal Disord Tech. 2013;1.

28. Mroz TE, Wang JC, Hashimoto R, Norvell DC. Complications related to osteobiologics use in spine surgery: a systematic review. Spine. 2010;35(9 Suppl):S86–104.

29. Christensen FB, Bünger CE. Retrograde ejaculation after retroperitoneal lower lumbar interbody fusion. Int Orthop. 1997;21(3):176–80.

30. Jiang S-D, Chen J-W, Jiang L-S. Which procedure is better for lumbar interbody fusion: anterior lumbar interbody fusion or transforaminal lumbar interbody fusion? Arch Orthop Trauma Surg. 2012;132(9):1259–66.

31. Kalb S, Perez-Orribo L, Kalani MYS, Snyder LA, Martirosyan NL, Burns K, et al. The influence of common medical conditions on the outcome of anterior lumbar interbody fusion. J Spinal Disord Tech. 2013;1

32. Weinstein JN, Lurie JD, Tosteson TD, Zhao W, Blood EA, Tosteson AN, Birkmeyer N, Herkowitz H, Longley M, Lenke L, Emery S, Hu SS. Surgical compared with nonoperative treatment for lumbar degenerative spondylolisthesis. Four-year results in the spine patient outcomes research trial (SPORT) randomized and observational cohorts. J Bone Joint Surg Am. 2009;91(6):1295.

33. Weinstein JN, Lurie JD, Tosteson TD, Tosteson AN, Blood E, Abdu WA, et al. Surgical versus nonoperative treatment for lumbar disc herniation: four-year results for the spine patient outcomes research trial (SPORT). Spine. 2008;33(25):2789.

34. Weinstein JN, Tosteson TD, Lurie JD, Tosteson A, Blood E, Herkowitz H, et al. Surgical versus nonoperative treatment for lumbar spinal stenosis four-year results of the spine patient outcomes research trial. Spine. 2010;35(14):1329–38.

35. Takahashi K, Kitahara H, Yamagata M, Murakami M, Takata K, Miyamoto K, et al. Long-term results of

anterior interbody fusion for treatment of degenerative spondylolisthesis. Spine. 1990;15(11):1211–5.

36. Riouallon G, Lachaniette C-H-F, Poignard A, Allain J. Outcomes of anterior lumbar interbody fusion in low-grade isthmic spondylolisthesis in adults: a continuous series of 65 cases with an average follow-up of 6.6years. Orthop Traumatol Surg Res. 2013; 99(2):155–61.

37. Ohtori S, Koshi T, Yamashita M, Takaso M, Yamauchi K, Inoue G, et al. Single-level instrumented posterolateral fusion versus non-instrumented anterior interbody fusion for lumbar spondylolisthesis: a prospective study with a 2-year follow-up. J Orthop Sci. 2011; 16(4):352–8.

38. Min J-H, Jang J-S, Lee S-H. Comparison of anterior- and posterior-approach instrumented lumbar interbody fusion for spondylolisthesis. J Neurosurg Spine. 2007;7(1):21–6.

39. Kim J-S, Lee K-Y, Lee S-H, Lee H-Y. Which lumbar interbody fusion technique is better in terms of level for the treatment of unstable isthmic spondylolisthesis? Clinical article. J Neurosurg Spine. 2010; 12(2):171–7.

40. Polly Jr DW, Glassman SD, Schwender JD, Shaffrey CI, Branch C, Burkus JK, et al. SF-36 PCS benefit-cost ratio of lumbar fusion comparison to other surgical interventions: a thought experiment. Spine. 2007;32(11):S20–6.

41. Tosteson ANA, Tosteson TD, Lurie JD, Abdu W, Herkowitz H, Andersson G, et al. Comparative effectiveness evidence from the spine patient outcomes research trial: surgical versus nonoperative care for spinal stenosis, degenerative spondylolisthesis, and intervertebral disc herniation. Spine. 2011;36(24): 2061–8.

42. Inamasu J, Guiot BH. Vascular injury and complication in neurosurgical spine surgery. Acta Neurochir (Wien). 2006;148(4):375–87.

43. Than KD, Wang AC, Rahman SU, Wilson TJ, Valdivia JM, Park P, et al. Complication avoidance and management in anterior lumbar interbody fusion. Neurosurg Focus. 2011;31(4):E6.

44. Brau SA, Delamarter RB, Schiffman ML, Williams LA, Watkins RG. Left iliac artery thrombosis during anterior lumbar surgery. Ann Vasc Surg. 2004; 18(1):48–51.

45. Quraishi NA, Konig M, Booker SJ, Shafafy M, Boszczyk BM, Grevitt MP, et al. Access related complications in anterior lumbar surgery performed by spinal surgeons. Eur Spine J. 2013;22 Suppl 1: S16–20.

46. Smith MW, Rahn KA, Shugart RM, Belschner CD, Stout KS, Cheng I. Comparison of perioperative parameters and complications observed in the anterior exposure of the lumbar spine by a spine surgeon with and without the assistance of an access surgeon. Spine J. 2011;11(5):389–94.

47. Quraishi NA, Konig M, Booker SJ, Shafafy M, Boszczyk BM, Grevitt MP, et al. Access related complications in anterior lumbar surgery performed by spinal surgeons. Eur Spine J. 2012;22(S1):16–20.

48. Sasso RC, Best NM, Mummaneni PV, Reilly TM, Hussain SM. Analysis of operative complications in a series of 471 anterior lumbar interbody fusion procedures. Spine. 2005;30(6):670–4.

49. Czerwein Jr JK, Thakur N, Migliori SJ, Lucas P, Palumbo M. Complications of anterior lumbar surgery. J Am Acad Orthop Surg. 2011;19(5):251–8.

50. Santos ERG, Pinto MR, Lonstein JE, Denis F, Garvey TA, Perra JH, et al. Revision lumbar arthrodesis for the treatment of lumbar cage pseudoarthrosis: complications. J Spinal Disord Tech. 2008;21(6):418–21.

51. Schwender JD, Casnellie MT, Perra JH, Transfeldt EE, Pinto MR, Denis F, et al. Perioperative complications in revision anterior lumbar spine surgery: incidence and risk factors. Spine. 2009;34(1):87–90.

52. Carragee EJ, Mitsunaga KA, Hurwitz EL, Scuderi GJ. Retrograde ejaculation after anterior lumbar interbody fusion using rhBMP-2: a cohort controlled study. Spine J. 2011;11(6):511–6.

53. Lindley EM, McBeth ZL, Henry SE, Cooley R, Burger EL, Cain CMJ, et al. Retrograde ejaculation after anterior lumbar spine surgery. Spine. 2012; 37(20):1785–9.

54. Tepper G, Rabbani R, Yousefzadeh M, Prince D. Quantitative assessment of retrograde ejaculation using semen analysis, comparison with a standardized qualitative questionnaire, and investigating the impact of rhBMP-2. Spine. 2013;38(10):841–5.

55. Shaffrey CI, Smith JS. Editorial: recombinant human bone morphogenetic protein-2. J Neurosurg Spine. 2013;18(2):109–10. Discussion 110–111.

56. Ghanayem AJ, Santaniello J. Anterior lumbar interbody fusion with recombinant human bone morphogenetic protein-2 and retrograde ejaculation: results from a non-industry sponsored. Spine J. 2012;12(9):S4.

57. Kang B-U, Choi W-C, Lee S-H, Jeon SH, Park JD, Maeng DH, et al. An analysis of general surgery-related complications in a series of 412 minilaparotomic anterior lumbosacral procedures: clinical article. J Neurosurg Spine. 2009;10(1):60–5.

58. Pappou IP, Papadopoulos EC, Sama AA, Girardi FP, Cammisa FP. Postoperative infections in interbody fusion for degenerative spinal disease. Clin Orthop Relat Res. 2006;443:120–8.

59. Scaduto AA, Gamradt SC, Warren DY, Huang J, Delamarter RB, Wang JC. Perioperative complications of threaded cylindrical lumbar interbody fusion devices: anterior versus posterior approach. J Spinal Disord Tech. 2003;16(6):502–7.

# 第15章 微创 TLIF 手术治疗成人腰椎滑脱

Kshitij Chaudhary and James D.Schwender

## 引言

经椎间孔腰椎椎间融合术（minimally invasive transforaminal lumbar interbody fusion，MIS TLIF）最早于 2003 年由 Foley 等人率先报道，用以减少传统 TLIF 手术后并发症[1]。该技术需要一系列扩张器和牵引器，利用目标节段上方竖脊肌间的天然间隙来建立手术通道。许多对照研究发现：与传统开放 TLIF 相比，MIS TLIF 能够减少手术失血、降低术后疼痛、缩短住院天数，更早促进早期下地活动和回归工作[2, 3]。

传统 TLIF 手术采用后正中入路骨膜下暴露，可导致过度的周围椎旁肌附带损伤，特别是对多裂肌的损伤，它是维持腰椎稳定的主要肌肉。由于多裂肌靠近中线，所以容易被术中电凝和自动牵开器损伤[4]；同时，该肌肉只有单节段神经支配，因此也容易遭受失神经损伤[5]。普遍认为肌肉损伤可以导致术后急性并发症，并可能影响远期预后[6, 7]。椎旁肌的失能和附近运动节段的损伤可以引起邻近节段退变和脊柱失稳[8]。

成人腰椎滑脱是 MIS TLIF 手术的理想适应证。退变性和峡部裂型滑脱是成人腰椎滑脱常见类型。通常该类滑脱较轻，容易采用微创手术进行修复。伴有跛行或放射性神经痛症状的患者最好采用减压融合术。针对老年患者和体质较弱患者，微创脊柱融合术可以减少术后并发症[9, 10]。

## 禁忌证

同大多数微创手术类似，MIS TLIF 学习曲线较长。使用这个手术前，外科医生首先要熟悉传统开放手术，另外，在进行 MIS TLIF 前也需要熟练掌握单纯微创减压技术。总体来说传统 TLIF 手术的禁忌证同样也是 MIS TLIF 的禁忌证，例如并根畸形和严重骨质疏松。此外，一些解剖特点会增加微创手术难度。如下是 MIS TLIF 的相对禁忌证，有经验的外科医生可以不把这些情况作为 MIS TLIF 的禁忌证。

### 肥胖

由于需要更长的撑开器，限制了的手术器械活动范围，肥胖患者微创手术难度较高。与此相比，传统开放手术入路创伤更大，微创手术可以显著降低手术入路相关并发症。Rosen 等人发现，BMI 并不影响 MIS TLIF 手术后患者自我评价的生存质量、手术时间、住院时间和总体并发症[11]。

## 翻修手术

由于解剖结构改变和硬膜瘢痕，MIS TLIF 在翻修手术难度较大[12]，特别是当有严重硬膜瘢痕进行对侧微创减压时。

## 重度腰椎滑脱（3 级和 4 级）

尽管有报道 MIS TLIF 可用于重度腰椎滑脱（Quraishi 2013），但是该手术实施难度大，需要特殊器械和植入物[13]。然而值得庆幸的是，重度腰椎滑脱在退变性和峡部裂型成人腰椎滑脱中并不常见。

## 3 个及以上节段融合

本章介绍的 MIS TLIF 技术最适用于单节段和双节段脊椎融合，3 个及以上节段融合需要其他的 MIS 技术，不在本章讨论范围之内。

## 脊柱畸形矫正

MIS TLIF 用于矫正僵硬的后凸畸形和冠状面失平衡并不理想。MIS TLIF 可以实现每个节段 3°~5° 的矫形，如果需要更大的矫形效果，通常可选用前路或者直接侧路椎间融合术。

## 所需设备

MIS TLIF 需要 C 型臂进行侧方透视，同时在下面描述的操作过程中还需要拍摄前后位片。许多厂家都提供了固定的或活动的管状撑开器及其他特制的器械。我们通常在患者两侧同时使用可扩张的撑开器。手术区域照明采用头灯或者光纤。视野放大是必需的，我们喜欢使用手术放大镜（loupes）。另外，也可使用手术显微镜，既可用来照明又可放大。手术中可能需要刺刀样器械，特别是使用显微镜操作的时候。导航系统或电生理神经根监测通常不是必需的。然而，对于初学者来说这些辅助可以让手术更加安全，减少电离辐射。

## 手术操作麻醉和体位

患者全麻使得肌肉松弛，对于防止肌肉进入撑开器非常重要。患者俯卧于带有 Wilson 框架的 Jackson 手术床。Wilson 框架可以使患者轻微屈曲，因此便于 TLIF 操作中的切口暴露。应该确定对后面操作中需要进行的透视没有遮挡，然后进行消毒铺单。

## 手术操作

皮肤切口的位置很关键，切皮之前需要提前透视定位。克氏针或脊柱针可用于透视定位。在正位片上，切口应该在椎弓根稍外侧，通常距离棘突两指（4~5cm）。对于肥胖的患者，考虑到需要更长的距离到达脊柱，切口应该更偏外。

如无禁忌，切口可以用布比卡因和肾上腺素浸润麻醉。不论需要做一个或两个节段融合时，都应做两个 2.5~3cm 长的垂直切口，向下切至筋膜层，然后同样纵行切开筋膜层，筋膜切口对于固定撑开器的位置十分重要，切口过大将导致撑开器沿矢状面滑动。

一般先用小号肌肉扩张器触摸关节突和椎板表面。扩张器方向为 5°~10° 内聚向中线，这有助于 TLIF 手术和椎弓根螺钉植入。扩张器在侧位片上的位置更加重要，应该与要融合的椎间盘共轴。考虑到腰椎前凸，可通过一个切口处理两个节段。当第一个扩张器置于融合节段的关节突关节上方时，方可续贯扩张。

在第一个扩张器的位置、方向和深度确定后，依次用大号同轴扩张器扩大通道（图 15.1），组合牵开器顺着最后一个扩张器滑入，牵引器应固定于将要融合的关节突关节上方，与椎间隙共轴。通过延展臂，牵开器可牢固固定于手术床上（图 15.2）。

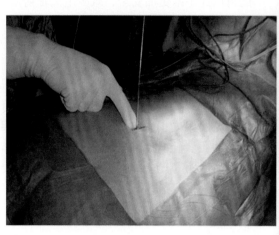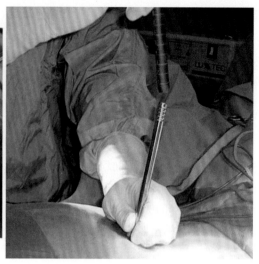

图 15.1    使用克氏针和透视定位皮肤切口，牵开器放入之前，序贯扩张通道

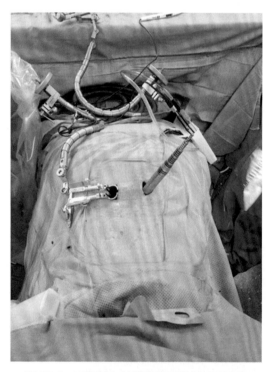

图 15.2    双侧置入管状牵开器以便后续操作

在移除最后一个扩张器后，牵开器的牵开叶片之间应内几乎没有肌肉组织残留。牵开器应该有限的进行扩张以免肌肉滑入视野。应避免牵切器过大的扩张，一方面过度扩张不会改善视野，另一方面会让肌

肉滑进手术视野。我们常用单极电凝清除残余的肌肉，应小心操作避免导致过多组织坏死。一旦触及关节突关节，就需要透视侧位确认节段。牵引器在位后，应避免频繁移动，防止肌肉滑入手术视野。

关节突关节暴露后，切除周围骨赘，确认关节线（图 15.3）。关节突关节可用于确定方位，作为后续操作（如减压、TLIF 和置钉）的解剖标志，没有必要暴露横突，只会增加软组织损伤和术中出血。

选择症状较重的一侧行关节突切除以进行 TLIF 手术，如果两侧都有症状，则选择解剖上狭窄严重的一侧。确认关节突之间的峡部和椎板后，清除所有周围软组织，用 $\frac{1}{2}$ 英寸（1.27cm）宽的骨刀或高速骨钻切除下关节突，直至暴露上关节突的内侧和上缘（图 15.4）。上关节突切除后，即可暴露 TLIF 操作入口，即介于出口神经根和行走神经根之间。切除上关节突可以导致硬膜外大量出血，可以用双极电凝和（或）胶原蛋白或凝血酶凝胶止血。此时不切除黄韧带，进行 TLIF 过程中黄韧带保持完整，用以在椎间操作时保护下方的硬膜和

行走神经根（图 15.5）。即使是轻度腰椎滑脱，出行神经根也通常位于椎间孔的上半部，因此，在椎间操作时，不需要直视看到出行神经根，保留头端的椎弓峡部可以保护这个神经根。

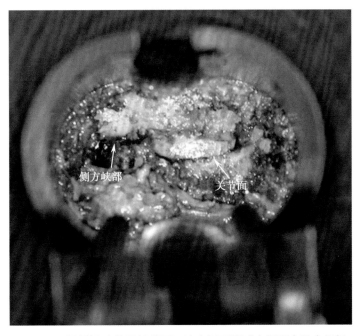

图 15.3　暴露运动节段关节面。注意尽可能减少视野中肌肉组织

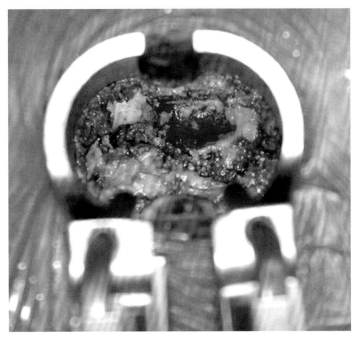

图 15.4　切除上关节突前，先切除下关节突

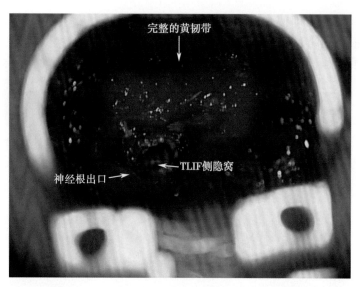

图 15.5　TLIF 操作过程。注意保存完整的黄韧带

在 MIS 术式中，无法像常规开放手术那样应用的扩张器和撑开器，因此，在 Wilson 架上摆放略后凸的体位，更容易进入椎间盘并保护出行神经根。用 15 号手术刀在 TLIF 入口做一个 $1cm^2$ 的纤维环切口，然后应用刮勺或者刮刀次全切除椎间盘。在进行椎间隙准备的时候不要怕浪费时间，这对于获得坚强的融合非常重要。

也有一些病例，椎间隙塌陷严重，导致进入椎间隙非常困难。可以使用 $\frac{1}{4}$ 英寸（0.64cm）宽的骨刀帮助进入椎间隙，随后进行续贯扩张。也可使用旋转刮刀进一步撑开椎间隙。另一个方法是在 TLIF 的对侧撑开椎弓根螺钉以恢复椎间隙高度。

有多种方式可以进行腰椎滑脱的复位。首先是摆放体位，通常情况下，全身麻醉后肌肉松弛，患者俯卧位可部分复位滑脱。另外，恢复椎间高度通常可以改善滑脱程度和角度。最后就是采用器械复位，如果计划进行器械复位，那么应在植入椎间融合器和椎间植骨之前进行复位。

根据医生的喜好，可选择不同的椎间植入物。例如子弹型和肾形的 PEEK、钛合金或者同种异体骨。有多种骨植入物可供选择，减压时获得的骨组织（原位的自体骨）在全部剔除软组织后是最佳材料，经塑形后植入椎间隙和融合器中，其他的骨填充物可以作为补充。

椎间操作完成后，根据患者情况做常规减压。减压的操作是在 TLIF 完成之后，以便于 TLIF 在进行椎间隙准备时，椎板和黄韧带可以保护下方的硬脊膜和行走神经根免于医源性损伤。黄韧带切除后，硬脊膜大多会向侧方膨胀，进入 TLIF 工作区域。同侧减压完成后，可酌情根据需要考虑对侧减压。

对侧减压一般也通过 TLIF 侧的切口进行。牵开器轻轻移向棘突和椎板交界处。切除同侧剩余椎板和棘突根部，保留完整棘间韧带。这时可以看到对侧黄韧带。开始顶部减压之前，需在黄韧带和硬脊膜间分开一些间隙，保护好硬脊膜和神经，必要时可用脑棉片轻轻牵开。然后用枪状咬骨钳切除由关节突增生导致的侧隐窝狭窄，减压行走神经根。也可进行椎间孔减压以减压出口神经根。该处减压应注意止血，最好使用双极电凝和胶原蛋白 / 凝血酶止血材料。对侧是否完全减压可通过直视情况和球形探针感知来确认（图 15.6）。

椎弓根螺钉置于 TLIF 和减压侧（图 15.7）。当使用管型牵开装置的时候，可直视螺钉植入的解剖位置，通常不需要向外

暴露至横突。乳突、关节突、外侧椎板峡部，这些解剖结构足以用于确定椎弓根螺钉的进钉位置。具有良好的三维立体感知是安全进钉的前提，通常使用标准的椎弓

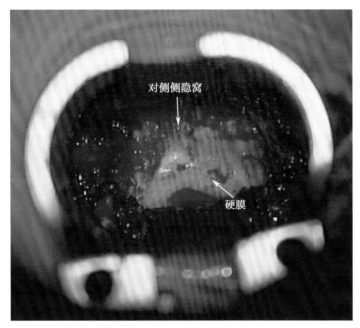

图 15.6　腹侧棘突部分切除及黄韧带全部切除后行对侧减压

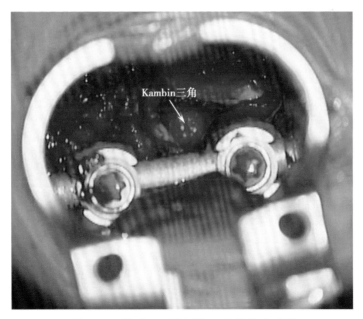

图 15.7　伴减压、融合的 TLIF 操作完成后

根开路锥建立钉道，螺钉植入前，把所有钉道先建立好，这样能够最大化可见解剖结构。使用这种直接置钉法，不需要使用克氏针或是空心椎弓根螺钉。在置钉的时候可酌情拍摄侧位片，但一定要适度使用，正位片一般是所有螺钉植入后方再拍摄。

对侧椎弓根螺钉植入可以有一种或两种方式，可以通过管型牵开系统直接植入，或是经皮置钉。这种小切口植入螺钉有诸多优势：经皮置入螺钉在没有高级影像支持下需要多次进行双平面照片，而通过牵开器置钉则可显著减少射线辐射；对侧关节突也可以通过这种微创的方式充分暴露并完成360°融合固定。除此之外，可以切除对侧关节突以获得更大限度的腰椎滑脱的矫正。最后，无论是直视下或是经皮都会放置内固定棒。植入螺帽，在最后拧紧螺帽前，轻微压缩内固定装置能够更好地恢复前凸（图15.8~图15.10）。

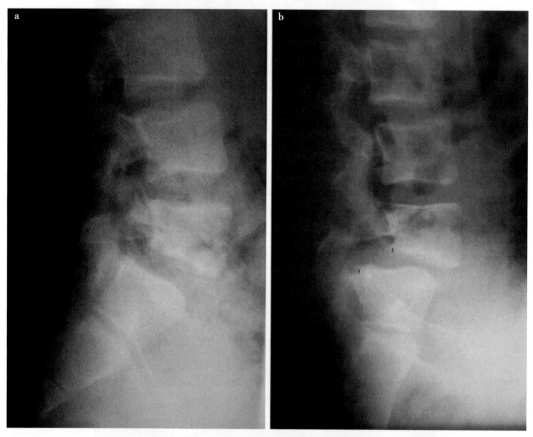

图15.8 （a，b）病例1：20岁女性，L5-S1椎弓根峡部裂型腰椎滑脱，保守治疗效果不佳。临床表现为下腰痛及双侧L5神经根放射痛。侧位中立位片和过屈位片显示为2度滑脱

## 特殊情况

### 成人重度腰椎滑脱

安全矫正重度腰椎滑脱（Ⅲ度或Ⅳ度）需要特制的器械和相应手术技巧。幸运的是，成人重度腰椎滑脱的发生率并不高。跟传统手术一样，保证手术安全的要点是在矫正滑脱之前首先要确认及通过双侧椎间孔减压出口神经根，通常需行双侧关节突切除。重度滑脱患者充分暴露椎间盘进行 TLIF 操作较为困难。滑脱越重，出口神经越贴近椎间隙，应时刻注意保护。纤维环不得不更靠近中线切开，将硬膜外侧轻轻拉向中线。许多病例都需要做骶骨后截骨术以进入椎间盘。为尽可能增大活动度，需要较激进的进行双侧椎间盘大部切除和松解。

特制的复位螺钉能用于校正移位和旋转畸形，复位螺钉被置于头端的椎体，固定角度螺钉置于尾端椎体。先将棒子锁定于尾侧螺钉，然后再将棒子锁定在头端复位螺钉上，慢慢矫正滑脱。这一操作最好在透视和神经根电生理监测下进行。复位完成后，便可以植入椎间融合器和植骨。手术目的不是完全矫正椎体滑脱，残留一些滑脱（轻度）是可以接受的，通过螺钉加压也可以改善滑脱。

### 2 个节段的融合

通过 MIS，进行 2 个节段 TLIF 操作是安全的，然而，这些病例操作会更大，每一节段都应分别使用牵开器操作。只有当 2 个节段都按照 TLIF 处理并适当减压后，才能调整牵开器进行置入椎弓根螺钉的操作。这样能减轻竖脊肌缺血并尽可能阻止肌肉滑入牵开器。

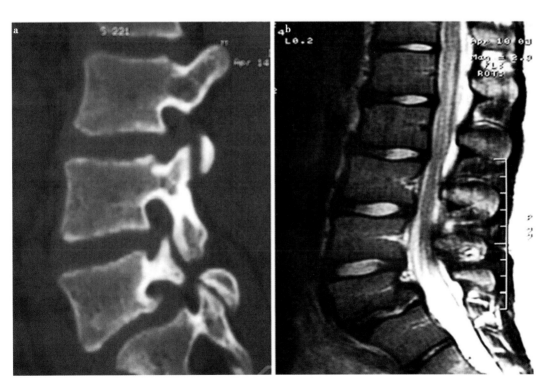

图 15.9　（a，b）病例 1：20 岁女性，L5-S1 椎弓根峡部腰椎滑脱，保守治疗无效，临床表现为下腰痛及 L5 双侧神经根性症状。CT 及磁共振显示椎弓根腰椎滑脱，椎间盘退行性改变及中央型椎间盘突出

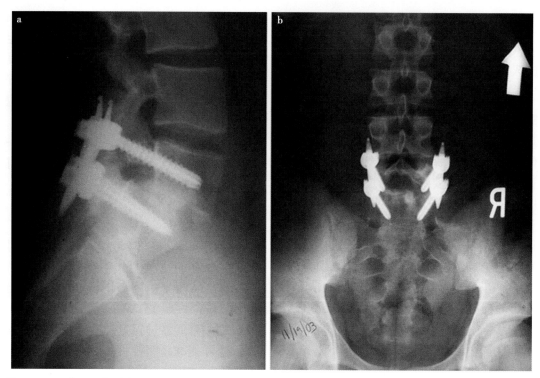

图 15.10 （a，b）病例 1：20 岁女性，L5-S1 椎弓根峡部裂型腰椎滑脱，保守治疗效果不佳。临床表现为下腰痛及 L5 双侧根性症状。单侧微创 TLIF 术后正侧位片。滑脱程度及滑脱角度明显改善。所有术前症状均缓解

### 翻修减压及融合

翻修减压融合不是 MIS TLIF 的禁忌证，但是需要仔细查看术前影像，深入了解患者现在的解剖结构。在许多病例中，关节突切除减压和 TLIF 操作都是在前次手术的外侧进行，这可以避开硬膜瘢痕。此外，愈合良好的正中切口并不是采用旁正中切口的禁忌证，事实上，常规我们就是这么做的，切口也都没发生什么问题。

## 陷阱

### 意外的硬脊膜破裂

处理意外的硬脊膜破裂的方法同传统正中入路一样，其目的是尽可能严密的手术缝合达到密不透水，尽管不是不可能，但操作是比较困难的，并且与硬脊膜撕裂的位置和复杂程度密切相关。也可以使用 Tis-seal 及 Duragen 等硬脊膜修补产品。由于 MIS 旁正中切口遗留的死腔很小，所以在筋膜严密缝合后，极少出现有症状的假性硬膜膨出。

### 肌肉阻挡致视野狭小

MIS 过程中最令术者头疼就是肌肉组织滑入牵开装置，为了尽可能减少此类情况的发生，牵开器的打开要尽可能小。需谨记，暴露得更多并不意味就是良好的暴露。一旦牵开器到位，就要尽可能减少牵引片的移动。因为移动次数越多，肌肉越有可能滑入牵开器。不管如何预防，肌肉组织都还是可能会进入牵开器的。这种情况下，最好整体移除牵开器，然后重复上述操作并正确放置牵开器。无论何种情况，

都没有必要转为切开中线进行暴露。

## 总结

MIS TLIF 手术可是达到腰椎滑脱的治疗目的，目前已成为成人椎体滑脱的常用微创治疗方式。该手术不仅可以在椎间隙中置入融合器和植骨，也能够对同侧及对侧椎管狭窄进行直接减压。此外，也能通过恢复椎间盘高度进行间接减压并矫正滑脱。后外侧小关节融合和椎弓根螺钉的置入也能够通过此方法实现。

（徐锡明 译　陈自强 校）

## 参考文献

1. Foley KT, Holly LT, Schwender JD. Minimally invasive lumbar fusion. Spine. 2003;28:S26–35.
2. Villavicencio AT, Burneikiene S, Roeca CM, et al. Minimally invasive versus open transforaminal lumbar interbody fusion. Surg Neurol Int. 2010;1:12.
3. Adogwa O, Parker SL, Bydon A, et al. Comparative effectiveness of minimally invasive versus open transforaminal lumbar interbody fusion: 2-year assessment of narcotic use, return to work, disability, and quality of life. J Spinal Disord Tech. 2011;24(8):479–84. doi:10.1097/BSD.0b013e3182055cac.
4. Kawaguchi Y, Yabuki S, Styf J, et al. Back muscle injury after posterior lumbar spine surgery. Topographic evaluation of intramuscular pressure and blood flow in the porcine back muscle during surgery. Spine. 1996;21:2683–8.
5. Macintosh JE, Bogduk N. 1987 Volvo award in basic science. The morphology of the lumbar erector spinae. Spine. 1987;12:658–68.
6. Sihvonen T, Herno A, Paljärvi L, et al. Local denervation atrophy of paraspinal muscles in postoperative failed back syndrome. Spine. 1993;18:575–81.
7. Kim D-Y, Lee S-H, Chung SK, et al. Comparison of multifidus muscle atrophy and trunk extension muscle strength: percutaneous versus open pedicle screw fixation. Spine. 2005;30:123–9.
8. Lai P-L, Chen L-H, Niu C-C, et al. Relation between laminectomy and development of adjacent segment instability after lumbar fusion with pedicle fixation. Spine. 2004;29:2527–32. discussion 2532.
9. Rouben D, Casnellie M, Ferguson M. Long-term durability of minimal invasive posterior transforaminal lumbar interbody fusion: a clinical and radiographic follow-up. J Spinal Disord Tech. 2011;24(5):288–96. doi:10.1097/BSD.0b013e3181f9a60a.
10. Karikari IO, Grossi PM, Nimjee SM, et al. Minimally invasive lumbar interbody fusion in patients over seventy years of age: analysis of peri- and post-operative complications. Neurosurgery. 2011;68(4):897–902. discussion 902.
11. Rosen DS, Ferguson SD, Ogden AT, et al. Obesity and self-reported outcome after minimally invasive lumbar spinal fusion surgery. Neurosurgery. 2008;63:956–60. discussion 960.
12. Selznick LA, Shamji MF, Isaacs RE. Minimally invasive interbody fusion for revision lumbar surgery: technical feasibility and safety. J Spinal Disord Tech. 2009;22:207–13.
13. Park P, Foley KT. Minimally invasive transforaminal lumbar interbody fusion with reduction of spondylolisthesis: technique and outcomes after a minimum of 2 years' follow-up. Neurosurg Focus. 2008;25:E16.

# 第 16 章　手术技术：成人腰椎滑脱的侧方植骨融合术

Luiz Pimenta,Leonardo Oliveira,and Luis Marchi

## 引言

腰椎滑脱是一种常见的脊柱病变，腰椎滑脱手术具有安全性和有效性。同时相比于保守治疗，手术在疼痛的缓解和功能的恢复作用上具有优势[1, 2]。尽管有研究评估不同手术技术和不同器械的临床和影像学指标差异[3-5]，但是至今为止，因为缺乏金标准，仍然没有确定一种最优的技术[6]。

神经的减压是必要的，尤其在治疗合并根性疼痛腰椎滑脱症[7]和需要减压的脊柱融合术中具有更好的临床结果和疗效[8, 9]。然而，后路椎板切除和肌肉剥离的过程中，可能增加相关节段不稳定和畸形的发生[10]。

微创脊柱外科手术（MISS）的出现，获得了良好的临床和影像学疗效，同时最大限度地减少了双侧肌肉和骨损伤，并降低手术风险和并发症[11]。其中之一是外侧椎间融合术（XLIF），包括从双侧释放较大内植物并到达环形隆起的前路椎间融合[12]、保持所有韧带完整以及产生间接减压，同时保持运动节段稳定[13]。此外，一些临床报告显示，与其他传统的手术方法相比，对于Ⅱ度腰椎滑脱的患者，XLIF具有相同或更好的临床和影像学疗效[14-20]，是安全和有效的技术[14, 19]。

本章详细介绍了在治疗腰椎滑脱症中的经腰大肌微创入路，手术技术的细微之处、难点，以及目前已经发表的文献结果。

## 手术过程

### 患者选择和手术适应证

XLIF 入路适用于 Meyerding 分级Ⅰ和Ⅱ级 L5 以上的腰椎滑脱[13, 14, 17, 19, 21-23]。L5–S1 椎体因为技术限制多难以进行评估，例如髂嵴的存在和对髂血管的损伤的风险增加。

术前，患者必须已采用保守治疗方法且效果不佳。术前规划必须包括动态的 X 射线，以评估椎体滑移的大小、其病因，并且有针对性地评估不稳定的程度[24]，站立位脊柱正位片也应当是必需的。发现严重不稳定的情况下，经皮椎弓根螺钉以提高主要融合，保持滑移减少，避免了 cage 的沉降。磁共振成像和（或）计算机断层扫描也是必需的，以确认椎管狭窄和可能的骨折。

此外，椎间盘的水平、年龄、性别和骨质量是重要问题，必须术前进行分析，以避免塌陷。沉降发病率较高是老年、骨质疏松和女性患者，而 L4–L5 似乎是发病率最高的椎间盘水平[25-27]。

必须考虑的另一个重要因素是在椎间融合时，需要考虑椎间盘高度。椎间盘越高，韧带可伸展性越差，更难通过韧带切除间接减压。同时，cage 的置入往往不理想，因为往往置入位置不到位。

## 外科技术

### 神经检测监测

第一步是在手术室放置肌电系统表面电极（NeuroVision，NuVasive，CA，USA），通过在腰大肌入路监测腰丛神经，这是必需的。必须监测四组肌肉的双侧脊神经分布，包括从 L2–S2：股内侧肌，胫前肌，股二头肌，内侧腓肠肌（图 16.1）。同时，参考电极置于上至大腿外侧，并返回电极放置手术部位上方，如背阔肌。必须进行适当的皮肤准备，以确保良好的导电性。

### 合适的患者体位

患者直接侧卧位（90°）垂直于一个不可弯曲的手术台，腿和膝盖稍微弯曲。固定患者使用四个粘接条：①躯干；②髂嵴；③腿和膝；④膝和足（图 16.2）。这种方式增加髂骨和肋骨之间的空间，特别是胸腰段或 L4–L5 水平入路。

为了确认理想体位，采用荧光技术，确认透视位置在 0° 时，C 臂机提供正确的前后位片，在透视位置 90° 时，出现正确的侧位片。最好的片子表现为侧位透视出现椎体平台面、上方椎弓根对齐，前后位片棘突在正中间、椎弓根在周围（图 16.3）。

### 腹膜后入路

建议在体表识别出髂嵴，最后一根肋骨和腹后壁肌和腰方肌之间的过渡。皮肤消毒后，对目标椎间盘的中心位置，可以使用两枚克氏针和侧位透视图像识别（图 16.4）。然后，一个标记是在患者的侧面，涵盖了病变椎间盘。纵形皮肤切口，通过腹壁的外侧肌肉之间的交叉口（腹内斜肌、腹外斜肌和横向腹直肌）。第一筋膜切口后方允许外科医生伸入示指进入腹膜后间隙，轻轻地打开一个通道，确保所有附件腹膜的分离，确保侧入口安全。一旦发现腹膜后间隙，第二筋膜切开，暴露下面的第一个皮肤标记引入初始扩张器。示指会安全护送扩张器到腰大肌，保护腹腔内容物（图 16.5）。

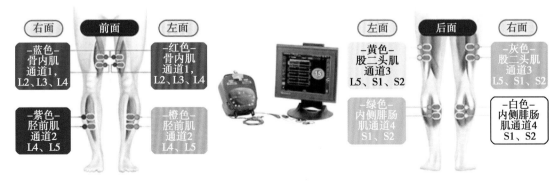

图 16.1　四组肌肉群代表脊髓神经分布，包括从 L2-S2。使用 EMG 肌电图监测。每组电极采用不同的颜色，连接至相应的肌肉群

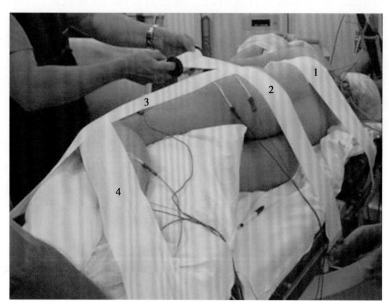

图 16.2　患者在手术台上体位。使用四个粘接条固定患者：①躯干；②髂嵴；③腿和膝；④膝和足。患者直接侧卧位（90°）垂直于一个不可弯曲的手术台，腿和膝盖稍微弯曲

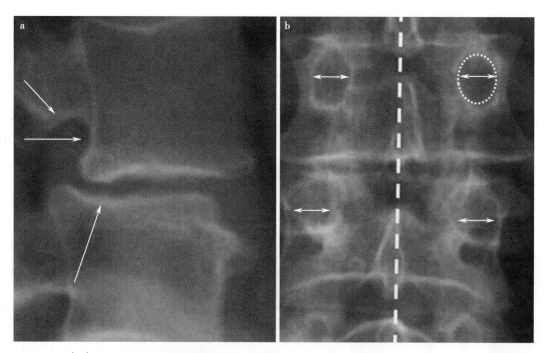

图 16.3　（a）侧位片提示上端椎弓根和椎体上表面平行，如同一条直线（白色箭头）。（b）前后位片确定棘突在中间（点线），椎弓根在周围（环线）

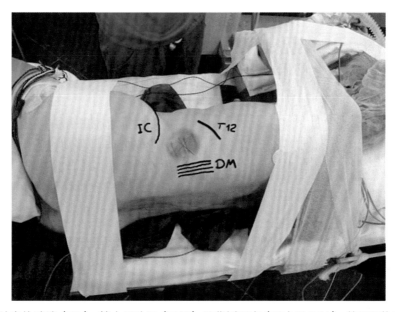

图 16.4　皮肤定位髂嵴（IC）、第十二肋骨（T12）及背侧肌肉（腰方肌 DM）。使用两枚克氏针和侧位透视图像识别

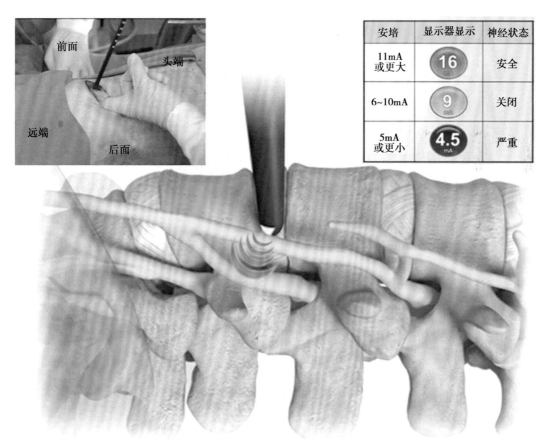

图 16.5　示指安全分离扩张器上部至腰大肌，保护腹腔内容物（左上图）。EMG 肌电图监测对于关节和腰丛方向的确认是必需的（中间图）。监测系统可以发出声音，通过颜色表现神经情况（右上图）

## 腰大肌扩张器

第一扩张器通过在腰大肌表面，在椎间盘后面的三分之一，由前后位和侧位透视确认。纤维被轻轻分开，由最初的钝扩张器直到盘侧面达到，此时评估贴近腰丛的肌电监测（图 16.5）。因为扩张器不仅可以在位置上旋转，还可以影响神经方向。较大的扩张器依次置入，持续监测肌电图，直到三叶片拉钩最终完成布局和关闭。牵引器连接到悬架臂，防止不必要的活动。通过透视确定位置良好后，工作门可以选择性地调整到所需直径。一个分叉的光纤电缆连接到拉钩，暴露最优最直接可视化（图 16.6）。

在腰椎滑脱患者中，由于神经在 L4 椎体滑脱时向腹侧移动，术中仔细操作对于避免神经损伤是十分重要的[19]。进一步而言，因为在腰大肌撑开器放置时腰丛会被压迫，所以撑开器必须最小化。

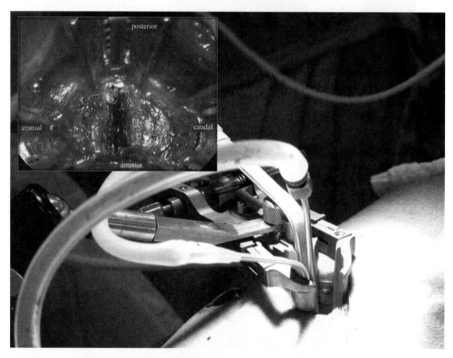

图 16.6 椎间盘间隙可以通过工作门和直视下纤维镜看到

## 椎间盘间隙准备

在直视下，在标准仪器下进行广泛椎间盘切除术。含纵韧带椎间盘的前部和后部给予保留，椎间盘镜聚焦在中心，使得前后位 X 线片上有足够的角度置入大的融合器。同侧椎间盘切除和对侧椎间盘切除可以缓解 Cobb 角度，对于确保对称性、适当的双侧减压和避免医源性冠状面改变。此外，这种策略为放置植入物提供了可能，这种植入物覆盖的皮质骨突环的两侧边缘，最大限度地支持脊柱平面（图 16.7）。软骨和皮质骨层完整切除对于提供骨生长因子是十分必要的。

在腰椎滑脱中，精确的切除可以减少椎体的滑动。椎间盘前后的保留、保护后纵韧带的完整以及允许韧带保留，可以部分防止腰椎滑脱，间接对神经结构减压。

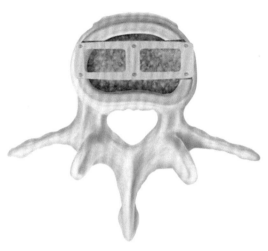

图 16-7　侧方入路手术可以使植入物覆盖椎体两侧，提高融合器的生物力学支持

### 植入物置入过程

为了确定打开合适的空间进行置入，应当根据植入物的高度、长度和角度，在透射下找到最合适的方向。理想的置入在前后位下看到植入物穿过椎间盘中心，在正侧位片上看到在前三分之一和中间三分之一之间。理想的置入仍然保留 L4-L5 腰椎前凸，否则常常会引起脊柱畸形[15]。

如果选择微创手术，建议使用人工骨，替代自体骨，避免术后假关节发病率。最终置入必须经过脊柱正侧位片子检查。

### 关闭

冲洗术中区域后，缓慢退出牵引器，观察腰大肌关闭情况，确认无出血点。切口缝合，无需引流。如果有指征，内固定系统也是可以的。

### 术后护理

鼓励患者术后即开始行走，帮助恢复肌肉功能，避免深静脉血管和肺栓塞。术后疼痛较小，患者可以第二天出院。文献报道，术后短期并发症发生率较小，并发症一般有腰大肌无力、同侧麻木或手术区感染，股四头肌乏力，大多数在 6 个月内缓解[13, 14, 29, 30]。

### 目前结果

目前有数篇评估 XLIF 的文章，包括腰椎滑脱的队列研究[17, 21-23]。Rodgers 等[19]对 63 例患者行腰椎滑脱 2 级的侧路手术，使用了后路补充处理，得到良好的临床和影像学结果。平均住院 1.2 天，无感染和神经缺损。所有的患者随访融合满意，自我评价调查问卷有所提高。整个队列研究仅 3.4% 存在并发症，1 例肠梗阻，1 例术后 14 个月时车祸后椎弓根螺钉断裂。图 16.8 展现了其中一个病例。

Marchi 等[14]对行 XLIF 手术的 52 例轻度腰椎滑脱患者进行了随访。平均手术时间（73.2±31.4）分钟（平均值±标准差），出血量小于 50ml，无术中并发症和感染。10 例（19.2%）出现腰大肌无力，5 例（9.6%）出现大腿前侧麻木，两者情况在术后 6 周自行恢复。临床结果 Visual Analogue 量表（VAS）和 Oswestry 残障量表（ODI）明显提高。影像学结果表现为滑脱减轻、腰凸恢复存在统计学差异。末次随访 86.6% 已经融合，没有假关节形成。二次翻修手术直接减压和置入椎弓根螺钉有 7 例（13.5%）是必要的，其中 5 例因为高度沉降引起功能障碍椎管狭窄，2 例间接减压失败，其他 4 例严重沉降但是并不需要手术干预。图 16.9 表示一例 1 度腰椎滑脱行独立式外侧植骨，并长期良好。严格遵循手术指南过程，采用实时脊髓检测，是保证手术成功的必要。

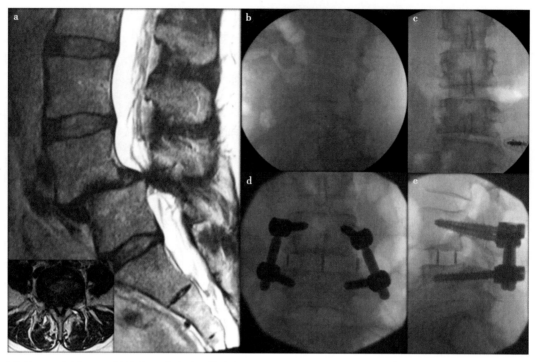

图 16.8　病例 1，腰椎 Ⅱ 度滑脱（a）。体位满意，椎间盘精准切除以部分复位椎体滑移（b 和 c）。因严重不稳后路加以内固定（d 和 e）

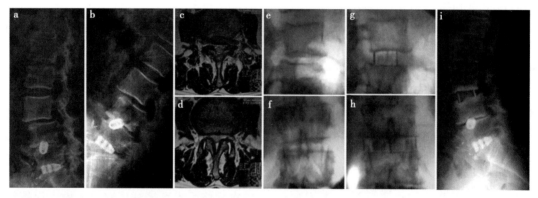

图 16.9　病例 1，腰椎 Ⅰ 度滑脱。动力位片显示稳定的脊柱畸形（a 和 b）。轴状位 MRI 显示椎管狭窄（c），小关节不稳和积液（d）。术前透视（e 和 f），术后透视（g 和 h）。术后 3 个月随访 X 线片显示内植物位置良好，椎间高度增加，滑脱复位（i）

（翟骁　译　李志鲲　校）

## 参考文献

1. Weinstein JN, Lurie JD, Tosteson TD, Zhao W, Blood EA, Tosteson ANA, et al. Surgical compared with nonoperative treatment for lumbar degenerative spondylolisthesis. Four-year results in the Spine Patient Outcomes Research Trial (SPORT) randomized and observational cohorts. J Bone Joint Surg Am. 2009; 91(6):1295–304.

2. Weinstein JN, Lurie JD, Tosteson TD, Hanscom B, Tosteson ANA, Blood EA, et al. Surgical versus non-surgical treatment for lumbar degenerative spondylolisthesis. N Engl J Med. 2007;356(22):2257–70.

3. Kim J-S, Kang B-U, Lee S-H, Jung B, Choi Y-G, Jeon SH, et al. Mini-transforaminal lumbar interbody fusion versus anterior lumbar interbody fusion aug-

mented by percutaneous pedicle screw fixation: a comparison of surgical outcomes in adult low-grade isthmic spondylolisthesis. J Spinal Disord Tech. 2009;22(2):114–21.

4. Lauber S, Schulte TL, Liljenqvist U, Halm H, Hackenberg L. Clinical and radiologic 2–4-year results of transforaminal lumbar interbody fusion in degenerative and isthmic spondylolisthesis grades 1 and 2. Spine. 2006;31(15):1693–8.

5. Moro T, Kikuchi S, Konno S, Yaginuma H. An anatomic study of the lumbar plexus with respect to retroperitoneal endoscopic surgery. Spine. 2003;28(5): 423–8. discussion 427–428.

6. Resnick DK, Choudhri TF, Dailey AT, Groff MW, Khoo L, Matz PG, et al. Guidelines for the performance of fusion procedures for degenerative disease of the lumbar spine. Part 9: fusion in patients with stenosis and spondylolisthesis. J Neurosurg Spine. 2005;2(6):679–85.

7. Gill GG, Manning JG, White HL. Surgical treatment of spondylolisthesis without spine fusion; excision of the loose lamina with decompression of the nerve roots. J Bone Joint Surg Am. 1955;37-A(3):493–520.

8. Martin CR, Gruszczynski AT, Braunsfurth HA, Fallatah SM, O'Neil J, Wai EK. The surgical management of degenerative lumbar spondylolisthesis: a systematic review. Spine. 2007;32(16):1791–8.

9. Yan D, Pei F, Li J, Soo C. Comparative study of PILF and TLIF treatment in adult degenerative spondylolisthesis. Eur Spine J. 2008;17(10):1311–6.

10. Papagelopoulos PJ, Peterson HA, Ebersold MJ, Emmanuel PR, Choudhury SN, Quast LM. Spinal column deformity and instability after lumbar or thoracolumbar laminectomy for intraspinal tumors in children and young adults. Spine. 1997;22(4):442–51.

11. McAfee PC, Phillips FM, Andersson G, Buvenenadran A, Kim CW, Lauryssen C, et al. Minimally invasive spine surgery. Spine. 2010;35(Suppl):S271–3.

12. Ozgur BM, Aryan HE, Pimenta L, Taylor WR. Extreme Lateral Interbody Fusion (XLIF): a novel surgical technique for anterior lumbar interbody fusion. Spine J. 2006;6(4):435–43.

13. Oliveira L, Marchi L, Coutinho E, Pimenta L. A radiographic assessment of the ability of the extreme lateral interbody fusion procedure to indirectly decompress the neural elements. Spine. 2010; 35(Suppl):S331–7.

14. Marchi L, Abdala N, Oliveira L, Amaral R, Coutinho E, Pimenta L. Stand-alone lateral interbody fusion for the treatment of low-grade degenerative spondylolisthesis. Sci World J. 2012;2012:456346.

15. Marchi L, Oliveira L, Amaral R, Castro C, Coutinho T, Coutinho E, et al. Anterior elongation as a minimally invasive alternative for sagittal imbalance—a case series. HSS J. 2012;8(2):122–7.

16. Oliveira L, Marchi L, Coutinho E, Abdala N, Pimenta L. The use of rh-BMP2 in Standalone eXtreme Lateral Interbody Fusion (XLIF®): clinical and radiological results after 24 months follow-up. World Spinal Column J. 2010;1(1):19–25.

17. Ozgur BM, Agarwal V, Nail E, Pimenta L. Two-year clinical and radiographic success of minimally invasive lateral transpsoas approach for the treatment of degenerative lumbar conditions. SAS J. 2010;4(2): 41–6.

18. Pimenta L, Marchi L, Oliveira L, Coutinho E, Amaral R. A prospective, randomized, controlled trial comparing radiographic and clinical outcomes between stand-alone lateral interbody lumbar fusion with either silicate calcium phosphate or rh-BMP2. J Neurol Surg A Cent Eur Neurosurg. 2013;74(6): 343–50.

19. Rodgers WB, Lehmen JA, Gerber EJ, Rodgers JA. Grade 2 spondylolisthesis at L4-5 treated by XLIF: safety and midterm results in the "Worst Case Scenario". Sci World J. 2012;2012:1–7.

20. Rodgers WB, Gerber EJ, Rodgers JA. Lumbar fusion in octogenarians. Spine. 2010;35(Suppl):S355–60.

21. Khajavi K, Shen A, Lagina M, Hutchison A. Comparison of clinical outcomes following minimally invasive lateral interbody fusion stratified by preoperative diagnosis. Del Mar, California: May 10th, 2013.

22. Kepler CK, Sharma AK, Huang RC, Meredith DS, Girardi FP, Cammisa Jr FP, et al. Indirect foraminal decompression after lateral transpsoas interbody fusion. J Neurosurg Spine. 2012;16(4):329–33.

23. Youssef JA, McAfee PC, Patty CA, Raley E, Debauche S, Shucosky E, et al. Minimally invasive surgery: lateral approach interbody fusion: results and review. Spine. 2010;35(Suppl 26S):S302–11.

24. Luk KDK, Chow DHK, Holmes A. Vertical instability in spondylolisthesis: a traction radiographic assessment technique and the principle of management. Spine. 2003;28(8):819–27.

25. Park SH, Park WM, Park CW, Kang KS, Lee YK, Lim SR. Minimally invasive anterior lumbar interbody fusion followed by percutaneous translaminar facet screw fixation in elderly patients. J Neurosurg Spine. 2009;10(6):610–6.

26. Hou Y, Luo Z. A study on the structural properties of the lumbar endplate: histological structure, the effect of bone density, and spinal level. Spine. 2009;34(12):E427–33.

27. Marchi L, Abdala N, Oliveira L, Amaral R, Coutinho E, Pimenta L. Radiographic and clinical evaluation of cage subsidence after stand-alone lateral interbody fusion. J Neurosurg Spine. 2013;19(1):110–8.

28. Deukmedjian AR, Dakwar E, Ahmadian A, Smith DA, Uribe JS. Early outcomes of minimally invasive anterior longitudinal ligament release for correction of sagittal imbalance in patients with adult spinal deformity. Sci World J. 2012;2012:1–7.

29. Rodgers WB, Cox CS, Gerber EJ. Early complications of extreme lateral interbody fusion in the obese. J Spinal Disord Tech. 2010;23(6):393–7.

30. Marchi L, Oliveira L, Amaral R, Castro C, Coutinho T, Coutinho E, et al. Lateral interbody fusion for treatment of discogenic low back pain: minimally invasive surgical techniques. Adv Orthop. 2012;2012:1–7.

# 第17章    成人腰椎滑脱的骶前融合

Gurpreet S.Gandhoke and Peter
C.Gerszten

## 引言

脊柱外科医生不断地想办法用更加微创的手术方式去解决越来越复杂的病变,传统治疗低度滑脱的办法包括椎板切除减压和后外侧、椎体融合或者将两者相结合。

脊柱是由轴性单元组成,并由一些正交轴定义了矢状面屈曲、侧方屈曲和旋转运动这一理念被应用于矢状旁腓骨支撑,钥匙孔椎间棒,椎体置换装置[1, 2]。脊柱弯曲及负载时的瞬时旋转轴主要在前柱,因此轴向的固定结构能够限制大部分脊柱的活动,特别是再辅以后柱固定[1, 2]。

骶骨前轴向入路结合经皮椎弓根螺钉进行腰骶椎间盘切除并融合,为轻度的腰骶部脊椎滑脱的手术治疗提供了一种微创的手术方式。一些研究报道了成功使用该方法治疗峡部裂型、退变性、椎板切除术后等原因所引起的腰骶椎滑脱[3-7]。

## 骶骨前间隙相关区域的解剖结构

通过中线到达骶岬是在S1-S2椎间隙平面,该平面髂血管及交感神经已经分向两侧;在中线上我们可能会遇到骶正中动脉,但在该平面此血管通常很细小;同时通过骶前间隙的网状组织和脂肪垫将直肠和乙状结肠从骶骨隔开。这一间隙很容易被一个钝性套筒或穿刺针穿过。Li等[8]对AxiaLIF入路的手术方式做了广泛的尸体研究,证明了该入路经过的5层组织:骨膜、骶前壁层筋膜、直肠骶骨筋膜、自主神经的筋膜和直肠固有筋膜。他们认为术者应注意横行的静脉和盆腔内脏神经,损伤这些结构可能引起盆腔血肿和性功能或排尿功能障碍。

## 轴向融合的生物力学

Akesen等[9]在尸体上对AxiaLIF的生物力学作了研究,发现单纯的经骶骨固定可有效地减少节段间的移动。他们认为轴向固定的优点除了保持纤维环完整外,还可以通过撑开实现间接减压。为了获得最佳的生物力学性能,他们推荐同时辅助以关节突螺钉或椎弓根螺钉等后路固定。

Ledet等[10]在牛的腰椎进行了AxiaLIF的生物力学特性与已有的固定技术进行比较,包括融合器,钢板、棒系统。结果显示：AxiaLIF 可显著增加原尸体标本的刚度，AxiaLIF 与其他融合起的设计相比可显著增加侧方和矢状面屈曲活动的刚度；在伸展及轴向负重方面，AxiaLIF 的刚度可与钢板和棒系统相媲美。他们认为与其他固定系统相比较，轴向固定可提供更好的生物力学特性，其他研究者也得同样结果。

近期 Fleischer 与其合作者在尸体上进行了 AxiaLIF 在长节段固定中的生物力学研究[11]，他们比较了四种情况下 S1 螺钉的应力：L2-S1 单纯的椎弓根螺钉；椎弓根螺钉辅以椎间融合器；椎弓根螺钉辅以轴向固定；椎弓根螺钉辅以髂骨钉。结果显示：单纯用椎弓根螺钉时 S1 螺钉的应力最大；前路椎间融合增强后应力减小 38%；轴向固定后应力减小 75%；使用髂骨钉的情况下应力减小 78%。他们认为 AxiaLIF 能提供与髂骨钉相似的生物力学特性。

随后的章节中，我们对轴向椎间融合技术作了分步的介绍，列出了可能存在的缺陷及如何避免相关的并发症。

## 术前设计与定位

术前应通过 MRI 和 CT 扫描来评估患者是否可以通过骶前间隙来实施该手术。术前影像学应重点关注直肠周围脂肪垫的厚度，确定直肠与骶骨交界，判断有无异常血管，设计预期的进钉轨迹。该手术的相对禁忌证包括：骶骨前脂肪垫的厚度不足，骶前间隙曾有手术史，异常的大血管穿过骶前间隙，以及其他妨碍下腰部的轴向棒置入的异常解剖结构。

在全身麻醉后将患者俯卧在可以透视的手术床上，髋关节处垫软垫以抬高骶骨。切口部位通过黏性的挡件从会阴部暴露出来，在手术过程中我们会用 C 臂机行正位和侧位的透视。

## 入路

### 显露（小切口技术）

尾骨旁凹陷是进入骶前间隙的窗口，这一凹陷位于尾骨外侧，骶尾韧带形成的弓的下方，在尾骨旁 1cm 做 2~3cm 长的切口，切口低于骶尾韧带弓（图 17.1）。

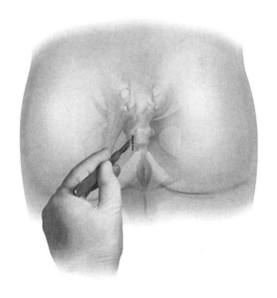

图 17.1　切口

插入 Weitlaner 撑开器，将切口内移直至位于狭小的尾骨上方。

尾骨作为后方的一个骨性标志，分离尾骨背侧软组织，沿尾骨外侧，腹侧分离，位于尾骨横凸下方的狭窄的尾骨骨性结构即为骶前间隙的进入点（图 17.2）。

分离盆壁筋膜时应仔细，其筋膜从尾骨腹侧向外走行，当筋膜的裂口分离到足够容纳一手指时就可钝性分离骶前间隙（图 17.3）。

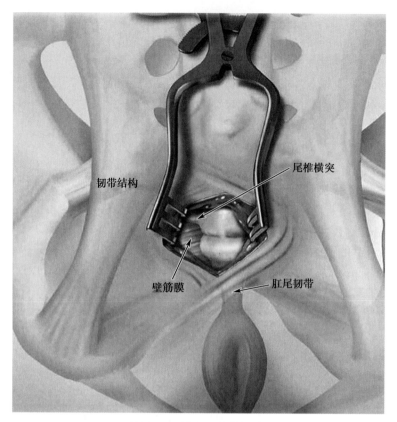

图 17.2　进入骶骨前间隙

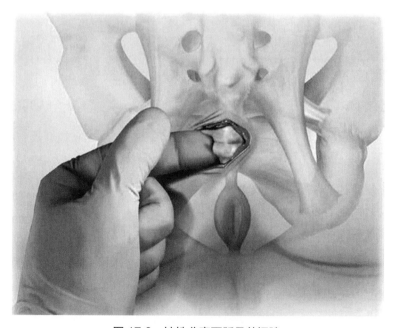

图 17.3　钝性分离至骶骨前间隙

**避免并发症**

小切口技术可减少肠穿孔风险。以前，一些外科医生会行尾骨外侧切口并直接分离软组织，过程中可能发生肠穿孔。沿着骨面分离的安全性是相对较高的，下表列出了不同切口的优缺点（表 17.1）。

表 17.1　两种切口的优缺点比较

| 切口 | 优点 | 缺点 |
| --- | --- | --- |
| 水平切口 | 由于 Langer 线，切口裂开风险及瘢痕减少[12]；容易进行通道的侧方调整 | 通道前后位调整困难 |
| 垂直切口 | 容易进行通道的前后调整　最常见的切口入路 | 通道水平位调整困难 |

**建立骶前通道**

在通过微创技术建立尾骨旁切口后，用 20.3cm 的弯 Kelly 钳向着骶骨前表面，直接分离到盆壁筋膜，穿过该组织后才可以到达腹膜后间隙和骶骨前，穿透该筋膜的方法有：手指分离；钝性导针引导下分离或两者相结合。

手指分离：用食指进行分离，建立通向骶骨前表面的通道，将直肠轻轻的由直肠系膜向前推挤。在向 S1–S2 交界处进行分离的时候，可以触诊到直肠与骶骨间的腹膜层组织（Waldeyer 筋膜）。当你触诊到该间隙后，你会注意到直肠后间隙，用食指将所有骶骨前表面的软组织彻底分离（图 17.4）。

钝器分离：用有弧度的分离工具穿透韧带下的筋膜，沿着中线继续将工具向前，贴着骶骨前皮质靠近骶骨岬，前进的过程中不停地用正侧位透视进行监测，这个动作靠手指尖控制分离工具的手柄来完成，要在正侧位透视引导下完成（图 17.5）。

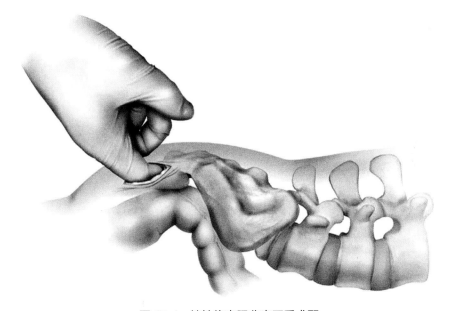

图 17.4　钝性将直肠分离开手术野

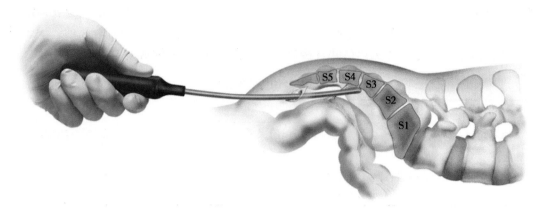

图 17.5  将直肠从骶骨前区扩张分离开

双侧分离，小心避开骶孔，这一过程通过前后位透视完成（图 17.6）。

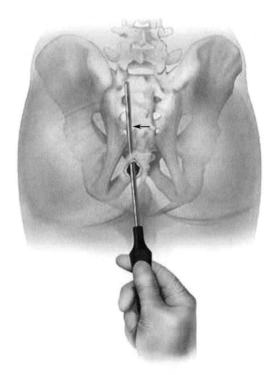

图 17.6  进一步将直肠从骶骨前区扩张分离开

移除弯分离器，将带有肠牵开器的插入器插入已暴露的骶前间隙中，确保肠牵开器/插入器的尖端与骶骨接触，将肠管牵开器送入骶骨岬或暴露的间隙末端（图 17.7a）。

30ml 注射器内混合注入以下液体：

10ml 对比剂（肠内使用剂，如欧乃派克，泛影葡胺等）和 20ml 生理盐水（图 17.7b）。

将撑开后的肠管牵开器重新置于靠近骶骨岬的位置（图 17.7c）。

向前推肠管牵开器的颈部同时将插入器拔出（图 17.7d）。

**避免并发症**

操作过程中使用肠管牵开器能够减小直肠损伤的风险，肠管牵开器是一个可透视可撑开的栅栏状的工具，可将肠管推向视野的前方，在使用其他器械进入时保护肠管。

### 钉道的建立

显露完成后，肠管牵开器放置完毕，接下来便是建立钉道，用牵开器建立通道需与术前设计的钉道模板的方向相匹配。如果分离器建立的通道与术前设计的模板不符，可以将模板调校到目前牵开器建立的通道方向上。通道建立完成后，将牵开器中央的内心换成导针，从导针手柄上的导针孔插入，将导针手柄插入牵开器，在保持正确方向同时，用锤子敲击导针手柄，将导针送入骶骨（图 17.8）。

正侧位透视下确认钉道，轻敲导针穿过骶骨并进入 L5 椎体 1~2mm，在此透视确认导针位置确保内植物正确进入。

## 避免并发症

钉道应选择在两个椎弓根之间，如果钉道太靠外，可能会影响后面椎弓根螺钉的置入或者椎体侧壁破裂。如果导针最后的位置不理想，可将导针取出并重新安放，直到建立合适的钉道。取下导针手柄，而将导针保留（图 17.9）。

### 扩张钉道

通过导针建立并确认钉道的位置后，

一系列器械将被续贯使用来扩张软组织以及骶骨皮质和松质骨来建立工作通道。扩张器沿导针进入，从 6mm 的扩张器开始。用锤子敲打扩张器向前穿入骶骨到达从进针点至椎间盘距离大约一半的位置。导丝留在原位，分别更换 8mm、10mmm 的扩张器。最终将 10mm 的扩张器与其配套的鞘管同时插入，继续推进扩张器以保证10mm 的扩张器鞘管完全进入骶骨皮质（图17.10）。

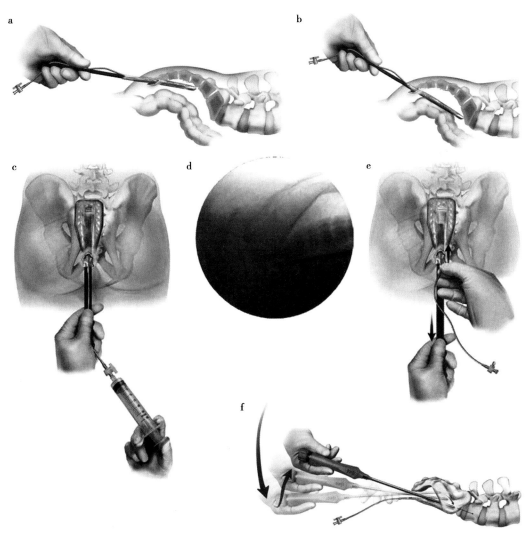

图 17.7　（a，b）直肠牵开器的使用。（c）使用直肠前开器的扩张囊进行骶骨前间隙的控制性分离，重新放置已撑开的直肠牵开器靠近骶骨岬。（d）骶骨前分离时透视引导。（e，f）将插入器拔出的同时，慢慢推进直肠牵开器的颈部

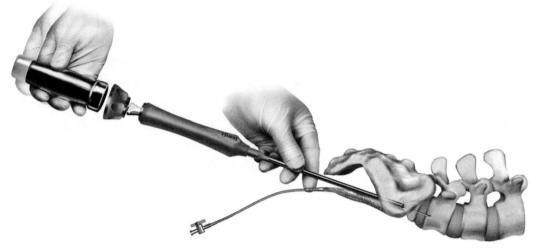

图 17.8　将导丝插入骶骨

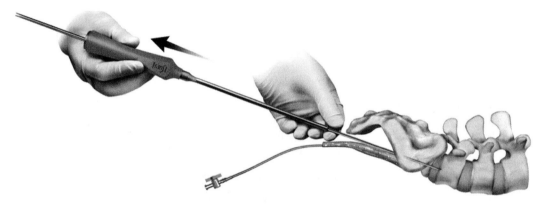

图 17.9　移出导丝手柄和其他附件

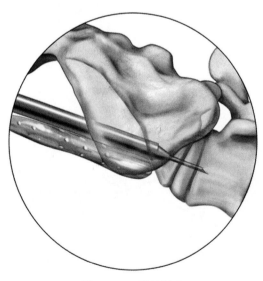

图 17.10　续贯扩张

## S1 钻孔：9mm 钻头

　　一旦骶骨扩张完成，在 10mm 的套筒内沿导针插入 9mm 空心钻头，顺时针旋转钻头建立一个到 L5-S1 椎间隙的通道。在通道建立以及钻孔的过程中，保持实时透视以保证通道正确。通道一旦建立好，便移出 9mm 钻头。移出钻头的过程中可继续让其顺时针旋转。这个动作可以让碎骨片保留在钻头的凹槽中，随后这些骨片将被当作植骨材料的补充（图17.11）。

## 切除 L5/S1 椎间盘

通往 L5/S1 的椎间隙的通道确认后，使用一系列不同长度和形状的镍钛合金椎间盘刮刀处理椎间盘（每一个处理器都可以切除髓核并处理终板，可以创造出一个直径 3cm 的出血的植骨床）。

将小的侧面铣刀头收回到保护套中，通过 10mm 的鞘管将其送入椎间隙，进入椎间隙后再尽可能展开刀头，刀头的方向一般是向侧面或前面。运用正侧位透视，确认刀头没有损伤纤维环。通过把手 90° 的旋转切割并移出髓核组织，双刃刀片可以向两个方向旋转。之后重复依次使用大的侧面铣刀、小的向下铣刀和大的向下铣刀（图 17.12a~c）。

在处理椎间盘的时候先后会用到两类刀片，首先是不同直径大小的侧面铣刀，用于处理靠近 L5 的髓核，然后是不同直径大小的向下的铣刀，用于处理靠近 S1 的髓核。组织取出钳用来取出铣刀刮下来的椎间盘组织，每一次当使用铣刀刮除髓核组织后都可能用得到。将组织取出钳头端合拢到保护套，然后伸入 10mm 的鞘管，将组织取出钳伸入 L5 椎间盘，展开头端，逆时针旋转组织取出钳的把手不超过 6 圈，经过扩张器的套筒取出组织取出钳，需要时可重复以上操作。

接下来是用终板锉刀进行终板处理，向上的锉刀处理 L5 向下的锉刀处理 S1，终板处理后，再次使用组织取出钳取出软骨组织（图 17.13）。

### 避免并发症

这一步在整个过程中非常关键，椎间盘的切除不应操之过急，至少应 20 分钟，不当的处理可能会影响融合。椎间隙准备的过程中，根据已建立的钉道，可能会影响其切除范围。在整个过程中，需要时时使用透视确定刀头的位置和终板处理器的位置，否则可能破坏纤维环造成植骨时骨粒漏出。

### L5/S1 植骨

为 L5/S1 椎间隙准备骨移植材料（自体骨或同种异体脱钙骨（DBM）与自体血混合物），通常我们可以利用钻孔时得到的自体骨。一般情况下，需要 7~10ml 的骨头来填充此空间，每次通过植骨器管大约植入 2~3ml 骨，通过专门的植骨器将骨粒放入 L5/S1 间隙。在植骨的过程中，注意别将植骨器套管尖端的斜面插入 L5 椎体，通过植骨器内芯将骨粒压实，重复该过程直到 L5/S1 间隙填满植骨材料。旋转植骨器套管的斜口保证各个象限植骨，最后正侧位透视来证实钉道位置（图 17.14a，b）。

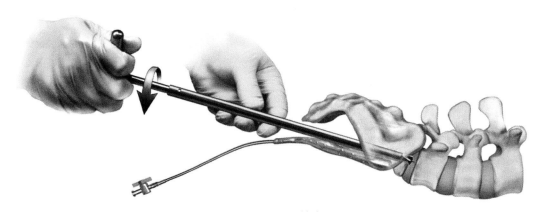

图 17.11　骶骨扩张

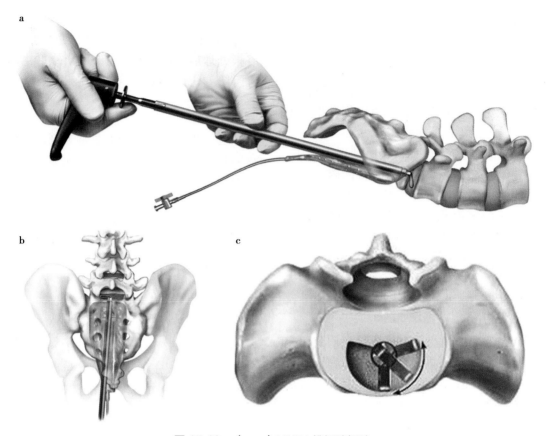

图 17.12 （a~c）L5/S1 椎间隙切除

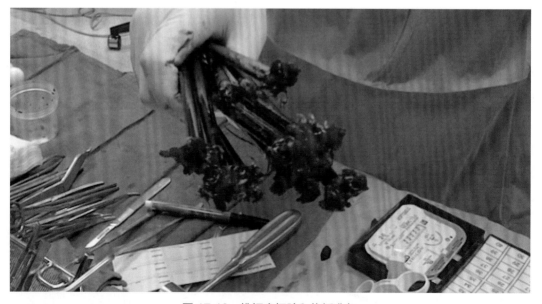

图 17.13 椎间盘切除和终板准备

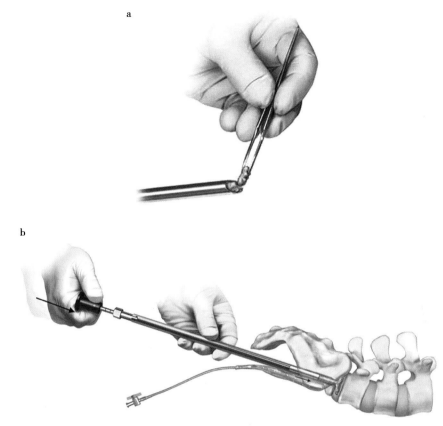

图 17.14 （a，b）植骨

## 避免并发症

为了减少不融合的发生，我们推荐在 AxiaLIF 过程中使用以下材料：

- 自体骨：

每节段 5~8ml；

自体骨中可以混合成骨因子或成骨基质，例如脊柱融合手术中和自体骨一起使用的植骨填充剂。

- 骨髓穿刺液：

从髂骨穿刺或者椎弓根穿刺获得；

这些穿刺液可与处理过的骨基质、陶瓷颗粒或移植骨粒相混合。

## 12mm 的扩张器扩张通道

安放好带有斜面的导针，取出 10mm 的鞘管，通过 8mm 的扩张器，逐步最终将 12cm 的扩张器与其套管通过导针插入，锤子敲击在骶骨中的扩张器和套管，最终保证 12cm 的扩张器鞘的外径完全进入骶骨皮质（图 17.15）。

取下 12cm 扩张器，保留其套管用作后面操作的工作通道。

### S1 钻孔：10.5mm 钻头

通过 12mm 扩张器，将 10.5mm 钻头插入套筒顺时针旋转手柄，直至钻头正好穿过骶骨或者 S1 终板，术中透视证实转头到达的位置。当取出钻子时，逆时针转动，这样可以将碎骨留在椎间隙（图 17.16）。

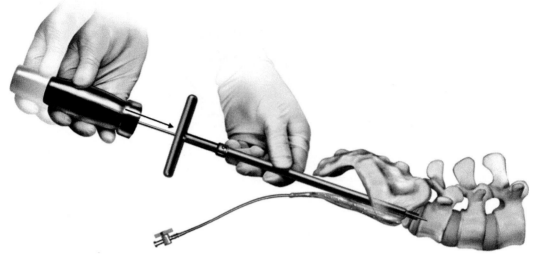

图 17.15   12mm 扩张

### L5 终板钻孔：10.5mm 钻头

通过 12mm 的鞘管，通过带有斜面的导针插入 10.5mm 的钻头，在 L5 椎体内钻入 10~15mm（L5 椎体的 1/3~1/2）。这个通道可以用来插入 L5 扩张器试模。透视证实其转孔的深度，钻孔完毕后取出导针（图 17.18）。

**并发症避免**

在骨质疏松情况下，为了防止植入物沉降，应多使用扩张，并且使用直径较小的钻头，使用 9mm 的钻头在 L5 椎体内钻孔深度 3mm 后者使用扩张器试模在 L5 内建立通道，或者结合使用以上两种方法。

### 置入扩张器试模及内植物尺寸选择

首先通过 12mm 套筒插入 20mm L5 椎体扩张器试模，直到扩张器试模的肩部和 L5 终板齐平，如果扩张器试模的前端进入 L5 椎体有 2/3~3/4，就选择 20mm 的扩张器进行测量，如果其前端能进入更多，则可更换 22.5mm 的扩张器试模以保证其肩部与 L5 终板平行（图 17.19）。

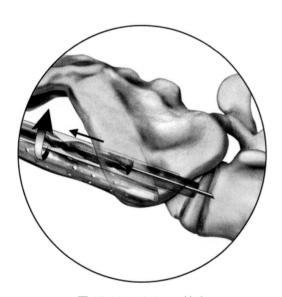

图 17.16   10.5mm 钻头

### 推进 12mm 鞘管

重新安放斜面导针，将导针击打入 L5 终板，敲击 12mm 扩张器和套管进入 L5 椎体，捶击 12mm 扩张器捣棒及鞘管推进到 L5 椎体，这样鞘管就能与 L5 的下终板齐平，确认 12mm 鞘管与 L5 下终板齐平后，从套管中取出扩张器（图 17.17）。

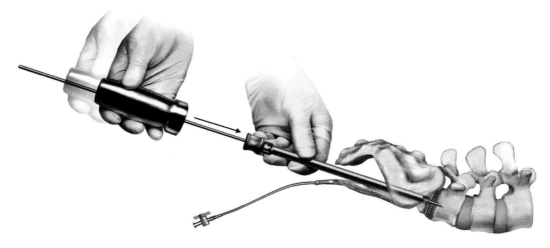

图 17.17　插入 12mm 鞘

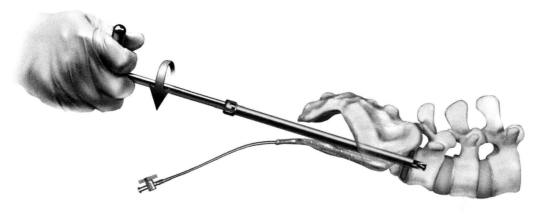

图 17.18　L5 终板钻孔

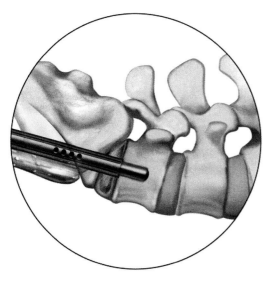

图 17.19　插入扩张器试模，内固定型号选择

交换系统

　　通过侧位片评估骶骨表面的角度来选择交换系统的角度（30°、45° 和 60°），确保角度吻合。插入导丝，通过 12mm 扩张器取出扩张器鞘。通过导丝放置匹配的交换器套管，刻度面向背侧，直至接触骶骨面。透视确认放置的位置是否准确，旋转套管 180° 同时继续将套筒向前，直到套筒成角度表面与骶骨面接触（短刻度朝向背侧）。将管状牵开器（CTTR）置于套筒上方，箭头指向腹侧，直到成角的有弹性的头端接触骶骨表面，再次透视检验放置的位置是否准确。CTTR 包含 2 个固定钢针的通道，用来将牵开器固定到骶骨上。徒手通过前开器手柄

上的一个小孔，插入一根钢针，接触骶骨，然后用钢针拧入器将钢针插入骶骨 1~2cm，将钢针扳向一旁避免遮挡，用类似的方法插入第二根钢针（图 17.20）。

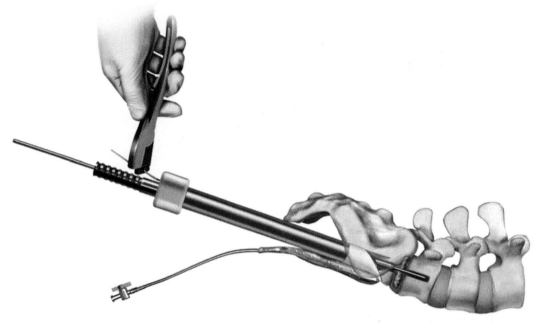

图 17.20  交换系统的使用

**避免并发症**

CTTR 有弹性的前端设计可减少在骶骨表面肠穿孔的可能性，CTTR 的使用是为了在插入内固定器械时保持肠道避开骶骨表面区域。

**安放植入物**

把选择好尺寸的 L5 锚钉，S1 锚钉及撑开棒装配到一个大的内六角上钉器上。通过留置套管确定植入物的安全。

经过管状牵开器，在导针的引导下使用上钉器小心地将内植物插入直到内植物的头端与骶骨接触。保持牵开器不动，顺时针方向旋转置入器，同时给予置钉器轴向压力，使棒的螺纹拧入骨质。继续向前，直到 L5 的锚钉完全进入 L5 椎体。S1 和 L5 锚钉之间的腰部需在 L5/S1 的椎间隙，以便用来撑开。S1 锚钉的尾端应露出骶骨表面 1 到 2 个螺纹。逆时针旋转取出留置套管，置钉器手柄放在中立空档位，轻轻的前后晃动，取出置钉器（图 17.22）。

**S1 撑开**

为了撑开 L5 与 S1 椎间隙，通过导丝插入反转扭力套管，轻轻地旋转套管直到接触到 S1 锚钉的尾端。移除导丝，通过反转扭力套管插入撑开器，给予向前的压力，并旋转使其与撑开棒相连接，通过慢慢顺时针旋转手柄将 L5/S1 撑开，旋转过程中保持反转扭力套管的位置，每旋转一圈可撑开约 1.25mm。

**避免并发症**

正常骨质条件下一般可以最大撑开 5mm，对于伴有骨质疏松的患者则最大可以达到 12mm 左右。然而，我们并不建议这样做，骨质条件不好的患者存在内植物移位的潜在风险。在操作时进行透视可以减少此类并发症的发生（图 17.23）。

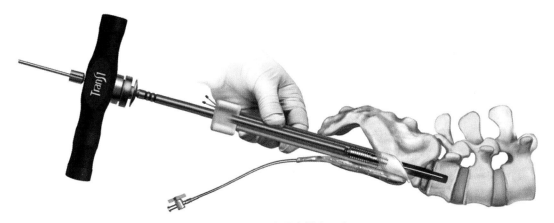

图 17.21　内固定植入 -1

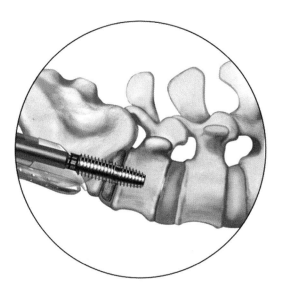

图 17.22　内固定植入 -2

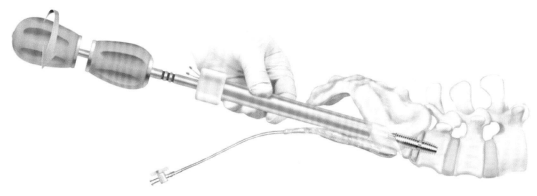

图 17.23　S1 撑开

## 植入锁定棒

撑开到合适位置后，需要植入锁定棒。将扭力限制扳手（RTL）与锁定棒连接（任意一头），将锁定棒与扳手六角相连。接着在 RTL 手柄和固定棒的尾端连接留置套管顺时针旋转让其与锁定棒连接牢固。通过管状撑开器插入锁定棒，顺时针方向旋转将锁定棒和 L5 锚钉的内螺纹啮合。轻轻旋转直到手柄扭力限定位，说明锁定棒完全到位，通过透视确认。整个过程需在透视的紧密监控下进行，以确保 L5 锚钉没有向前移动。然后向反方向旋转留置套管，最后移除锁定棒手柄（图 17.24）。

## 避免并发症

如果在这一步操作过程中 L5 锚钉向前滑动了，应立即停止，移除留置套管和上钉器。对骨质疏松的患者，植入过程应密切观察。骨质疏松的患者扭力达不到限定的标准，因此可能会造成内植继续进入骨质超出预期深度。

## 关闭切口

在 AxiaLIF 系统的植入物放置完毕后，需用抗生素冲洗骶前通道。移除固定导丝，然后移除管状牵开器，最后常规缝合皮肤切口，敷料覆盖。继续行后路经皮椎弓根螺钉固定[5]（图 17.25a~c）。

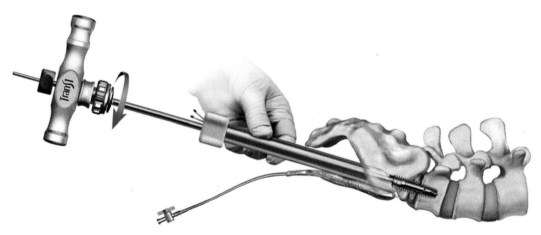

图 17.24　固定棒插入

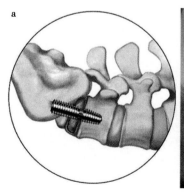
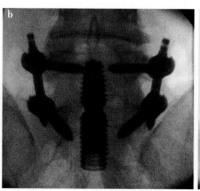
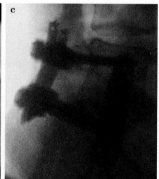

图 17.25　（a~c）最终结果

## 避免并发症

为了尽量减少骶骨前血肿的发生，移除管状牵开器之前，在牵开器下面和骶骨前间隙接近植入物的位置使用一些止血材料，例如 FLO-Seal（止血凝胶）。关闭伤口的时候也要非常小心，使用真皮层深部缝合法，我们认为这个方法与微小出血和术后疼痛相关。患者一般都是术后第 1 天出院。

## 结论

AxiaLIF 固定系统不是为严重的腰椎滑脱（3 度或者 4 度）患者设计的，总的来说，对于那些有症状的腰椎滑脱，微创 ALIF 骶前入路结合经皮后路固定可取得较高的融合率，可以显著改善疼痛症状，同时相关并发症较低。

（李庚午 译　陈自强 校）

## 参考文献

1. Meyers AM, Noonan KJ, Mih AD, Idler R. Salvage reconstruction with vascularized fibular strut graft fusion using posterior approach in the treatment of severe spondylolisthesis. Spine. 2001;26(16):1820–4. PMID: 11493859.
2. MacMillan M, Fessler RG, Gillespy M, Montgomery WJ. Percutaneous lumbosacral fixation and fusion: anatomic study and two-year experience with a new method. Neurosurg Clin N Am. 1996;7(1):99–106. PubMed PMID: 8835150.
3. Aryan HE, Newman CB, Gold JJ, Acosta Jr FL, Coover C, Ames CP. Percutaneous axial lumbar interbody fusion (AxiaLIF) of the L5-S1 segment: initial clinical and radiographic experience. Minim Invasive Neurosurg. 2008;51(4):225–30. PMID: 18683115.
4. Cragg A, Carl A, Casteneda F, Dickman C, Guterman L, Oliveira C. New percutaneous access method for minimally invasive anterior lumbosacral surgery. J Spinal Disord Tech. 2004;17(1):21–8. PMID: 14734972.
5. Gerszten PC, Tobler W, Raley TJ, Miller LE, Block JE, Nasca RJ. Axial presacral lumbar interbody fusion and percutaneous posterior fixation for stabilization of lumbosacral isthmic spondylolisthesis. J Spinal Disord Tech. 2012;25(2):E36–40. PMID: 21964453.
6. Tender GC, Miller LE, Block JE. Percutaneous pedicle screw reduction and axial presacral lumbar interbody fusion for treatment of lumbosacral spondylolisthesis: a case series. J Med Case Rep. 2011;5:454. PMID: 21910878. PMCID: 3179763.
7. Tobler WD, Gerszten PC, Bradley WD, Raley TJ, Nasca RJ, Block JE. Minimally invasive axial presacral L5-S1 interbody fusion: two-year clinical and radiographic outcomes. Spine. 2011;36(20):E1296–301. PMID: 21494201.
8. Li X, Zhang Y, Hou Z, Wu T, Ding Z. The relevant anatomy of the approach for axial lumbar interbody fusion. Spine. 2012;37(4):266–71. PMID: 21494190.
9. Akesen B, Wu C, Mehbod AA, Transfeldt EE. Biomechanical evaluation of paracoccygeal transsacral fixation. J Spinal Disord Tech. 2008;21(1):39–44. PMID: 18418135.
10. Ledet EH, Tymeson MP, Salerno S, Carl AL, Cragg A. Biomechanical evaluation of a novel lumbosacral axial fixation device. J Biomech Eng. 2005;127(6):929–33. PMID: 16438229.
11. Fleischer GD, Kim YJ, Ferrara LA, Freeman AL, Boachie-Adjei O. Biomechanical analysis of sacral screw strain and range of motion in long posterior spinal fixation constructs: effects of lumbosacral fixation strategies in reducing sacral screw strains. Spine. 2012;37(3):E163–9. PMID: 21857409.
12. Gibson T. Karl Langer (1819–1887) and his lines. Br J Plast Surg. 1978;31(1):1–2. PMID: 342024.
13. Crapp AR, Cuthbertson AM. William Waldeyer and the rectosacral fascia. Surg Gynecol Obstet. 1974;138(2):252–6. PMID: 4589911.

# 第18章    重度滑脱的手术处理及复位技术

Scott C.Wagner,Harry L.Shufflebarger,
and Ronald A.Lehman

## 引言

外科治疗重度滑脱的方法一直存在争议,目前可见多项复位及固定技术的报道。在开始对这些技术的讨论前,我们需要对目前重度滑脱的分类原则和力学机制进行了解。

### 重度滑脱的机制

重度滑脱的患者有明显的解剖学变化,如腰骶部后方结构发育不良,解剖学改变多数是继发于椎弓根狭部病变,小关节、椎板发育不全、骶骨脊柱裂等[1-3]。峡部过长或者应力性骨折是导致脊椎滑脱的主要原因,导致腰骶交界处的不稳,L5 椎体前移。L5 椎体楔形变、后凸畸形、骶骨隆起等都是逐渐发生的继发性改变。接下来,可能引起脊柱与骨盆相对位置的变化,骶骨与骨盆矢状面的变化极大的改变了腰骶交界部剪应力[1]。正常情况下,这些力由后方的峡部和前方的椎间盘共同承受。当出现力学缺陷时,可能导致畸形[3]。脊柱骨盆排列的改变为重度滑脱提供了新的分类基础。

### 滑脱的分类

滑脱的最初 Meyerding 分类是根据腰椎滑移的百分比进行分类。滑移 0%~25% 为Ⅰ度,26%~50% 为Ⅱ度,Ⅰ度和Ⅱ度为低度滑脱;51%~75% 为Ⅲ度,70%~100% 为Ⅳ度,Ⅲ度和Ⅳ度为高度滑脱。超过 100% 为Ⅴ度,术语称脊椎脱位。最近,脊柱畸形研究学组(SDSG)根据患者影像学测量的骨盆入射角、骶盆平衡及脊柱平衡提出了修正的分类方法[4]。这个分类方法将腰骶椎的形态与高度滑脱相结合,将滑脱分为两类:平衡型:骨盆入射角与骶骨后倾角大小相近;另一类是非平衡型,骨盆倾斜角很大但骶骨倾斜角很小[5]。几乎所有高度滑脱病人的骨盆入射角都大于 60°[6]。骨盆后旋严重的患者更容易发生矢状面失平衡[2, 4]。图 18.1 展示了重度滑脱患者侧位腰椎 X 线片,显示了不同的骨盆表现,即平衡和非平衡的畸形[6]。虽然 90% 的患者有典型的症状、未治疗,且滑脱在进展,但手术处理重度滑脱仍然存在争议[7]。重度滑脱患者常见的主诉是下腰痛和坐骨神经痛,有些人甚至可能出现表现为尿失禁的括约肌症状[7]。但运动和感觉缺失发生较少。

### 重度滑脱的治疗策略

重度滑脱一般症状典型,畸形明显,

外科手术治疗是常用的方法。主要的争论焦点是如何在减小并发症、改善有神经损害患者的神经功能的同时恢复腰椎前凸、达到满意的复位和融合，防止移位进展[7]。手术重建后部的张力带（通常由狭部提供）并在前柱有效支撑，使腰骶交界段恢复承担剪应力的能力，是手术成功的关键[3]。对滑脱进行分型需要站立位腰椎和骨盆侧位 X 线片，对失平衡的脊柱恢复矢状面的平衡非常重要[6, 8]。图 18.2 是 SDSG 提出的分型指导，建议部分 5 型及所有的 6 型应进行复位[6]。此外，36 寸的脊柱全长片对脊柱矢状面整体平衡的分型是必要的。

但是，尽管目前报道了许多复位及融合技术，但理想的技术仍有待商榷[9]。

## 争议

较大的争议点集中在是否必须复位、复位时机以及如何有效复位，在融合块愈合过程中如何维持复位也是存在争论的问题。低度滑脱原位融合取得了非常良好的治疗效果，但重度的滑脱不复位可能导致骨不连或者滑脱的进展[10-13]。有报道说重度滑脱原位融合发生马尾综合征的概率为 6%[14]，同时不复位可能造成假关节形成、畸形进展、症状不缓解[15, 16]。一项研究对

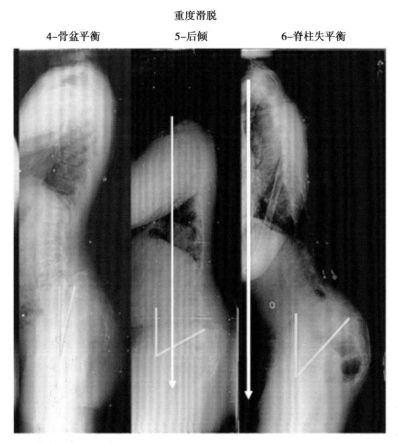

重度滑脱

4–骨盆平衡　　　　　5–后倾　　　　　6–脊柱失平衡

图 18.1　SDSG 根据脊柱骨盆形态提出的高度滑脱分类。[ 引用自 Labelle H，Mac-Thiong JM，Roussouly P.Spinopelvic sagittal balance of spondylolisthesis：a review and classifi cation.Eur Spine J.2011；20 Suppl 5：641-646. 已征得 Wolters Kluwer Health 许可 ]

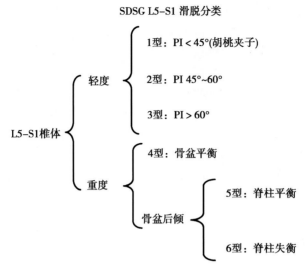

图 18.2　根据脊柱骨盆形态进行的滑脱分类。[ 引用自 Labelle H，Mac-Thiong JM，Roussouly P.Spinopelvic sagittal balance of spondylolisthesis：a review and classifi cation.Eur Spine J.2011；20 Suppl 5：641-646. 已征得 Wolters Kluwer Health 许可 ]

原位融合和复位关节固定进行了 15 年随访对比，发现原位融合组患者功能更佳，但没有发生自发性复位，此次研究的样本量较小[17]。有个理论提出：仅融合不复位，移植物会保持张力而不利于融合[18]。然而，最近的研究表明，仅有骨盆失平衡的患者需要复位，而高度滑脱但平衡的患者，原位合不复位可能更好。尽管最近的文献报道显示，微创手术具有出血少、手术时间短、住院日短等优势，但切开复位融合与微创复位融合仍是另一个争论的焦点[19-21]。

## 手术相关技术

文献中报道了各种处理重度滑脱的手术技术，包括开放手术、微创手术、小切口手术，以及各种滑脱复位的技术。这些技术主要围绕着 L5/S1 交界处峡部裂性高度滑脱处理，就如之前所说的那样，手术的目的是恢复后部张力带结构和前部支撑，阻止腰骶部交界处的轴向应力变为剪切应力。

## 开放手术

### 体位和入路

体位摆放是最终重要的手术步骤之一，改良 Jackson 手术床是理想的选择，患者俯卧位，髋关节最大的伸展，这样可以减少 L5-S1 节段可以活动患者的骨盆后倾，这样的话可能需要下肢适当抬高[22]。

开放手术使用经典的正中切口，将手术节段的椎旁肌与棘突分离，暴露至双侧横突，使相关神经根可见[22-24]。

### 开放复位

对有指征的患者进行滑脱复位，其手术技术要求较高，并有较高的神经损伤的风险。文献报道了很多开放的手术技术：石膏铸型[25]，Harrington 棒撑开[26]，外固定支架辅助下逐步复位固定[27]，后路内固定复位[28]。

双侧神经根的完全减压是非常关键的，然后如果能保留 L5 椎板上部，对于复位过程中保持黄韧带的附着是非常有好处的[23]。切除后方结构尽量向外侧暴露使得神经根可见，复位前对神经根完全减压对于减少神经损伤风险非常重要[14, 23]。

处理累及的椎间盘和（或）清除骶骨穹顶有助于复位，在上下椎体椎弓根置入万向螺钉（最好是复位螺钉），尽管也有报道说 L5 的椎弓根螺钉可换成 Schanz 针。骶骨钉的进钉点在骶骨上关节突的上外侧，L5 的进钉点通常存在变异难以寻找的，可在切除后部结构后直视下置钉[24]。

接下来用任何一个平的器械当作杠杆撑开椎间隙，如骨膜剥离器、Harrington 棒也可用于复位。文献报道了很多使用棒或是钢板复位的技术，棒或钢板被弯成适宜的腰椎前凸，或者是用复位装置辅助。S1 螺钉被首先当作锚定点，把 L5 螺钉提拉复位到棒或板上面[23, 24]，这样就产生了向后的力量把椎体恢复到正常序列。

### 微创手术

#### 体位和入路

微创手术技术治疗滑脱早有报道[29, 30]，当然绝大多数都用来治疗Ⅲ度或Ⅲ度以下的滑脱[31]。该手术的体位依旧是过伸位，且需要可以透视的床。在相应椎体平面中线旁 4~5cm 做一个 3cm 长的旁正中切口，钝性分离至相应的关节突，透视确认[31]。置入微创牵开器，可试用带有光纤的放大镜或显微镜，双侧行标准的微创关节突切除，经椎间孔腰椎椎间融合术（TLIF），进行连续的椎间撑开以便于内植物植入，椎间盘切除以完全打开椎间隙[31]。

#### 复位

在微创通道建立并且暴露充分后，在透视帮助下在头端椎体的椎弓根植入复位螺钉。尾端椎体使用万向螺钉[31]。相对于开放手术的正中入路，旁正中入路在 L5 置钉时更加顺手。复位过程中可以使用提吊将复位螺钉提到棒上来，使得上位椎体相

对于已被固定的下位椎体后移[31]。

### 椎间融合

在充分的复位后，无论是使用切开还是微创手术的方式，通过椎间融合器和植骨支撑进行补充复位是必需的，否则很容易发生矫正丢失，骨不连及远期手术失败等问题[32-34]。椎间融合可以通过前路或者后路（PLIF）的方式放置[12, 35, 36]，双侧都应该放置融合器。抱紧螺钉以恢复腰椎前凸，如果探查 L5 神经根过于绷紧，还可以前路进行融合（ALIF），最终在横突和骶骨植骨。

---

## 作者推荐的操作

### 术前计划

重度滑脱手术前周密的计划非常重要，在评估脊柱整体矢状位平衡时我们更喜欢使用 Labelle 等人的分类，如果患者是矢状位平衡可代偿的 5 型滑脱，复位便不是必须的。手术策略需根据患者的术前症状做出：如果患者有根性症状，即使不进行复位，彻底的减压也是十分必要的。

### 手术技术

我们认为，解剖复位才能最好的恢复腰骶段的生物力学功能[3, 36, 37]，这样做可减小其剪切力并重建其正常生物力学功能，恢复脊柱骨盆的矢状序列有利于融合，并在理论上可减少邻近节段退变的风险。考虑到复位可能对 L5 神经根造成牵拉，因此整个过程中最好对 L5 神经根进行监测。

手术时患者俯卧在可以透视的床上，如 Jackson 手术床（OSI，Union City，CA）。做一个 L4 到骶骨下缘的下腰部的切口，向侧方暴露到可以看见腰椎横突及骶

骨翼。在整个暴露的过程中必须要小心，因为这一区域常会出现解剖异常，可能造成硬脊膜损伤。对 Meyerding Ⅲ 型的复位，我们可行 Gill 椎板切除，暴露硬膜及神经根[37]。另外，这些自体骨也可用于融合时的植骨。Gill 椎板切除后，我们会做广泛、彻底的 L5 神经根减压。当滑脱是 Ⅳ 级或 Ⅴ 级时，神经根通常存在变异，我们可以运用自由描记 EMGs 刺激神经根来进行充分辨识。

一旦充分减压完成后，我们便在双侧同时进行 PLIF。向内侧轻轻拉开 S1 神经根，暴露椎间隙。在 S1 椎弓根平面可能遇到多个硬膜外小静脉，我们建议用双极将其电凝。椎间隙及骶骨头侧暴露完毕后，切开并切除后纵韧带，切除椎间盘，暴露骶骨弧顶，如果骶骨顶需要进行截骨，在保护硬脊膜及神经根的同时，在透视监视下用骨刀进行截骨，这个操作相当于在上位脊柱节段的经椎弓根截骨[3]。截骨的方向朝向骶骨的前皮质，在骶骨螺钉的近端。在硬膜囊下向两侧扩大截骨侧方进至骶骨翼，对复位也是有帮助的[3]。完全清理椎间隙后，用一个骨膜剥离器插入椎间隙至前侧纤维环，侧位透视确定该节段可以活动，否则需要再次处理松解椎间隙及纤维环。

下一步从双侧放入融合器，螺钉可在减压前或者减压后放置，而我们一般推荐在减压前。首先在骶骨置入三皮质椎弓根螺钉，一般较大，通常直径达到 7.5mm[38]，之后在 L5 上置入较粗的复位螺钉，通常直径在 6.5~7.5mm，当然最终置入的钉大小取决于患者椎弓根的解剖和大小。在将棒折弯成合适的腰椎前凸后再上棒。对重度的 Ⅲ、Ⅳ、Ⅴ 度的滑脱，也可以考虑在 L4 椎体置入复位钉。图 18.3 示意了复位前置钉完成及预弯棒置腰椎前凸弧度[9]。保持椎间植入物在位，使用椎板间撑开器

撑开，将 L5 螺钉头的提拉复位至 L4 和 S1 螺钉头的平面，该过程中间歇性的撑开是复位的关键。图 18.4 示意了复位过程中的撑开操作[9]。复位的同时，必须确认 L5 神经根没有被卡。如果这一过程中出现神经功能的下降，则需进一步减压，如果没有压迫，则需要减少神经根张力，如果进行以上处理后，EMG 依然不改善，则需要短缩骶骨或分期手术[3]。在提拉复位的过程中不太常见的情况是 L5 螺钉松动，这就需要更换更大直径的螺钉，并且进行更好的软组织和骨松解。在整个复位过程中间断进行透视也是必不可少的。最终对复位进行透视确认，如果有必要可以将棒进一步折弯来获得更好的腰骶段前凸，同时检查椎弓根螺钉的位置，以确保没有松动。图 18.5 示意了椎间隙抱紧后最终的侧位片[9]。然后，我们会进行后外侧融合对椎间融合进行补充。我们常规会在硬膜外放置胶原蛋白材料来尽量避免硬膜的瘢痕粘连。关闭切口时，常规放置皮下引流[3]。

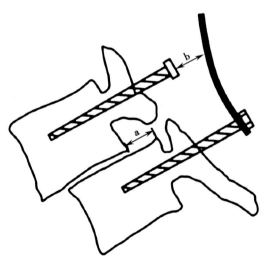

图 18.3 示螺钉及棒预弯至腰椎前凸。[ 改编自 Lian XF, Hou TS, Xu JG, et al.Single segment of posterior lumbar interbody fusion for adult isthmic spondylolisthesis: reduction or fusion in situ.Eur Spine J.2014 经 Springer-Verlag 同意 ]

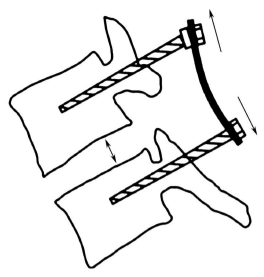

图 18.4　示复位操作过程中椎间隙撑开 [ 改编自 Lian XF，Hou TS，Xu JG，et al.Single segment of posterior lumbar interbody fusion for adult isthmic spondylolisthesis：reduction or fusion in situ.Eur Spine J.2014；23（1）：172–179. 经 Springer–Verlag 同意 ]

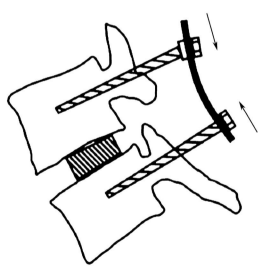

图 18.5　示椎间隙加压后最终侧位片。[ 改编自 Lian XF，Hou TS，Xu JG，et al.Single segment of posterior lumbar interbody fusion for adult isthmic spondylolisthesis：reduction or fusion in situ.Eur Spine J.2014；23（1）：172–179. 经 Springer–Verlag 同意 ]

术后，患者需要佩戴胸腰骶支具或者简单的腰骶部束带保护，术后第一天就可以下地行走，但是其他的活动需要在术后 3 月再进行[3]。

### 并发症

术中出血，本身而言不是什么并发症，但是如果不能很好地控制，将会引起严重的问题。如上所述，应在硬膜外静脉破裂前进行结扎或双极电凝。凝血酶明胶海绵也可以帮助止血。

文章报道的滑脱复位后最常见的神经系统并发症是神经根性症状，一般来说是 L5 神经根，就我们的经验而言（也是 Harms 医生的经验），发生术后暂时和永久性神经根性症状的情况非常低[39, 40]。进行解剖复位后，假关节的发生率也较低。

### 结论

外科治疗高度滑脱的争论主要在以下方面：原位融合还是复位，手术时机，内固定技术多样。滑脱的分类和处理方法都在持续改进，根据作者的经验，解剖复位和后路内固定能够取得很好的结果。

（李庚午 译　陈自强 校）

### 参考文献

1. Mac-Thiong JM, Labelle H. A proposal for a surgical classification of pediatric lumbosacral spondylolisthesis based on current literature. Eur Spine J. 2006; 15(10):1425–35.
2. Mac-Thiong JM, Wang Z, de Guise JA, Labelle H. Postural model of sagittal spino-pelvic alignment and its relevance for lumbosacral developmental

spondylolisthesis. Spine (Phila Pa 1976). 2008; 33(21):2316–25.

3. Shufflebarger HL. High dysplastic spondylolisthesis: anatomic reduction. The Harms/Shufflebarger technique. In: DeWald RL, Bridwell KH, editors. The textbook of spinal surgery. 3rd ed. Philadelphia, PA: Lippincott Williams & Wilkins; 2011. p. 660–7.

4. Labelle HRP, Berthonnaud E, Mac-Thiong JM, Hresko T, Dimar, J, Parent S, Weidenbaum M, Brown C, Hu S. Spondylolisthesis classification based on spino-pelvic alignment. Podium presentation at the 2009 Scoliosis Research Society Annual Meeting. San Antonio, USA; 2009.

5. Hresko MT, Labelle H, Roussouly P, Berthonnaud E. Classification of high-grade spondylolistheses based on pelvic version and spine balance: possible rationale for reduction. Spine (Phila Pa 1976). 2007;32(20):2208–13.

6. Labelle H, Mac-Thiong JM, Roussouly P. Spino-pelvic sagittal balance of spondylolisthesis: a review and classification. Eur Spine J. 2011;20 Suppl 5: 641–6.

7. Vialle R, Benoist M. High-grade lumbosacral spondylolisthesis in children and adolescents: pathogenesis, morphological analysis, and therapeutic strategy. Joint Bone Spine. 2007;74(5):414–7.

8. Martiniani MLC, Specchia N. "In situ" fusion or reduction in high-grade dysplastic developmental spondylolisthesis. Eur Spine J. 2012;21 Suppl 1:S134–40.

9. Lian XF, Hou TS, Xu JG, et al. Single segment of posterior lumbar interbody fusion for adult isthmic spondylolisthesis: reduction or fusion in situ. Eur Spine J. 2014;23(1):172–9.

10. DeWald RL, Faut MM, Taddonio RF, Neuwirth MG. Severe lumbosacral spondylolisthesis in adolescents and children. Reduction and staged circumferential fusion. J Bone Joint Surg Am. 1981;63(4): 619–26.

11. Johnson JR, Kirwan EO. The long-term results of fusion in situ for severe spondylolisthesis. J Bone Joint Surg Br. 1983;65(1):43–6.

12. Poussa M, Schlenzka D, Seitsalo S, Ylikoski M, Hurri H, Osterman K. Surgical treatment of severe isthmic spondylolisthesis in adolescents. Reduction or fusion in situ. Spine (Phila Pa 1976). 1993;18(7):894–901.

13. Akamaru T, Kawahara N, Tim Yoon S, et al. Adjacent segment motion after a simulated lumbar fusion in different sagittal alignments: a biomechanical analysis. Spine (Phila Pa 1976). 2003;28(14):1560–6.

14. Schoenecker PL, Cole HO, Herring JA, Capelli AM, Bradford DS. Cauda equina syndrome after in situ arthrodesis for severe spondylolisthesis at the lumbosacral junction. J Bone Joint Surg Am. 1990;72(3): 369–77.

15. Grzegorzewski A, Kumar SJ. In situ posterolateral spine arthrodesis for grades III, IV, and V spondylolisthesis in children and adolescents. J Pediatr Orthop. 2000;20(4):506–11.

16. Molinari RW, Bridwell KH, Lenke LG, Ungacta FF, Riew KD. Complications in the surgical treatment of pediatric high-grade, isthmic dysplastic spondylolisthesis. A comparison of three surgical approaches. Spine (Phila Pa 1976). 1999;24(16):1701–11.

17. Poussa M, Remes V, Lamberg T, et al. Treatment of severe spondylolisthesis in adolescence with reduction or fusion in situ: long-term clinical, radiologic, and functional outcome. Spine (Phila Pa 1976). 2006;31(5):583–90. discussion 591–582.

18. Hanley Jr EN, Levy JA. Surgical treatment of isthmic lumbosacral spondylolisthesis. Analysis of variables influencing results. Spine (Phila Pa 1976). 1989; 14(1):48–50.

19. Dhall SS, Wang MY, Mummaneni PV. Clinical and radiographic comparison of mini-open transforaminal lumbar interbody fusion with open transforaminal lumbar interbody fusion in 42 patients with long-term follow-up. J Neurosurg Spine. 2008;9(6):560–5.

20. Holly LT, Schwender JD, Rouben DP, Foley KT. Minimally invasive transforaminal lumbar interbody fusion: indications, technique, and complications. Neurosurg Focus. 2006;20(3):E6.

21. Logroscino CA, Proietti L, Pola E, Scaramuzzo L, Tamburrelli FC. A minimally invasive posterior lumbar interbody fusion for degenerative lumbar spine instabilities. Eur Spine J. 2011;20 Suppl 1:S41–5.

22. Lamartina C, Zavatsky JM, Petruzzi M, Specchia N. Novel concepts in the evaluation and treatment of high-dysplastic spondylolisthesis. Eur Spine J. 2009;18 Suppl 1:133–42.

23. Chung JY, Parthasarathy S, Avadhani A, Rajasekaran S. Reduction of high grade listhesis. Eur Spine J. 2010;19(2):353–4.

24. Rengachary SS, Balabhandra R. Reduction of spondylolisthesis. Neurosurg Focus. 2002;13(1):E2.

25. Ds B. Treatment of severe spondylolisthesis: a combined approach for reduction and stabilization. Spine (Phila Pa 1976). 1979;4(5):423–9.

26. Harrington PR, Tullos HS. Spondylolisthesis in children. Observations and surgical treatment. Clin Orthop Relat Res. 1971;79:75–84.

27. Karampalis CGM, Shafafy M, Webb J. High-grade spondylolisthesis: gradual reduction using Magerl's external fixator followed by circumferential fusion technique and long-term results. Eur Spine J. 2012;21 Suppl 2:S200–6.

28. Curcin A, Edwards CC. Reduction and fusion of spondyloptosis: long-term follow-up. Presented at the Scoliosis Research Society Annual Meeting; September 21–24. Portland; 1994.

29. Schwender JD, Holly LT, Rouben DP, Foley KT. Minimally invasive transforaminal lumbar interbody fusion (TLIF): technical feasibility and initial results. J Spinal Disord Tech. 2005;18(Suppl):S1–6.

30. Rampersaud YR, Gurgo RD. Mini-open posterior lumbar interbody fusion for deformity. In: Mummaneni PV, Lenke L, Haid R, editors. Spinal deformity: a guide to surgical planning and management. St. Louis: Quality Medical Publishing; 2008. p. 721–48.

31. Quraishi NA, Rampersaud YR. Minimal access bilateral transforaminal lumbar interbody fusion for high-grade isthmic spondylolisthesis. Eur Spine J. 2013;22(8):1707–13.

32. Boos N, Marchesi D, Zuber K, Aebi M. Treatment of severe spondylolisthesis by reduction and pedicular fixation. A 4-6-year follow-up study. Spine (Phila Pa 1976). 1993;18(12):1655–61.
33. Edwards CE. Reduction of spondylolisthesis. In: DeWald RL, Bridwell KH, editors. The textbook of spinal surgery. 3rd ed. Philadelphia, PA: Lippincott Williams & Wilkins; 1991. p. 605–34.
34. Suk SI, Lee CK, Kim WJ, Lee JH, Cho KJ, Kim HG. Adding posterior lumbar interbody fusion to pedicle screw fixation and posterolateral fusion after decompression in spondylolytic spondylolisthesis. Spine (Phila Pa 1976). 1997;22(2):210–9. discussion 219–220.
35. Spruit M, Pavlov PW, Leitao J, De Kleuver M, Anderson PG, Den Boer F. Posterior reduction and anterior lumbar interbody fusion in symptomatic low-grade adult isthmic spondylolisthesis: short-term radiological and functional outcome. Eur Spine J. 2002;11(5):428–33.
36. Suk KS, Jeon CH, Park MS, Moon SH, Kim NH, Lee HM. Comparison between posterolateral fusion with pedicle screw fixation and anterior interbody fusion with pedicle screw fixation in adult spondylolytic spondylolisthesis. Yonsei Med J. 2001;42(3): 316–23.
37. Gill G. Long-term follow-up evaluation of a few patients with spondylolisthesis treated by excision of the loose lamina with decompression of the nerve roots without spinal fusion. Clin Orthop Relat Res. 1984;182:215–9.
38. Lehman Jr RA, Kuklo TR, Belmont Jr PJ, Andersen RC, Polly Jr DW. Advantage of pedicle screw fixation directed into the apex of the sacral promontory over bicortical fixation: a biomechanical analysis. Spine (Phila Pa 1976). 2002;27(8):806–11.
39. Harms J, Jeszenszky D, Stoltze D, et al. True spondylolisthesis reduction and monosegmental fusion in spondylolisthesis. In: Bridwell KH, Dewald RL, editors. The textbook of spine surgery. 2nd ed. Philadelphia, PA: Lippincott-Raven; 1997. p. 1337–47.
40. Shufflebarger HL, Geck MJ. High-grade isthmic dysplastic spondylolisthesis: monosegmental surgical treatment. Spine (Phila Pa 1976). 2005;30 Suppl 6: S42–8.

# 第19章　椎体前移的诊疗

Ali M.Maziad and Oheneba Boachie-Adjei

## 引言

在 6 岁儿童中 L5 椎体峡部裂和滑脱的发生率为 4.4%，而在成年人中发生率增长到了 5.8%。椎体前移是一种更为复杂的腰椎滑脱，其特点为上位椎体相对于下位椎体的完全性或更甚的前移，也就是 Ⅴ 度滑脱。已经证实伴或不伴有腰椎滑脱的峡部裂在出生前并不存在，而是发生于出生后几个月或几年之后。虽然男性峡部裂的发生率更高，男女比高达 2∶1，女性峡部裂进展至高度滑脱甚至前移的风险更大。

Meyerding[1] 分级系统将椎体分为四等份：

无滑移：0 度

1%~25%：Ⅰ度

26%~50%：Ⅱ度

51%~75%：Ⅲ度

76%~100%：Ⅳ度

>100% 是 Ⅴ 度，在这种情况下，上位椎体完全性前移，超越下位椎体前缘，常见于 L5–S1。

Wiltse[2] 提出的另一种分类系统根据病因将腰椎滑脱分为：

1. 发育不良：骶骨或 L5 椎体神经弓先天性畸形。

2. 峡部裂：疲劳性骨折、峡部细长、或急性骨折。

3. 退变性：长期的关节突关节炎。

4. 外伤性：不包括峡部的神经弓骨折。

5. 病理性：佩吉特的骨疾病、转移性肿瘤、或骨硬化症。

6. 医源性：由腰椎手术引起。

Taillard[3] 猜测：两个解剖因素在一个滑动的发展过程中起着重要的作用：第五腰椎的形状及骶骨穹顶的形状。然而，现在人们认为，前移椎体的梯形形状可能继发于滑移，而不是引起滑动的原因。同时，值得注意的是这些重塑改变更常见于男性。

多种形式的脊柱后柱结构畸形与易发展为椎体前移的高度滑脱相关。隐性脊柱裂、关节突。椎板发育不全会降低腰骶交界处对切应力的耐受性，这反过来又会导致畸形的进一步发展。Curylo 等发现，椎体前移的患者脊柱后柱结构发育不良的发生率为 62%[4]。多项报告显示腰椎滑脱与隐性脊柱裂相关，相关性范围为 22%~92%。通常认为遗传因素是峡部缺失发生的主要原因。

此外，与骨盆指数（PI）较低的患者

相比，PI 值较高的患者其腰椎滑脱更易进展。这是由于较高的 PI 值使骨盆倾斜和腰椎前凸增加。Boisaubert[5] 等还表明，PI 值与腰椎滑脱的前移程度存在很高的正性统计学相关性。在 Curylo 等的一项研究中，53 例患有椎体前移的患者 PI 值较高，其 PI 值平均值为 76°。同时，为了代偿较大的腰椎前凸，保持矢状面平衡，椎体前移的患者胸椎后凸常减小[6]。

　　文献也描述过继发于胸椎或腰椎骨折脱位的外伤性脊椎前移。病情往往是毁灭性的并常伴有高能量创伤和严重的神经功能障碍，需要急诊行脊柱减压稳定术。

　　对于前移小于 50% 的非进展性滑脱，如患者无症状，应首先进行保守治疗。而当前移大于 50%，或患者伴有逐渐加重的神经系统症状，亦或腰背部疼痛保守治疗且影响日常活动时，应考虑手术治疗[7-10]。

　　包括椎体前移在内的高度腰椎滑脱，其手术治疗存在争议。后路减压原位融合术是椎体前移最常见的手术治疗方法。然而，术中的减压措施使术后假关节发生率较高，而且作用于融合体上的张力和由于缺少矫正而持续存在的矢状面失平衡又可使畸形进展。单纯后外侧融合的早期结果显示了假关节发生率高达 40%[11]。

　　Bradford 和 Boachie-Adjei 建议当滑移 > 75% 时，为减少假关节的风险，应进行前后路联合以及完全后路减压[12]。为了避免骨不连，前路或后路椎体间融合在提供额外融合接触面的同时也能对抗作用于后路融合体上的张力。此外，椎体间融合可使后路神经系统减压范围更广泛，同时不必担心骨不连。椎体间融合术也能获得更好的脊柱矢状面序列，更好地矫正畸形，获得更好的外观[13-15]。

　　Gaines 使得一项手术技术得到了推广，该手术技术包括前路 L5 椎体切除，继而后路后柱结构切除，神经组织减压和 L4-S1 复位矫形术。这种复位方法通过 L4-S1 椎弓根固定伴侧后方融合来维持[15]。其他研究者对 Gaines 手术做了改进，包括前路 L5 椎体部分切除，继而后路滑脱复位固定术。这项技术的优势为保留了 L5 的椎弓根，可用于置入复位螺钉并可增加复位的力臂。这一术式可以防止 L5 椎体完全切除时造成的 L4 和 L5 神经根在同一个神经根孔内造成的拥挤现象，另外，与完全切除相比，可保留更多的硬膜囊[16]。

## 临床表现

　　由于神经根高度受压，患者表现为下腰痛伴下肢的放射痛以及感觉运动功能损害。可出现与间歇性跛行相似的椎管狭窄的症状，或大小便失禁等马尾综合征的症状。高度滑脱和椎体前移的患者可出现继发于腰骶部后凸或相关脊柱侧凸的矢状面和冠状面失平衡。

　　临床症状可因增加活动和长时间的站立加重，休息和斜卧位症状可得到部分的缓解。体格检查可出现滑脱部位台阶样改变、躯干缩短和扁平臀部（心形骶骨）。肌腱紧张，矢状面失衡，步态改变，躯干高度丢失。也可出现与之相关的脊柱侧凸。根据腰椎滑脱的病因，一些学者认为患有峡部裂或腰椎滑脱的儿童可正常的度过儿童和青少年时期，无需限制其运动，也无需担心疾病进展；而对于进展性前移和椎体前移，为了缓解症状，常需手术介入。

## 影像学诊断

　　36″ 站立位全脊柱前后位片和侧位片常作为评估椎体前移患者影像学资料。为了对整体的畸形程度和脊柱平衡进行评估，对需要手术的病例，准确评估手术矫形的程度，除了腰椎外，脊柱不同部位参数的测量和评估也十分重要。

X 线显示错位的腰骶关节严重后凸畸形和 L5 椎体前倾成角大于 50°。在站立前后位片和侧位片上，当 L5 椎体降至 S1 上终板以下时，椎体前移不难诊断。平片也可显示脊柱裂。

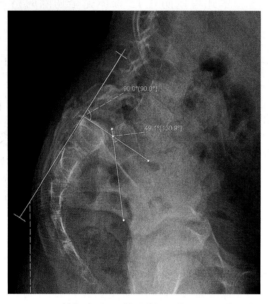

图 19.1　前倾角是评价腰椎滑脱严重程度的指标，在椎体前移时其常大于 50°。该角由骶骨后面切线的垂直线与 L5 椎体下缘切线相交形成（正常范围为 0°~10°）

需要测量的影像学参数包括滑脱程度（Myerding 分级）、前倾角、腰骶部后凸角、骨盆倾斜、骶骨旋转和矢状面平衡；脊柱 - 骨盆参数，包括骨盆指数（PI）、骶骨倾斜（SS）、骨盆倾斜（PT）、腰椎前凸和胸椎后凸（图 19.1~ 图 19.7）。骨盆指数（PI）、骶骨倾斜（SS）和骨盆倾斜（PT）这三个参数形成一个固定的几何关系：PI=PT+SS。腰骶角通常为前凸的，而在高度滑脱的患者，其变为后凸，这可破坏整体的矢状面平衡，为了确保平衡，为融合提供良好的外部环境，术中常需将其矫正到正常范围内。为了使腰椎保持平衡，腰

椎前凸与骨盆指数差值需在正负 10° 以内。因此，骨盆指数越大，术中应提供更大的腰椎前凸角以便使两者术后在矢状面上保持平衡，减少背部和骨盆肌肉的张力。

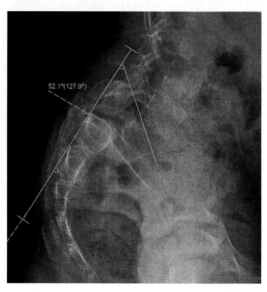

图 19.2　腰骶角由 L5 椎体上终板切线与骶骨后部切线相交而成。腰骶角小于 100° 常提示骨盆垂直和腰椎滑脱为进展性

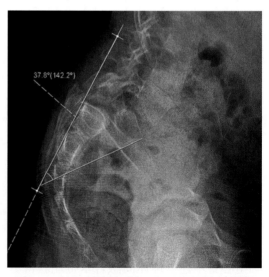

图 19.3　矢状面旋转角由 L5 椎体前缘切线与骶骨后缘切线相交而成

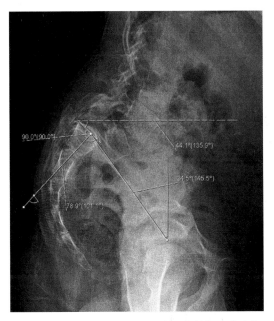

图 19.4　脊柱 - 骨盆参数明确了脊柱与骨盆之间的关系而且在评估患者矢状面情况和确定取得脊柱 - 骨盆平衡减少肌肉张力所需的手术矫形程度时非常重要。这包括 PI、PT 和 SS

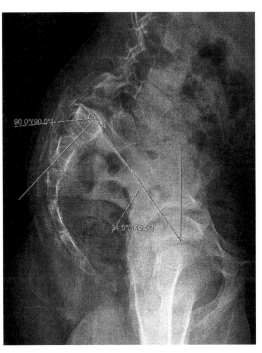

图 19.6　骨盆倾斜（PT）定义为垂直线与骶骨终板中点与股骨头轴心连线的夹角

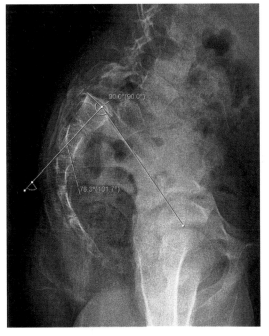

图 19.5　骨盆指数（PI）定义为骶骨终板中点垂线与此中点到股骨头轴心连线的夹角[17]

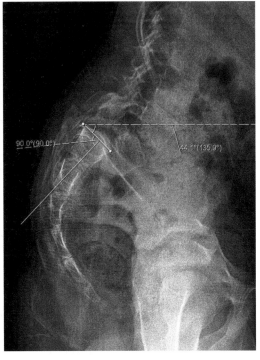

图 19.7　骶骨倾斜（SS）定义为水平线与骶骨终板切线的夹角

骶骨倾斜小于30°时被称为垂直骶骨，这是对高度滑移的一种代偿。是骶骨后缘切线与垂直线的夹角。

CT 扫描可清晰显示骨性结构、后柱结构缺陷、椎弓根大小、椎体方向、自动融合和椎间隙高度，这些对于术前选择固定节段、椎间融合、是否截骨、确定螺钉长度和直径等都非常有用。

后柱结构缺陷或发育不良可在 CT 上显示，术者应注意这些脊柱异常，避免意外滑入开放的椎管内损伤硬脊膜。有些病例中，L5/S1 可发生自发性融合，CT 可显示和证实融合产生的骨性结构，如果这些结构坚固，便可指导手术，避免 L5/S1 节段的截骨，这节可被视为已被手术处理过的额外的骶骨节段。

磁共振影像（MRI）有助于显示神经结构，椎管和神经根孔狭窄和由 L5 后柱结构压迫硬脊膜，L5/S1 或其以上节段椎间盘突出或其他如脊髓栓系，后柱结构缺陷等与患者症状伴发的畸形所引起的神经根受压均可提醒术者行狭窄节段的神经减压。MRI 也可发现继发于腰椎滑脱的小关节积液。

尽管为侵入性检查，对于无法行 MRI 检查的患者 CT 脊髓造影可替代 MRI 显示神经结构。

## 保守治疗

尽管文献中没有专门针对椎体前移自然史的研究，Di Martino 等报道了一例 9 岁被诊断为 L5/S1 椎体前移的患者，该患者伴有间歇性的下腰部疼痛，接受了保守治疗。36 岁时出现了自发性的融合并被 CT 所证实。他们总结道，保守治疗对于症状轻微的患者是可行的选择，当然该文章也支持对椎体前移行原位融合[18]。

## 手术治疗

后路椎体前移融合时，为了固定脊柱强烈建议行内固定，因其能在需要矫正畸形的患者中维持复位状态。尤其是在有与畸形相关的神经症状，为了减压神经组织而行椎板切除和脊柱松解的患者。治疗高度的腰椎滑脱和椎体前移时，不应单纯行减压手术，除非 CT 证实滑脱节段已出现了完全的自发融合且患者的主诉只有神经症状而无腰背部疼痛。

尽管一些学者应用原位融合治疗高度滑脱取得了很好的效果，其手术结果常难以预测。较高的假关节发生率和融合体弯曲已经被报道过。联合前柱固定可提高融合率。滑脱复位有助于重塑矢状面序列，间接减压椎管和椎间孔。然而当矫形大于50% 时，这一操作与牵拉神经根所导致的并发症增加相关[19]。若椎间隙高度足够，建议行椎间融合，这可以恢复脊柱序列，增加融合接触面，间接减压神经根孔，提供前柱支持，减少后部内固定上的应力。

行前路手术有一定的相关风险，主要血管移位或损伤、男性逆行射精、手术时间增加、腹部并发症、深静脉血栓、肺部并发症和住院时间增加等。后路腰骶部后凸部分复位矫正可避免完全复位的并发症，同时避免了之后的前路手术。这也有助于重塑矢状面平衡。骶骨圆顶可造成严重的前部硬脊膜压迫，对于这种病例，行后路骶骨圆顶切除可进一步减压神经组织。

Bohman 等介绍了后路从 S1 穿过椎间隙到 L5 椎体的自体腓骨植骨的方法。这一技术消除了前路手术的需要，但需要处理硬膜囊。正如 Bohlman 所介绍的，术中医生可在透视下，通过 S1 椎体和 L5/S1 椎间隙将导丝置入 L5 前皮质。透视下导丝扩张可从 6mm 开始，每次增加 2mm，最大可致 12mm。这样便可将单个的自体腓骨植骨块放置到位。对此的补充改进技术包括 L4 椎弓根螺钉固定和跨髂骨螺钉 L5 椎体固定辅助自体腓骨植骨固定[20]。

手术治疗椎体前移的主要部分为后路腰骶部关节融合，如滑脱超过 50% 延长固定至第 4 腰椎。这一技术可使超过 75% 的患者症状缓解。然而有报道显示，即便患者保持平卧，后路或测后路关节融合后二次滑脱仍可发生，这种滑脱更容易发生于行减压联合侧后路关节融合术的患者。Boxall 等报道滑脱超过 50% 且行坚强后路融合的患者有 46% 畸形出现了进展。这些患者术前平均腰骶部后凸角度为 50°。Newman、Bosworth 和 Laurent 及 Osterman等也都发现了这种继续进展的现象，其发生率为 10%~37%[21, 22]。

Bradfor 等报道了 22 例连续患者，这些患者有严重的腰椎滑脱（Ⅳ度和Ⅴ度），接受了一期后路减压和侧后路关节融合术，继而颅骨牵引（股骨或骨盆）7~10 天，之后二期行前路椎间融合术，继而支具固定。平均随访 5 年。术前平均滑移角为 71°，手术矫正后平均为 31°，随访时平均为 28°。术前平均滑移程度（98%）术后并没有明显改变。12 例术前放射痛的患者术后症状均得到了改善。10 例术前有神经功能损害的患者术后有 9 例随访时完全缓解。他们报道的假关节发生率为 21%（4 例患者）[12-14]。

伴有症状的严重腰椎滑脱（滑脱大于50%）的手术治疗仍然是一项挑战。手术方式的选择包括后路原位关节融合伴或不伴减压，后路椎间关节融合，前路原位关节融合，滑脱复位以及相关的关节融合。

在以腰骶部后凸为主的病例中，融合体受异常屈曲力的影响。后凸部分矫正后，畸形较少进展，而且可以对融合体进行加压或减张，这样融合的生物力学环境会更好。

腰骶部后凸可导致脊柱矢状面失衡。为了向前看，患者必须通过过伸上腰椎，前倾骨盆，屈髋屈膝来代偿，这可能与胸椎后凸减少相关。这种姿态使所有肌肉和关节更加紧张，易导致疲劳。

虽然原位融合是治疗高度滑脱的主流选择，滑脱复位有助于改善手术效果，因其对常被后柱结构压迫的神经组织进行了减压处理。这一技术可实现腰骶部后凸的矫正，减少上腰椎和胸椎的过度前凸，降低肌腱张力，减少膝关节和髋关节屈曲，使患者姿态更加平衡，肌肉更耐受疲劳。复位也可使椎旁肌和腹部肌肉的排列更符合生理，恢复其正常的长度 - 张力关系，使肌肉更高效，减少疲劳。

各种高度滑脱的复位技术已经被报道，包括 Scaglietti 提出的需要长期卧床的矫正性支具、Harrington 棒、Snijder 介绍的与外部矫形系统相连的金属丝及 Bradford 提出的后路减压和侧后路融合继而行前路复位融合的二期手术[20-26]。

Gaines 介绍了一种经低位中线横行腹部切口和腹膜后的一期前路 L5 椎体、L4-5、L5-S1 椎间盘切除技术。为了暴露脊柱需移动主要血管。暴露完成后切除 L4/5 椎间盘，然后切除 L5 椎体直到椎弓根基部。到此可看见 L5/S1 椎间盘，切除 L5/S1 椎间盘直至骨面。L4 下终板与 S1 上终板之间的所有椎间盘和骨性组织均需去除并完整显露硬膜。一期手术没有矫正步骤。2 周后在二期手术时他们进行了矫形。在二期手术过程中，后路暴露并切除了剩余的 L5 后柱结构同时将 L4 向 S1 方向加压并行后外侧植骨[15]。

高度滑脱的手术治疗仍有很多争议。一些学者认为对于无神经功能损害的患者不需要常规行后路减压，宽松的椎管和神经根管以及部分复位和融合便可以取得较好的效果。减压可能使脊柱失稳，从而使滑脱进展，且如果只行后路手术还会减少融合接触面。Sailhan 等报道了 44 例平均年龄为 20.4 岁的高度滑脱患者，这些患者都只进行了单纯后路融合手术，而没有行减压。其中 3° 滑脱的 28 人，4° 滑脱的 13 人，5° 滑脱的 3 人。21 例患者（47.7）进行了辅助性的前路 L5-S1 椎间融合。无一例进行过神经组织减压。他们报道的 L5-S1 滑脱复位百分比从 64% 到 38%，而 L5 倾斜的复位平均为 15.4°。5 例患者发生假关节形成（其中 4 例进行了前后路联合固定融合术，1 例进行了单纯后路融合术）。6 例患者术后仍有肌腱紧张和神经性跛行引起的放射性疼痛，这种放射痛有多大程度是由复位引起的椎管狭窄造成的仍不明确。6 例患者效果较差需行翻修手术，其中 2 例最后得到了一般效果，取得一般到较好效果的患者占 90.9%[27]。

重度腰椎滑脱的手术治疗是技术难题。多项研究对后路原位融合，后路固定伴或不伴复位，前后路联合手术，全椎体切除联合 L4 到 S1 复位固定（对于椎体前移），和后路椎间融合联合胯骶骨固定等手术效果进行了报道。不论何种手术技术，术后并发症的风险均较大。无固定的原位融合术与较高的术后畸形进展发生率和高达 44% 的融合失败率相关。椎体前移的复位内固定术因过度牵拉神经根或骨组织、椎间盘组织直接压迫神经根而使的神经功能损害增加[20-26]。

L5 神经根上的张力与复位程度成正比，其中 71% 的张力由复位后 50% 畸形所产生[21]。另外在高度滑脱的病例中，增加 L5 椎体前凸角度可轻微 L5 神经根张力。复位后神经损伤的发生率难以精确统计，报告结果差异较大，范围从 0 到 75%，一过性的神经损伤发生率要比报告的高，因为研究者常常只会报道严重的神经损伤[28]。

作者认为辅助融合的骨基形成蛋白的应用有助于提高后路手术的融合率，避免前路融合植骨的需要。

## 病例报道

### 手术技术

建议所有患者，尤其是复杂畸形的患者行术前即刻的评估。我们倾向于回顾患者的术前症状，明确腰背痛与腿痛的程度，以及是否有新出现的症状。为了了解术前的神经功能以便与术后相对比，术前应进行神经功能评估。告知手术过程，预估的手术时间和可能出现的并发症可使患者了解手术的大小（图 19.8 和图 19.9）。

### 患者体位

患者置于 Jackson 手术床上。皮表的骨性突出处应用防护垫保护，避免压疮。术前应与麻醉团队交流手术方案，使他们可预估手术时间和出血量。术前主治医师、住院医师和研究生应最后回顾一遍影像学资料，了解手术步骤、手术器械和手术的预期效果。影像学资料应通过 PACS 或打印展现于手术室内，易于全手术人员查看。对于复杂病例，测量椎弓根尺寸，仔细检查骨性结构，估计内固定尺寸可指导手术医生同时节约手术时间。

贴纸隔离手术部位，术前备皮（图 19.10）。

椎体前移的患者腰椎前凸较大，这可能影响组织分离。紧贴骨面可减少出血，使暴露更清晰。

增强图有助于段阶段手术的节段确定避免对术后融合以外的节段不必要的暴露。可在椎板下放置球探或克氏钳夹住椎板或横突关节来确定。

确定节段后，应进一步暴露双侧手术

节段，直到横突。

　　置入尺寸合适的螺钉，选择直径偏大的螺钉可增加对骨质的把持力，有助于复位。置钉前或置钉结束后均可行关节突截骨。增强图像引导下经 S1 到 L5 椎体置入穿皮质螺钉，确保长度合适。我们发现 S2 螺钉可作为额外的固定点，有助于滑脱复位（图 19.11 和图 19.12）。

　　这一病例应用了 K2M Mesa Rail 系统，它增加了棒的硬度。与骨骼棒相比，可使矢状面与棒形态更相似。置钉后结束后应用咬骨钳和榔头对椎管和椎间孔狭窄节段进行减压（图 19.13）。

　　如决定行原位融合，置棒锁钉即可。

　　如决定部分复位，应进一步神经根减压至横突，因为复位可增加神经根张力。

　　L5 椎体部分切除，L4/5 椎间盘切除有助于复位。增强图像引导下行切除 L5 后柱结构，为 L4 复位与 S1 上提供平整的融合面（图 19.14）。

　　锁紧 S1 和 S2 螺钉后，L3 和 L4 双侧螺钉同时逐渐上紧，以复位 L4 椎体，同时监测 L4 和 L5 神经根功能，评估神经根上的张力。持续神经监测可发现信号改变（图 19.15）。

　　额外的螺钉压力可增加腰椎前凸。X线证实 L4 和 S1 的骨性接触内固定最后上紧，掩盖骨性结构有助于融合。应避免损伤暴露在外的硬脊膜和神经根。应用异体骨行局部植骨。如需应用 BMP，应隔离硬脊膜，避免神经激惹。万古霉素粉深部冲洗，避免术后感染（图 19.16~ 图 19.18）。

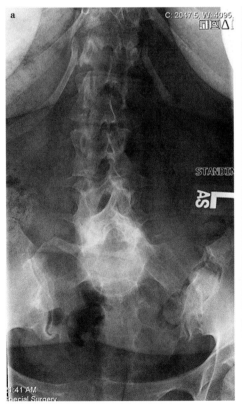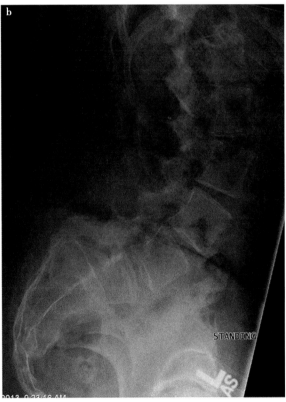

图 19.8　（a，b）病例 1：进展性腰椎滑脱患者的前后位及侧位 X 线片影像

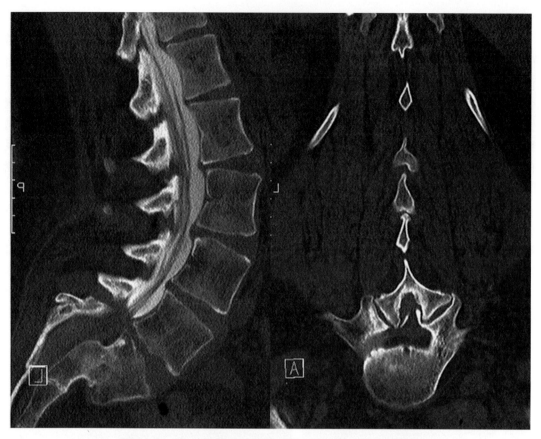

图 19.9  CT 扫描显示进展性腰椎滑脱 L5/S1 节段自融合

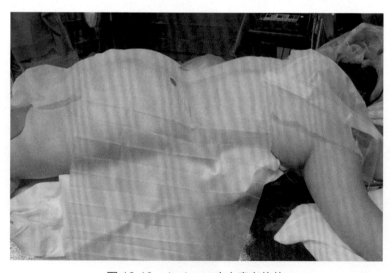

图 19.10  Jackson 床上患者体位

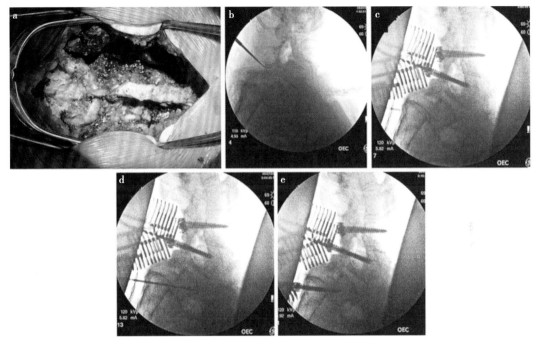

图 19.11 （a~e）透视下暴露，定位及椎弓根螺钉置入

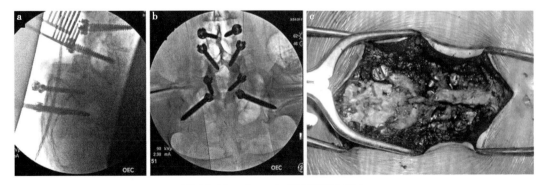

图 19.12 （a~c）椎弓根螺钉置入

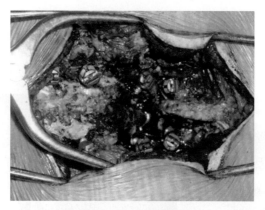

图 19.13　广泛后路减压后

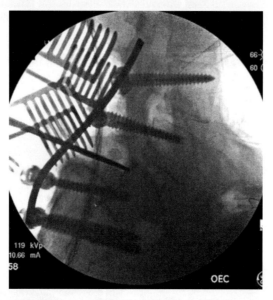

图 19.14　透视下 L5 椎体次全切除术

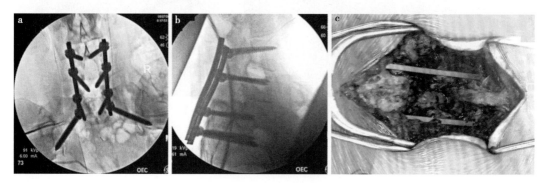

图 19.15　（a~c）棒置入后

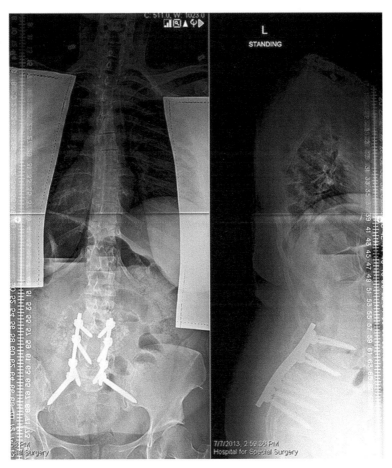

图 19.16　病例 1：术后前后位 / 侧位 X 线片影像

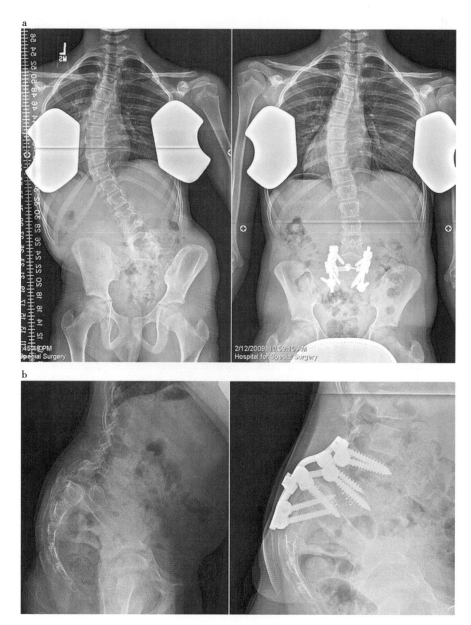

图 19.17 （a，b）病例 2：术前及术后前后位 / 侧位 X 线片影像

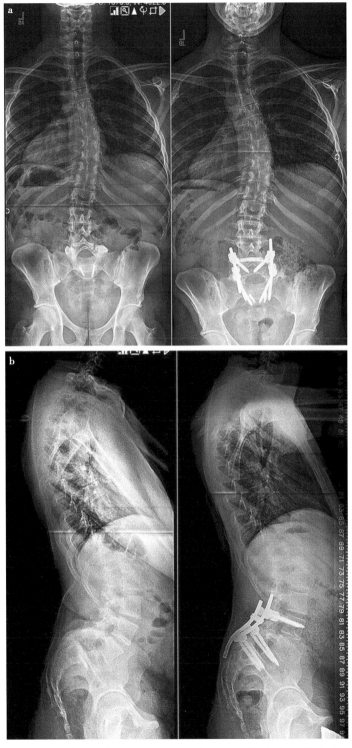

图 19.18　（a，b）病例 3：术前及术后前后位 / 侧位 X 线片影像

（赵云飞 译　周潇逸 校）

# 参考文献

1. Meyerding HW. Low backache and sciatic pain associated with spondylolisthesis and protruded intervertebral disc: incidence, significance and treatment. J Bone Joint Surg. 1941;23:461–70.
2. Wiltse L, Newman PH, Macnab I. Classification of spondylolysis and spondylolisthesis. Clin Orthop. 1976;117:23.
3. Curylo LJ, Edwards C, Dewald RW. Radiographic markers in spondyloptosis implications for spondylolisthesis progression. Spine. 2002;27(18):2021–5.
4. Taillard W. Les Spondylolisthesis chez l'enfant et l'adolescent. Acta Orthop Scand. 1955;24:115.
5. Boisaubert B, Montigny JP, Duval-Beaupere G, et al. Incidence, sacrum, spondylolisthesis. Rachis. 1997;9:187–92.
6. Labelle H, Roussouly P, Berthonnaud E, et al. The importance of spino-pelvic balance in L5-s1 developmental spondylolisthesis: a review of pertinent radiologic measurements. Spine. 2005;30:S27–34.
7. Matsunaga S, Ijiri K, Hayashi K. Nonsurgically managed patients with degenerative spondylolisthesis: a 10- to 18-year follow-up study. J Neurosurg. 2000;93:194–8.
8. Seitsalo S. Operative and conservative treatment of moderate spondylolisthesis in young patients. J Bone Joint Surg Br. 1990;72:908–13.
9. Fredrickson BE, Baker D, McHolick WJ, et al. The natural history of spondylolysis and spondylolisthesis. J Bone Joint Surg Am. 1984;66:699–707.
10. Floman Y. Progression of lumbosacral ishtmic spondylolisthesis in adults. Spine. 2000;25:342.
11. Smith JA, Deviren V, Berven S, et al. Clinical outcome of trans-sacral interbody fusion after partial reduction for high-grade l5-s1 spondylolisthesis. Spine. 2001;26:2227–34.
12. Bradford DS, Boachie-Adjei O. Treatment of severe spondylolisthesis by anterior and posterior reduction and stabilization. A long-term follow-up study. J Bone Joint Surg Am. 1990;72:1060–6.
13. Bradford D. Treatment of severe spondylolisthesis: a combined approach for reduction and stabilization. Spine. 1979;4:423–9.
14. Bradford D, Gotfried Y. Staged salvage reconstruction of grade IV and V spondylolisthesis. J Bone Joint Surg Am. 1987;69:191–202.
15. Gaines RW, Nichols WK. Treatment of spondyloptosis by two stage L5 vertebrectomy and reduction of L4 onto S1. Spine. 1985;10:680–6.
16. Kalra K, et al. A modified Gaines procedure for spondyloptosis. J Bone Joint Surg Br. 2010;92:1589–91.
17. Vaz G, Roussouly P, Berthonnaud E, et al. Sagittal morphology and equilibrium of pelvis and spine. Eur Spine J. 2002;11:80–7.
18. Di Martino A, et al. Spontaneous fusion of L5 spondyloptosis: should we learn from nature? Spine J. 2012;12(6):529.
19. Kawahara N, Tomita K, Kobayashi T, et al. Influence of acute shortening on the spinal cord: an experimental study. Spine. 2005;30:613–20.
20. Bohlman HH, Cook SS. One-stage decompression and posterolateral and interbody fusion for lumbosacral spondyloptosis through a posterior approach. Report of two cases. J Bone Joint Surg Am. 1982;64:415–8.
21. Laursen M, Thomsen K, Eiskjaer SP, et al. Functional outcome after partial reduction and 360 degree fusion in grade III-V spondylolisthesis in adolescent and adult patients. J Spinal Disord. 1999;12:300–6.
22. Molinari RW, Bridwell KH, Lenke LG, et al. Anterior column support in surgery for high-grade, isthmic spondylolisthesis. Clin Orthop Relat Res. 2002;394:109–20.
23. Boxall D, Bradford DS, Winter RB, Moe JH. Management of severe spondylolisthesis in children and adolescents. J Bone Joint Surg. 1979;61A:479–95.
24. Ishikawa S, Kumar SJ, Torres BC. Surgical treatment of dysplastic spondylolisthesis. Results after in situ fusion. Spine. 1994;19:1691–6.
25. Hanson DS, Bridwell KH, Rhee JM, et al. Dowel fibular strut grafts for high-grade dysplastic isthmic spondylolisthesis. Spine. 2002;27:1982–8.
26. Schoenecker PL, Cole HO, Herring JA, et al. Cauda equina syndrome after in situ arthrodesis for severe spondylolisthesis at the lumbosacral junction. J Bone Joint Surg Am. 1990;72:369–77.
27. Sailhan F, Gollogly S, Roussouly P. The radiographic results and neurologic complications of instrumented reduction and fusion of high-grade spondylolisthesis without decompression of the neural elements: a retrospective review of 44 patients. Spine. 2006;31(2):161–9.
28. Petraco DM, Spivak JM, Cappadona JG, et al. An anatomic evaluation of L5 nerve stretch in spondylolisthesis reduction. Spine. 1996;21:1133.

# 创伤性椎体滑脱的处理：颈椎和腰椎　第20章

Kelley Banagan and Steven C.Ludwig

## 引言

椎体滑脱指的是一个椎体相对于另一个椎体向前平移。该疾病最常见的发生部位为腰椎，颈椎也可受累。根据病因，Wiltse分型将滑脱分为：峡部性、退变性、病理性、创伤性和混合性。通常情况下，滑脱是腰椎退变性疾病的一种。急性创伤性滑脱较为少见，且需与由椎弓根峡部裂引起的急性峡部性滑脱相鉴别[1]。创伤性滑脱通常发生于枢椎，也就是所谓的"Hangman"骨折。然而文献中许多病例报告描述了发生于下颈椎甚至腰椎的创伤性滑脱。人们普遍认为损伤机制及解剖特点在创伤性骨折模式的发生及发展过程中起关键作用，包括不稳和滑脱的发生和发展。而且，损伤的性质，不稳和（或）滑脱的程度将会决定并指导治疗。

## 颈椎：损伤类型的解剖学特点

创伤性颈椎损伤最常发生于上段颈椎，这种特定的损伤类型与作用力和该部位的解剖直接相关。在颅颈部，外力作用于颅骨的部位及方向在某种程度上决定了损伤的类型，然而在下颈椎，损伤的类型与直接作用于椎体的力或作用于多个相邻椎体的力臂相关。颈椎关节突关节的方向同样使该区域容易形成特定类型的损伤。关节突关节的冠状位特点是该部位易发生关节脱位的原因[1, 2]。1978年，Bauze和Ardran[3]在尸体标本上进行了颈椎的实验性脱位并分享了他们的经验。该实验试图模拟自然发生的外伤性颈椎脱位，作者总结道：颈椎前脱位与巨大外力造成的后部韧带断裂和前纵韧带剥离相关[3]。

枢椎椎体独特的解剖学特点也使其易于受伤。枢椎属于移行椎体，上与寰椎相关节，下与正常颈椎相关节。其上表面的滑液关节相对僵硬。其下，椎间盘和呈冠状位走行的关节面共同承受重量和外力。分离两区的是骨峡部，其横突孔是横向的并且比较脆弱。而且枢椎本质上是两个椎，从力学角度讲，齿状突增加了可作用于枢椎椎体上的力臂长度，因此也增加了骨折的风险。

## 枢椎创伤性滑脱

1913年，名为"The Ideal Lesion in Judicial Hangman"文章详细地阐述了枢椎创伤性

227

滑脱（traumatic spondylolisthesis of the axis, TSA；Hangman 骨折）[4]。颏下结节收到牵拉和过伸产生了这种骨折[5]。然而，通常发生的 TSA 与经典的 Hangman 骨折存在明显区别。如今，车祸和高处坠落是造成 TSA 的主要原因。轴向暴力合并屈曲或过伸是常见的损伤机制。TSA 常并发头部外伤（16%~46%），其次为颈椎外伤（13%）和胸部损伤（43%）。其他少见并发症如神经系统损伤和骨不连[6]。

　　TSA 常有贯穿椎管弧的双侧骨折并可造成 C2 相对于 C3 的前脱位[6]。TSA 的分型有很多种。Francis[7] 等根据 Johnson 等[8] 提出的稳定性限制：3.5mm 移位和 11° 成角，将 TSA 分为两类。Pepin、Hawkins[9] 和 Effendi 等[10] 根据 X 线片上的骨折移位对 TSA 进行分类[6, 11]。Effendi[10] 阐述了颅颈部的概念，他将颅骨、寰椎、齿状突和枢椎椎体归为近头侧成分，而将寰椎椎弓、第三颈椎和其余颈椎归为近尾侧成分。他们根据外观对 Hangman 骨折进行分类。Ⅰ 型骨折为孤立的寰椎环裂隙骨折伴 C2 椎体轻微移位，损伤机制为轴向应力和过伸。Ⅱ 型骨折的特征性表现为前柱脱位和椎间盘破坏，由过伸和反弹屈曲引起。Ⅲ 型骨折表现为稳定的脱位、前柱成角畸形和小关节铰锁，由屈曲旋转活动引起。Levine 和 Edwards[12] 进一步修改了该分型，将由屈曲牵拉引起的 Hangman 骨折分为 Ⅱa 型骨折[11]。

## TSA 的治疗

　　1968 年，Cornish[5] 介绍了 14 例 TSA 患者的治疗经验。他主张治疗前应先充分认识损伤作用力和损伤程度。建议先对不稳定损伤进行初步治疗，使骨折得到固定。禁用颅骨牵引，因为其力的作用方向与造成损伤的力的方向平行，可使骨折范围扩大[5]。Cornish 提出的治疗原则是以这种骨折固有的不稳定为前提所建立的。然而，人们对于这种骨折是否具有固有的不稳定性仍存在争议。

　　Müller 等[6] 对在同一家医院治疗的 39 名 Hangman 骨折患者进行了研究。该小组根据 Effendi 分型对骨折进行了分类，并对不同的 Ⅱ 型骨折进行了稳定性评分，并根据评分选择相应的治疗。Ⅰ 型骨折通常为稳定性骨折，坚实的颈椎矫形固定是这类骨折的治疗方法。对于屈曲性 Ⅱ 型骨折，或 Levine 和 Edwards 提出的 Ⅱa 型骨折，枢椎椎体碎片与完整的前纵韧带发生铰锁。对这种类型的骨折行 X 线检查通常可见椎体碎片中度或重度成角畸形，不伴有或伴有轻微的前移位。严格的外部制动适用于大多数该类型的骨折。对于过伸性 Ⅱ 型骨折，枢椎椎体碎片与完好的后纵韧带发生铰链，前纵韧带和椎间盘破裂。该研究组发现这类损伤同样稳定，适当外固定制动治疗即可。

　　然而，Ⅱa 型滑脱损伤需要仔细区分。继发于前、后纵韧带及 C2-C3 椎间盘破裂的这种损伤呈现出高度不稳状态。在一个 39 名患者组成的研究中，对这类骨折行保守治疗后，固定失败率（33%）和骨不连发生率（11%）均较高[6]。在这一系列患者中，经内固定治疗的骨折患者术后均取得了确切融合。Coric 等[13] 表示，这类骨折中，如果骨折碎片处于稳定位置，前移位在 6mm 之内均可行保守治疗。但 Müller 等[6] 仍认为这类骨折需要性内固定治疗。图为 23 岁 Ⅱ 型 Hangman 骨折男性患者的影像学资料（图 20.1）。该患者采用了严格颈部支具固定的保守治疗（图 20.2）。

　　为了评估最佳的骨折固定方式，研究者进行了一些生物力学实验。手术方式包括前路固定，后路固定，或前后路联合固定（具体为，前路 C2-C3 椎间盘切除固定融合术或后路 C1-C3 和 C2-C4 固定融合术）。Chittiboina 等[11] 在 TSA 模型尸体上对前路和后路固定进行了对比研究。他们发现后路固定结构可使旋转、屈曲、后伸和侧屈等所有实验测得的生物力学参数变得更为僵硬。然而，默认状态下，后路固定节段若包括 C1-C2，便可明显减少 C1-C2 活动度，增加背侧疼痛。而且，在该区域行后路固定技术难度较高，置钉容错率非常低。同时，并不能因为后路固定可颈椎更为僵硬便冒风险，尤其是在前路固定也可以取得

较为僵硬的状态，获得相通的融合率的前提下[11]。

　　Arand 等[14] 进行了相似的生物力学实验，在该实验中，研究者构建了一个不稳定型 C2 创伤性滑脱的尸体模型，并用此测试了多种固定结构。该研究组发现，低程度的前部椎间盘韧带结构损伤便可引起 C2-C3 不稳。他们因此总结道，从生物力学的角度考虑，最准确稳定的固定方法应为前路钢板固定。只有在不伴有椎间盘韧带结构损伤的 C2 峡部骨折中，后路固定才更为适合[14]。

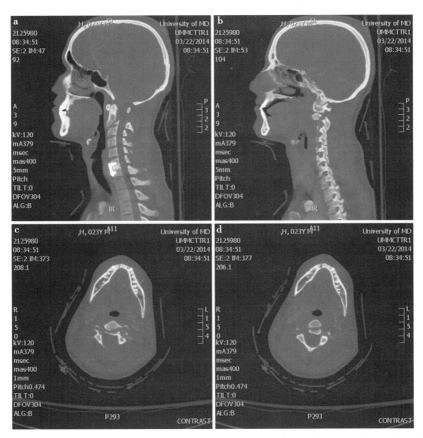

图 20.1　患者为 23 岁男性，车祸造成的 Ⅱ 型 Hangman 骨折。（a，b）CT 矢状面扫描。（c，d）CT 横切面扫描

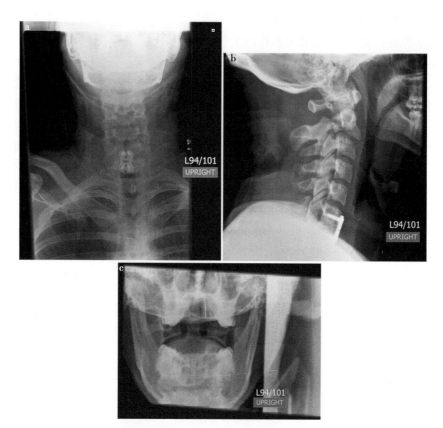

图 20.2　患者与图 20.1 相同，佩戴着颈托。（a）站立前后位片。（b）站立侧位片。（c）站立张口位

## 下颈椎创伤性滑脱

　　下颈椎创伤性滑脱较为少见，少有病例报告。Ido 等[15] 报告，下颈椎创伤性滑脱最早被 Perlman 和 Hawes 于 1951 年介绍。患者常表现为伴有根性症状的完全性，或较少见的部分神经功能损伤。早先，对于这类不稳定骨折，研究者建议行前后路联合手术治疗[16]。关于下颈椎创伤性滑脱的文献大多数为病例报告。

　　Srivastava 等[16] 报告了他们对一名 35 岁男性 C3-C4 滑脱的患者，滑脱是因为患者从 20 英尺高处坠落，头部着地引起的。患者有 C3 相对于 C4 的完全滑脱，C3 双侧椎弓根骨折，C1 弧部骨折以及由轴向作用力一起的过伸所造成的 C2 双侧椎弓根骨折。

患者神经功能完好。CT 及磁共振扫描发现椎板及关节突无骨折，椎管内无压迫，脊髓无型号改变。对于这类患者，磁共振可明确是否有位于椎管内的椎间盘碎片。该研究组首先选择手法复位治疗，对患者行清醒状态下，经鼻气管插管并逐渐增加重量进行牵引。在 X 线引导下进行复位，在复位过程中，头处于中立位。当患者颈椎矢状面序列恢复且神经功能仍完好时，该研究组进行了 C3-C4 的前路颈椎间盘切除内固定融合术。为避免由后路手术引起的不稳定因素，该小组只选择了前路固定而不是多阶段前后路联合固定手术。而单独前路固定的前提为后部结构得到解剖学复位，颈椎矢状面序列较好且术后适当的颈部制动以促进骨折愈合。当患者有神经功能损伤的表现时，需要行后路手术进行减压[16]。

Shah、Rajshekhar[17] 和 Ido[15] 分别在他们的病例报告中叙述了相似的 C7-T1 前移伴 C6-C7 创伤性滑脱的处理方法。这些患者都患有与高处坠落相关的过伸伤和轴向暴力伤。对每一例患者，研究者都进行了仔细的神经系统功能检查和手法复位。之后各病例又进行了前路颈椎间盘切除内固定融合术。单纯前路固定结构可为这些患者提供足够的稳定性，免除了前后路联合手术的并发症风险[15, 17]。

## 腰椎：创伤性滑脱和解剖学特点

腰椎创伤性椎体滑脱十分少见，从 1940 年 Watson-Jones[18] 首次描述以来只有 100 例报告。这些病例报告中大部分是创伤性腰骶部错位伴 L5-S1 脱位。在脊柱腰段，躯体伸展时小关节可彼此滑动。这就减少了像通常发生于颈椎的因过伸造成的小关节骨折。腰椎的关节突关节面为矢状面走向，使之可耐受旋转但不耐受屈曲和横移。腰椎只有在后伸姿势下才会承受轴向应力。而且，腰骶部骶骨与 L5 椎体的成角将会影响该部位病变发展（例如腰骶角越大，平移应力越大）。L5-S1 关节突关节的冠状面特性也是创伤性滑脱常发生于此的原因[1]。

创伤性椎体滑脱损伤机制有多种假设。Watson-Jone[18] 认为滑脱由过伸引起，Roaf[19] 认为过度屈曲、轴向旋转和压缩应力造成了滑脱。Deniz 的文章显示[1]，多数学者表示过度屈曲和压缩应力是腰骶前部和前侧部错位的主要致畸力，也有一些报告指出滑脱由直接作用于小关节的切应力和压缩过伸应力引起。这种损伤的特点为棘上、棘间韧带断裂和关节囊破裂。前纵韧带、后纵韧带和椎间盘可完好[20]。

Vialle[21] 发表了一篇关于 11 例腰骶部脱位患者的研究文章。这项研究的目的是探究损伤的特性和机制，以及首选治疗方法。根据在治疗组内观察到的损伤模式，该研究组提出了一项新的解剖分类。Ⅰ型骨折为单纯关节突关节面错位。ⅠA 型为单侧旋转型错位，ⅠB 型为双侧关节面错位并伴有由过度屈曲和侧方移动引起的侧方错位。ⅠC 型为双侧关节面错位伴由屈曲牵拉应力引起的 L5 椎体前下移位。Ⅱ型骨折以单侧关节突骨折错位为特点。Ⅲ型骨折为双侧小关节骨折错位伴椎间盘破坏。ⅢA 型骨折由屈曲牵拉应力引起，ⅢB 型骨折为旋转性畸形[21]。

Vialle 等发现[21] 创伤性腰椎和腰骶部滑脱，不论损伤机制如何，都是由高能损伤引起的。因此，这类损伤极少为孤立损伤，患者常伴发肺部、腹部、血管和颅脑损伤。腰骶部最初影像上出现横突骨折可视为腰骶部损伤的"哨兵征"。CT 和 MRI 扫描对于进一步明确损伤类型，确定有无椎间盘突出和 L5 神经根孔损伤极为重要[21]。对这类损伤，手术介入是首选治疗方法，在 Vialle[21] 的研究中，11 例患者均进行了腰椎后路固定融合术。下图被诊断为双侧 L5-S1 关节面骨折，S1 上终板骨折和创伤性 L5-S1 滑脱的 23 岁女性患者 CT 影像（图 20.3）。这位患者接受了后路融合内固定术，由于 S1 上终板骨折，患者未行椎间融合（图 20.4）。

Fabris 等[20] 分享了他们对于 3 名创伤性 L5-S1 滑脱患者的治疗经验。所有患者均接受了后路开放固定术。为了在直视下处理神经组织，研究者进行了 L5 椎板切除术，如果需要减压、处理损伤的神经组织或去除椎管内的椎间盘碎片，这一措施将非常关键。如果术前 MRI 提示存在较为严重的椎间盘破坏，两研究者[20, 21] 均建议行椎间融合。椎间融合可提供前柱支持，降低植入物失败风险，提高稳定性和融合率。前路和后路均可行椎间融合[1]。

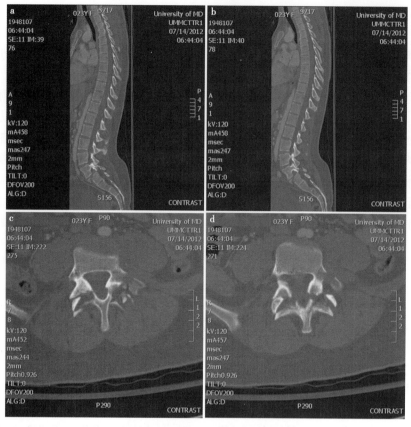

图 20.3　患者为 23 岁女性，车祸后被诊断为创伤性 L5-S1 滑脱。（a，b）CT 矢状面扫描。
（c，d）CT 横切面显示创伤性滑脱

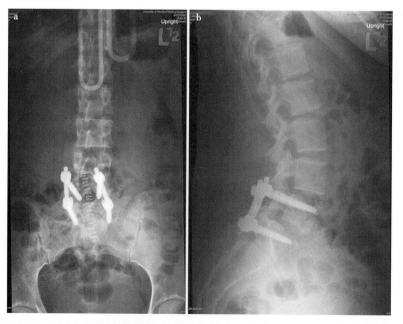

图 20.4　图 20.3 中的患者术后站立位 X 线片。（a）前后位片。（b）侧位片

## 结论

创伤性滑脱较为少见，通常由高能损伤造成。TSA，或 Hangman 骨折是最常见的创伤性滑脱。明确损伤模式极为重要，因其可指导选择保守治疗还是手术治疗。下颈椎和腰椎创伤性滑脱更为少见，常伴有关节面骨折，一般情况下需要进行手术介入。

（赵云飞 译　魏显招 校）

## 参考文献

1. Deniz FE, Zileli M, Cagli S, Kanyilmaz H. Traumatic L4–L5 spondylolisthesis: case report. Eur Spine J. 2008;17 suppl 2:S232–5.
2. Cusick JF. Yoganandan. Biomechanics of the cervical spine 4: major injuries. Clin Biomech (Bristol, Avon). 2002;17:1–20.
3. Bauze RJ, Ardran GM. Experimental production of forward dislocation in the human cervical spine. J Bone Joint Surg Br. 1978;60:239–45.
4. Wood-Jones F. The ideal lesion in judicial hanging. Lancet. 1913;181:53.
5. Cornish BL. Traumatic spondylolisthesis of the axis. J Bone Joint Surg Br. 1968;50:31–43.
6. Müller EJ, Wick M, Muhr G. Traumatic spondylolisthesis of the axis: treatment rationale based on the stability of the different fracture Types. Eur Spine J. 2000;9:123–8.
7. Francis WR, Fielding JW, Hawkins RJ, Pepin J, Hensinger R. Traumatic spondylolisthesis of the axis. J Bone Joint Surg Br. 1981;63:313–8.
8. Johnson RM, Crelin ES, White III AA, Panjabi MM, Southwick WO. Some new observations on the functional anatomy of the lower cervical spine. Clin Orthop Relat Res. 1975;111:192–200.
9. Pepin JW, Hawkins RJ. Traumatic spondylolisthesis of the axis: Hangman's fracture. Clin Orthop Relat Res. 1981;157:133–8.
10. Effendi B, Roy D, Cornish B, Dussault RG, Laurin CA. Fractures of the ring of the axis: a classification based on the analysis of 131 cases. J Bone Joint Surg Br. 1981;63:319–27.
11. Chittiboina P, Wylen E, Ogden A, Mukherjee DP, Vannemreddy P, Nanda A. J Neurosurg Spine. 2009;11:379–87.
12. Levine AM, Edwards CC. The management of traumatic spondylolisthesis of the axis. J Bone Joint Surg Am. 1985;67:217–26.
13. Coric D, Wilson JA, Kelly Jr DL. Treatment of traumatic spondylolisthesis of the axis with nonrigid immobilization: a review of 64 cases. J Neurosurg. 1996;85:550–4.
14. Arand M, Neller S, Kinzl L, Claes L, Wilke HJ. The traumatic spondylolisthesis of the axis: a biomechanical in vitro evaluation of an instability model and clinical relevant constructs for stabilization. Clin Biomech (Bristol, Avon). 2002;17:432–8.
15. Ido K, Murakami H, Kawaguchi H, Urushidani H. An unusual reduction technique prior to surgical treatment for traumatic spondylolisthesis in the lower cervical spine. J Clin Neurosci. 2002;9:664–6.
16. Srivastava SK, Agrawal KM, Sharma AK, Agrawal MD, Bhosale SK, Renganathan SR. C3–C4 spondyloptosis without neurological deficit: a case report. Spine J. 2010;10:e16–20.
17. Shah KC, Rajshekhar V. Successful management of posttraumatic C7–T1 spondyloptosis with uninstrumented ventral surgery. Surg Neurol. 2004;62:431–4.
18. Watson-Jones R. Fractures and other bone and joint injuries. Br J Surg. 1940;27:616–7.
19. Roaf R. Spinal injuries. Burma Med J. 1960;8:139–43.
20. Fabris D, Costantini S, Nena U, Lo Scalzo V. Traumatic L5–S1 spondylolisthesis: report of three cases and a review of the literature. Eur Spine J. 1999;8:290–5.
21. Vialle R, Charosky S, Rillardon L, Levassor N, Court C. Traumatic dislocation of the lumbosacral junction diagnosis, anatomical classification and surgical strategy. Injury. 2007;38:169–81.

# 第 21 章　侧凸相关腰椎滑脱

Cara L.Sedney and John C.France

## 缩写

AP 前后位

## 侧凸：定义和分类

侧凸定义为脊柱的侧方弯曲，可分为特发性（最常见，与基因和家族因素相关），或多种先天型，神经肌肉型、病理型或退变型侧凸。侧凸常根据其病因和发病年龄对其进行分组，正如儿童型和青少年型侧凸与成人退变型侧凸不同。青少年特发性脊柱侧凸常用的分型为 Lenke 分型，这种分型将侧凸的位置、结构性特点、后凸和腰弯的顶椎纳到了分型条件中[1]。成人侧凸目前有几种正在使用的分型方法，但尚未有统一的分型标准。

## 侧凸和腰椎滑脱的病因和相关性

脊柱侧凸和腰椎滑脱的关系早已被认识；然而，这两者之间的关系仍是一个有争议的话题。滑脱的患者中脊柱侧凸发病率的范围是 15%~43%[2]。反过来，脊柱侧凸患者中腰椎滑脱的发病率只有 6%，与普通人口（6.2%）相似[2]。侧凸相关的腰椎滑脱常为 L4–L5 腰椎滑脱，发育不良性腰椎滑脱或程度较大的滑脱[3]。其原因是，在儿童，滑脱和侧凸的发生部分与基因和结缔组织微小病变相关[4]。由于病理变化相似，在老年人群退变性侧凸和退变性腰椎滑脱相关性更强。

## 伴有脊柱侧凸的腰椎滑脱

总的来说，侧凸相关的腰椎滑脱可于脊柱侧凸伴发，或由脊柱侧凸或其他脊柱融合术引起。伴有脊柱侧凸的腰椎滑脱，滑脱可为引起脊柱侧凸的原因，或两者无相关性。腰椎滑脱引起脊柱侧凸有 2 种可能的机制。在儿童患者中，研究者猜测由滑脱引起的坐骨神经炎和肌肉痉挛可造成"坐骨神经炎性脊柱侧凸"，这种脊柱侧凸常常表现为中度腰椎或胸腰椎侧凸，但也有侧凸角度大于 50° 的报道[5]。根据 Peterson 的报道[6]，阴性的脊柱侧凸家族史支持这一诊断。这类侧凸旋转度较小，或无椎体旋转。第二种机制是通过滑脱水平的不对称性旋转和扭转造成脊柱侧凸，被称为"扭转性脊柱侧凸"。这种病例常有明显的椎体旋转和冠状面、矢状面上的平移，滑脱的椎体即为侧凸的顶锥。

胸椎受累的青少年特发性脊柱侧凸与腰椎滑脱无关，两者常为各自独立的事件。虽然两者无因果关系，脊柱侧凸手术矫形时，仍需将腰椎滑脱纳入考虑，下文将详细介绍。

## 继发于脊柱侧凸的腰椎滑脱

相反，继发于脊柱侧凸或其他脊柱融合术的腰椎滑脱可能与术后应力或单纯退变引起。其发生原因仍缺少文献证实。部分学者认为与融合节段以下的脊柱节段应力增加有关[7]，而其他学者认为腰椎滑脱是自然退变的结果[8]。虽然在临床实践中经常出现，只有一篇病例报告描述了脊柱侧凸融合术后发生退变性主题滑脱的情况：Winter 和 Silverman 介绍了一例 32 岁的女性患者，这名患有 L4-L5 腰椎滑脱的患者曾在 11 岁时进行了 T1-T12 的脊柱融合术[9]。由于该患者椎间盘信号良好，作者推断脊柱侧凸与继发的腰椎滑脱并无关联[9]。Koptan 以及其同事报告了 10 例脊柱侧凸融合术后 2~7 年出现有疼痛症状滑脱的儿童患者，其中 3 例患者为 I 度滑脱[10]。Danielsson 和 Nachemson 对已行脊柱融合术的青少年特发性脊柱侧凸患者进行了一项长达 22 年的随访性研究，他们发现这些患者与行支具治疗的青少年特发性脊柱侧凸患者相比，腰椎退变疾病的发生率相似，但椎间盘退变程度比对照组高[11]。但他们并没有对腰椎滑脱进行特别讨论。1963年，Harris 和 Wiley 报告了 6 例脊柱融合术后继发椎体峡部裂的非特发性脊柱侧凸患者[12]。

腰椎滑脱的最终形式包括过去融合节段以上的一个发生滑移的椎体，是一种邻节段退变的形式。虽然与后凸改变相比，文献对此现象少有报道，由于邻近节段生物力学应力增加，这类的腰椎滑脱通常与矢状面失平衡或融合节段以上椎体过度活动相关。

## 症状与诊断

虽然脊柱侧凸和腰椎滑脱的诊断很大程度上靠影像学资料，但明确是症状由一者还是两者共同引起是非常困难的。脊柱侧凸影像学资料上的腰椎滑脱可能为无症状的，或表现为背部疼痛和（或）双侧放射痛。高达 90% 的高度滑脱有临床症状，相比之下，低度滑脱常为无症状性的。伴有头侧邻近节段病变的腰椎滑脱可产生上腰部或胸背部疼痛，或是"前倾姿态"。尽管有些儿童或青少年主诉疼痛，但儿童脊柱侧凸一般不引起疼痛。上诉两种情况均可引起轴性痛。

## 手术技术和注意事项

在治疗同时患有脊柱侧凸和腰椎滑脱的患者时，主要困境是只解决一个问题还是两者都解决。这一决策过程主要是明确一种疾病是否是由另外的一种引起的。Arlet 和其同事建议两种疾病分开处理，但值得注意的是，该文献纳入的 82 例患者中有 9 例，其脊柱侧凸与腰椎滑脱直接相关且在腰椎滑脱复位融合后侧凸减轻[13]。Seisalo 报告了 39 例因腰椎滑脱行腰骶融合的患者，这其中 25 例患有坐骨神经炎性脊柱侧凸，他们发现 28 例扭转性脊柱侧凸患者中，只有 19 例行腰骶融合术后侧凸明显矫正[14]。他们因此建议如果侧凸旋转较为严重应行手术矫正，而对于非旋转性侧凸只需治疗滑脱即可[14]。然而，他们建议如在侧弯变为结构性且必须手术治疗之前，应先治疗滑脱，不论侧凸的病因是何[14]。而且，这里的侧凸，指的是腰椎侧凸，胸椎侧凸和胸腰段侧凸在这个研究中被当做独立疾病治疗[14]。Zhou 和其同事也报道了一例行复位融合 4° 的腰椎滑脱治疗脊柱侧凸的病例，这支持了以往文献中报道的扭转性脊柱侧凸由腰椎滑脱引起的陈诉[5]。这例患者是腰椎侧弯伴胸椎代偿性侧弯，两侧弯在侧屈位片上均能矫正[5]。若患者伴有明显的脊柱侧凸，Arlet 和 Seisalo 均表示应先复位融合高度的腰椎滑脱，几个月后再行侧弯矫正，但应在侧凸变为结构性之前[13, 14]。Crostelli 和 Mazza 强调，在治疗前应单独考虑两疾病的特点，不论两者有何关系[4]。他们进而推断 15° 以上的腰

椎侧凸可能无法单独通过治疗腰椎滑脱而解决[4]。总的来讲，多数学者认为胸椎和胸腰椎侧凸与腰椎滑脱无关，有症状的病变需要得到治疗。对于腰椎侧凸，尤其是不伴有旋转的中度侧凸，可能为坐骨神经炎性脊柱侧凸并且需要先治疗腰椎滑脱。伴有旋转的扭转性侧凸，治疗方法尚无定论，但先复位融合腰椎滑脱是较为谨慎的一种做法。若侧凸继续发展，或无法改善，亦或引起临床症状，可分阶段对其进行手术校正（图 21.1）。若侧凸在侧屈位片上表现为结构性弯，也可一次手术全部矫正。

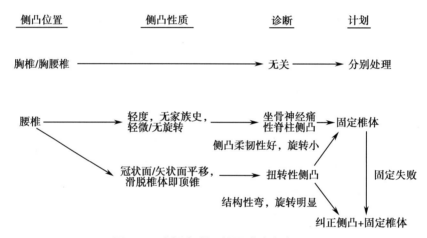

图 21.1　侧凸相关腰椎滑脱诊疗流程图

相比之下，侧凸、创伤或其他原因行脊柱融合术后出现的腰椎滑脱需要特别注意，不在于其发病因素，而在于手术引起的脊柱生物力学变化。Koptan 和其同时报告的 10 例儿童脊柱侧凸融合术后发生峡部裂和低度腰椎滑脱的病例，并建议直接修复峡部裂保护已经因手术而确实的活动节段[10]。然而这一策略只适用于滑脱轻微且没有退变性疾病的青年患者。对于其他患者，如需行手术治疗，一般均需融合。

如果在长节段固以下的节段行融合术，需要考虑以下因素：是否与早先的内固定

结构相连接，头侧延长，前路支持，整体矢状面平衡。如果腰椎滑脱与早先的融合节段相邻或相隔 1 至 2 个节段，或早先的融合节段与新滑脱节段之间有另外的退变性改变，或早先融合节段以下侧凸有进展，均应考虑连接早先的固定结构。若已经选择连接之前内固定，应对固定节段骨性融合的情况进行评估，以明确在手术中是取出、替换亦或是探查已存在的内固定。如融合坚固，该融合节段内只需很少的固定点即可。若发现不融合，应修复该区，进而纳入固定节段内。如果发生滑脱的节段

与融合节段不相连，那么融合节段尾端应延长。但如果决定行长节段固定，应考虑对骶骨进行固定。另外，由于 L5-S1 为应力集中点，所以需要在 L5-S1 之间行椎间融合。前路椎间融合不仅可满足上诉要求而且也可复位滑脱，保持腰椎前凸，这也是本书作者的选择。为了保持腰椎前凸防止"平背综合征"，应对整体矢状面平衡进行评估，如忽略这一项，将来有可能需行延长截骨矫形术，尤其是准备行长节段固定时。

## 临床病例

### 36 岁女性患者

36 岁女性患者，背部轴性痛 5 年。12 岁时行上胸椎到 L1 的后路脊柱侧凸融合术。患者来就诊时，腰背部疼痛已经明显影响其活动功能，解热镇痛药物、物理疗法、按摩疗法和一系列小关节阻滞等保守治疗均效果不佳。患者坐位时疼痛缓解。神经系统检查正常。站立位片（图 21.2）显示 L5-S1 Ⅰ度滑脱，腰椎前凸接近 75°，进展性腰椎侧凸伴 L1-L2 椎体退变，矢状面平衡较好。

鉴于其症状顽固，我们对其进行了手术治疗。由于其既有 L5-S1 腰椎滑脱又有 L1-L2 的退变，我们认为这两种病变均需处理。为了复位滑脱帮助融合，我们于 L5-S1 进行了椎间融合并与后路进行了内固定取出和融合节段探查。当发现融合确切时，我们进行了 T9 到髂骨的固定，为了减少腰椎侧凸保持腰椎前凸，我们同时也进行了关节突切除术。术后 X 线片显示腰椎侧凸畸形和腰椎滑脱均得到了矫正（图 21.3）。

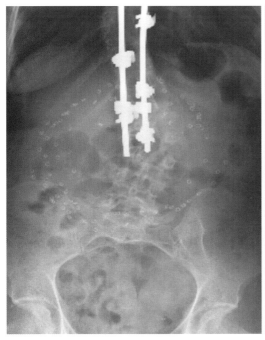
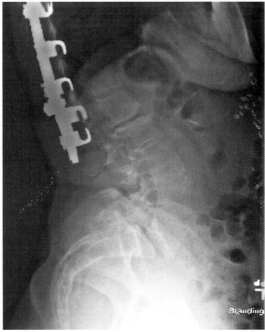

图 21.2　站立前后位片和侧位片显示 L5 腰椎滑脱，上方有长节段固定融合

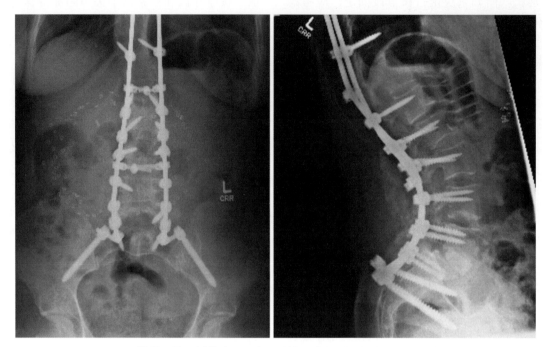

图 21.3　腰椎前后位和侧位片显示术后腰椎滑脱得到了复位，融合延长至骨盆

## 45 岁男性

45 岁男性，进展性腰背部疼痛伴双下肢疼痛无力，儿童时期因侧凸接受了T3–L3 的侧凸矫形融合术。该患者目前的症状与腰椎管狭窄相符，腰椎脊髓造影证实了 L3–4、L4–5 和 L5–S1 的椎管狭窄和腰椎滑脱（图 21.4）。神经系统检查正常。保守治疗症状不缓解，而且患者要求行手术治疗。他接受了椎管狭窄的减压和 L3 到双侧髂骨翼的固定融合术，与其早先的内固定连接。由于是长节段固定，我们进行了髂骨固定。为了促进融合，我们进行了

前路 L5–S1 椎间植骨（图 21.5）。

## 12 岁女性

12 岁女性，L5–S1 腰椎滑脱伴胸腰段脊柱侧凸，尽管进行了支具治疗，侧凸 Cobb 角在 4 年内从 13° 进展到 70°。MRI 排除了脊髓空洞和肿瘤，患者接受了T6–L4 的固定融合术。患者的腰椎滑脱是稳定的，初次手术未做处理。

初次手术 4 年后，患者出现持续性的腰背部疼痛和滑脱进展，后路手术将融合延长至骶骨（图 21.6）。

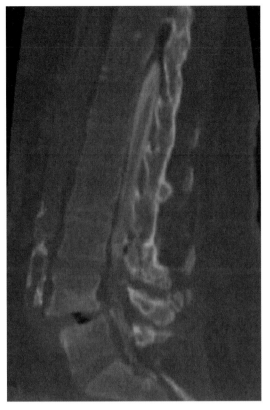

图 21.4　术前 CT 矢状面扫描显示 L4-5 腰椎滑脱，长节段融合伴椎管狭窄

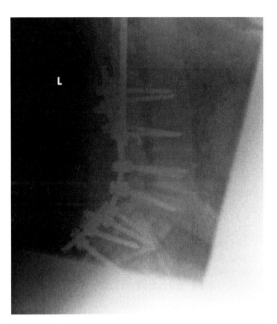

图 21.5　至骶骨的融合延长和前路 L5-S1 椎间融合术，术后站立侧位片

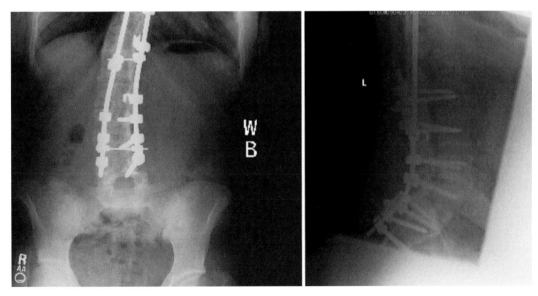

图 21.6　腰椎前后位和侧位片显示高度的腰椎滑脱和早先的侧凸内固定融合

（赵云飞 译　赵颖川 校）

# 参考文献

1. Lenke LG, Betz RR, Harms J, Bridwell KH, Clements DH, Lowe TG, et al. Adolescent idiopathic scoliosis: a new classification to determine extent of spinal arthrodesis. J Bone Joint Surg Am. 2001;83-A(8):1169–81.

2. Pneumaticos SG, Esses SI. Scoliosis associated with lumbar spondylolisthesis: a case presentation and review of the literature. Spine J. 2003;3(4):321–4.

3. McPhee IB, O'brien JP. Scoliosis in symptomatic spondylolisthesis. J Bone Joint Surg Br. 1980; 62-B(2):155–7.

4. Crostelli M, Mazza O. AIS and spondylolisthesis. Eur Spine J. 2013;22 Suppl 2:S172–84.

5. Zhou Z, Song Y, Cai Q, Kong Q. Spontaneous resolution of scoliosis associated with lumbar spondylolisthesis. Spine J. 2013;13(5):e7–10.

6. Peterson JB, Wenger DR. Asymmetric spondylolisthesis as the cause of childhood lumbar scoliosis— can new imaging modalities help clarify the relationship? Iowa Orthop J. 2008;28:65–72.

7. Nachemson A, Cochran T. Late structural and functional effects in the spine of surgically fused patients with idiopathic scoliosis followed up in adulthood. Orthop Abstracts. 1981;3:444.

8. Dickson JH, Erwin WD, Rossi D. Harrington instrumentation and arthrodesis for idiopathic scoliosis. A twenty-one-year follow-up. J Bone Joint Surg Am. 1990;72:687–83.

9. Winter RB, Silverman BJ. Degenerative spondylolisthesis at the L4-L5 in a 32-year-old female with previous fusion for idiopathic scoliosis: a case report. J Orthop Surg (Hong Kong). 2003;11(2): 202–6.

10. Koptan WM, ElMiligui YH, ElSharkawi MM. Direct repair of spondylolysis presenting after correction of adolescent idiopathic scoliosis. Spine J. 2011; 11(2):133–8.

11. Danielsson AJ, Nachemson AL. Radiologic findings and curve progression 22 years after treatment for adolescent idiopathic scoliosis: comparison of brace and surgical treatment with matching control group of straight individuals. Spine. 2001;26(5):516–25.

12. Harris RI, Wiley JJ. Acquired spondylolysis as a sequel to spine fusion. J Bone Joint Surg Am. 1963; 45:1159–70.

13. Arlet V, Rigault P, Padovani JP, Touzet P, Finidori G, Guyonvarch G. Scoliosis, spondylolysis, and lumbosacral spondylolisthesis. A study of their association appropos of 82 cases in children and adolescents. Rev Chir Orthop Reparatrice Appar Mot. 1990;76(2): 118–27.

14. Seitsalo S, Osterman K, Poussa M. Scoliosis associated with lumbar spondylolisthesis: a clinical survey of 190 young patients. Spine. 1988;13(8):899–904.

# 第三篇

## 治疗效果和并发症

# 第 22 章　手术治疗成人退变性腰椎滑脱

Theodore D.Koreckij and Jeffrey S.Fischgrund

迄今为止，关于成人退变性腰椎滑脱自然病史仅有非常少的研究。相应的，也仅有很少部分高质量前瞻性和随机的研究表明，手术疗效优于保守治疗。缅因州腰椎研究（Maine Lumbar Spine Study）是一个非随机化的观察性研究，队列纳入接受社区骨科脊柱外科医师治疗和神经外科医师治疗的退变腰椎疾病患者，纳入研究人群中只有一部分是腰椎滑脱患者。研究最初纳入 148 名接受手术治疗或保守治疗的患者，手术组 72 名患者中 88% 主要接受椎板切除减压，只有 3 名采用非融合手术。该研究 4~10 年的随访研究结果已经发表[1, 2]。1 年随访结果，77% 的手术患者腰腿痛症状明显好转；保守治疗组的症状缓解率为 44%；4 年随访结果，手术组症状缓解率为 70%，保守治疗组缓解率为 52%；10 年随访结果，手术组症状缓解率为 54%，保守治疗组为 42%。10 年研究随访表明，尽管术后症状缓解率在下降，但是手术治疗的缓解率仍然高于保守治疗组。然而，我们必须注意纳入研究的人群中基线治疗存在明显差异，还有 10 年间 97 名患者因为不同原因退出了队列研究。尽管这个研究存在很多不足之处，但是这是迄今为止能得到的最好的比较手术治疗和保守治疗疗效的研究。

最近，脊柱患者临床研究（Spine Patients Outcomes Research Trial（SPORT）） 的研究结果成为讨论的热点。SPORT 试验是一个关于腰椎手术的前瞻性的涉及美国 11 个州，13 个中心。试验开始，SPORT 就主要着眼于腰椎间盘突出、腰椎管狭窄和腰椎滑脱的治疗。研究设计之初，SPORT 纳入一个随机队列研究和一个非随机的观察性研究。腰椎退变性滑脱的手术策略包括，减压合并融合或者非融合术，减压合并内植物固定或者非固定术。非手术治疗包括现今的标准治疗方式：NASIDS，物理疗法，硬膜药物阻滞。SPORT 采用确切的疗效评估方法，这是其与他研究相比的独特之处。退变性腰椎滑脱组包括 607 名患者，其中 304 名患者处在随机分配组，30 名患者处在观察治疗组。2 年和 4 年的随访结果已经发表[3, 4]。实际治疗效果分析表明，手术治疗能够明显改善原发和继发的结果。术后 6 周即可看到明显的疗效，4 年随访疗效依然保持良好。然而，不可否认保守治疗也能够使大多数患者症状得到一定的缓解。这个研究是目前为止评价退变性腰椎滑脱最好的中长期证据。遗憾的是，目前还没有长期随访证据。

## 手术选择

### 减压非融合手术

正如大多数文献报道，减压非融合手术治疗腰椎管狭窄症依旧缺乏高质量的研究证据。使问题更加复杂化的是，不同研究报告评价手术效果的方法各异。不论如何，现在已经有很多研究报告或支持减压非融合，或支持减压融合。

在一个回顾性研究中，纳入88名患者，平均随访4.6年，Katz等报道的减压融合手术的不令人满意的地方。随访数据表明，术后1年11%的患者诉效果不佳，4年随访时这一数值飚升到47%。还有，在末次随访，18%的患者因为腰椎不稳或者腰椎管狭窄需要手术干预[5]。Postcchini等分析报告了一个64个患者的8年的随访研究。其中只有67%的患者自述症状回复满意，但是有20例的患者自述症状恶化[6]。该作者还报道了88%的患者在后路椎板切除后会出现骨质生长，其中16例是退变性腰椎滑脱患者。持续增加的骨质再次增长已经得到医生们重视，尤其在出现症状的骨质再增长患者中，这被认为是临床疗效随着时间恶化的原因之一[7]。这些报道结果和得到另一个meta分析的支持，该meta分析纳入216名研究对象，得出69%的患者单纯减压后症状能够好转。根据这份meta分析报告，滑脱进展率达到了31%[8]。但是，在该meta纳入的1个研究中，只有Bridwell等[9]报告了滑脱进展和临床症状显著相关。

其他的研究报道了关于减压非融合手术不一样的结果。Hermo等做了一个3~7年的随访，纳入108例接受减压非融合手术的患者，研究发现结果仍然十分稳定，末次随访时缓解率为65%~67%。但是，他们也强调9%的患者需要额外手术干预继

发椎管狭窄[10]。另一个研究也支持减压非融合技术，该研究纳入290名一个或者两个节段滑脱的患者，研究结果提示，82%的患者能够10年随访时手术效果仍然明确。但是，有3%的患者会因为腰椎不稳和椎管狭窄而再次手术[11]。

有两个随机化的研究把减压非融合手术当做退变性腰椎滑脱的治疗干预措施。在一个里程碑式的研究中，Herkowitz和Kurz把50名单节段腰椎滑脱的患者随机分配到后路椎板减压组和后路椎板减压合并椎旁间植骨融合组。平均3年随访结果显示，在融合组，24（96%）名患者症状明显好转，然而这在非融合组只有11名（44%）患者症状明显好转[12]。该研究报告，假关节形成率高达36%，但是这并不影响临床结果。在另一个前瞻性随机化研究中发现，与侧后方融合内固定术或者后路植骨融合术相比，单纯减压非融合的患者手术效果明显要差而且腰椎向前滑脱并发症明显增加。但是这个研究只纳入10例随访2年以上的单纯减压的患者，而且整个纳入研究对象仅仅只有43人，而且还分在3个研究组中[9]；因此该研究结果的效果不得不打折扣。另一方面，该研究也报道了退变性腰椎滑脱接受手术治疗后，滑脱进展率和临床疗效的相关性。

最近的一篇文献中，Amundesn等报道了100例腰椎管狭窄症患者的10年随访结果。患者分组没有全采用随机化原则，只有一个29人的小人群（18名接受减压非融合手术，11名采用保守治疗）遵循随机化原则。在这个随机化研究小队列中，4年随访提示手术治疗效果比保守治疗组明显要好（有效率分别为92%和47%），而且整个随访期间手术疗效相当稳定。这些研究结果和本次研究的非随机分组部分所得结果相似。但是，作者表示用保守治疗的方法推迟手术时间3~27个月并不会影响手

术效果。该研究还发现，滑脱进展率与恶化的临床症状并不相关[13]。

减压的方式可能也会是决定手术效果的重要因素。在一个 67 人的前瞻性研究中，患者接受单节段椎板切除术或者多节段椎板切开术，所有患者平均随访年限为3.7 年。尽管在这个研究中存在许多混杂因素，有部分接受椎板切开术的患者会转而接受椎板切除术。他们发现不论什么手术方式，临床缓解率都在 78%~81%。但是，接受椎板切开术的患者与接受椎板切除术患者相比，腰前者腰背疼痛回复明显要好。然而，椎板切除加减压对神经根性症状的疗效明显比椎板切开好。椎板切组中 3 个病例术后出现了腰椎不稳而需要手术融合，椎板切开组没有出现类似病例。最后，该研究得出多节段椎板切开术适合于轻微病变的患者，但是椎板切除术适合于严重的椎管狭窄二期前提是病变节段必须是稳定的[14]。

### 减压融合术

早期很多研究报告提出，与非融合手术相比，侧后方植骨能够改善临床疗效（图 22.1）。在 1985 年，Lombardi 等回顾了 47 例退变性腰椎滑脱患者的手术效果。根据 3 种不同手术方式，纳入研究对象分为 3 组：第 1 组 6 例患者接受广泛椎板切除，并且切除椎间关节；第 2 组 20 例患者接受双侧椎板切除，并且保留椎间关节；第 3 组 21 例患者采用与第二组相同的手术方式，并且在椎旁置入自体髂骨。第1 组中只有 33% 的患者手术效果优良，第2 组中有 80% 的患者手术效果优良，第 3组中 90% 患者手术效果优良。大部分患者展现了腰椎向前滑移进展，然而只有当向前滑移达到 50% 时候才会出现明显临床症状。脊柱侧屈位 X 线片提示，2 名患者出现术后假关节形成。其中 1 名患者术后两

年兵没有明显症状，随后开始出现疼痛继而发现假关节形成，接受了脊柱翻修手术，手术效果非常理想。另一名患者拒绝翻修，临床效果非常不理想[15]。

一项前瞻性非随机的试验总共纳入147 人，主要比较减压加椎旁间植骨融合手术与两种不同后路内固定手术方式的疗效。由于该研究纳入了退变性脊柱畸形、腰椎峡部裂滑脱和退变性腰椎滑脱，这个研究结果不具有外延性。然而，数据显示71% 的患者术后症状明显好转，在非内固定组有 65% 的融合率。该研究还有一个缺陷就是，随访时间只有短短的 2 年[16]。

正如开篇所述，Herkowitz 和 Kurz 的研究是第一个前瞻性、随机化的试验，旨在比较单纯减压与减压合并侧后方植骨融合的手术效果[12]。该研究最早报道了 3 年的随访结果。融合组的满意率有 96%，远高于非融合组的 44% 的满意率。术后腰腿痛评分结果同样提示融合组明显优于非融合组。该研究报告了高达 36% 的术后假关节形成率，但是术后假关节形成并不会对患者症状造成影响。在融合组中，25 例患者仍然有 7 例出现了腰椎向前滑移。所有 7例患者都没有明显的临床症状，术后恢复良好。在非融合组中，25 例患者中 24 例出现了腰椎向前滑移进展，这 24 例滑移进展的患者中只有 11 例患者临床效果优良，其余 13 例患者疗效一般或者很差。该研究还得出结论，纤维连接也许能够提供足够的稳定性以达到良好临床效果，最后报道的长期随访结果不支持这项发现。

一个 meta 分析纳入 1970—1993 年已发表的相关文献，得出减压融合手术方式明显比单纯减压能够改善临床治疗效果。该研究纳入 6 篇文献、70 例中短期随访的患者，得出融合手术效果满意率达到90%，然单纯减压组手术效果满意率只有67%。这篇 meta 分析强调了不同文献报道

的融合率差异非常大，最低的 30%，然而最高的可达 100%[8]。最近越来越多的文献支持，减压合并侧后方植骨融合比单纯手术减压能够明显改善手术效果。在 2004 年，Ghogawala 等发表了一个前瞻性的非随机的多中心研究报告，该研究纳入单纯减压患者 14 例，减压合并植骨融合患者 29 例，旨在比较单纯减压与减压合并椎旁植骨融合的手术疗效。两组患者都报道的 ODI 和 SF-36 评分较术前明显改善，融合组患者 ODI 和 SF-36 的改变指数与非融合组相比改善更加明显。虽然该研究采用了 ODI 和 SF-36 等经过验证的主观评价指标，但是仅仅 1 年的随访是该研究最大的缺陷[17]。

长期随访的重要性在几个关键的研究中得到了体现。其中一个研究就是 Herkowitz 和 Kurz 的随访研究。Kornblum 等把 47 名接受术后假关节患者纳入研究，所有的患者都是接受减压手术合并侧后方植骨融合没有置入内固定。术后平均随访时间都达到 8 年。得到稳定融合的患者，86% 的患者疼痛和活动得到了明显的缓解，假关节组只有 56% 的缓解率[18]。在一个研究中，Tsutsumimoto 等近一步强调了长期随访的研究性，研究纳入 47 例接受侧后方融合的患者，平均随访时间为 9.5 年。采用 VAS 评分评估患者腰腿痛的疗效，研究表明融合良好的患者 VAS 评分明显要好。值得重视的是，1 年随访这一结果并没有显著性差异，直到 5 年随访结果才表现出显著差异[19]。

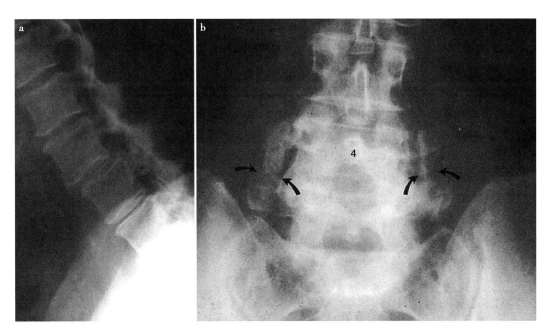

图 22.1 （a）退变性腰椎滑脱侧位片；（b）后外侧融合后的前后位片。
箭头显示椎间横突融合间隙，提示假关节形成

后路椎板减压椎旁间植骨融合内固定术

虽然关于融合与非融合之争的文献报道大多支持融合手术，但是通过置入内固定来辅助融合并没有达成一致的共识。置

入内固定主要是为了创造更加牢固的环境，以期提供更佳的融合条件，最终实现达到融合。

Zdeblick 等在研究中比较非置入内固定

与两种内固定置入的疗效。研究结果显示，使用半僵硬的内固定系统能够达到 77% 的融合率，显著高于非植入内固定组 65% 的融合率。坚强内固定组的融合率更是达到了 95%。研究提示半坚硬内固定组合坚强内固定组临床结果优良率分别达到 89% 和 95%，但是两组间并无统计学差异。该研究一个致命的缺陷就是随访时间只有 1 年[16]。

一项目前最大的回顾性研究已经完成，研究纳入了 314 名脊柱外科医生 1991 年 1 月到 1991 年 12 月的所有病例。研究纳入 2684 名病例，术后结果提示纳置入内固定组与非置入内固定组的患者融合率分别为 89% 和 71%。由于该研究是一项回顾性研究，纳入病例的基线资料在各治疗组间存在显著差异。例如各组间手术时间，术前治疗情况，工作情况等显著不同，这些会干扰研究结果的真实性，使关于临床疗效的推断变得困难[20]。

Mardetko 等的一个 meta 分析中，累计纳入 9 个研究和 239 名患者。所有患者接受不同的内固定置入方式。9 例接受椎旁间植骨融合内固定的 95 名患者中，获得 95% 的融合率。然而与非植入内固定组相比，置入内固定组的高融合率并没有表现出更好的临床疗效[8]。

Fischgrund 等做了一个前瞻性的 2 年随访的随机对照研究，研究纳入 68 名患者。该研究旨在比较减压植骨融合术与减压椎旁植骨融合内固定术的手术效果[21]。接受减压植骨融合内固定手术的组融合率为 83%，没有接受内固定植入组的融合率为 45%。内固定组疼痛和临床症状缓解率为 85%，非内固定组为 76%。

最近的一个 meta 分析纳入了 1996—2005 年的随机对照研究和比较观察性研究。累计纳入 6 个研究，其中包括 3 个观察性研究和 3 个随机对照研究。合并纳入研究数据的结果提示，植入内固定组的融合率比非置入内固定组的融合率明显要好。合并随机对照研究组的风险比（RR）1.96，而合并观察研究的 RR 值为 1.20，强调随机研究相对于观察性研究的优势。该研究还表明，尽管有明确的证据表明植入内固定组相较于非植入内固定组，脊柱融合率明显改善，但是目前的文献报道并不能够支持内固定置入组的临床症状改善率要高[22]。

如上所诉，SPORT 试验研究中腰椎滑脱手术干预策略主要为：减压合并融合与非融合；减压合并置入内固定或者非置入内固定；减压合并或者非合并前路支撑。手术治疗的 4 年随访结果已经报道[23]。1~2 年的随访结果提示，置入内固定组疼痛症状明显改善，但是 3~4 年的随访结果却没有发现两组间疼痛改善存在差异。虽然 3 年和 4 年的随访结果提示相应两组间身体功能评分并没有显著差别，但是 2 年随访结果提示，内固定结合前路柱支撑组，身体功能评分明显改善。研究主要通过 X 线评估患者脊柱是否融合，非内固定组融合率为 67%，椎旁植骨融合合并内固定组融合率为 85%，内固定合并前柱支撑组融合率为 87%。但是，Fischgrund 等的研究和 SPORT 试验的随访时间分别仅仅为 2 年和 4 年。想要评价减压内固定的临床疗效是否真的优于非内固定组，可能更需要长期随访结果来提供更好的判断。

### 前柱支撑

前柱椎体支撑的发展（图 22.2）来源于几个理论的发展：增加融合面；生物稳定；改善矢状面平衡；重建椎间隙和高度，直接减除神经根管狭窄和中央管狭窄。当前有许多前柱支撑的方式：前路椎间融合术（ALIF）；后路椎间融合术（PILF）；经椎间孔椎间融合术；经腰大肌侧方融合术（DLIF）。每种手术方式都有其手术要点和手术适应证。限于篇幅本章不能做过多的叙述。绝大部分旨在比较后路椎旁间植骨融合内固定术与前柱支撑的研究都是回顾性研究，纳入人群异质性大，致使解释前柱支撑的效果变得非常困难。关于腰椎退变性滑脱的手术治疗，腰椎前路支撑技术与坚固的腰椎后路椎旁间植骨融合相比，是否能够改善临床疗效，当前缺乏的高质量的随机对照研究。

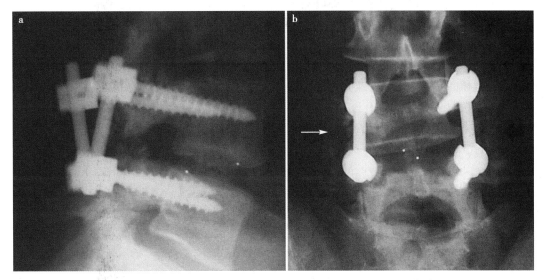

图 22.2 （a）后外侧融合内固定侧位片。标记物显示融合器的边界；（b）前后位片。
箭头所指为融合区域

生物力学研究表明，前柱支撑能够显著改善脊柱的稳定性。一个研究采用小牛脊柱本，采用无损害的拉伸测试。为了检测不同重建方式对于邻近节段的影响，该研究把 L5–S1 节段采用椎弓根螺钉固定，标本接受或不接受前柱支撑。通过弯棒技术来重建矢状面力线的平衡，以期达到前柱支撑的理想效果。通过这种方法，该研究模拟置棒合并前柱支撑或者没有前柱支撑。通过后路内固定装置重建腰椎矢状面前凸，这会不仅降低邻近手术节段活动度，而且会增加邻近节段椎间盘的应力。与维持腰椎后凸的椎旁间融合相比，尽管腰椎后凸能够得到一定的纠正，PLIF 手术可能会增加上一个邻近节段的应力，这主要是由于内固定装置致使融合节段僵硬性增加[24]。在接下来的动态固定装置章节我们会重点讨论邻近节段退变的问题。

Yashiro 等在一个回顾性研究中纳入 58 名腰椎退变性疾病的患者，其中 31 名为腰椎退变性滑脱的患者，所有纳入研究的患者都接受椎旁间植骨融合内固定术或者腰椎后路减压椎间融合内固定术。该研究报道，椎旁植骨融合组融合率为 60%，椎间植骨融合内固定组的融合率为 91%。该研究报道的椎旁间植骨融合的不融合率显著低于其他的报道，但是作者在文中并没有解释这种现象的原因。作者也没有报道 PLIF 组矢状面力线和椎间高度维持是否能够很好地保持。同时该研究也没有报道临床症状缓解到底如何[19]。

一个回顾性研究纳入 85 腰椎退变性疾病的患者，并没有明确区分出腰椎退变性滑脱的病例，同时回顾了腰椎不稳的影像学证据。其中 55 名患者接受了椎旁间植骨融合内固定术，其余 30 例接受了 PLIF 手术的患者中有些患者还接受了椎旁间植骨。每例患者平均随访年限为 32 个月，整个随访结果提示 86% 的患者疼痛症状缓解，但是只有 46% 的患者症状恢复优良。接受 PLIF 合并椎旁间植骨融合的患者，症状缓解情况并不比单纯接受椎旁间植骨融合的患者要好[25]。在一个纳入 35 名峡部裂性腰椎滑脱患者的研究中，18 名患者接受后路腰椎融合术，17 名患者接受了后路腰椎手术合并 PLIF。研究结果显示，PLIF 组腰椎半滑脱矫正率，椎间隙高度和椎间孔区域都有改善，但是单纯性椎旁间植骨融合组却没有这样的效果。2 年随访结果提示，神经功能的改善和融合率在两组间没有统计学差异[26]。

Lauer 等做了一个回顾性研究，研究纳入混合人群中包括 19 例退变性腰椎滑脱患者，19 例峡部裂滑脱的患者，1 例发育不良的滑脱患者。2 年随访和 4 年随访结果已经报道。研究总共的融合率为 94.8%，但是这个研究没有报道根据不同的病理分型的融合率。4 年随访结果提示，功能评分和疼痛评分迅速恶化到术前一样的水平。然而，亚组分析结果提示峡部裂滑脱的患者临床缓解率明显要好，这表明好的试验设计对于研究非常重要，并非所有病理类型的腰椎滑脱都有一样疾病特征[27]。

一个前瞻性研究纳入了各种腰椎退变性疾病的患者，其中 42 名患者是退变性腰椎滑脱的患者，所有纳入研究的对象接受椎旁间植骨融合内固定术、PIIF 或者后路椎旁间植骨融合合并 PLIF 手术。各组间融合率并没有明显差异分别为 92%、95% 和 96%。虽然接受 PLIF 组的患者矢状面力线和椎间隙高度得到明显改善，但是临床症状缓解上并没有明显差异[28]。

由于当前缺乏前瞻性随机对照研究来探讨椎间隙融合与椎旁间植骨融合治疗退变性腰椎滑脱的疗效，因此我们必须谨慎抉择是否要行椎间融合。虽然与单纯减压相比侧后方植骨融合与增加的腰椎不稳相关，额外的椎间融合器置入会增加这一风险[29-31]。关于椎间融合器的并发症发生率，不同研究机构的报道差异很大最低的为 8%，最高可达 80%[32]。虽然很多并发症也会出现在后路减压并侧后方置入融合内固定术的患者中，例如脑脊液漏，神经个损伤等，但是椎间融合手术相关的技术要求使得相应的并发症增加。再者，由于低质量报道大量充斥着，还有关于主要和次要并发症的报道存在差异，手术步骤相关的风险很难得以解释。

在当前的医疗环境下，越来越关注新增手术方式，植入装置和新技术的成本。在一个 10 年随访的研究中，Kim 等报道了植入融合器显著增加单位寿命年（QALY）的成本。与单纯减压相比，减压合并椎间融合器置入能够显著改善患者生活质量，同时其单位寿命年（QALY）的费用支出为 185 878 美元[33]。当期医疗资源紧缺的大环境下，这额外的支出也许应该禁止，尤其是当这些额外的装置仅有有限的临床效果的前提之下。

## 生物制剂的作用

脊柱手术历史上，自体移植使得脊柱融合率得以提高，不管是减压切除的骨块还是自体髂骨都有助于脊柱融合。但是，对于长节段融合和脊柱翻修术这种情况，单纯依靠自体髂骨的量往往不够。还有，取自自体髂骨后，髂骨出现不稳的现象已经成为争论的焦点。虽然市面上有许多种骨替代产品，目前还没有一款植骨替代品能够产生像骨形态生发蛋白（BMP）这样的影响。美国 FDA 当前已经批准人重组骨形态生发蛋白 2 和蛋白 7（rhBMP2 和 rhBMP7）的派生物在脊柱融合手术的有限使用。其中，rhBMP2 的应用范围最广。关于 BMP 的并发症一直在学术界争论不休，相关的报道有可能压低报道了相关并发症[34, 35]。

对于退变性腰椎滑脱，许多设计很好的研究报道了 BMP2 能够增肌侧后方植骨的融合率。在 Boden 等的研究中，使用 rhBMP 的患者中部分患者采用后路内固定系统，另一部分患者没有置入内固定器械；使用自体骨移植的患者都植入后路内固定系统。尽管研究仅仅纳入了 25 例病例，但是该研究还是表明应用 BMP 能够提高植骨融合率和临床症状缓解率。研究发现接受侧后方植骨融合没有置入内固定的患者，临床症状改善的速度更快。有意思的是，没有置入内固定装置组，达到 100% 的融合，同时手术时间是最短[36]。在 2009 年的一个纳入 463 例退变性腰椎滑脱患者的研究中，239 例患者接受了侧后方植骨融合内固定术合并使用 rhBMP2，相应地 224 例患者接受侧后方植骨融合内固定术的患者使用自体髂骨。2 年随访结果报道，rhBMP2 组的融合率为 96%，自体髂骨组的融合率为 89%，两组间融合率有统计学差异，但是临床症状缓解上并没有统计学差异 rhBMP 组的手术时间和出血量相较自体髂骨组明显要小，而且末次随访时 60% 的自体髂骨植骨患者出现了取骨位置的疼痛。该研究的得出结论，考虑到融合率的改善和相似的临床效果，使用 rhBMP2 比自体髂骨根据有优势，尤其是避免了自体髂骨移植造成的髂骨不稳[37]。

应用 rhBMP7 同样表现出增加侧后方植骨融合率的优势。在一个前瞻性随机化的多中心研究中，Vaccaro 等比较 rhBMP 与自体髂骨在侧后方植骨融合的效果，纳入研究的 36 例患者有的接受内固定置入，余下的没有置入内固定装置。在 2 年随访结果，使用 rhBMP7 的患者中，融合率达到了 55%，然而自体髂骨组的融合率只有 40%。两组间临床症状缓解率上没有差异[38]。4 年随访结果提示，rhBMP 组的融合率提高到

了 68%，而自体髂骨组的融合率也达到了 50%，同样的两组间临床效果缓解上并没有明显差异。令人不满意的是，末次随访的病例数太少，不足以发现统计学差异[39]。

促使 FDA 批准 rhBMP2 和 rhBMP7 的原始研究中，不管置入椎间融合器行椎间融合[40-42]，还是采用侧后方植骨[37, 43, 44]，几乎没有使用 BMP 的不良事件报道。这些研究质量都非常高，都是前瞻性随机化的研究，但是他们都有一个共同的缺点就是所有研究都是公司赞助。自这些研究报道以后，有许多关于使用的 BMP 的并发症的报道。在最近的一个文献综述中，应用 rhBMP2 的许多主要不良事件得到很大的关注[34]。作者检索了所有已发表的经过同行评审的相关原始研究，也检索了能够得到的 FDA 数据库和关于 rhBMP 总结资料。在这些关于侧后方植骨融合的研究中，使用 BMP 与自体髂骨相比，BMP 的应用会增加术后早期并发症，例如疼痛评分增高，功能结果不佳和伤口并发症增加。这样的结果显得违反直觉，通常认为手术过程中省去取自体髂骨这一手术步骤，应该会增加术后早期的疗效，从而支持 rhBMP 的使用。从已经发表的 FDA 文件中得知，腰腿疼等不良事件在 rhBMP2 组要高于对照组，大约为 16% 比 4.8%，这一结果从未有相关的原始文献报道。其他报道的不良事件还有：终板区骨溶解，椎间隙植入物高度下沉，神经根性炎症，骨骼过度生长，和增高的迟发的感染率。

## 动态固定系统

虽然腰椎融合术在脊柱手术中广泛应用，但是融合手术并非没有陷阱。生物力学研究表明腰椎融合会增加邻近节段上下椎间盘压力，融合节段越长，椎间盘压力增加越大[24, 45]。增加的压力产生对邻近节段退变的担忧（图 22.3）。但是目前还没有

临床试验明确说明，是否邻近节段退变是脊柱融合的结果[46, 47]，或是邻近节段退变本来就是腰椎退变性疾病的自然发展过程[48]。当前也存在其他的担忧：邻近节段退变需要手术翻修，前次手术融合可能会造成高的术后假关节发生率[49]。这些担忧已经促使保持运动的技术发展。与融合手术完全限制活动的目标相反，非融合手术期望通过控制活动，从理论上降低邻近节段退变的发生率。

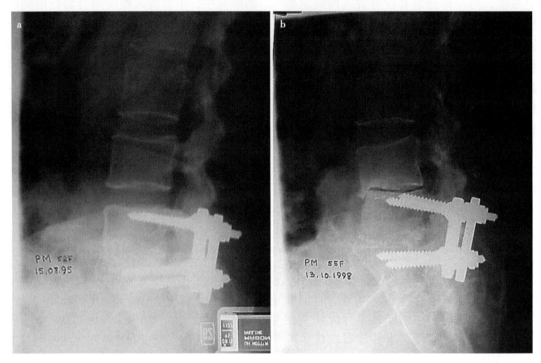

图 22.3　（a）内固定融合侧位片；（b）融合 3 年后显示融合上一椎体出现邻近节段退变

关于 Dynesys 脊柱动态系统（Zimmer Spine，Minneapolis，MN）应用的报道已经有许多。Stoll 等是最先报道这项技术使用的研究团队。该研究前后纳入 73 例各种病理原因的腰椎疾病手术病例，其中 39 例为退变性腰椎滑脱，随访时间 38 个月，该研究报道了疼痛症状和功能明显改善。然而，由于邻近节段病变，好几个患者接受了进一步的手术[50]。来自 26 例退变性腰椎滑脱的病例 2 年随访结果提示，使用动态固定装置能够明显改善疼痛症状和行走距离。在这个研究中，没有关于滑脱进展的影像学证据，但是有证据表明 6 例患者出现了融合节段上位或下位邻近椎间盘退变[51]。关于这个人群的 4 年随访结果提示，

Scharaen 等报道临床症状缓解得到良好的保持。但是，47% 的病例出现了邻近节段退变性疾病[52]。

Graf 动态固定系统（SEM，CO，Mountrouge，France）是另一种运动保留技术，有许多关于该系统的研究报道。在一项旨在比较单纯加压与减压合并 Graf 系统效果的前瞻性研究中，纳入 42 例单纯减压患者和 46 例接受 Graf 系统的患者，Konno 和 Kikuchi 发表了一项 3 年随访结果[53]。研究结果报道，虽然临床效果 1~3 年的随访进行减退，但是两组患者优良率没有区别，分别为 60% 和 61%，两组患者腰腿疼症状都明显减轻。该研究并没有报道邻近节段退变的发生率，这主要是因为对照组病

例并非接受融合手术；但是作者得出结论Graf 系统并不能减少减压术后症状缓解效果随时间恶化。Graf 系统的应用的长期随访结果已经发表，研究纳入 56 名患者。在纳入的 56 例病例中，23 例为退变性腰椎滑脱病例。虽然该研究报道纳入研究人群疼痛和功能明显改善，而且退变性腰椎滑脱的患者恢复是非常的好，但是该研究并没有提供关于这些结果的分析。影像结果提示 90% 的病例腰椎前凸得到保持，节段活动度保持了 70%。由于邻近节段退变性疾病，3 名患者需要手术翻修[54]。

其他的动态固定装置现在当前正处在研究中。张力带固定系统（Ligament Vertebral de Renfort，Cousin Biotech，Wervicq-Sud，France）起到棘突间韧带成型的作用，限制过度弯曲，关于其应用的中期随访结果已经有报道[55]。该研究对照组为接受单纯双侧椎板切开减压的患者，实验组为椎板切开减压合并张力带的植入。实验组明显腰椎不稳发生率小于对照组，分别为 4.3% 和 27.8%，同时功能和疼痛评分实验组也比对照组明显改善。两组都有椎间隙高度的下降，但是张力带系统能够显著改善腰椎前凸和控制脊柱在横轴面上运动。

与限制脊柱屈曲的装置相比，许多棘突间装置旨在使病变节段处在伸展位置，这类棘突间装置正在研究中。使一个脊柱节段处在伸展为能够增加椎管和神经根出口的空间，从而减少神经跛行相关的临床症状，相关的体外研究和临床试验已经存在[56, 57]。在好几个前瞻性的随机研究中，纳入人群为不同病理原因的腰椎管狭窄症患者，一个这样的装置 X STOP（Kyphon Inc.，Sunnyvale，CA，USA）已经被多次评估[58-60]。2 年随访研究结果提示，与没有进行手术治疗的保守治疗组相比，接受 X STOP 置入的患者各种症状改善达到了 37%，75% 的患者对治疗表示满意。但是对于退变性腰椎滑脱患者

置入这一装置的分析结果却产生更高的失败率，还有目前没有关于退变性腰椎滑脱相关长期的随访研究[61]。

另一种棘突间装置 Coflex（Paradigm，Spine，GmbH，Wurmlingen，Germany），设计目的在于稳定病变节段。这组要用于病变节段手术减压后，没有进行植骨融合，而是在通过植入该装置使病变节段处于后伸位。这一设计特点区别于其他的棘突间固定装置。一项多中心的临床试验中，纳入 215 例接受 Coflex 的病例和 107 例接受椎板切除减压侧后方植骨融合内固定术患者。2 年随访结果提示，与侧后方植骨融合组相比，Coflex 组展现出相同的背部 VAS 评分和腿痛评分的改善，SF-12 和苏黎世跛行量表（Zurich Claudication Questionnaire）结果改善明细优于融合组。采用 FDA 批准的复合材料是其全部成功所在，与融合手术相比，Coflex 没有劣势[62]。虽然应用这些装置治疗退变性腰椎滑脱结果令人鼓舞，但是仍急需长期随访研究来决定这些治疗效果能否长期维持。

## 结论

退变性腰椎滑脱的最佳治疗选择仍然不甚明确。但是，与任何外科手术技术一样，容忍关于特定的治疗措施并发症的讨论比成功的手术效果更加重要。腰椎手术并非没有并发症，创伤巨大减压植骨融合内固定手术也许并不适合年老虚弱的患者。对于这部分患者，单纯椎板切除加压或者椎板切开减压可能更加适合。然而这种手术方式也许不能够使症状完全消退，但是文献报道这些单纯减压确实能够改善临床症状。一如既往地，医生和患者间的讨论是必需的，这样才能够达到好的治疗效果并且减少风险。

对于年轻健康状态好的患者，治疗重点应该主要在于缓解症状。临床上并不少

见，有些患者症状表象为单纯神经根症状，但是影像表现为多节段的病变。显然，并非所有的病变节段都需要处理，单纯的椎板切开、椎间孔扩大术或者半椎板切除减压就能够缓解症状。

临床上经常遇到双侧神经根病变或者椎管狭窄合并腰背疼痛的年轻而又活动多的患者，尽管全椎板切除术是一个选择方式，这种手术方式会增加腰椎不稳的风险，尤其是对腰椎滑脱的患者。对于这一人群，减压合并融合显然比单纯减压能够达到更好和更持久的临床症状缓解。再有就是，稳点的关节融合是确保长期临床效果的关键。后路内固定系统的确能显著提高融合率，但是没有研究提示置入内固定达到的融合比没有内固定达到融合临床效果要好。

椎间融合器应有充分的理论上的支撑，但是对于临床效果恢复上，椎间融合并没有表现出任何优于椎旁植骨融合之处。虽然有些研究报道椎间融合器能够提高融合率，但是关于这些提高融合率的长期疗效并不知晓。椎间融合所带来的融合率的提高，这应该会被其手术操作所带来的并发症所抵消。还有，在目前的医疗环境下，增加手术步骤和内固定装置所带来的医疗费用提高需要考虑。

动态固定技术目前还没有跟侧后方融合有过良好设计的试验研究。虽然动态固定系统确实能够控制置入节段的运动，但是目前还没有看到其减少邻近节段退变的能力。显然，将来关于这项技术的研究要得到保证，当下要先推广这一装置的使用。同样的观点也适用于生物制剂的研究，例如rhBMP2。使用BMP的同时，显然会带来一系列相关的并发症。还有，没有公司赞助背景的研究是必需的，这会更准确的报道相关风险，决定其风险特征是否比自体髂骨要好。

显然，医学界在退变性腰椎滑脱的治疗方面的理解，已经取得了显著的进步。虽然我们已经展示了手术治疗对于临床效果的明显改善，但是要达到最优治疗，仍需要高质量的长期随访研究。

（赵检 译　赵颖川 校）

## 参考文献

1. Atlas SJ, Deyo RA, Keller RB, Chapin AM, Patrick DL, Long JM, et al. The Maine Lumbar Spine Study, part III. 1-year outcomes of surgical and nonsurgical management of lumbar spinal stenosis. Spine. 1996;21(15):1787–94. Discussion 1794–5.
2. Atlas SJ, Keller RB, Robson D, Deyo RA, Singer DE. Surgical and nonsurgical management of lumbar spinal stenosis: four-year outcomes from the Maine lumbar spine study. Spine. 2000;25(5):556–62.
3. Weinstein JN, Lurie JD, Tosteson TD, Hanscom B, Tosteson ANA, Blood EA, et al. Surgical versus nonsurgical treatment for lumbar degenerative spondylolisthesis. N Engl J Med. 2007;356(22):2257–70.
4. Weinstein JN, Lurie JD, Tosteson TD, Zhao W, Blood EA, Tosteson ANA, et al. Surgical compared with nonoperative treatment for lumbar degenerative spondylolisthesis. Four-year results in the spine patient outcomes research trial (SPORT) randomized and observational cohorts. J Bone Joint Surg Am. 2009;91(6):1295–304.
5. Katz JN, Lipson SJ, Larson MG, McInnes JM, Fossel AH, Liang MH. The outcome of decompressive laminectomy for degenerative lumbar stenosis. J Bone Joint Surg Am. 1991;73(6):809–16.
6. Postacchini F, Cinotti G, Gumina S, Perugia D. Long-term results of surgery in lumbar stenosis. 8-year review of 64 patients. Acta Orthop Scand Suppl. 1993;251:78–80.
7. Postacchini F, Cinotti G. Bone regrowth after surgical decompression for lumbar spinal stenosis. J Bone Joint Surg. 1992;74(6):862–9.
8. Mardjetko SM, Connolly PJ, Shott S. Degenerative lumbar spondylolisthesis. A meta-analysis of literature 1970–1993. Spine. 1994;19(20 Suppl):2256–65S.
9. Bridwell KH, Sedgewick TA, O'Brien MF, Lenke LG, Baldus C. The role of fusion and instrumentation in the treatment of degenerative spondylolisthesis with spinal stenosis. J Spinal Disord. 1993;6(6):461–72.
10. Herno A, Airaksinen O, Saari T. Long-term results of surgical treatment of lumbar spinal stenosis. Spine. 1993;18(11):1471–4.
11. Epstein NE. Decompression in the surgical management of degenerative spondylolisthesis: advantages of a conservative approach in 290 patients. J Spinal Disord. 1998;11(2):116–22. Discussion 123.
12. Herkowitz HN, Kurz LT. Degenerative lumbar spondylolisthesis with spinal stenosis. A prospective study

comparing decompression with decompression and intertransverse process arthrodesis. J Bone Joint Surg Am. 1991;73(6):802–8.

13. Amundsen T, Weber H, Nordal HJ, Magnaes B, Abdelnoor M, Lilleâs F. Lumbar spinal stenosis: conservative or surgical management?: A prospective 10-year study. Spine. 2000;25(11):1424–35. Discussion 1435–6.

14. Postacchini F, Cinotti G, Perugia D, Gumina S. The surgical treatment of central lumbar stenosis. Multiple laminotomy compared with total laminectomy. J Bone Joint Surg. 1993;75(3):386–92.

15. Lombardi JS, Wiltse LL, Reynolds J, Widell EH, Spencer C. Treatment of degenerative spondylolisthesis. Spine. 1985;10(9):821–7.

16. Zdeblick TA. A prospective, randomized study of lumbar fusion. Preliminary results. Spine. 1993; 18(8):983–91.

17. Ghogawala Z, Benzel EC, Amin-Hanjani S, Barker FG, Harrington JF, Magge SN, et al. Prospective outcomes evaluation after decompression with or without instrumented fusion for lumbar stenosis and degenerative grade I spondylolisthesis. J Neurosurg Spine. 2004;1(3):267–72.

18. Kornblum MB, Fischgrund JS, Herkowitz HN, Abraham DA, Berkower DL, Ditkoff JS. Degenerative lumbar spondylolisthesis with spinal stenosis: a prospective long-term study comparing fusion and pseudarthrosis. Spine. 2004;29(7):726–33. Discussion 733–4.

19. Tsutsumimoto T, Shimogata M, Yoshimura Y, Misawa H. Union versus nonunion after posterolateral lumbar fusion: a comparison of long-term surgical outcomes in patients with degenerative lumbar spondylolisthesis. Eur Spine J. 2008;17(8):1107–12.

20. Yuan HA, Garfin SR, Dickman CA, Mardjetko SM. A historical cohort study of pedicle screw fixation in thoracic, lumbar, and sacral spinal fusions. Spine. 1994;19(20 Suppl):2279–96S.

21. Fischgrund JS, Mackay M, Herkowitz HN, Brower R, Montgomery DM, Kurz LT. 1997 Volvo award winner in clinical studies. Degenerative lumbar spondylolisthesis with spinal stenosis: a prospective, randomized study comparing decompressive laminectomy and arthrodesis with and without spinal instrumentation. Spine. 1997;22(24):2807–12.

22. Martin CR, Gruszczynski AT, Braunsfurth HA, Fallatah SM, O'Neil J, Wai EK. The surgical management of degenerative lumbar spondylolisthesis: a systematic review. Spine. 2007;32(16):1791–8.

23. Abdu WA, Lurie JD, Spratt KF, Tosteson ANA, Zhao W, Tosteson TD, et al. Degenerative spondylolisthesis: does fusion method influence outcome? Four-year results of the spine patient outcomes research trial. Spine. 2009;34(21):2351–60.

24. Sudo H, Oda I, Abumi K, Ito M, Kotani Y, Hojo Y, et al. In vitro biomechanical effects of reconstruction on adjacent motion segment: comparison of aligned/kyphotic posterolateral fusion with aligned posterior lumbar interbody fusion/posterolateral fusion. J Neurosurg. 2003;99(2 Suppl):221–8.

25. Rompe JD, Eysel P, Hopf C. Clinical efficacy of pedicle instrumentation and posterolateral fusion in the symptomatic degenerative lumbar spine. Eur Spine J. 1995;4(4):231–7.

26. La Rosa G, Conti A, Cacciola F, Cardali S, La Torre D, Gambadauro NM, et al. Pedicle screw fixation for isthmic spondylolisthesis: does posterior lumbar interbody fusion improve outcome over posterolateral fusion? J Neurosurg. 2003;99(2 Suppl):143–50.

27. Lauber S, Schulte TL, Liljenqvist U, Halm H, Hackenberg L. Clinical and radiologic 2-4-year results of transforaminal lumbar interbody fusion in degenerative and isthmic spondylolisthesis grades 1 and 2. Spine. 2006;31(15):1693–8.

28. Kim K-T, Lee S-H, Lee Y-H, Bae S-C, Suk K-S. Clinical outcomes of 3 fusion methods through the posterior approach in the lumbar spine. Spine. 2006;31(12):1351–7. Discussion 1358.

29. Turner JA, Ersek M, Herron L, Haselkorn J, Kent D, Ciol MA, et al. Patient outcomes after lumbar spinal fusions. JAMA. 1992;268(7):907–11.

30. Deyo RA, Cherkin DC, Loeser JD, Bigos SJ, Ciol MA. Morbidity and mortality in association with operations on the lumbar spine. The influence of age, diagnosis, and procedure. J Bone Joint Surg Am. 1992;74(4):536–43.

31. Gibson JN, Waddel G. Surgery for degenerative lumbar spondylosis: updated Cochrane review. Spine (Phila Pa 1976). 2005;30(20):2312–20.

32. Chrastil J, Patel AA. Complications associated with posterior and transforaminal lumbar interbody fusion. J Am Acad Orthop Surg. 2012;20(5):283–91.

33. Kim S, Mortaz Hedjri S, Coyte PC, Rampersaud YR. Cost-utility of lumbar decompression with or without fusion for patients with symptomatic degenerative lumbar spondylolisthesis. Spine J. 2012;12(1):44–54.

34. Carragee EJ, Hurwitz EL, Weiner BK. A critical review of recombinant human bone morphogenetic protein-2 trials in spinal surgery: emerging safety concerns and lessons learned. Spine J. 2011;11(6):471–91.

35. Simmonds MC, Brown JVE, Heirs MK, Higgins JPT, Mannion RJ, Rodgers MA, et al. Safety and effectiveness of recombinant human bone morphogenetic protein-2 for spinal fusion: a meta-analysis of individual-participant data. Ann Intern Med. 2013;158(12):877–89.

36. Boden SD, Kang J, Sandhu H, Heller JG. Use of recombinant human bone morphogenetic protein-2 to achieve posterolateral lumbar spine fusion in humans: a prospective, randomized clinical pilot trial: 2002 Volvo award in clinical studies. Spine. 2002; 27(23):2662–73.

37. Dimar JR, Glassman SD, Burkus JK, Pryor PW, Hardacker JW, Carreon LY. Clinical and radiographic analysis of an optimized rhBMP-2 formulation as an autograft replacement in posterolateral lumbar spine arthrodesis. J Bone Joint Surg Am. 2009;91(6): 1377–86.

38. Vaccaro AR, Anderson DG, Patel T, Fischgrund J, Truumees E, Herkowitz HN, et al. Comparison of OP-1 Putty (rhBMP-7) to iliac crest autograft for

posterolateral lumbar arthrodesis: a minimum 2-year follow-up pilot study. Spine. 2005;30(24):2709–16.

39. Vaccaro AR, Whang PG, Patel T, Phillips FM, Anderson DG, Albert TJ, et al. The safety and efficacy of OP-1 (rhBMP-7) as a replacement for iliac crest autograft for posterolateral lumbar arthrodesis: minimum 4-year follow-up of a pilot study. Spine J. 2008;8(3):457–65.

40. Burkus JK, Heim SE, Gornet MF, Zdeblick TA. Is INFUSE bone graft superior to autograft bone? An integrated analysis of clinical trials using the LT-CAGE lumbar tapered fusion device. J Spinal Disord Tech. 2003;16(2):113–22.

41. Burkus JK, Gornet MF, Dickman CA, Zdeblick TA. Anterior lumbar interbody fusion using rhBMP-2 with tapered interbody cages. J Spinal Disord Tech. 2002;15(5):337–49.

42. Burkus JK, Transfeldt EE, Kitchel SH, Watkins RG, Balderston RA. Clinical and radiographic outcomes of anterior lumbar interbody fusion using recombinant human bone morphogenetic protein-2. Spine. 2002;27(21):2396–408.

43. Glassman SD, Dimar JR, Burkus K, Hardacker JW, Pryor PW, Boden SD, et al. The efficacy of rhBMP-2 for posterolateral lumbar fusion in smokers. Spine. 2007;32(15):1693–8.

44. Dimar JR, Glassman SD, Burkus KJ, Carreon LY. Clinical outcomes and fusion success at 2 years of single-level instrumented posterolateral fusions with recombinant human bone morphogenetic protein-2/compression resistant matrix versus iliac crest bone graft. Spine. 2006;31(22):2534–9. Discussion 2540.

45. Weinhoffer SL, Guyer RD, Herbert M, Griffith SL. Intradiscal pressure measurements above an instrumented fusion. A cadaveric study. Spine. 1995;20(5):526–31.

46. Lehmann TR, Spratt KF, Tozzi JE, Weinstein JN, Reinarz SJ, el-Khoury GY, et al. Long-term follow-up of lower lumbar fusion patients. Spine. 1987;12(2):97–104.

47. Luk KD, Lee FB, Leong JC, Hsu LC. The effect on the lumbosacral spine of long spinal fusion for idiopathic scoliosis. A minimum 10-year follow-up. Spine. 1987;12(10):996–1000.

48. Penta M, Sandhu A, Fraser RD. Magnetic resonance imaging assessment of disc degeneration 10 years after anterior lumbar interbody fusion. Spine. 1995;20(6):743–7.

49. Whitecloud TS, Davis JM, Olive PM. Operative treatment of the degenerated segment adjacent to a lumbar fusion. Spine. 1994;19(5):531–6.

50. Stoll TM, Dubois G, Schwarzenbach O. The dynamic neutralization system for the spine: a multi-center study of a novel non-fusion system. Eur Spine J. 2002;11 Suppl 2:S170–8.

51. Schnake KJ, Schaeren S, Jeanneret B. Dynamic stabilization in addition to decompression for lumbar spinal stenosis with degenerative spondylolisthesis.

Spine. 2006;31(4):442–9.

52. Schaeren S, Broger I, Jeanneret B. Minimum four-year follow-up of spinal stenosis with degenerative spondylolisthesis treated with decompression and dynamic stabilization. Spine. 2008;33(18):E636–42.

53. Konno S, Kikuchi S. Prospective study of surgical treatment of degenerative spondylolisthesis: comparison between decompression alone and decompression with graf system stabilization. Spine. 2000;25(12):1533–7.

54. Kanayama M, Hashimoto T, Shigenobu K, Togawa D, Oha F. A minimum 10-year follow-up of posterior dynamic stabilization using Graf artificial ligament. Spine. 2007;32(18):1992–6. Discussion 1997.

55. Hong S-W, Lee H-Y, Kim KH, Lee S-H. Interspinous ligamentoplasty in the treatment of degenerative spondylolisthesis: midterm clinical results. J Neurosurg Spine. 2010;13(1):27–35.

56. Sobottke R, Schlüter-Brust K, Kaulhausen T, Röllinghoff M, Joswig B, Stützer H, et al. Interspinous implants (X Stop, Wallis, Diam) for the treatment of LSS: is there a correlation between radiological parameters and clinical outcome? Eur Spine J. 2009;18(10):1494–503.

57. Siddiqui M, Karadimas E, Nicol M, Smith FW, Wardlaw D. Influence of X Stop on neural foramina and spinal canal area in spinal stenosis. Spine. 2006;31(25):2958–62.

58. Zucherman JF, Hsu KY, Hartjen CA, Mehalic TF, Implicito DA, Martin MJ, et al. A multicenter, prospective, randomized trial evaluating the X STOP interspinous process decompression system for the treatment of neurogenic intermittent claudication: two-year follow-up results. Spine. 2005;30(12):1351–8.

59. Zucherman JF, Hsu KY, Hartjen CA, Mehalic TF, Implicito DA, Martin MJ, et al. A prospective randomized multi-center study for the treatment of lumbar spinal stenosis with the X STOP interspinous implant: 1-year results. Eur Spine J. 2004;13(1):22–31.

60. Kuchta J, Sobottke R, Eysel P, Simons P. Two-year results of interspinous spacer (X-Stop) implantation in 175 patients with neurologic intermittent claudication due to lumbar spinal stenosis. Eur Spine J. 2009;18(6):823–9.

61. Verhoof OJ, Bron JL, Wapstra FH, Van Royen BJ. High failure rate of the interspinous distraction device (X-Stop) for the treatment of lumbar spinal stenosis caused by degenerative spondylolisthesis. Eur Spine J. 2008;17(2):188–92.

62. Davis RJ, Errico TJ, Bae H, Auerbach JD. Decompression and Coflex® interlaminar stabilization compared to decompression and instrumented spinal fusion for spinal stenosis and low-grade degenerative spondylolisthesis: two-year results from the prospective, randomized, multicenter food and drug ad. Spine. 2013;38(18):1529–39.

# 轻度成人峡部裂腰椎滑脱的手术治疗　第23章

Christina L.Goldstein and Stephen J.Lewis

## 引言

本章节的目的主要是回顾关于成人腰椎滑脱和成人椎弓根峡部裂腰椎滑脱的手术治疗相关文献，以期到达最大化的临床效果。

### 峡部裂直接修复

有症状的腰椎峡部裂患者通常只需非手术治疗，很少患者在青春期后还需要手术干预没有合并腰椎滑脱和腰椎间盘突出的椎弓根峡部裂。但是，腰椎峡部裂合并后伸位腰痛的患者，对正规3~6个月或者更久的保守治疗不佳时，可能时常考虑直接修复峡部裂（图23.1）。腰椎峡部裂单纯修复的最佳适应证主要包括如下4点：①腰椎过伸位时腰骶部疼痛保守治疗没有效果；②没有椎间盘突出[1]；③没有椎体滑脱[1]；④局部注射利多卡因和激素能够明显缓解症状[2]。虽然直接性腰椎峡部裂修复不存在明确的年龄界限，但是令人不满意的临床疗效和影像学结果，在年龄高于20~30岁的患者中一直都有报道[3-6]。

在1968年，Kimura率先报道直接移除局部骨块，而且不加其他的内固定装置治疗峡部裂[7]。同一年，Scott发明一种环扎固定技术来提供横向加压，以此来稳定局部缺陷，尽管其研究结果直到1986年才报道[8]。在1970年，Buck描述了应用一个单一的方头螺钉来固定骨折的腰椎峡部[9]，应用这种技术手术效果的许多描述已经报道。接下来，Morscher[10]开发出一种模块化钉钩混合固定系统来治疗腰椎峡部裂，应用这一技术时，穿过峡部裂的螺钉能够与椎板钩绑在一起，当通过锁紧螺母锁紧装置后，就能够给峡部裂提供额外横向加压。最后，随着Cotrel–Dubosset固定系统的引进，椎弓根钉钩和椎弓根钉棒固定系统在治疗节段内峡部裂的应用得到了发展，相关的报道最早出现在1991年[2]。当前直接局部处理峡部裂固定装置持续发展，每一代脊柱固定装置都会有令人满意的结果报道。

在2011年，Drazin及其同事[11]做了一个手术直接处理运动员腰椎峡部裂的系统文献回顾，该研究纳入了经60年来关于其手术的临床效果和影像学疗效的所有英语文献，所有研究对象都小于或等于24岁。总共18篇相关文献纳入研究，涵盖各种手术方式，半数文献都特别报道关于运动员腰椎峡部裂直接局部手术修复的临床效果和影像学效果。研究汇总了临床数据和影像学数据，还有修正的Henderson标准[12]是被用来主观的评价患者术后疼痛缓解状况，术后运动是否能恢复到术前水平。纳入研究中没有一个是一级随机对照证据，绝大部分研究是回顾性研究。不管是在运动员还是非运动员中，最主要的病变节段是 L5，各占 96% 和 92%，纳入的 18 个研究中，年龄跨度最小 12 岁，最大的 60 岁。

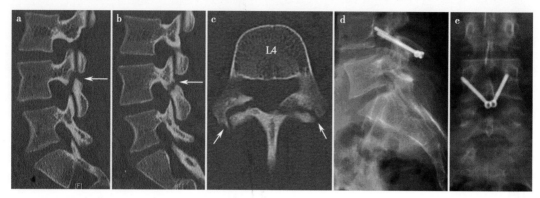

图 23.1　16 岁女性，慢性下腰痛 2 年逐渐加重。右侧（a）和左侧（b）CT 矢状面重建及 L4 轴状面（c）显示双侧 L4 峡部缺损（箭头）。术后侧位片（d）和前后位片（e）显示 4.5mm 钛合金椎板螺钉置于峡部缺损处及自体髂骨植骨

根据 Drazin 的系统评价，最常见的手术方式是 Buck 发明的单个方头螺钉固定系统，6 个研究报道了这种手术方式。杰出的手术效果一直不断地被研究者报道，90% 的运动员恢复到了术前的运动水平[13-17]。Buck 报道的手术成功率多少有点低，在他的一系列非运动员的原始研究中，术后 81% 的患者症状完全消失，或是只有轻微症状[9]。相对不那么僵硬的 Scott 环扎固定技术，已经表现出不那么令人满意的症状改善效果，0%~75% 的患者报道了临床症状缓解优良[5, 15, 18, 19]。Scott 技术的改进版本，Songer 技术应用椎弓根螺钉结合环线能够达到 73%~100% 的临床效果[3, 21]。最早关于应用椎弓根螺钉结合钉钩局部固定修复峡部裂的报道了 81% 的临床效果达到优良，尽管其研究人群的平均年龄是 32.4 岁。最近关于使用钉钩混合系统局部固定椎弓根峡部裂的结果十分令人满意，纳入研究的人群均小于 30 岁，术后 100% 的患者功能恢复良好[6, 23]。

自这篇系统综述报道以后，关于椎弓根峡部裂局部修复研究一直持续。在一项随访 9 年的试验中，研究采用 Odom 标准评价手术效果，纳入的 52 名研究对象小于等于 25 岁，分别采用 Buck 方头螺钉技术、Scott 钉钩混合固定技术和改良 Scott 技术局部固定椎弓根峡部裂，Giudici 等[24] 观察到临床效果优良率为 43%、63% 和 84%。通常，临床效果不佳的患者都有植入骨的吸收，还有腰椎滑脱的进展。Clegg 等[25] 报道一个 49 名病例的研究结果，患者平均年纪为 17.4 岁，接受椎弓根峡部裂局部修复手术合并改良 Scott 固定技术。术后平均随访 21.7 个月，采用 ODI 和 S-36 评价手术疗效，96% 的患者症状没有缓解或者只有轻到中度的缓解。Kim 等[26] 为 25 名患者置入的 Buck 固定系统，手术患者为 15 到 29 岁的椎弓根峡部裂患者，治疗效果采用 Kirkaldy-Willis criteria 量表评价，结果提示 88% 的患者疗效优良[27]。

在一群有症状的腰椎峡部裂患者中，患者接受直接局部药物注射治疗，对于椎间盘造影阴性的患者采用腰椎峡部裂局部固定，Shin 等[28] 给其中 23 人进行钉钩混合加压固定，17 人接受椎弓根峡部裂

直接螺钉固定。采用直接螺钉固定的患者 ODI 和 VAS 评分明显优于钉钩混合固定系统，而且表现出高的融合率并且优良的术后效果。在一个 44 名运动员的研究试验中，纳入人群平均年龄为 24.2 岁，所有患者接受骨折端环扎术治疗腰椎峡部裂，Hioki 等[29] 报道了类似的结果，67.4% 达到双侧骨连接的患者，术后 JOA 评分明显好于 13% 单侧融合或者 19.6% 不融合的患者。

微创手术局部修复椎弓根峡部裂最近也被报道，临床效果令人满意。Amretti 等[30] 采用经皮 CT 引导置入空心钉固定单侧 L5 椎弓根峡部裂，前后一共治疗了 10 例患者，平均年龄 57 岁。患者能够很好接受这一门诊手术，该手术出血量少，而且目前没有螺钉置入位置不正的报道。2 年随访结果提示，VAS 评分明显下降（术前 7.8 ± 0.9，术后 1.5 ± 1.1），ODI 也明显下降（术前 62.3 ± 17.2，术后 15.1 ± 6），没有滑脱进展或置入内固定失败的病例报道。最近，Widi 等[31] 应用类似方法在电透导航下通过管状牵引器完成空心钉的置入，已完成的 3 例患者，平均随访时间为 21.7 年。3 例患者在术后 6 个月的时候都表现良好的骨骼愈合，而且已经恢复术前运动状态或是打算恢复术前运动。

### 减压融合术治疗轻度椎弓根峡部裂腰椎滑脱

虽然轻度的椎弓根峡部裂早在儿童时期就已经出现，但是到成人出现 L5-S1 椎间盘退变，导致 L5 神经根受压后才出现症状（图 23.2）。不适合局部修复和保守治疗无效的患者椎弓根峡部裂患者，手术减压合并植骨融合适合这类患者。虽然关于轻度腰椎峡部裂滑脱患者的最佳手术方式存在争议，但是 3 种手术方式应该几乎不会应用到这类患者，这值得提及：①动态固定装置不应该在腰椎峡部裂滑脱患者应用，考虑到腰椎峡部裂的节段运动会导致神经根症状，病变节段稳定是症状缓解所必需的[32]。②棘突间撑开装置间接减压也不适合椎弓根峡部裂患者，因为这类装置需要完整的后柱结构来实现棘突间撑开。因此，对于椎弓根峡部裂患者这类装置达不到设计的作用。③单纯减压治疗峡部裂腰椎滑脱患者，治疗效果非常的差。虽然单纯减压能够作为一些退变性腰椎滑脱患者的治疗手术方式，但是对于有症状的轻度腰椎峡部裂滑脱患者，减压融合内固定术是标准手术方式[33]。

对于成人低度峡部裂腰椎滑脱的手术治疗方式，当前有各自在前路、后路和前后路联合手术，每一种手术方式都有其自己的优点和缺点。对于低度成人腰椎峡部裂滑脱的患者，腰椎后路减压融合内固定术是最常见的手术方式。手术可以采用经双侧旁正中切口（如 Wiltse），或者采用广泛的经后路切口，后路减压植骨融合内固定术的优点是能够直接进行神经根和脊髓减压。如果担心是否能够获得侧后方融合，或者希望通过退变的椎间盘重建患者腰椎前凸生理曲度，或者切除纤维环辅助滑脱复位，通过 PLIF 或者 TLIF 方式置入椎间融合器能够获得 360° 的环状融合。虽然置入椎间融合器与高的神经根损伤率有关，充分减压粘连神经根和避免对神经根的过度牵拉有助于使这些并发症发生降低。通过撑开置入的椎弓螺钉或撑开骨块来实现减压过程中撑开后柱，有助于给神经根提供给更多的空间，使神经根能够更加安全的通过椎间盘平面。

标准的前路椎间融合（ALIF）已经被用来治疗腰椎滑脱好多年，ALIF 的优点在于其融合面更大，术后疼痛轻和手术恢复快。但是，移除前纵韧带和纤维环，确定后柱结构被设计时，这也许会致植入物移出和（或）滑脱进展，进而进一步推荐行腰椎后路融合内固定[34]。再者，这项技术单一地以依赖神经结构的间接减压，这也许会有手术操作过程相关并发症的发生，如逆行射精[35]和血管损伤[36]。鉴于存在这么多的并发症和重建技术的发展，加之从后方入路也能很好实现前柱融合，单独的标准ALIF手术已经很少有人做。

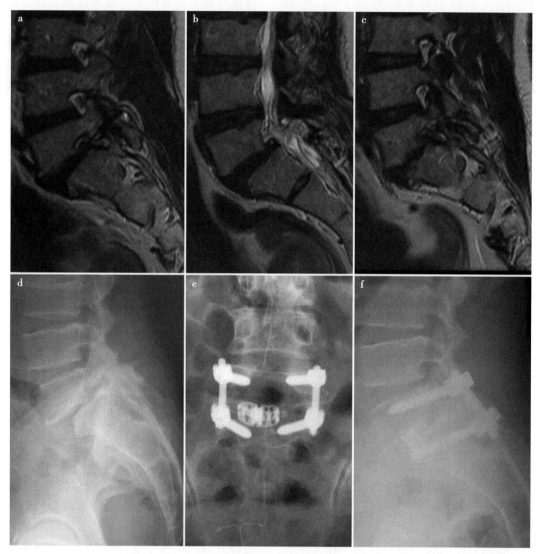

图23.2　51岁女性，双侧L5根性症状术前及术后影像。术前右侧（a），轻度，左侧（c）矢状面T2（b）显示Ⅰ度峡部裂型腰椎滑脱伴双侧L5椎间孔压迫。术前（d）及术后（e）前后位片及侧位片（f）显示Gill椎板切除及双侧椎间盘去除术后影像。通过双侧椎弓根螺钉和后方腰椎融合器进行重建

已经两个系统评价检查关于手术治疗成人轻度峡部裂腰椎滑脱的相关证据，目的旨在找出最佳的手术治疗方式。在2005年，Kwon等总结了所有关于手术治疗峡部裂腰椎滑脱的英语文献，所有纳入研究最少有5个以上的病例，研究都报道了融合率和（或）临床效果。他们的研究目的主要在于，探讨哪种手术方式（单纯后路，单纯前路，360度环状手术）能够更好地达到影像学融合或者临床效果更加良好。累

计纳入 34 个研究，包括超过 1000 位患者，纳入 4 个前瞻性 RCT 研究。其余 30 项为回顾性研究，只有 6 项研究描述了两种手术方式的对比。

关于影像学结果，患者接受前路手术结合后路手术（ALIF、TLIF 和 PLIF）表现出更高的融合率（98.2%，167/170），相比较而言单独接受后路手术融合率（83.3%，174/890）或者单独接受前路手术融合率（74.0%，57/77）明显要低，P 小于 0.0001。如每个研究的作者设定的临床症状缓解评价，虽然在前路组和前后结合组间没有统计学差异，标准前路和前后路结合组的临床症状缓解率明显高于单纯后路组，分别为（89.6%，0/67）、（86.4%，108/125）和（74.8%，609/814），P 值等于 0.005。亚组分析提示，患者接受内固定置入患者于没有接受内固定术相比，影像学融合率显著改善（90.2% vs 77.4%，P<0.0001），临床症状缓解率也显著要高（84.9%vs 64.4%，P<0.0001）。满意率在吸烟患者和工伤患者显著要低。在辨别出当前报道文献的缺点后，作者得出结论，患者接受后路内固定手术和前后路结合内固定术，影像结果和临床缓解率明显要好。

后来，Jacobs 等[37] 做了一个类似的系统评价，研究纳入标准为，每个纳入研究最少样本量为 10 人，均接受手术治疗的轻度腰椎椎弓根峡部裂滑脱，至少有一项影像学、功能或者临床预后的评估。累计纳入 29 个研究，包括 8 个 RCT 研究，最终满足纳入标准。为了决定最好的手术方式，4 个 RCT 研究探讨，接受 PLF 手术患者有无接受内固定置入的效果，没有一个研究表明额外的内固定器械能够带来显著的益处[38-41]。其他余下的 RCT 研究也没能够展示，额外的 ALIF 手术[42]、额外的直接减压[43] 和骨移植替代物[44] 具有临床效益。

余下的 21 个系列病例研究，累计报道了 24 个手术组。15 组患者接受 PLF 手术，60%~98% 的患者临床效果达到了优良，融合率各家报道不一样从 81% 到 100%。5 组患者接受了 ALIF 手术，融合率达到 47%~90%，85%~94% 的患者临床效果恢复优良。仅有 2 组患者报道使用了椎间融合手术，影像学证据显示融合率分别为 80% 和 95%，但是其中一组只有 45% 的患者具有优良的临床效果。基于这些结果，作者得出结论，虽然 PLIF 手术是当前应用最多的手术方式，也因此被认为是手术治疗的金标准，但是支持这个共识的科学证据并不存在。他们也声明，进一步的 RCT 研究是需要的，以检测内固定在侧后方植骨融合的作用，比较不同手术方式的治疗成人轻度腰椎峡部裂滑脱的治疗效果（前路 vs 后路 vs 环路）。

自从这个系统评价发表以后，研究人员一直在工作以期待识别出治疗成人腰椎峡部裂滑脱最佳的手术策略，3 个旨在比较不同手术技术的 RCT 研究已经发表[45-47]。在 2011 年，Audat 等做了一个前瞻性随机双盲对照试验，旨在比较手术固定合并减压与否和 PLIF 手术治疗有症状的椎弓根峡部裂腰椎滑脱的疗效。各组间手术时间或者 LOS 并没有显著差别。住院期间两者的并发症发生率也差不多。最后一次随访，在 21 名原位融合患者中只有一名患者因为术后假关节形成需要行手术翻修，但是所有的接受手术进行滑脱复位和 PLIF 的 20 名患者都达到了稳定的融合。3 年随访结果提示，术后虽然两组患者都表现出了生活质量的改变，ODI 评分在滑脱复位合并 PLIF 手术组显著优于原位 PLF 融合组（0.04 vs 0.15，P < 0.005）。

同一年类似的一个研究纳入 50 名有症状的轻度椎弓根峡部裂腰椎滑脱患者，研究遵循随机化原则[46]。所有患者均接受后路椎板切除加压，内侧关节突切除和神经根孔扩大术，在 PLIF 组所有的患者均接受双侧关节突切除，椎间盘切除和植入两枚填满自体骨块的钛合金椎间融合器。尽管接受 PLIF 手术的患者出血量明显多于 PLF 组[（830 ± 215）ml vs（1100 ± 280）ml，$P < 0.05$]，但是两组手术时间基本相同。手术过程中并发症和术后短期并发症两组间没有观察到显著差别，这些并发症包括硬膜损伤，神经根损伤或者深部感染。2 年随访结果提示，PLF 组术后融合率为 84%，相比较而言 PLIF 组的融合率为 100%。在一个平均随访时间为 3 年的报道中，接受 PLIF 手术的患者术后背疼要好（VAS score 1.20 ± 0.57 vs 1.80 ± 0.57，$P = 0.001$），SF-36 评分结果也要好（85.9 ± 5.6 vs 81.5 ± 6.8，$P = 0.015$），末次随访时两组间 ODI 评分并没有观察到显著差异（PLF = 14.1 ± 2.4 vs PLIF = 13.4 ± 1.9）。

在 PLF 手术合并内固定手术再增加椎间融合器的置入也成为研究的焦点，Farokhi 等做了一个 RCT 研究，研究纳入 80 名患者[47]。所有患者都接受直接减压和椎弓根螺钉置入，一半的患者接受棘突间融合手术，另一半患者接受椎间融合器的置入，作者没有交代椎间融合器的置入方法。在接受 PLIF 手术的人群中，出血量和手术时间增加，同时在单独接受 PLF 的患者术后即刻腰背部疼痛明显要轻，麻醉药使用明显要少（$P=0.016$）。一年随访结果提示，虽然接受 PLIF 手术的患者融合率要好（66.7% vs 89.1%，$P = 0.012$），但是 PLIF 组患者更多的抱怨神经源性跛行（33.3% vs 7.3%，$P = 0.004$），还有展现出更低的 ODI 生活质量改善（17.1 ± 13.0 vs 25.0 ± 9.36，$P=0.004$）。

除了持续不间断的探索成人腰椎峡部裂滑脱治疗的传统手术治疗技术外，微创手术正逐渐被应用到这部分患者的治疗。虽然没有前瞻性的研究来比较传统开放手术与微创植入椎间融合器治疗成人轻度腰椎峡部裂滑脱的治疗效果，但是 5 个队列研究已经探讨了这项技术在 399 名成人患者上的应用，纳入研究的患者是退变性腰椎滑脱或者是峡部裂腰椎滑脱[48-52]。在 5 个研究中，手术时间在 MIS 手术组和开放手术组基本无明显差异，MIS 融合组的患者出血量[48, 50-52]和输血量也显著要少[48-51]。4 个研究报道了住院时间长短，在其中 3 个研究观察到，接受 MIS 手术的患者，住院时间比开放手术要短[48-50]。

在开放手术组和 MIS 手术组中，两组间融合率没有显著差别，开放手术组和 MIS 组的融合率分别为 100%（n=80）和 97.6%（n=85），在 MIS 手术组中两个研究提供了影像学证据[50, 52]。5 个研究中的 3 个研究应用 ODI 评分来评估临床效果，Wang 等[50]在平均 26.3 个月的随访研究中没有报道存在统计学差异；在 Rapersaud 等[51]和 Kotani 等[52]的研究中，接受 MIS 手术的患者在 12 个月和 24 个月的术后随访 ODI 改善要好。最后，5 个研究中的 4 个研究报道了并发症的发生率，其中 2 个研究没有显示有统计学差异[50, 52]，还有 2 个研究支持 MIS 融合手术[48, 51]，每个研究当然关于并发症的定义和诊断方法存在差异。基于这些 3 级证据的结果，MIS 融合手术可能会被考虑作为轻度椎弓根峡部裂腰椎滑脱治疗的一个选择方式，与传统的开放减压内固定手术相比，MIS 手术具有这个潜能提供相同的影像学疗效和临床效果。

## 结论

虽然需要接受椎弓根峡部裂直接修复的成人患者的数量很少，但是许多一系列的病例已经报道了直接峡部裂修复的满意效果。大多数减压内固定是采用带钩的椎弓根螺钉或者直接峡部裂修复螺钉装置，应用各种测量工具，这些固定系统都表现出改善的术后临床效果。这些内固定装置也显现出更高的骨骼融合率，与临床症状改善相关。也就是说，在通过恰当选择的患者中，采用峡部裂带钩的椎弓根螺钉进行峡部裂直接修复或者经传统的正中手术入路锁紧峡部裂缝，都是可行的手术治疗方式。虽然微创手术进行峡部裂直接修复已经被描述，但是这种新技术的长期随访结果仍然没有确定。

对于这些不适合接受直接峡部裂修复的患者，腰椎后路减压融合内固定术是治疗成人轻度椎弓根峡部裂滑脱的可选择手术方式。虽然目前缺乏支持融合技术的明确证据，但是这是明确的，腰椎后路减压融合内固定术能够提供优良的影像学效果和临床效果，同时并发症发生率要低。360° 的环状融合技术能产生改善的影像学结果和临床效果。后路手术 PLIF 或者 PLF 能够产生和 ALIF 相似的手术效果，在避免前后路手术的同时也能增肌后方结构的稳定性。最后，虽然 MS-TLIF 手术在轻度成人椎弓根峡部裂滑脱的治疗的相关证据是有限的，但是这种手术方式也许可以考虑为一种手术选择，最起码 MIS-TLIF 手术能够达到与开放手术相当的影像学和临床效果。

（赵检 译　赵颖川 校）

# 参考文献

1. Gillet P, Petit M. Direct repair of spondylolysis without spondylolisthesis, using a rod-screw construct and bone grafting of the pars defect. Spine. 1999;24:1252–6.
2. Gupta P, Gupta MC. Pars repair. In: Bridwell KH, Dewald RI, editors. The textbook of spinal surgery. 3rd ed. Philadelphia: Lippincott Williams & Wilkins; 2011. p. 581–9.
3. Johnson GV, Thompson AG. The Scott wiring technique for direct repair of lumbar spondylolysis. J Bone Joint Surg. 1992;74:426–30.
4. Ivanic GM, Pink TP, Achatz W, Ward JC, Homann NC, May M. Direct stabilization of lumbar spondylolysis with a hook screw: mean 11-year follow-up period for 113 patients. Spine. 2003;28:255–9.
5. Nozawa S, Shimizu K, Miyamoto K, Tanaka M. Repair of pars interarticularis defect by segmental wire fixation in young athletes with spondylolysis. Am J Sports Med. 2003;31:359–64.
6. Debusscher F, Troussel S. Direct repair of defects in lumbar spondylolysis with a new pedicle screw hook fixation: clinical, functional and CT-assessed study. Eur Spine J. 2007;16:1650–8.
7. Kumura M. My method of filling the lesion with spongy bone in spondylolysis and spondylolisthesis. Seikei Geka. 1968;19:285–96.
8. Nicol RO, Scott JH. Lytic spondylolysis. Repair by wiring. Spine. 1986;11:1027–30.
9. Buck JE. Direct repair of the defect in spondylolisthesis. Preliminary report. J Bone Joint Surg. 1970;52:432–7.
10. Morscher E, Gerber B, Fasel J. Surgical treatment of spondylolisthesis by bone grafting and direct stabilization of spondylolysis by means of a hook screw. Arch Orthop Trauma Surg. 1984;103:175–8.
11. Drazin D, Shirzadi A, Jeswani S, Ching H, Rosner J, Rasouli A, Kim T, Pashman R, Johnson JP. Direct surgical repair of spondylolysis in athletes: indications, techniques, and outcomes. Neurosurg Focus. 2011;31(5):E9–20.
12. Henderson ED. Results of the surgical treatment of spondylolisthesis. J Bone Joint Surg Am. 1966; 48:619–42.
13. Hardcastle P, Annear P, Foster DH, Chakera TM, McCormick C, Khangure M, et al. Spinal abnormalities in young fast bowlers. J Bone Joint Surg. 1992;74:421–5.
14. Reitman CA, Esses SI. Direct repair of spondylolytic defects in young competitive athletes. Spine J. 2002; 2:142–4.
15. Debnath UK, Freeman BJ, Gregory P, de la Harpe D, Kerslake RW, Webb JK. Clinical outcome and return to sport after the surgical treatment of spondylolysis in young athletes. J Bone Joint Surg. 2003;85:244–9.
16. Ranawat VS, Dowell JK, Heywood-Waddington MB. Stress fractures of the lumbar pars interarticularis in athletes: a review based on long-term results of 18 professional cricketers. Injury. 2003;34:915–9.
17. Brennan RP, Smucker PY, Horn EM. Minimally invasive image-guided direct repair of bilateral L-5 pars interarticularis defects. Neurosurg Focus. 2008;25(2):E13.
18. Askar Z, Wardlaw D, Koti M. Scott wiring for direct repair of lumbar spondylolysis. Spine. 2003;28:354–7.
19. Schlenzka D, Remes V, Helenius I, Lambert T, Tervahartiala P, Yrjönen T, et al. Direct repair for treatment of symptomatic spondylolysis and low-grade isthmic spondylolisthesis in young patients: no benefit in comparison to segmental fusion after a mean follow-up of 14.8 years. Eur Spine J. 2006; 15:1437–47.
20. Songer MN, Rovin R. Repair of the pars interarticularis defect with a cable-screw construct. A preliminary report. Spine. 1998;21:2041–5.
21. Bozarth GR, Fogel GR, Toohey JS, Neidre A. Repair

of pars interarticularis defect with a modified cable-screw construct. J Surg Orthop Adv. 2007;16:79–83.

22. Kakiuchi M. Repair of the defect in spondylolysis. Durable fixation with pedicle screws and laminar hooks. J Bone Joint Surg Am. 1997;79(6):818–25.

23. Noggle JC, Sciubba DM, Samdani AF, Anderson DG, Betz RR, Asghar J. Minimally invasive direct repair of lumbar spondylolysis with a pedicle screw and hook construct. Neurosurg Focus. 2008;25(2):E15.

24. Giudici F, Minoia L, Archetti M, Corriero AS, Zagra A. Long-term results of the direct repair of spondylolisthesis. Eur Spine J. 2011;20 Suppl 1:S115–20.

25. Clegg T, Carreon L, Mutchnick I, Puno R. Clinical outcomes following repair of the pars interarticularis. Am J Orthop. 2013;42(2):72–6.

26. Kim YT, Lee H, Lee CS, Lee DH, Hwang CJ, Ahn TS. Direct repair of the pars interarticularis defect in spondylolysis. J Spinal Disord Tech. 2012 [August 29; ePub ahead of print].

27. Kirkaldy-Willis WH, Paine KW, Cauchoix J, McIvor G. Lumbar spinal stenosis. Clin Orthop Relat Res. 1974;99:30–50.

28. Shin M, Ryu K, Rathi NK, Park C. Direct pars repair surgery using two different surgical methods: pedicle screw with universal hook system and direct pars screw fixation in symptomatic lumbar spondylosis patients. J Korean Neurosurg Soc. 2012;51:14–9.

29. Hioki A, Miyamoto K, Sadamasu A, Nozawa S, Ogawa H, Fushimi K, Hosoe H, Shimizu K. Repair of pars defects by segmental transverse wiring for athletes with symptomatic spondylolysis. Relationship between bony union and postoperative symptoms. Spine. 2012;37(9):802–7.

30. Amoretti N, Huwart L, Hauger O, Browaeys P, Marcy P, Nouri Y, Ibba C, Boileau P. Computed tomography- and fluoroscopy-guided percutaneous screw fixation of low-grade isthmic spondylolisthesis in adults: a new technique. Eur Radiol. 2012;22:2841–7.

31. Widi GA, Williams SK, Levi AD. Minimally invasive direct repair of bilateral lumbar spine pars defects in athletes. Case Rep Med. 2013; 5 pp. Article ID 659078 [ePub ahead of print].

32. Kwon BK, Hilibrand AS, Malloy K, Savas PE, Silva MT, Albert TJ, et al. A critical analysis of the literature regarding surgical approach and outcome for adult low-grade isthmic spondylolisthesis. J Spinal Disord Tech. 2005;18 Suppl 1:S30–40.

33. Mardjetko S, Albert T, Andersson G, Bridwell K, DeWald C, Gaines R, Geck M, Hammerberg K, Herkowitz H, Kwon B, Labelle H, Lubicky J, McAfee P, Ogilvie J, Shufflebarger H, Whitesides T. Spine/SRS spondylolisthesis summary statement. Spine. 2005;30(6S):S3.

34. Agabegi SS, Fischgrund JS. Contemporary management of isthmic spondylolisthesis: pediatric and adult. Spine J. 2010;10:530–43.

35. Lindley EM, McBeth ZL, Henry SE, Cooley R, Burger EL, Cain CMJ, Patel VV. Retrograde ejaculation after anterior lumbar spine surgery. Spine. 2012;37(20):1785–9.

36. Quraishi NA, Konig M, Booker SJ, Shafafy M, Boszczyk BM, Grevitt MP, Mehdian H, Webb JK. Access related complications in anterior lumbar surgery performed by spinal surgeons. Eur Spine J. 2013;22 Suppl 1:S16–20.

37. Jacobs WCH, Vreeling A, De Kleuver M. Fusion for low-grade adult isthmic spondylolisthesis: a systematic review of the literature. Eur Spine J. 2006;15:391–402.

38. McGuire RA, Amundson GM. The use of primary internal fixation in spondylolisthesis. Spine. 1993;18(12):1662–72.

39. Thomsen K, Christensen FB, Eiskjaer SP, Hansen ES, Fruensgaard S, Bunger CE. 1997 Volvo award winner in clinical studes. The effect of pedicle screw instrumentation on functional outcome and fusion rates in posterolateral lumbar spinal fusion: a prospective, randomized clinical study. Spine. 1997;22(24):2813–22.

40. France JC, Yaszemski MJ, Lauerman W, et al. A randomized prospective study of posterolateral lumbar fusion outcomes with and without pedicle screw instrumentation. Spine. 1999;24(6):553–60.

41. Moller H, Hedlund R. Instrumented and noninstrumented posterolateral fusion in adult spondylolisthesis – a prospective randomized study: part 2. Spine. 2000;25(1):1716–21.

42. Christensen FB, Hansen ES, Eiskjaer SP, et al. Circumferential lumbar spinal fusion with Brantigan cage versus posterolateral fusion with titanium Cotrel-Dubousset instrumentation: a prospective, randomized clinical study of 146 patients. Spine. 2002;27(23):2674–83.

43. Carragee EJ. Single-level posterolateral arthrodesis, with or without posterior decompression, for the treatment of isthmic spondylolisthesis in adults. A prospective, randomized study. J Bone Joint Surg Am. 1997;79(8):1175–80.

44. Johnsson R, Stromqvist B, Aspenberg P. Randomized radiostereometric study comparing osteogenic protein-1 (BMP-7) and autograft bone in human noninstrumented posterolateral lumbar fusion: 2002 Volvo award in clinical studies. Spine. 2002;27(23):2654–61.

45. Audat ZM, Darwish FT, Al Barbarawi MM, Obaidat MM, Haddad WH, Bashaireh KM, Al-Aboosy IA. Surgical management of low grade isthmid spondylolisthesis; a randomized controlled study of the surgical fixation with and without reduction. Scoliosis. 2011;6:14–9.

46. Musluman AM, Yilmaz A, Cansever T, et al. Posterior lumbar interbody fusion versus posterolateral fusion with instrumentation in the treatment of low-grade isthmic spondylolisthesis: midterm clinical outcomes. J Neurosurg Spine. 2011;14:488–96.

47. Farrokhi MR, Rahmanian A, Masoudi MS. Posterolateral versus posterior interbody fusion in isthmic spondylolisthesis. J Neurotrauma. 2012;29:1567–73.

48. Isaacs RE, Podichetty VK, Santiago P, Sandhu FA, Spears J, Kelly K, Rice L, Fessler RG. Minimally inva-

sive microendoscopy-assisted transforaminal lumbar interbody fusion with instrumentation. J Neurosurg Spine. 2005;3:98–105.

49. Gahreman A, Ferch RD, Rao PJ, Bogduk N. Minimal access versus open posterior lumbar interbody fusion in the treatment of spondylolisthesis. Neurosurgery. 2010;66(2):296–304.

50. Wang J, Zhou Y, Zhang ZF, Li CQ, Zheng WJ, Liu J. Comparison of one-level minimally invasive and open transforaminal lumbar interbody fusion in degenerative and isthmic spondylolisthesis grades 1 and 2. Eur Spine J. 2010;19:1780–4.

51. Rampersaud YR, Gray R, Lewis SJ, Massicotte EM, Fehlings MG. Cost-utility analysis of posterior minimally invasive fusion compared with conventional open fusion for lumbar spondylolisthesis. SAS J. 2011;5:29–35.

52. Kotani Y, Abumi K, Ito M, Sudo H, Abe Y, Minami A. Mid-term clinical results of minimally invasive decompression and posterolateral fusion with percutaneous pedicle screws versus conventional approach for degenerative spondylolisthesis with spinal stenosis. Eur Spine J. 2012;21:1171–7.

# 第 24 章　小儿椎弓根峡部裂和腰椎滑脱的手术治疗效果

Adam C.Shaner and Paul D.Sponseller

正如前面章节讨论的一样，推荐手术治疗小儿椎弓根峡部裂和腰椎滑脱主要是基于 Wiltse 等的原始研究。评估小儿椎弓根峡部裂和腰椎滑脱的治疗效果过程中，描述该病变特征（先天 vs 其他病因）及其病变严重程度特征非常重要，还有描述其症状也非常重要，其症状主要包括疼痛，神经根病变或者脊髓病变相关症状。综上所述，这些因素决定手术治疗小儿腰椎峡部裂和腰椎滑脱的手术适应证[1]。

表 24.1 呈现了需要手术治疗患者的选择策略。Meyerding 分级系统是基于椎体向前滑脱程度分级系统，以邻近椎体为参考，把椎体四等分[2]。

本章节内容的讨论焦点主要是，小儿腰椎峡部裂或者腰椎滑脱的患者接受手术治疗期畸形的效果。我们将首先着眼讨论有症状的轻度腰椎峡部裂，其接受过保守治疗无效后进展为中重度腰椎滑脱，转而接受手术治疗的患者。

## 轻度椎弓根峡部裂和腰椎滑脱的手术治疗效果

Ⅰ度或者Ⅱ度腰椎峡部裂的治疗适应证是有相关症状出现。对于大部分患者，主要症状为疼痛。经过保守治疗无效后是手术治疗的适应证，保守治疗方式包括运动调整，物理治疗，NSAIDs 药物治疗和经常性卧床休息。

椎弓根峡部裂原位双侧融合是主要的手术方式，可以通过几种手术方式来实现原位双侧融合。

Kimura 和 Buck 最先报道了直接修复技术，包括后路椎弓根峡部裂的直接修复和使用椎板钩结合自体骨移植行关节融合术[3, 4]。Buck 后来着重介绍了该技术的难点，主要是在于操作过程中如何准确地置入椎弓根螺钉[5]。接受该技术的 18 名患者随访结果已经有报道，其中 15 名患者 Henderson 量表评分结果令人满意（表24.2）。其余效果不佳的 3 名患者，重复的影像学报道展示其在椎弓根峡部裂位点有假关节形成[6]。

Nicol 和 Scott 描述了类似的手术方式，采用 18 号的不锈钢钢丝缠绕双侧横凸，然后在双侧后方棘突的下方收紧钢丝。这项技术的许多改进已经被报道，其效果类似[7, 8]。大量接受这项手术治疗的Ⅰ度腰椎滑脱系列病例，效果令人满意，22 名患者中 20 例患者结果满意，16 名患者效果改善非常明显，4 名患者症状改善良好。影像学结果上，17 名患者峡部裂愈合，其中 14 名患者症状恢复非常好，3 名患者症状恢复良好[9, 10]。在 Askar 等所做的一系列病例研究中，研究纳入对象都小于 25 岁，所有患者都接受 Scott 捆扎手术方式治疗症状性腰椎椎弓根峡部裂，这项研究结果也强调了这一观点，研究纳入 14 名患者，平均随访时间为 10.9年，在 12 名患者中产生非常好或者良好的效果[11]。

表 24.1　根据 Myerding 分级和症状的推荐治疗手段

| 滑脱程度 | 临床症状 | 治疗方法 |
| --- | --- | --- |
| I／II | 无 | 随访 |
| I／II | 有 | 活动改善，支具；保守治疗无效可手术治疗 |
| III／IV | 无 | 融合 |
| III／IV | 有 | 融合 |

表 24.2　主观评价参考

| |
| --- |
| 满意：疼痛消失，回归正常工作及体育活动 |
| 良好：高强度运动后偶尔出现疼痛，回归正常工作，较轻体育活动 |
| 不良：持续疼痛，无法工作或进行体育活动 |

　　一项长期随访结果纳入 62 例病例，所有纳入对象均接受 Buck、Scott 或改良 Scott技术治疗腰椎椎弓根峡部裂修复，随访结果提示接受改良 Scott 手术治疗 83.3% 的患者展现出优良的效果。相比较而言，接受Scott 手术治疗的患者优良率为 62.5%，接受 Buck 技术的患者效果优良率为 28%。临床效果和影像学效果失败的患者中，是接受了 Buck 手术 57% 的患者后来接受了后路融合手术，相比较而言，这一数值在接受 Scott 技术组为 12.5%，改良 Scott 组为2.7%。翻修手术最常见的原因是有症状的术后假关节形成和滑脱进展[10]。

表 24.3　Macnab 量表标准

| |
| --- |
| 满意：无疼痛，活动无限制 |
| 良好：偶有疼痛，影像患者日常工作及享受闲暇时光 |
| 合格：功能改善，但有间歇性疼痛足以缩短工作时间及活动 |
| 不良：对活动无改善，需要进一步手术干预 |

　　随着椎弓根螺钉的出现，提供了新的锚定点，小儿腰椎峡部裂的手术方式进一步得到了改良。Rovin 和 Songer 等描述了一项技术，该技术结合 Scott 技术和Morscher，采用钩的螺钉替代了钢丝。这项改良的椎弓根螺钉 – 钢丝装置的结合技术在 1998 年实施，该技术设涉及在病变节段的椎弓根置入一枚特殊的椎弓根螺钉。采用 Prolo 评分评价治疗效果，7 名患者接受这种手术方式，其中 5 名患者疗效非常好，2 名患者疗效很好[12]。关于这项技术进一步的回顾性分析提示，患者临床效果和影像学效果都非常的好[13]。

　　7 位作者报道这项技术和类似的椎弓螺钉结合椎板钩的技术治疗应用，同样地，文中报道了良好的效果[14-17]。Shah等做了一个类似的回顾性研究，研究旨在比较直接椎板钩固定和椎弓根钉钩混合技术的手术效果。研究采用 Macnab 量表来评价疼痛治疗效果（表 24.3），结果提示 9 名接受直接椎板钩固定组中 8 名患者术后效果非常好或者良好，在椎弓根钉棒钩组的 7 名患者中 6 名患者效果非常好或者良好。但是，在椎弓根螺钉组，手术时间和出血量明显要多，这主要因为其需要更加充分的暴露范围[18]。一项纳入 47 名患者的研究证实了这个观点，纳入研究对象接受椎弓根螺钉结合普通的椎板钩固定或者接受直接椎弓根峡部裂椎弓根螺钉固定。在椎弓根螺钉组，骨融合成功率为 78.3%，在行直接峡部裂螺钉修复组，融合率为93.3%，在接受直接修复手术的人群中，手术时间，出血量和住院时间明显要小，还有临床效果也明显好于对照组[19]。

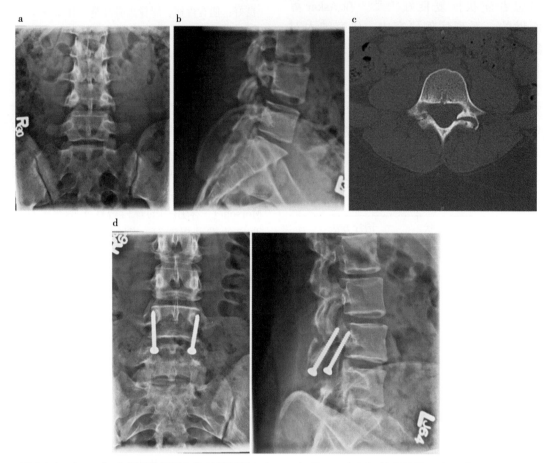

图24.1　（a~c）术前影像显示患儿峡部缺损。（c，d）使用压力螺钉技术伴植骨直接进行峡部修复

　　与当前手术治疗趋势相反，微创技术已经被设计出来，以期达到更少手术出血和更短的住院时间。约翰霍普金斯的神经外科团队报道了一系列小儿双侧L5椎弓根峡部裂患者治疗情况，患者接受一种微创直接固定方式，通过椎弓根螺钉和钢丝直接修复椎弓根峡部裂。8个月的早期随访结果效果非常理想，所有患者症状都有缓解[20]。

　　约翰霍普金斯大学的骨科手术团队回顾性的分析了31例接受椎板钉固定的椎弓根峡部裂患者，纳入研究患者最短随访时间为2年。通过VSA评分提示，术前疼痛减轻，接受该手术方式治疗的25名运动员

中，19名运动员回归竞技运动赛场，其术后6个月随访时VAS评分低至1分。一名患者需要手术翻修行腰椎后路手术，2名患者坚持只接受单纯椎板钉固定骨折。还有要注意的是，MRI结果，年龄和椎间盘退变程度并不影响手术效果，这与当前应用标准MRI结果评价峡部裂节段椎间盘退变的结果相反，后者一直被假设为能够提供一个积极的临床结果（图24.1）[21]。

## 直接手术修复的替代选择

　　除了绝大部分患者接受直接峡部裂修

复能够达到良好的效果，最终后路融合手术能够达到类似积极的临床效果。对于这些直接峡部裂修复失败或者不适合峡部裂修复的患者，后路单节段融合手术已经被提倡，而且被描述为术后不管用不用支架都能够达到同样的效果[19, 22-24]。回顾性研究提示，Ⅰ度或者Ⅱ度腰椎滑脱患者接受侧后方植骨融合术而不置入内固定，融合率高达 83%，症状缓解率为 75%[22, 25]。

为了比较侧后方植骨融合与椎弓根峡部裂直接修复的疗效，一项长期随访研究纳入 23 名接受 Scott 修复的患者和 25 名接受侧后方植骨融合而没有置入内固定的患者。平均随访时间 54 个月，Scott 组 87% 的患者和融合组 96% 的患者有偶尔性的疼痛，但是其并不干扰患者日常活动和疼痛感觉。两组间主观的、临床的和功能的评分并没有统计学差异[26]。15 年长期随访结果提示，与节段融合组相比，峡部裂直接修复组术后改善的 ODI 评分慢慢开始恶化，存在统计学差异，但是就两种手术方式而言，临床检查结果只有轻微的不同[15]。就其本身而言，接受直接峡部裂修复的患者也许长期随访结果比不上接受单节段融合手术的患者，这也许因为直接峡部裂修复手术不能够保护峡部裂节段的椎间盘进一步退变。在比较后路融合手术和侧后方融合手术研究中，20 年长期随访结果提示，峡部裂骨折不愈合在后路融合组的发生率为 34%，在侧后方融合组峡部裂骨折不愈合的发生率为 13%，14% 的患者会抱怨休息时常常或非常频繁地发生后背疼痛[27]。

在对比后路椎间融合内固定术和侧后方融合内固定术治疗轻度腰椎峡部裂滑脱的疗效时显示，PLIF 组 22 名患者中 88% 的疗效很好或者非常理想，在 PLF 组 19 名患者中这一数值为 76%。两组平均 3.3 年的随访结果提示，PLIF 组的融合率为 100%，PLF 融合率为 84%，两组间并发症发生率没有明显差别[28]。总而言之，对于轻度腰椎滑脱患者而言，直接手术修复峡部裂和后路或者侧后路融合手术都能够获得满意的长期随访结果和患者满意程度。

## 重度小儿腰椎滑脱的治疗效果

对于保守治疗无效，持续的疼痛和身体活动受限的腰椎滑脱患者。手术治疗应该被保留作为这部分患者的治疗方式。应用 Wiltse 制定的原始治疗指南，骨骼未发育成熟的患者滑脱超过 50% 将推介手术融合，不管有没有症状出现。对于重度腰椎滑脱患者（Ⅲ度或者更重的患者），治疗原则更加不明确，还有就固定方式、融合节段和减少椎间隙高度或原位融合而言，这里有许多种可能。这些多样的手术选择方式常常给小儿脊柱外科医师带来巨大的挑战，而且常常增加手术并发症发生率[29, 30]。接下来，我们将比较这些手术干预措施的结果，将会从假关节发生率、临床效果和神经损伤风险来比较。

仔细采集病史和记录体格检查所见，尤其是神经根受压症状（例如神经根疼痛，乏力，感觉缺失）。对于这些病例，单纯神经根减压、单纯减压合并融合、减压融合内固定或减压内固定术都是推介的手术方式。历史上减压往往没有进行融合，这种手术方式往往会导致滑脱进展和术后假关节形成。这种手术方式最早在 1955 年由 Gill 所描述，其主要涉及移除松动的脊柱后柱，早期效果非常明显，但是长期随访结果提示 14% 的患者滑脱进展[31]。但是，由于后续研究表明该手术不论长期随访有无滑脱进展都表现出较差的结果，所以重复对这一手术方式的是非常困难的[32, 33]。正如前所述，当前推介脊柱融合内固定手术作为任何后柱减压的替代手术。在这样的情况下，外科医生得权衡增加脊柱不稳定的风险与神经根结构广泛减压的利弊。通过使用内固定结合融合峡部裂病变节段，脊柱稳定性和充分的神经根减压都能够实现。不管用不用前路或者后路手术方式，如侧后方植骨融合和椎间融合，以此来减少滑脱，都能够达到自发融合。

Masoudi 等比较侧后方植骨融合与椎间植骨融合的临床效果，采用 ODI 和 VAS 评价患者疗效，结果显示侧后方植骨融合能够实现更好的临床效果和减轻背部疼痛，但是 PLIF 组的手术融合率相对要低[34]。

## 原位融合手术

脊柱原位融合手术被许多外科医生提倡，原因在于原位融合手术除了能够稳定减压的脊柱节段外，还能够阻止滑脱加重和减轻疼痛。不管患者术后用不用支具制动，脊柱原位融合手术都表现出很好地手术效果[35-38]。对于高度滑脱患者行原位非固定的前路、后路和环状融合的长期随访结果已经被 Poussa 报道，研究采用 ODI 评分，提示环状融合组患者临床症状轻微改善，腰椎活动度范围下降。尽管该研究也有不足之处，高度滑脱和神经根受压的影像学证据，神经根病变的临床证据都没有呈现[15, 30, 39-41]。同样地，其他研究团队已经提倡环状融合结合异体腓骨移植或者自体骨移植支撑 S1-L5 的椎体，或者采用经骶孔置入锚定螺钉以提供最好的机会来限制症状性的腰椎假关节，同时获得好的功能结果和限制腰椎滑脱的进展[29, 42-45]。但是，尽管原位融合不进行腰椎滑脱复位具有急性马尾神经硬膜损伤的风险。在这些马尾硬膜急性损失的情况下，立即进行减压是推介的处理方式，推荐减压方式包括骶骨后穹窿切除和邻近节段椎间盘切除[46, 47]。对于治疗效果不满意的患者来说，如马尾神经损伤或者有症状的术后假关节形成，大部分这类患者接受手术翻修后都达到了很好的效果[37]。总的来说，对于高度腰椎滑脱行原位融合治疗的患者，超过 80% 的患者能够达到令人满意的效果[48]（图 24.2）。

## 滑脱复位手术

高度腰椎滑脱的患者行滑脱复位相比原位融合术能够提供更多的优势，同样其也有相应手术风险，如增加手术时间，更高的技术要求和最常见的 L5 神经根损伤[49]。几种高度腰椎滑脱复位的手术方式已经被描述，主要适用于严重的矢状面失平衡，侧位片上腰椎滑脱移动度大和术前神经根病变严重需要广泛减压的患者。

许多种滑脱复位技术已经被描述，包括一期或者多期手术，而采用牵引、前路、后路或者前后路联合手术和椎间融合技术。Bradford 和 Boachie-Adjei 描述了一个二期手术方式，一期先行 halo 牵引后，再行后路减压合并侧后方植骨融合手术。二期行前路椎间融合手术（ALIF）后再行支具制动，这样达到矢状面力线很好的恢复，稳固的融合，术后只有一过性的腰背部疼痛和神经根痛[50]。应用 Harrington 撑开棒来实现滑脱复位，同时合并侧后方植骨融合，随后采用双皮质的自体髂骨，或者柄状固定装置来实现侧后方植骨融合合并 PLIF 手术能够达到类似好的临床效果[42, 51]。

在一项长期的研究中旨在比较原位融合手术与原位融合滑脱复位的效果，术后支架制动的疗效展示出能够降低滑脱进展的发生率和腰骶部后凸，但是总的来看临床结果和功能结果都是类似的。作者提倡这种观点，如果滑脱复位能够改善融合率、功能结果或者外观，滑脱复位应该要做[52]。高度腰椎滑脱部分复位结合广泛的脊柱后方结构加压也被提倡，手术可以结合分期环状融合，前方或者侧后方植骨融合，也可以合并一期侧后方植骨融合和后路椎间融合[51, 53-57]。在一项回顾性研究中，Helenius 等比较侧后方植骨融合，前路融合或者环状融合治疗高度峡部裂腰椎滑脱患者疗效，所有患者都没有置入内固定。他们得出结论，非植入内固定的环状融合组能够矫正后凸、ODI 和 SRA 评分[58]。部分的而非完全的矢状面畸形的复位，同时结合广泛的减压和稳定的融合，能够提供稳定、安全的疗效，如减少术后神经根压迫和马尾损伤的发生率。融合技术可以使用前后路联合的方式，或者单纯后路椎间融合[57]。

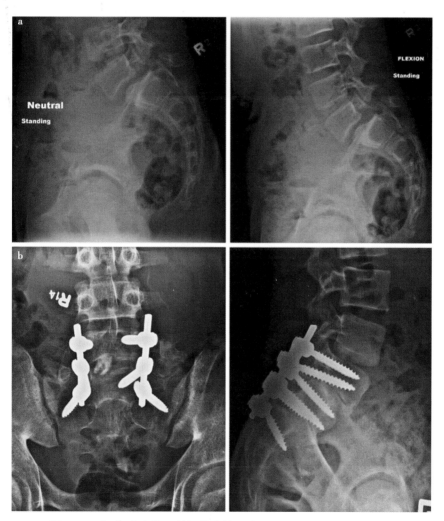

图 24.2 （a）中立位及前倾位术前平片显示 L5-S1 Ⅰ/Ⅱ度滑脱。
（b）复位及后外侧融合后的术后影像

　　直接比较复位与原位融合的长期随访结果并没有发现功能评级和临床效果的区别，两组都有疼痛的减轻。但是滑脱复位术，尽管改善滑脱的百分比和矢状面力线，但与其有关的是较长的手术时间，更多的失血量和更高的并发症，如翻修等。总的来说，这些结果表明，复位应该基于特定的目的，如改善神经症状和体征，临床效果，或者减少重度滑脱患者的融合节段[59]　　　　（图24.3）。

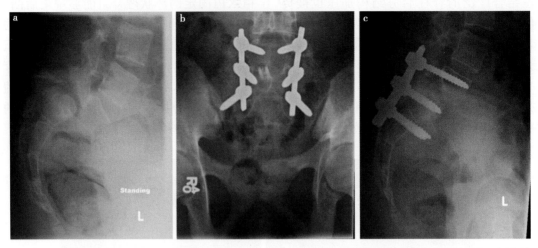

图24.3 （a）重度 S1-S2 滑脱的术前影像。（b，c）L5-S2 复位及后外侧融合后的术后前后位及侧位片

## 椎体移位

　　V 度椎体滑脱或者椎体相对于邻近节段 100% 的移位，通常发生在 L5-S1 节段，这称为椎体滑移。这是最严重的矢状面畸形，手术技巧有其独特的手术难度。与其他高度滑脱的病例一样，原位融合或者不同程度的滑脱复位已经被用来治疗椎体移位，而且总体来说临床效果，疼痛缓解和术前的神经损伤症状改善是成功的[51, 56, 57, 60]。后路原位融合和椎间自体胫骨块置入最先在 1982 年由 Bohlman 所报道，术后 2 年随访结果提示两组患者都有很好的关节融合[61]。一种类似的手术方式，前路经腹膜入路已经被描述，所有接受该手术的 4 个患者都实现了稳定的融合，长期随访结果神经症状并没有恶化[62]。

　　此外，移位节段椎体完全切除，如果没有罕见的或者技术上的挑战，完全切除移位椎体和融合两个邻近节段已经被描述为可行的手术方式。最开始在 1985 年由 Gaines 和 Nichols 做了这个手术，一期手术步骤包括 L5 椎体合并 L4-5 和 L5-S1 椎间盘的切除。二期手术步骤包括后方软组织结构的切除，关节突的切除，L5 椎弓根的切除和 L4 连接到骶骨，最终实现 L4 与骶骨融合。长期随访结果在 1994 年和 2005 年已经报道，结果提示术后神经并发症高达 75%，最常见的神经并发症为足下垂，大多数足下垂会恢复。除了这些不足之处，绝大部分患者报道了极其高的满意度，疼痛、功能、步态和外观都明显改善[45, 63, 64]。Kalra 等描述一种改良的手术方式，只从前路切除 L5 椎体的下半部分，把置入拉力螺钉的 L5 椎弓根留在适当的位置，保持整个脊柱的高度。为一名患者做了这个手术，2 年随访结果提示滑脱完全复位，神经症状明显好转，和 ODI 评分明显改善[65]。但是当前的趋势是，单纯后路复位合并后路或者椎间原位融合。

## 总结

　　轻度腰椎滑脱和腰椎峡部裂患者很少需要手术治疗，这是因为大部分患者对运动调整、NSAIDs 或者物理治疗反应很好。

对于有症状的患者，而且对保守治疗效果不佳，手术干预是一个选择。手术选择方式可能有直接椎弓根峡部裂修复技术，通过加压螺钉，钢丝，椎板钩–椎弓根螺钉装置或者他们的修饰手术。还有，侧后方植骨融合合并置入内固定与否，都能够给直接椎弓根峡部裂修复带来相似的长期的主观效果，临床效果和功能效果，同时需要权衡延长的手术时间和暴露范围。还有两种手术方式都能够达到好的和非常好的效果，尽管有术后假关节发生的影像学报道。对于高度腰椎滑脱的患者，原位融合和滑脱复位加融合手术都是可供的选择，这依赖于外科医生的手术经验和患者功能和神经状态。对于接受复位的患者，广泛减压合并内固定装置的置入，合并后方融合或者椎间隙植骨融合，能够提供长期稳定的临床效果。与单纯后方植骨融合相比，椎间植骨融合技术显示出更好的长期融合率，能够实现更加充分的滑脱复位和更高的功能结果。滑脱复位能够增加神经损伤的风险，但是大多数神经并发症，包括马尾损伤能够恢复。对于高度腰椎滑脱的患者，原位融合与滑脱复位相比，长期随访结果已经显示原位融合能够改善 ODI 和 SRS 评分。对于 V 度腰椎滑脱的手术治疗有其独特的手术技巧相关的挑战，而且通过前路或者后路的方式能够实现原位融合，只需部分复位或者 Gaines 手术方式。当前的趋势是，单纯后路手术结合后路融合和椎间融合已经走在最前沿。

（赵检 译　赵颖川 校）

## 参考文献

1. Wiltse LL, Newman PH, Macnab I. Classification of spondylolysis and spondylolisthesis. Clin Orthop Relat Res. 1976;117:23–9.

2. Meyerding HW. Spondylolisthesis. Surg Gynecol Obstet. 1932;54:371–7.

3. Kimura M. Seikei Geka. 1968;19(4):285–96. Japanese.

4. Buck JE. Direct repair of the defect in spondylolisthesis. Preliminary report. J Bone Joint Surg Br. 1970; 52:432–7.

5. Buck JE. Abstract: further thoughts on direct repair of the defect in spondylolysis. J Bone Joint Surg Br. 1979;61:123.

6. Pederson AK, Hagen R. Spondylolysis and spondylolisthesis. Treatment by internal fixation and bone-grafting of the defect. J Bone Joint Surg Am. 1988;70(1):15–24.

7. Hambly MF, Wiltse LL. A modification of the Scott wiring technique. Spine (Phila Pa 1976). 1994; 19(3):354–6.

8. Johnson GV, Thompson AG. The Scott wiring technique for direct repair of lumbar spondylolysis. J Bone Joint Surg Br. 1992;74(3):426–30.

9. Nicol RO, Scott JH. Lytic spondylolysis. Repair by wiring. Spine (Phila Pa 1976). 1986;11(10):1027–30.

10. Giudici F, Minoia L, Archetti M, Corriero AS, Zagra A. Long-term results of the direct repair of spondylolisthesis. Eur Spine J. 2011;20 Suppl 1:S115–20. doi:10.1007/s00586-011-1759-9.

11. Askar Z, Wardlaw D, Koti M. Scott wiring for direct repair of lumbar spondylolysis. Spine (Phila Pa 1976). 2003;28(4):354–7.

12. Songer MN, Rovin R. Repair of the pars interarticularis defect with a cable-screw construct. A preliminary report. Spine (Phila Pa 1976). 1998;23(2):263–9.

13. Schlenzka D, Remes V, Helenius I, Lamberg T, Tervahartiala P, Yrjönen T, Tallroth K, Osterman K, Seitsalo S, Poussa M. Direct repair for treatment of symptomatic spondylolysis and low-grade isthmic spondylolisthesis in young patients: no benefit in comparison to segmental fusion after a mean follow-up of 14.8 years. Eur Spine J. 2006;15(10):1437–47. Epub 2006 Feb 7.

14. Gillet P, Petit M. Direct repair of spondylolysis without spondylolisthesis, using a rod-screw construct and bone grafting of the pars defect. Spine (Phila Pa 1976). 1999;24(12):1252–6.

15. Kakiuchi M. Repair of the defect in spondylolysis. Durable fixation with pedicle screws and laminar hooks. J Bone Joint Surg Am. 1997;79(6):818–25.

16. Tokuhashi Y, Matsuzaki H. Repair of defects in spondylolysis by segmental pedicular screw hook fixation. A preliminary report. Spine (Phila Pa 1976). 1996; 21(17):2041–5.

17. Winter M, Jani L. Results of screw osteosynthesis in spondylolysis and low-grade spondylolisthesis. Arch Orthop Trauma Surg. 1989;108(2):96–9.

18. Karatas AF, Dede O, Atanda AA, Holmes L Jr, Rogers K, Gabos P, Shah SA. Comparison of direct pars repair techniques of spondylolysis in pediatric and adolescent patients: pars compression screw versus pedicle screw-rod-hook. J Spinal Disord Tech. 2012.

19. Shin MH, Ryu KS, Rathi NK, Park CK. Direct pars repair surgery using two different surgical methods:

pedicle screw with universal hook system and direct pars screw fixation in symptomatic lumbar spondylosis patients. J Korean Neurosurg Soc. 2012;51(1):14–9. doi:10.3340/jkns.2012.51.1.14. Epub 2012 Jan 31.

20. Noggle JC, Sciubba DM, Samdani AF, Anderson DG, Betz RR, Asghar J. Minimally invasive direct repair of lumbar spondylolysis with a pedicle screw and hook construct. Neurosurg Focus. 2008;25(2):E15. doi:10.3171/FOC/2008/25/8/E15.

21. Menga EN, Kebaish KM, Jain A, Carrino JA, Sponseller PD. Clinical results and functional outcomes after direct intralaminar screw repair of spondylolysis. Spine (Phila Pa 1976). 2014;39(1):104–10.

22. Girardo M, Bettini N, Dema E, Cervellati S. Uninstrumented posterolateral spinal arthrodesis: is it the gold standard technique for I degrees and II degrees grade spondylolisthesis in adolescence? Eur Spine J. 2009;18 Suppl 1:126–32. doi:10.1007/s00586-009-0983-z. Epub 2009 May 5.

23. Stanton RP, Meehan P, Lovell WW. Surgical fusion in childhood spondylolisthesis. J Pediatr Orthop. 1985;5(4):411–5.

24. Burkus JK, Lonstein JE, Winter RB, et al. Long-term evaluation of adolescents treated operatively for spondylolisthesis. A comparison of in situ arthrodesis only with in situ arthrodesis and reduction followed by immobilization in a cast. J Bone Joint Surg Am. 1992;74:693–704.

25. Velikas EP, Blackburne JS. Surgical treatment of spondylolisthesis in children and adolescents. J Bone Joint Surg Br. 1981;63-B(1):67–70.

26. Schlenzka D, Seitsalo S, Poussa M, Osterman K. Operative treatment of symptomatic lumbar spondylolysis and mild isthmic spondylolisthesis in young patients: direct repair of the defect or segmental spinal fusion? Eur Spine J. 1993;2(2):104–12.

27. Helenius I, Lamberg T, Osterman K, Schlenzka D, Yrjönen T, Tervahartiala P, Seitsalo S, Poussa M, Remes V. Scoliosis research society outcome instrument in evaluation of long-term surgical results in spondylolysis and low-grade isthmic spondylolisthesis in young patients. Spine (Phila Pa 1976). 2005;30(3):336–41.

28. Müslüman AM, Yılmaz A, Cansever T, Cavuşoğlu H, Colak I, Genç HA, Aydın Y. Posterior lumbar interbody fusion versus posterolateral fusion with instrumentation in the treatment of low-grade isthmic spondylolisthesis: midterm clinical outcomes. J Neurosurg Spine. 2011;14(4):488–96. doi:10.3171/2010.11.SPINE10281. Epub 2011 Feb 11.

29. Frennered AK, Danielson BI, Nachemson AL, Nordwall AB. Midterm follow-up of young patients fused in situ for spondylolisthesis. Spine (Phila Pa 1976). 1991;16(4):409–16.

30. Fu KM, Smith JS, Polly Jr DW, Perra JH, Sansur CA, Berven SH, Broadstone PA, Choma TJ, Goytan MJ, Noordeen HH, Knapp Jr DR, Hart RA, Donaldson 3rd WF, Boachie-Adjei O, Shaffrey CI. Morbidity and mortality in the surgical treatment of six hundred five pediatric patients with isthmic or dysplastic spondylolisthesis. Spine (Phila Pa 1976). 2011;36(4):308–12. doi:10.1097/BRS.0b013e3181cf3a1d.

31. Gill GG, Manning JG, White HL. Surgical treatment of spondylolisthesis without spine fusion; excision of the loose lamina with decompression of the nerve roots. J Bone Joint Surg Am. 1955;37-A(3):493–520.

32. Amuso SJ, Neff RS, Coulson DB, Laing PG. The surgical treatment of spondylolisthesis by posterior element resection. J Bone Joint Surg Am. 1970;52(3):529–36.

33. Osterman K, Lindholm TS, Laurent LE. Late results of removal of the loose posterior element (Gill's operation) in the treatment of lytic lumbar spondylolisthesis. Clin Orthop Relat Res. 1976;117:121–8.

34. Farrokhi MR, Rahmanian A, Masoudi MS. Posterolateral versus posterior interbody fusion in isthmic spondylolisthesis. J Neurotrauma. 2012;29(8):1567–73. doi:10.1089/neu.2011.2167. Epub 2012 Apr 2.

35. Grzegorzewski A, Kumar SJ. In situ posterolateral spine arthrodesis for grades III, IV, and V spondylolisthesis in children and adolescents. J Pediatr Orthop. 2000;20(4):506–11.

36. Newton PO, Johnston 2nd CE. Analysis and treatment of poor outcomes following in situ arthrodesis in adolescent spondylolisthesis. J Pediatr Orthop. 1997;17(6):754–61.

37. Lenke LG, Bridwell KH, Bullis D, Betz RR, Baldus C, Schoenecker PL. Results of in situ fusion for isthmic spondylolisthesis. J Spinal Disord. 1992;5(4):433–42.

38. Molinari RW, Bridwell KH, Lenke LG, Ungacta FF, Riew KD. Complications in the surgical treatment of pediatric high-grade, isthmic dysplastic spondylolisthesis. A comparison of three surgical approaches. Spine (Phila Pa 1976). 1999;24(16):1701–11.

39. Helenius I, Remes V, Poussa M. Uninstrumented in situ fusion for high-grade childhood and adolescent isthmic spondylolisthesis: long-term outcome. Surgical technique J Bone Joint Surg Am. 2008;90(Suppl 2 Pt 1):145–52. doi:10.2106/JBJS.G.01186.

40. Remes V, Lamberg T, Tervahartiala P, Helenius I, Schlenzka D, Yrjönen T, Osterman K, Seitsalo S, Poussa M. Long-term outcome after posterolateral, anterior, and circumferential fusion for high-grade isthmicspondylolisthesis in children and adolescents: magnetic resonance imaging findings after average of 17-year follow-up. Spine (Phila Pa 1976). 2006;31(21):2491–9.

41. Petraco DM, Spivak JM, Cappadona JG, Kummer FJ, Neuwirth MG. An anatomic evaluation of L5 nerve stretch in spondylolisthesis reduction. Spine. 1996;21:1133–8.

42. DeWald RL, Faut MM, Taddonio RF, Neuwirth MG. Severe lumbosacral spondylolisthesis in adolescents and children. Reduction and staged circumferential fusion. J Bone Joint Surg Am. 1981;63(4):619–26.

43. Smith JA, Deviren V, Berven S, Kleinstueck F, Bradford DS. Clinical outcome of trans-sacral interbody fusion after partial reduction for high-grade l5–s1 spondylolisthesis. Spine (Phila Pa 1976). 2001;26(20):2227–34.

44. Sasso RC, Shively KD, Reilly TM. Transvertebral transsacral strut grafting for high-grade isthmic

spondylolisthesis L5–S1 with fibular allograft. J Spinal Disord Tech. 2008;21(5):328–33. doi:10.1097/BSD.0b013e318149e7ea.

45. Lehmer SM, Steffee AD, Gaines Jr RW. Treatment of L5–S1 spondyloptosis by staged L5 resection with reduction and fusion of L4 onto S1 (Gaines procedure). Spine (Phila Pa 1976). 1994;19(17):1916–25.

46. Schoenecker PL, Cole HO, Herring JA, Capelli AM, Bradford DS. Cauda equina syndrome after in situ arthrodesis for severe spondylolisthesis at the lumbosacral junction. J Bone Joint Surg Am. 1990;72(3): 369–77.

47. Bozarth GR, Fogel GR, Toohey JS, Neidre A. Repair of pars interarticularis defect with a modified cable-screw construct. J Surg Orthop Adv. 2007;16(2): 79–83.

48. Maurice HD, Morley TR. Cauda equine lesions following fusion in situ and decompressive laminectomy for severe spondylolisthesis. Four case reports. Spine. 1989;1:214–6.

49. Smith MD, Bohlman HH. Spondylolisthesis treated by a single-stage operation combining decompression with in situ posterolateral and anterior fusion. An analysis of eleven patients who had long-term follow-up. J Bone Joint Surg Am. 1990;72(3):415–21.

50. Bradford DS, Boachie-Adjei O. Treatment of severe spondyloptosis by anterior and posterior reduction and stabilization. A long-term follow-up study. J Bone Joint Surg Am. 1990;72(7):1060–6.

51. Boos N, Marchesi D, Zuber K, Aebi M. Treatment of severe spondylolisthesis by reduction and pedicular fixation. A 4-6-year follow-up study. Spine (Phila Pa 1976). 1993;18(12):1655–61.

52. Burkus JK, Lonstein JE, Winter RB, Denis F. Long-term evaluation of adolescents treated operatively for spondylolisthesis. A comparison of in situ arthrodesis only with in situ arthrodesis and reduction followed by immobilization in a cast. J Bone Joint Surg Am. 1992;74(5):693–704.

53. Schwend RM, Waters PM, Hey LA, Hall JE, Emans JB. Treatment of severe spondylolisthesis in children by reduction and L4–S4 posterior segmental hyperextension fixation. J Pediatr Orthop. 1992;12(6):703–11.

54. Laursen M, Thomsen K, Eiskjaer SP, Hansen ES, Bünger CE. Functional outcome after partial reduction and 360 degree fusion in grade III–V spondylolisthesis in adolescent and adult patients. J Spinal Disord. 1999;12(4):300–6.

55. Roca J, Ubierna MT, Cáceres E, Iborra M. One-stage decompression and posterolateral and interbody fusion for severe spondylolisthesis. An analysis of 14 patients. Spine (Phila Pa 1976). 1999;24(7):709–14.

56. Lenke LG, Bridwell KH. Evaluation and surgical treatment of high-grade isthmic dysplastic spondylolisthesis. Instr Course Lect. 2003;52:525–32.

57. Poussa M, Schlenzka D, Seitsalo S, Ylikoski M, Hurri H, Osterman K. Surgical treatment of severe isthmic spondylolisthesis in adolescents. Reduction or fusion in situ. Spine (Phila Pa 1976). 1993;18(7):894–901.

58. Helenius I, Lamberg T, Osterman K, Schlenzka D, Yrjönen T, Tervahartiala P, Seitsalo S, Poussa M, Remes V. Posterolateral, anterior, or circumferential fusion in situ for high-grade spondylolisthesis in young patients: a long-term evaluation using the Scoliosis Research Society questionnaire. Spine (Phila Pa 1976). 2006;31(2):190–6.

59. Hanson DS, Bridwell KH, Rhee JM, Lenke LG. Dowel fibular strut grafts for high-grade dysplastic isthmic spondylolisthesis. Spine (Phila Pa 1976). 2002;27(18):1982–8.

60. Lakshmanan P, Ahuja S, Lewis M, Howes J, Davies PR. Transsacral screw fixation for high-grade spondylolisthesis. Spine J. 2009;9(12):1024–9. doi:10.1016/j.spinee.2009.08.456. Epub 2009 Oct 12.

61. Bohlman HH, Cook SS. One-stage decompression and posterolateral and interbody fusion for lumbosacral spondyloptosis through a posterior approach. Report of two cases. J Bone Joint Surg Am. 1982; 64(3):415–8.

62. Jones AA, McAfee PC, Robinson RA, Zinreich SJ, Wang H. Failed arthrodesis of the spine for severe spondylolisthesis. Salvage by interbody arthrodesis. J Bone Joint Surg Am. 1988;70(1):25–30.

63. Gaines RW, Nichols WK. Treatment of spondyloptosis by two stage L5 vertebrectomy and reduction of L4 onto S1. Spine (Phila Pa 1976). 1985;10(7):680–6.

64. Gaines RW. L5 vertebrectomy for the surgical treatment of spondyloptosis: thirty cases in 25 years. Spine (Phila Pa 1976). 2005;30(6 Suppl):S66–70.

65. Kalra K, Kohli S, Dhar S. A modified Gaines procedure for spondyloptosis. J Bone Joint Surg Br. 2010;92(11): 1589–91. doi:10.1302/0301-620X.92B11.24382.

# 第 25 章　成人腰椎滑脱手术治疗相关并发症

Khalid Abbed and William E.Neway III

成人腰椎滑脱的手术治疗具有挑战性。目前尚无最佳治疗方案的共识。这可能是由于多种手术方法的效果近似而导致的。尽管不存在手术方案的"金标准",临床效果研究已经发现,若能够谨遵保持或恢复矢状面平衡、实现坚固融合等基本手术原则,外科医师便能够取得满意的临床效果。

最近发表的文章表明,腰椎滑脱手术治疗的并发症为 9.2%[1]。这一数据是由包括 10 242 例退变性或峡部裂性滑脱的成人患者的大样本回顾性研究得来。退变性滑脱患者并发症率(8.5%)明显高于峡部裂性滑脱患者并发症率(6.6%, $P = 0.002$),而重度滑脱及高龄患者(>65 岁)并发症率亦较高。

尽管医患双方尽力避免,但并发症仍时有发生。需要明白的是,在最好的条件下依然会有不良事件的发生。

成人腰椎滑脱手术治疗最常见的并发症包括假关节形成、神经损伤、硬膜撕裂、滑脱进展、内固定失败、血管并发症以及感染(表 25.1)。

表 25.1　腰椎滑脱手术治疗常见并发症

| |
| --- |
| 1. 神经并发症 |
| 　神经根损伤 |
| 　　压迫 |
| 　　牵拉 |
| 　硬膜撕裂 |
| 　自主神经功能紊乱 |
| 　　逆向射精 |
| 　马尾综合征 |
| 　慢性疼痛 |
| 　　继发于神经压迫的外周神经病变 |
| 2. 假关节形成 |
| 　重度滑脱 |
| 3. 滑脱进展 |
| 　术前滑脱 |
| 　滑脱角度 |
| 4. 内固定失败 |
| 　骨 – 内植物失败 |
| 　生物学因素失败 |
| 5. 血管并发症 |
| 　直接 |
| 　　血管损伤 |
| 　间接 |
| 　　肺栓塞 / 深静脉血栓 |
| 　　缺血性视神经病变 |
| 6. 感染 |

当对需要进行手术的滑脱患者进行诊疗时，应仔细分辨患者是否具有较高的并发症风险。这种作为知情同意一部分的术前风险评估对医患双方都是有益的。已发现的高并发症率的危险因素包括重度滑脱、退变性滑脱和 >65 岁的患者[2]。手术入路、是否为翻修手术等因素对并发症率没有明确的影响。

## 假关节形成

假关节形成的定义是在初次手术 1 年后未能在 2 个骨性节段之间形成坚强的骨性融合。这是腰椎融合术后最常见的并发症，而滑脱手术后出现概率较腰椎间盘退变手术更高[3]。重度滑脱及成年患者假关节形成风险更高[1]。假关节形成的意义在不同患者之间有所不同。成功的融合与患者症状的缓解并不总是相关的，而假关节的形成与较差的临床效果间具有高度的统计学相关性[4]。从历史上看，腰椎假关节形成率最高可达 56%[5]。然而，近期并无研究显示在应用新型内植物和植骨材料后的假关节形成率。此外，一部分患者的假关节形成由于并无症状表现而未被发现，所以前述数据并不能真正体现实际的假关节形成率。因此，针对无症状的假关节形成的治疗并非必须。另一方面，持续的异常活动和不稳才是假关节形成后手术治疗的指征。

假关节形成的相关危险因素包括融合节段的过度活动、手术技巧差（植骨面和植骨材料去皮质不足）、代谢异常（骨质疏松、维生素 D 缺乏、酗酒、吸收不良综合征）、吸烟、创伤及感染。这些危险因素导致假关节形成的具体作用机制仍不明确，其机制可能是多方面的[6]。

了解了假关节形成的危险因素之后，可采取的减少发生率的措施包括滑脱节段制动、仔细地植骨床处理、优化植骨材料、改善营养状态及戒烟。

假关节形成的诊断较为复杂，其评估仍较为困难。假关节形成的诊断是排除其他导致疼痛的病因之后，由临床症状和影像学证据共同支持的[7]。提示假关节形成的症状包括背痛、神经根刺激的体征或症状、进行性畸形、步态紊乱及腿后肌紧张。持续时间超过 1 年的症状更应引起注意，因为此时理应获得了坚固的融合[8]。症状持续存在的患者评估应从完整的病史和体格检查开始。在进一步进行影像学检查之前应摄 X 线平片（正位、侧位和动力位）。虽然由于骨性结构的影像有所重叠，单纯依靠平片诊断这段骨不连可能较为困难，但平片仍能够提供重要的信息。融合位置的组织影缺失、断裂，动力位片上可见持续运动，内植物周围透明影或内固定失败都是提示假关节形成的重要影像学表现。评估椎间融合情况及诊断"紧闭型假关节形成"时，薄层 CT 扫描具有诊断价值[9]。当平片显示融合影或明显假关节形成时，CT 检查意义较小。虽然 CT 的结果更为准确，但辐射暴露的风险使得 CT 扫描并不能成为常规检查。单纯一项的影像学发现并不足以成立假关节形成的诊断。假关节形成可能出现的其他的影像学表现包括椎弓根钉周围透亮影、内植物断裂及滑脱进展。

假关节形成的治疗需要医师了解其潜在的病理改变。如果出现了内植物断裂，应将其取出，并在相应节段再行内固定，通常选用直径大于 1mm 的椎弓根钉。术中需要对融合情况及假关节的位置进行评估。当明确定位之后，此区域应仔细进行植骨准备。切除软组织，充分去皮质直至骨面渗血，将髂骨块充分填塞。可以使用骨形态发生蛋白（bone morphogenic protein，BMP），为局部生物学环境和骨愈合提供更好条件。如果首次手术没有进行前柱的支撑，应进行腰椎的椎间融合[3]。当出现未行内固定的假关节形成时，应考虑加用椎弓根钉和（或）椎间融合。最后，虽然其疗效未见文献报道，可以使用植骨区域或全身应用骨刺激物以促进骨质愈合。假关节的成功治疗需要纠正宿主方的因素并进一步优化手术技巧。

## 神经并发症

滑脱手术可能遇到的神经并发症包括神经根损伤、马尾综合征、自主神经功能紊乱、硬膜撕裂和慢性疼痛。术前必须详细记录神经功能评估情况，注意有无神经功能缺陷。此外，应摄侧位片以评估腰椎滑脱程度。包括 MRI 及 CT 脊髓造影等高级影像学检查对评估脊髓和出口神经根有无压迫具有帮助。

神经根损伤可能由压迫、牵拉或直接损伤等机制导致。出口神经根可能在椎间孔内或椎间孔外受到压迫。包括椎间盘突出或峡部裂愈合的纤维软骨残留在内的软组织嵌顿均可能导致压迫[10]。其他压迫的原因还包括术后硬膜外血肿形成，通常表现为迟发性。为了充分评估神经压迫的可能原因，应重点检查出口神经根的侧隐窝至椎间孔外部分。由于复位可能导致狭窄椎间孔内的神经组织压迫加重，因此当计划对滑脱进行复位时，充分的显露尤为重要。复位操作可能通过神经组织激惹和（或）神经根牵拉而导致神经损伤。一项尸体研究显示神经根应力和复位之间存在非线性关系。在这一模型中，L5 神经根 71% 的应力改变出现于复位过程的最后 50%[11]。此外，近期研究发现"部分复位"技术能减少神经并发症，也为前述结果提供了佐证。

牵拉损伤特指将患者取俯卧摆放于 Jackson 手术床时的损伤。其理论依据是肌肉松弛之后滑脱会急性加剧，脊柱向背侧移位导致牵拉神经根[10]。

涉及硬膜囊的操作可能导致腰骶神经根直接损伤，从而造成多处皮区感觉障碍。此外，内固定或神经减压操作也可能造成直接损伤。

马尾综合征可能发生于术中或术后。在滑脱复位的过程中，可能导致椎间盘的后半部突入椎管。术前矢状位 MRI 细致评估及复位过程中及复位后对椎间隙的观察等措施可有效减少此类情况的发生。即使不进行复位，也有出现马尾综合征的报道，这可能是由于血管因素、体位摆放过伸或显露过程中的临时移位所导致。

马尾综合征的术后因素包括硬膜外血肿形成，导致硬膜囊压迫。术后数小时至数天的血肿的积累可能表现为迟发性神经功能损害。

由于疗效与时间息息相关，马尾综合征的关键是尽早诊断及治疗。MRI 或 CT 脊髓造影是应急的诊断措施，而必要时的手术减压至关重要。如果初次手术的复位程度较大，可以适当调整内固定以减少复位程度。

腰椎的前路手术可能导致自主神经功能紊乱，表现为逆向射精。为了减少这一罕见并发症的概率，应仔细分离并避免直接电凝骶岬前方软组织[10]。

慢性疼痛是对于医患双方都有极深影响的灾难性并发症。盘源性疾病融合术后效果的可预见性较退变性滑脱更差，各种原因导致的疼痛都应进行排除。其他难以解释的疼痛原因包括脊柱来源（假关节形成、神经根压迫、平背综合征、盘源性疼痛、邻近节段病变）和非脊柱来源（复杂性区域疼痛综合征、感染、子宫内膜异位），并且可能需要多学科诊疗[3]。

肢体的神经损伤可能是外周神经局部受压的结果。患者体位摆放完成后应仔细检查躯干、四肢、头和突出体表的骨性结构。手术床稍取头高脚低位可有效防止眼部并发症。医师应确认上述位置已充分加垫保护以避免相关并发症的产生。

## 滑脱进展

手术后可能出现滑脱加重。滑脱加重最重要的两个危险因素是术前滑脱程度及滑脱的角度。滑脱角度是指 L5 椎体下终板和骶骨上终板之间的夹角。其他与滑脱进展相关因素包括手术技术和退变性椎间盘病变。进行原位融合者不可进行 Gill 椎板切除术（完全去除滑脱节段后方结构）。这一术式要求后方稳定性的破坏最小。滑脱的进展最有可能于术后 2 年发生[1]。尽管我们对这些危险因素有所认识，但仍难以预计具体何种滑脱将出现进展。即使融合牢靠，也依然可能出现滑脱的加重，而且可能进展到出现假关节形成时才被发现[12]。

出现滑脱进展的患者可能表现为进行性下腰痛和坐骨神经痛。对于疼痛难以缓解、出现功能障碍性畸形或神经症状的患者，应进行再次手术。

## 内固定失败

内固定在滑脱的手术治疗中的作用是协助对滑脱的椎节进行复位，维持并稳定复位的椎体，并最终促进融合。为了减少内固定失败的概率，应严格遵守融合手术的基本原则。目前脊柱内固定不断更新换代，其涉及目标没有改变，依然是为了促进脊柱的融合。这些固定器材通过制动而形成了"临时的"融合环境，为骨质融合提供有利条件。内固定失败是指出现螺钉弯曲、断裂、移位或解体。

内固定的失败可能由于内源性或外源性因素导致。当对固定装置施加过度的外力时，可能导致骨–内固定界面的内源性内固定失败。这可能出现在重度滑脱的复位、恢复非生理性的腰椎前凸或缺少充分的支撑加压结构时。这在只进行后路置钉而不进行椎间融合时显得更为重要。缺乏前柱支撑的固定结构具有较高的失败率[13]。固定结构可能承受较大的屈曲力矩导致内固定失败并最终出现假关节形成、复位丢失或滑脱进展[6]。此外，正确的手术技术在组装和锁定内固定时可有效避免其移位或解体。需要注意避免锁定螺帽时出现螺纹错扣，确保最后上紧螺帽时使用扭矩限制器和正确的对抗技术，固定棒长度适宜能超出两端的钉尾结构。

一项有关椎弓根钉的研究发现，发生内固定失败的概率在牢靠融合和假关节形成的患者之间相同[14]。这一现象的原因可能是进行 3 柱固定的同时只进行了单柱融合（侧后方）。因此，该研究还发现无假关节形成时的椎弓根断裂与不良效果无关。最后，该研究发现行大角度复位（Ⅲ度或Ⅳ度滑脱）的患者出现内固定失败的可能更大。

外源性内固定失败是基于生物因素产生的现象。延迟愈合或不愈合可能最终导致内植物的"疲劳"[10]。

当对出现内固定失败的患者进行诊疗时，需要在考虑翻修措施之前明确原因。患者的症状应与内固定失败这一病因相关。内固定失败还有可能在手术成功一段时间之后出现（图 25.1 和图 25.2）。

## 血管并发症

成人腰椎滑脱术中遇到的血管并发症包括肺栓塞、深静脉血栓、缺血性视神经病变以及直接血管损伤。

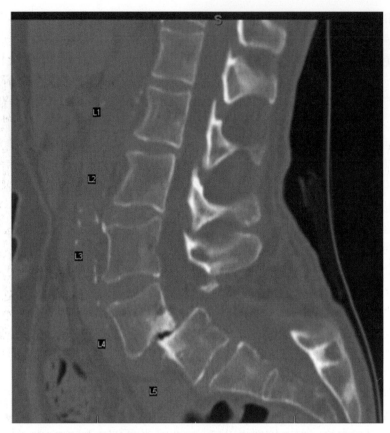

图 25.1　69 岁女性，L4-5 滑脱并伴有严重的双侧椎间孔狭窄。
患者主诉双下肢感觉异常，查体下肢肌力 4 级

深静脉血栓形成的患病率在脊柱外科相关文献中并无完整总结。研究发现，机械预防可使深静脉血栓形成概率由 10%~15% 降低至 0.3%~2%。目前已知的深静脉血栓形成的危险因素包括俯卧位时压迫股血管、前路手术直接激惹大血管、手术时间长以及术后卧床时间延长，这也需要术后尽早开始步行活动和物理治疗[3]。

缺血性视神经病变是脊柱手术罕见但后果极为严重的并发症，表现为视力丧失，可随时间进展而有/无缓解。这种并发症在脊柱外科手术中更为常见，发生率约为 0.2%。目前尚无此类患者的统计学特征以预判相关风险。实际工作中常对俯卧位患者采用稍头高脚低位以降低眼内压[15]。

脊柱手术可能直接导致血管损伤并造成大量出血。前路手术发生率更高，特别是位于髂动脉分支处的 L4-5 节段。当血管损伤出现时，必须立即予以修复。其他来源的血管损伤包括突出的内固定反复摩擦侵蚀。术后必须观察患者腹部及下肢有无血管功能不全的症状。

## 感染

术后切口感染引起的并发症较为明显，因而医师应予以特别重视。脊柱内固定融合之后感染发生率为 4%~20%。最常见的微生物包括凝固酶阴性的葡萄球菌：金黄色葡萄球菌、耐甲氧西林金黄色葡萄球菌、肠球菌、铜绿假单胞菌及大肠埃希菌。患者术前可发现的危险因素包括高龄、糖尿

病、肥胖、吸烟及酗酒[16, 17]。感染可于术后数日或数月出现，通常表现为包括持续发热、疼痛、切口渗液以及创缘红肿在内的全身症状。感染可能位置表浅，也有可能深达胸腰筋膜。但无论何种情况，都应在手术室进行积极的灌洗和清创，并于术中留取细菌培养标本。应在感染科医师指导下选用适当的抗生素进行治疗。进行内固定融合的患者可能需要保留内固定直至彻底融合。可能需要长期使用抑菌类抗生素直至融合，并最终移除内固定以根治感染。

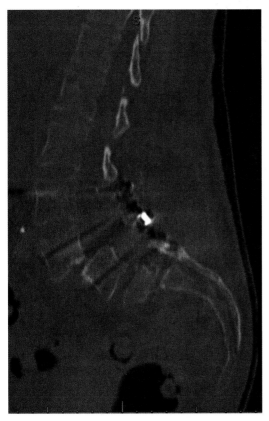

图 25.2　行 L3-S1 减压和后路固定融合患者术后疗效满意。但术后患者 S1-S2 节段发生急性 Ⅱ 度滑脱

## 总结

本章讨论了成人腰椎滑脱手术治疗过程中最常见的并发症。虽已较为全面，但难以面面俱到。即便医师尽力施治，并发症仍有可能出现，因而需要彻底理解其诊断和治疗措施。如怀疑有并发症出现，应早期积极干预，以确保疗效。

（罗贝尔 译　杨长伟　周潇逸 校）

## 参考文献

1. Boxall D, Bradford DS, Winter RB, Moe JH. Management of severe spondylolisthesis in children and adolescents. J Bone Joint Surg Am. 1979;61(4):479–95.
2. Sansur CA, Reames DL, Smith JS, Hamilton DK, Berven SH, et al. Morbidity and mortality in the surgical treatment of 10,242 patients with spondylolisthesis. J Neurosurg Spine. 2010;13:589–93.
3. Ogilvie JW. Complications in spondylolisthesis surgery. Spine. 2005;30(6S):S97–101.
4. Lenke LG, Bridwell KH, Bullis D, et al. Results of in situ fusion for isthmic spondylolisthesis. J Spinal Disord. 1992;5:433–42.
5. Rothman RH, Booth R. Failures of spinal fusion. Orthop Clin North Am. 1975;6(1):299–304.
6. Bradford DS, Boachie-Adjci O. Treatment of severe spondylolisthesis by anterior and posterior reduction and stabilization: a long-term follow-up study. J Bone Joint Surg Am. 1999;72(7):1060–6.
7. Lee C, Dorcil J, Radomisli TE. Nonunion of the spine: a review. Clin Orthop. 2004;419:71–5.
8. Raizman NM, O'Brien JR, Poehling-Monaghan KL, Yu WD. Pseudoarthrosis of the spine. J Am Acad Orthop Surg. 2009;17:494–503.
9. Shelby MD, Clark SR, Hall DJ, Freeman BJ. Radiographic assessment of spinal fusion. J Am Acad Orthop Surg. 2012;20:694–703.
10. Zeni A, Lubicky JP. Complications of sponylolysis/spondylolisthesis surgery. In: DeWald RL, Bridwell KH, editors. The textbook of spinal surgery. 3rd ed. Philadelphia: Lippincott Williams & Wilkins; 2011. p. 701–7.
11. Transfeldt FR, Dendrinos GK, Bradford DS. Paresis of proximal lumbar roots after reduction of L5–S1 spondylolisthesis. Spine. 1989;14(8):884–7.
12. Seitsalo S, Osterman K, Hyvarinen H, et al. Progression of spondylolisthesis in children and adolescents: a long-term follow-up of 272 patients. Spine (Phila Pa 1976). 1991;16(4):417–21.
13. Bridwell KH. Load sharing principles: the role and use of anterior structural support in adult deformity. Instr Course Lect. 1996;45:109–15.
14. McAfee PC, Weiland DJ, Carlow JJ. Survivorship analysis of pedicle spinal instrumentation. Spine. 1991;16(8 suppl):S422–7.

15. Pierce V, Kendrick P. Ischemic optic neuropathy after spine surgery. AANA J. 2010;78(2):141–5.

16. DeWald RL, Faut MM, Taddonio RF, et al. Severe lumbosacral spondylolisthesis in adolescents and children: reduction and staged circumferential fusion. J Bone Joint Surg Am. 1981;63(4):619–26.

17. Sailhan F, Gollogly S, Roussouly R, et al. Treatment of severe spondylolisthesis in adolescence with reduction and fusion of high-grade spondylolisthesis without decompression of the neural elements: a retrospective review of 44 patients. Spine. 2006; 31(2):161–9.

# 儿童腰椎滑脱手术治疗的并发症　第 26 章

Dana Olszewski and Daniel J.Sucato

## 引言

儿科术后患者具有自愈倾向强的特殊性。与成人患者相比，他们整体较为健康，极少存在合并症[1]。不幸的是，我们无法确保儿童患者的术后病程能够一帆风顺、不出现任何并发症，而且有时会受到和成人患者一样的并发症的困扰。并发症的定义是"于某一原始疾病治疗过程中出现的、以之为原因或由独立因素造成的继发性病情"[2]。显然，能够预防手术并发症最简单的方法就是根本就不要进行手术。我们应当知道，所有的手术干预都应当在意识到可能存在的不良后果以及避免不必要的手术的前提下进行。

诊断为腰椎滑脱的儿童和青少年通常健康情况良好，多有明显的术前畸形，需要积极的外科干预。例如，重度滑脱的治疗需要进行复位，而这将大大增加手术并发症出现的概率[3]。根据不同文献报道，腰椎滑脱手术的总体并发症率在 10%~47% 之间[3, 4]。与其他脊柱手术不同，为实现最佳手术治疗，滑脱手术需要兼顾的因素更多，相应的不良事件也更多。

为了充分评估患者及其可能出现的并发症，我们应当牢记以下几个关键问题。最常见的并发症是什么、如何产生？是否存在特定的患者人群或术式，使得其并发症风险更高？最重要的问题可能是，如何才能避免并发症的产生？

## 总论

一部分手术相关的并发症出现于术后，其与术式并不相关。脊柱手术之后，可能出现红肿、切口不愈合、引流增多、疼痛或假关节形成等感染的情况。合并脓毒血症及其他急症的患者可能表现为发热、寒战、神志混乱或意识淡漠等全身症状。

脊柱侧凸研究学会（Scoliosis Research Society，SRS）发病率和死亡率数据库的最新的数据表明，滑脱术后感染的发生率为 1.6%。这与脊柱手术的平均感染率相同，但相对侧凸手术报道的 2.1% 较低[5]。根据 Koutsoumbelis 等报道，行腰椎融合手术的患者手术切口感染率为 2.6%。目前认为感染有 4 个预测因素，分别为手术时间延长、出血量增加、硬膜意外撕裂，以及手术室内有 10 人以上的工作人员[6]。总体而言，不同文献报道的感染率为 0%~12%[3, 7, 8]。Fu 等报道的 605 例患者中有 1.2% 出现表浅感染，而 0.8% 发生深部感染[3]。

在急性术区感染中分离得到的病原体最常见的是金黄色葡萄球菌，近来耐甲氧西林金黄色葡萄球菌（MRSA）的患病率有所增加[6, 9]。然而，迟发性感染中也有其他较少见的病原体的报道。Vialle 等报道了 40 例重度腰椎滑脱术后患者有 5 例出现迟发感染（12%）。这 5 例患者中，有 3 例培养出大肠埃希菌，1 例为金黄色葡萄球菌，剩余 1 例未培养出细菌。如此高的感染率考虑与采用"双钢板技术"（译者注：前后路联合手术矫治腰椎滑脱时，先从后路以钢板、螺钉分别于双侧骶椎和髂骨翼进行固定；再从前路进行椎间盘切除并于骶骨前方安装钢板，利用前述骶椎内的螺钉从前后两端上紧螺帽进行复位，即为"双钢板"技术）时造成广泛的组织损伤相关。考虑到感染率高，不推荐使用双钢板技术。

多数情况下给予患者头孢唑啉作为预防抗生素。也可于关闭切口之前在切口局部和（或）植骨材料处使用抗生素粉剂，作为预防感染的新措施[10]。Sweet 等报道，单纯使用头孢唑啉时感染率为 2.6%，而术中加用 2g 万古霉素粉剂于切口内可将感染率降至 0.2%，且具有显著的统计学差异（$P<0.0001$）[11]。由于使用万古霉素粉剂可有效降低感染率、消除并发症，笔者单位已常规使用此方法。

为了更好的评估术后感染的程度，应使用高级影像学检查措施。除非合并有潜在感染，常规 X 线片不能很好地显示局部细节，而骨扫描由于不能区分感染和炎症或术后改变也不宜使用。钆增强的磁共振检查（MRI）被认为是诊断感染的金标准[9]。MRI 图像应请专科影像学医师会诊，以鉴别正常的术后改变；环形强化是确诊感染的特异性表现。然而内植物的存在可能产生伪影而降低图像质量。计算机断层扫描（CT）有助于判断骨性结构和内固定位置，但应考虑到辐射量较大。

除了影像学检查之外，也应当进行包括血常规、血沉、C 反应蛋白和血培养等实验室检查。其中，前 3 项检查通常在治疗过程中常规复查，确保其指标是否呈下降趋势以证明治疗有效。

脊柱感染的处理措施包括灌洗、清创以及静脉使用抗生素。术中应留取细菌培养标本并根据敏感性选用抗生素方案。应请感染科协助诊疗。若培养结果阴性，应根据本院最常见术后感染病原体的选用抗生素。疗程长短根据不同病原体有所不同，通常为 6 周，发现 MRSA 时应延长至 8 周[9]。

针对迟发型感染特别是已获得牢固融合的患者，可以移除内固定。Vialle 等移除了 5 例出现迟发型感染患者中 4 例患者的内固定，无一例出现矫形丢失。青少年特发性脊柱侧凸术后迟发型感染的治疗经验表明，内固定的移除是成功的治疗方案中的重要组成部分[12-14]。急性期感染处理更具有挑战性，因为此时尚未形成牢靠的融合，仍需要坚强的内固定。常规治疗措施包括多次灌洗、清创，直至切口清洁后最后关闭切口、放置引流，并足量足程使用抗生素（6~10 周）。对于需要多次清创操作的患者，可使用负压引流技术（VAC）促进切口愈合。近年来，关于将内植物更换为钛合金材料以防止不融合或矫形丢失的方法也见诸报道。实验研究指出，钛表面形成的生物膜的感染率更低，而清除感染的效率更高[15]。

任何手术都有出血的可能，而出血量也与多种因素相关，包括自身条件、手术时间、术中血压维持等。一项研究发现，成人患者平均有大于 700ml 的出血量，而 41% 的患者需要输血[16]。相反，儿童患者耐受失血的生理储备更好。当处于麻醉低血压状态时，剩余的血流可以代偿性供至身体其他区域。罕有关于术中低血压导致的股骨头缺血性坏死的报道[17]。3 名患者共需进行 5 处全髋关节置换术以缓解症状。

完整的术后并发症讨论应当包括术后泌尿系统及胃肠道问题[18]。Vialle 等研究报道了 40 名患者中有 3 例因经腹膜手术后粘连导致小肠梗阻[8]。2 名患者需要接受腹部手术以缓解症状。Molinari 等进行的小样本研究发现，18% 的患者由于支具制动而在术后出现肠系膜上动脉综合征。另一组手术病例中有 8% 的患者出现大于 10 天的尿潴留。这一情况于 2 周后自行缓解，不需要进一步干预。值得一提的是，这 2 例患者均因腰椎滑脱接受手术。总体而言，这些并发症虽不常见，但也应当讨论并体现于手术知情同意书中。

总体的再次手术率差异较大，工作中通常以具体的病因作记录和报道，例如因假关节形成或内固定突出而再次手术。Cahill 等综合了多组病例数据并报道了再次手术率为 37%。表 26.1 描述了文献所报道的各类并发症的发生率。

表 26.1　腰椎滑脱术后并发症

| 研究 | 方法 | GI | 神经 | 感染 | 内植物 | 假关节形成 |
|---|---|---|---|---|---|---|
| Vaille 等[8] | 双钢板 | 2/40（8%） | 12/40（30%） | 5/40（12%） | 9/40（23%） | 0 |
| Molinari 等[7]（第 1 组） | 后路，不减压 | 2/11（18%）肠系膜上动脉 | 0 | 0 | 未报道 | 5/11（45%） |
| （第 2 组） | 后路，减压 | 未报道 | 2/7（29%） | 0 | 2/7（29%） | 2/7（29%） |
| （第 3 组） | 环绕，复位 | 未报道 | 2/19（11%） | 1/19（5%） | 2/19（11%） | 0 |
| Fu 等[3] | 全部 | 未报道 | 31/605（5%） | 12/605（2%） | 2/605（0.3%） | 未报道 |
| Hu 等[19] | 后路，减压 | 未报道 | 4/16（25%） | 未报道 | 4/16（25%） | 1/16（6%） |

另一个需要警惕的数据是所有脊柱外科手术的死亡率。根据 SRS 数据库，千分之 1.3 的儿童在接受手术治疗后死亡[20]。这一数字包括各种脊柱手术在内，并不仅限于滑脱手术。而该数据库内矫正矢状面畸形术后的患者仅有 3 例死亡（0.5%）[21]。

## 假关节形成

虽然骨生物学研究的进展已经在一定程度上提高了融合率，但假关节形成仍时有报道，并已成为最常见的术后并发症[4]。其发生率从 0 至 45% 不等，与影像学因素、患者因素和手术因素相关[3, 7, 19, 22]。Molinari 等报道了 16% 的患者因融合失败而需再次干预。假关节形成最常见的危险因素是重度滑脱，特别是伴有明显的后凸畸形且单用后路固定融合者[23, 24]（图 26.1）。为了更好地对假关节进行评估，我们需要注意有无融合影增大或消失、复位丢失以及内固定断裂。若已形成牢固的融合，依靠平片便可成立相应诊断。尤其是动力位片能显示相应节段有无不稳，而正侧位片可显示有无骨不连。如不能确诊，可进行 CT 特别是金属减影检查以对融合影进一步评估。明确假关节的位置之后就应当明确病因。如果假关节形成的诊断较为困难，其金标准就是直视下的术中探查。

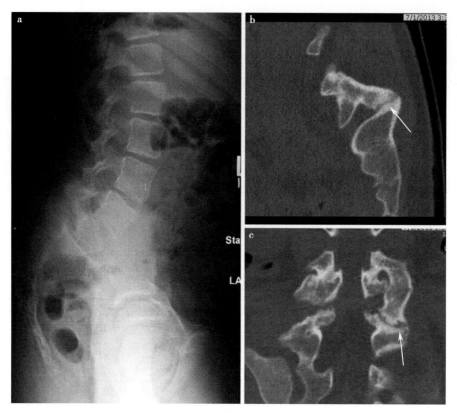

图 26.1　重度滑脱形成假关节。(a) 后方旁正中入路行原位融合术后 1 年侧位片，患者诉持续疼痛。(b) 矢状面 CT 图像显示假关节形成位置 (箭头)。(c) 假关节在冠状面上的 CT 图像 (箭头)

融合失败的原因多种多样。患者自身骨愈合的生物学环境可能较差，也可能存在固定不牢靠或者感染。对于儿童患者而言，L4 或 L5 横突发育不全会造成融合面积不足。Molinari 等报道了 7 名重度滑脱术后出现假关节形成的患者，所有 L5 横突均小于 2cm，平均长度 1.6cm。与牢固融合组相比，横突长度的差异具有显著的统计学差异 ($P$=0.004)。总体而言，完整的病史采集和体格检查有助于判断假关节形成的潜在原因。感染或营养状态的实验室检查也有助于外科医师建立相应的诊断。

有症状的假关节形成的治疗需要进一步手术干预。应根据诊断进一步拟定治疗计划。例如，当存在感染时，在尝试融合之前应进行灌洗和清创。基本原则是提高固定装置的刚度并尽可能地改善生物学环境。对于没有感染的患者而言，翻修手术难度较大，但应包括三大原则：第一，恢复正常的脊柱序列以改善后凸角度；第二，进行正规前方入路的融合手术或经椎间孔腰椎间融合术 (TLIF)、后外侧椎间融合术 (PLIF)，实现 360° 融合；第三，进行稳固、牢靠的固定 (图 26.2)。

通过改善生物学条件促进融合的措施自身也有相关的并发症。根据 Rodgers 等的病案报道，将骨形态发生蛋白 -2 (rhBMP2) 填充至 L4-5 椎间融合器内，患者发生骨不连，需要进行二次手术[25]。二次手术过程中损伤左侧髂静脉，患者术中心脏停搏。与 rhBMP-2 相关的炎症反应可能导致血管表面的瘢痕及纤维组织生成，导致血管在分离时更为脆弱。患者痊愈后，无长期后遗症。

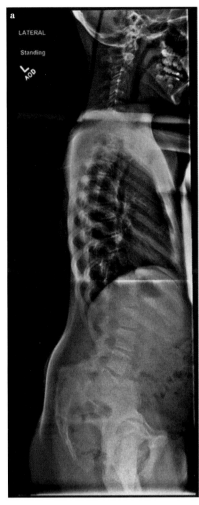
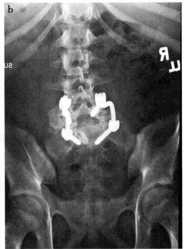
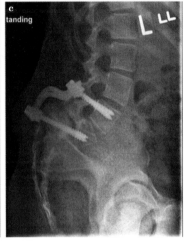

图 26.2 （a）图 26.1 中患者的侧位 X 线片显示脊柱序列良好。L4 及 S1 后路椎弓根钉固定、L5 至骶骨行同种异体骨条植骨融合术后的正位片（b）及侧位片（c）。脊柱序列保持良好，通过 360° 融合之后甚至有轻度改善

## 神经并发症

此类并发症可能是灾难性的神经根损伤，也可能表现为术中体位摆放导致的自限性感觉异常。根据 SRS 数据库统计，神经损伤在腰椎滑脱术后患者中的发生率为 1.3%，比所有脊柱手术的统计值高（1.1%），但比侧凸手术低（1.4%）[5, 26]。神经损伤的发生率在一定程度上与术式相关，在评估患者及制定诊疗方案时应予以充分考虑[27]。有神经肌肉疾病的患者发生神经损伤几率更高[28]。Cahill 等报道了 43 例患者中有 5 例（12%）出现神经损伤，其中 4 例在末次随访时仍有神经功能缺陷。

对于重度滑脱而言，神经损伤概率更高，达到 15%~30%[7, 19, 29]。神经功能通常能够恢复。一项研究发现，12 名患者中有 10 名在术后 18 个月后完全恢复，2 例仍有拇长伸肌肌力 3 级的 L5 神经根不完全损伤的表现。

需要进行复位的重度滑脱患者的并发症率比不需要进行复位的患者高近 2 倍[3]。疾病自身的影响自然是重要的潜在因素，但将患者摆放于手术台上的一刻起，医源性损伤也有可能随之产生。所有的骨性结构隆起处必须加衬垫进行保护。应当经常检查手术床的衬垫，有无开裂或变薄。患

者通常取俯卧位，下肢尽可能伸直以便复位（图 26.3）。而伸直下肢可能增加髂前上棘以及与之解剖毗邻的股外侧皮神经的压

力。虽然此种情况导致的术后感觉异常通常为一过性的，但也应将此风险告知家长和患者。

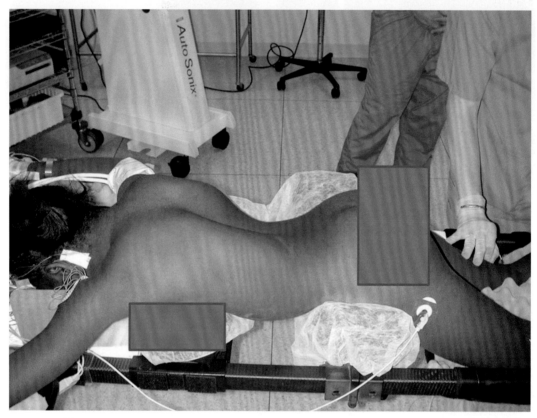

图 26.3　患者置于 OSI 手术床以接受腰椎滑脱后路手术。于髂前上棘远端处安置衬垫以使腹部悬空、髋关节伸直，而近端衬垫应为腋窝留出空隙

椎体的复位过程有很多危险因素。Saihan 等将相应理论总结为四大类[30]。第一类是减压过程中脊髓直接受压，第二类是神经根直接受压。复位后或复位过程中硬膜外神经压力是第三类因素。第四类因素是脊柱后伸时突出的椎间盘导致椎管容积减小。根据 Fu 等的报道，10% 的接受复位手术的患者出现了神经损伤，而不进行复位的患者仅有 2% 出现了神经损伤[3]。

迟发性神经损伤也可能出现。Cahill 等报道，有 33%（4/12）的存在神经并发症的患者与术后数日制动期间进行早期伸髋伸膝活动时牵拉神经、出现症状。Sailhan 建议采

用术后早期屈髋屈膝、加垫枕头，并在细致的体格检查前提下逐渐过渡伸髋的规范化流程以减少神经牵拉[30]。除非出现根性疼痛或肌力下降，后期患者的下肢应尽可能伸直。

滑脱手术特异性（但并非独有的）的神经损伤是 L5 神经牵拉，表现为足下垂或踝背屈无力，其出现概率约为 5%~35%。尽管对这一现象的认识尚不彻底，目前认为有两种不同的机制导致这种情况的产生。第一种是术中不能很好地观察位置较深的 L5 神经根。Chen 等报道了 118 名患者中有 3 例出现 L5 神经根损伤[16]，其中 2 例正是因为术中显露不良。他们总结充分显露

和止血是避免这种并发症的关键因素。第二种机制是神经根由于减压不充分和（或）L5 椎体过度复位而受到过度的外力作用[31]（图 26.4）。Shufflebarger 等报道了 25 例行滑脱手术的患者，其平均年龄为 13.5 岁。25 例中有 11 例出现术后运动功能障碍，其中 10 例发生 L5 神经根牵拉损伤[18]。但所有患者均在术后 3 月内恢复。

除了术中和术后体位摆放，避免 L5 神经根损伤还取决于术中对 L5 神经根的充分减压。去除脊柱后方元件之后，L5 神经根应仔细显露，并向外辨识至骶骨翼以充分游离神经根、进行无张力复位（图 26.5）。神经根应保持显露状态，特别是在置入 L5 椎弓根钉和进行复位操作时。

马尾综合征与腰骶椎体滑脱的关系的报道首见于 1961 年。1990 年，Schoenecker 等报道了一组行原位后路融合术后发生马尾综合征的 12 名患者[32]。术前所有患者都有Ⅲ度或Ⅳ度腰椎滑脱，而 12 名患者中有 8 人有轻度的异常体格检查结果，例如膝减反射减弱。12 名患者中有 5 人症状完全缓解。作者认为可能存在术前的骶神经受累、表现为轻度的神经功能异常，应考虑进行神经根减压和骶部截骨而非单纯进行原位融合。然而这一情况较少出现，多数文献报道，即便单就原位融合的患者而言，目前尚未发现有出现马尾综合征的患者。

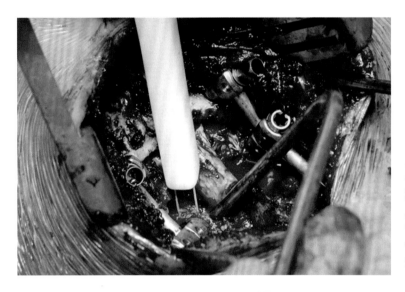

图 26.4　完成 L5 椎体复位后直接对 L5 神经根进行刺激。引发神经反应所需电压与基线刺激值接近时，可认为存在神经损伤可能性较低。患者苏醒后无神经损伤表现

## 内固定并发症

错误位置的螺钉植入可能导致疼痛或神经损伤，需要进一步外科干预。Gundanna 等报道了 186 名患者，其中 5 例在术后出现新发的根性症状[33]。进一步的影像学检查发现有 8 枚位置不良的螺钉。移除或调整上述错位的落定之后，根性疼痛得到完全的缓解。置钉的过程应特别注意。术中透视应作为必备措施。

内固定相关问题的另一原因包括螺钉断裂或拔出。患者骨质条件差可能导致螺钉退出的风险增加。感染或生物学因素导致的假关节形成也可能导致螺钉断裂或拔出。

加压操作恢复前凸、固定不牢或椎间融合器尺寸选择不当等因素均有可能导致椎间融合器移位（图 26.6）。椎间融合器应具有足够的刚度以承受正常运动条件产生的轴向载荷，但也应保留多孔结构以允许骨质内生。Chen 等进行的一项研究发现，

118 名患者中 4 名（3.3%）出现术后的融合器沉降或移位[16]。这 4 名患者都需要进一步手术以获得牢固的融合。移位的 2 枚融合器均向后突入椎管。

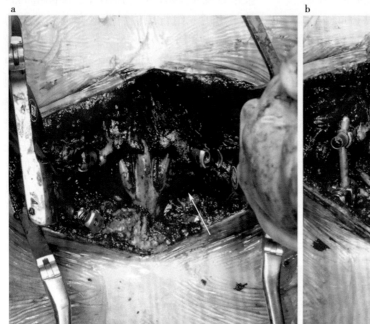
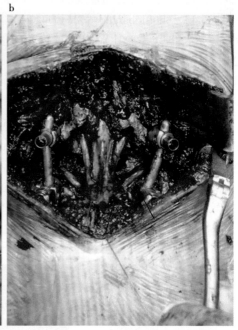

图 26.5 分离 L5 神经根。（a）置入 L4 和 S1 椎弓根钉，行 PLIF 术式切除 L5-S1 椎间盘。可见 L5 神经根向外侧穿过骶骨翼。（b）直视引导下置入 L5 椎弓根钉，确保此过程中 L5 神经根始终可见。进行复位时始终注意评估 L5 神经根张力

Molinari 等对 3 组不同患者的腰椎滑脱手术并发症进行了回顾[7]。第一组患者行 L4 至骶骨的后路原位融合，不进行减压或内固定；第二组患者行后路融合且使用内固定；第三组患者进行后路减压、复位、内固定及 360° 融合。接受复位操作的患者内固定断裂或拔出的风险最高，第三组 19 例患者中有 2 例出现了内固定失败，其中 1 例为螺钉尺寸过小导致的内固定拔出，另一例为远端内固定失败导致的复位部分丢失。后者不需要进一步手术干预。当不能充分固定时，内固定并无益处。Hu 等认为，对 S1 进行三皮质固定或增加 S2 椎体固定有助于克服这一现象[19]。McCord 等报道，与其他 9 种固定方法相比，固定至髂骨是最牢靠的内固定装置[34]。

## 入路相关并发症

一部分并发症与具体的手术入路相关。对于前路手术而言，存在逆向射精、排尿困难、性交疼痛、复位不足或固定不牢的风险[30, 35]。与成年男性患者行经腹膜手术出现逆向射精的风险相比，儿童患者的这一风险更多的只是理论上的担忧。Frymoyer 报道了一组全球脊柱外科医师的调查结果，发现 0.42% 行前路腰椎间融合手术的患者出现该并发症[36]。Vaille 等报道，15 名行前路手术的男性患者均未出现逆向射精[8]。Sailhan 等报道，前后路联合手术后复位丢失的风险明显增加[30]。这种现象的一部分原因是 L5 和 S1 椎间盘切除后节段失稳的风险增加。这种复位丢失常见于尚未形成融合的术后第 1 个月内。

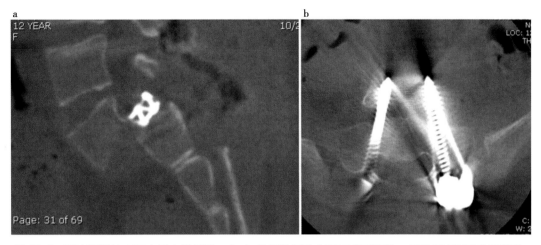

图 26.6　重度滑脱的内固定具有挑战性。（a）前路椎间融合器于术后移位，导致轻度运动功能障碍。患者接受二次手术取出融合器。（b）L5-S1 右侧椎弓根钉偏向内侧

如前所述，单纯后方入路可能导致假关节形成的概率增加。切除脊柱后方元件还有可能导致滑脱进展的风险升高[37]。

## 特殊情况

术前牵引已逐渐成为陈旧的方法，较少用于目前的实践。过往曾将牵引作为辅助疗法，用于在后路融合手术之前协助创造良好的复位条件。Bradford 报道了 6 名行术前牵引的患者有 2 例出现 L5 神经根损伤[38]。目前内固定系统的不断改良已使牵引逐渐被淘汰。

硬脊膜撕裂导致脑脊液漏主要见于腰骶段脊柱手术[39]。根据 SRS 的患病率和死亡率数据库，这也是矫治矢状面畸形手术最常见的并发症，其发生率高达 5.9%[21]。硬脊膜撕裂的发生率根据内固定方法不同而有所变化。Chen 等报道，进行后路腰椎间融合时硬脊膜撕裂发生率为 3.4%，且与融合器尺寸有直接关系[16]。多数撕裂发生于准备放置融合器时。即便是未导致脑脊液漏的表浅的硬脊膜撕裂也应当于术中予以修补。这是因为术后患者在做 Valsalva 动作时可能造成完整的硬脊膜撕裂。由于脑脊液漏可能导致假性脑膜膨出或形成脑膜 – 皮肤瘘管，并导致感染或神经功能障碍，硬脊膜撕裂应予以充分重视。

术后症状可能包括恶心、呕吐、头痛、头晕或切口引流液清亮。应首先嘱患者卧床休息。卧床时间尚无统一规定。咖啡因可能有助于缓解头痛。可尝试留置引流以进行硬膜撕裂的非手术治疗。然而，治疗硬膜撕裂最好的方法还是术中修补。术中应充分显露。文献尚无报道何种缝合方式最佳。脂肪组织、纤维蛋白胶、胶原基质、静脉血凝块和水凝胶等均可用于局部防水层的制作。虽然术中修补仍是治疗的金标准，但仍有 5%~10% 的失败率[39]。因此，综合各种方法有助于彻底解决这一问题。各类辅助措施仍处于应用的初期，外科医生的个人习惯也是重要因素。

## 总结

儿童腰椎滑脱的病理改变和治疗方法错综复杂，需要在经过该领域专业训练的亚专科医师指导下开展诊疗工作。对畸形和解剖有了充分的认知并采取相应预防措施之后，腰椎滑脱的外科治疗安全性也将大

大提高。常见并发症包括哪些、如何避免、需要告知患者及家长何种信息都是重要的内容。

（罗贝尔 译　杨长伟　周潇逸 校）

## 参考文献

1. Kalanithi PS, Patil CG, Boakye M. National complication rates and disposition after posterior lumbar fusion for acquired spondylolisthesis. Spine (Phila Pa 1976). 2009;34:1963–9.
2. Websters dictionary.
3. Fu K, Smith J, Polly D, Perra J, Sansur C, Berven S, et al. Morbidity and mortality in the surgical treatment of six hundred five pediatric patients with isthmic or dysplastic spondylolisthesis. Spine (Phila Pa 1976). 2011;36:308–12.
4. Cahill PJ, Samdani A, Smith J, Finlayson C, Marvil SC, Tantorski ME, Hammerberg K, Asghar J, Betz RR, Sturm PF. Complication rates in pediatric spondylolisthesis surgery: a dual center 16 year retrospective review. Scientific presentation at SRS, 23–26 September 2009.
5. Coe. SRS morbidity and mortality report. 2003.
6. Koutsoumbelis S, Hughes AP, Girardi FP, Cammisa FP, Finerty EA, Nguyen JT, Gausden E, Sama AA. Risk factors for postoperative infection following posterior lumbar instrumented arthrodesis. J Bone Joint Surg Am. 2011;93:1627–33.
7. Molinari R, Bridwell K, Lenke L, Ungacta F, Riew D. Complications in the surgical treatment of pediatric high-grade, isthmic dysplastic spondylolisthesis. Spine (Phila Pa 1976). 1999;24:1701–11.
8. Vialle R, Charosky S, Padovani JP, Rigault P, Glorion C. Surgical treatment of high grade lumbosacral spondylolisthesis in childhood, adolescent and young adult by the "double-plate" technique: a past experience. Eur Spine J. 2006;15:1210–8.
9. Hegde V, Meredith DS, Kepler CK, Huang RC. Management of postoperative spinal infections. World J Orthop. 2012;18:182–9.
10. American Academy of Orthopaedics. Recommendations for the use of intravenous antibiotic prophylaxis in primary total joint arthroplasty. Information Statement 1027. June 2004. www.aaos.org.
11. Sweet FA, Roh M, Sliva C. Intrawound application of vancomycin for prophylaxis in instrumented thoracolumbar fusions. Spine (Phila Pa 1976). 2011;36:2084–8.
12. Richards BS, Emara KM. Delayed infections after posterior TSRH spinal instrumentation for idiopathic scoliosis: revisited. Spine (Phila Pa 1976). 2001;26:1990–6.
13. Hedequist D, Haugen A, Hresko T, et al. Failure of attempted implant retention in spinal deformity delayed surgical site infections. Spine (Phila PA 1976). 2009;34:60–4.
14. Kim HJ, Cunningham ME, Boachie-Adjei O. Revision spine surgery to manage pediatric deformity. J Am Acad Orthop Surg. 2010;18:739–48.
15. Glotzbecker MP, Riedel MD, Vitale MG, et al. What's the evidence? Systematic literature review of risk factors and preventive strategies for surgical site infection following pediatric spine surgery. J Pediatr Orthop. 2013;33:479–87.
16. Chen L, Tang T, Yang H. Complications associated with posterior lumbar interbody fusion using Bagby and Kuslich method for treatment of spondylolisthesis. Chin Med J. 2003;116(1):99–103.
17. Orpen N, Walker G, Fairlie N, Coghill S, Birch N. Avascular necrosis of the femoral head after surgery for lumbar spinal stenosis. Spine (Phila Pa 1976). 2003;28(18):E364–7.
18. Shufflebarger H, Geck M. High grade isthmicdysplastic spondylolisthesis: monosegmental surgical treatment. Spine (Phila Pa 1976). 2005;30:S42–9.
19. Hu SS, Bradford DS, Transfeldt EE, Cohen M. Reduction of high grade spondylolisthesis using Edwards instrumentation. Spine (Phila Pa 1976). 1996;21:367–71.
20. Smith JS, Saulle D, Chen C, Lenke L, Polly D, Kasliwal M, et al. Rates and causes of mortality associated with spine surgery based on 108,419 procedures. Spine (Phila Pa 1976). 2012;37:1975–82.
21. Smith JS, Sansur CA, Donaldson 3rd WF, Perra JH, Mudiyam R, Choma TJ, Zeller RD, et al. Short-term morbidity and mortality associated with correction of thoracolumbar fixed sagittal plane deformity: a report from the Scoliosis Research Society Morbidity and Mortality Committee. Spine (Phila Pa 1976). 2011;36:958–64.
22. Burkus JK, Lonstein JE, Winter RB, Denis F. Long-term evaluation of adolescents treated operatively for spondylolisthesis. A comparison of in situ arthrodesis only with in situ arthrodesis and reduction followed by immobilization in a cast. J Bone Joint Surg. 1992;74:693–704.
23. Muschik M, Zippel H, Perka C. Surgical management of severe spondylolisthesis in children and adolescents. Anterior fusion in situ versus anterior spondylodesis with posterior transpedicular instrumentation and reduction. Spine (Phila Pa 1976). 1997;22(17):2036–42. discussion 43.
24. Newton PO, Johnston 2nd CE. Analysis and treatment of poor outcomes following in situ arthrodesis in adolescent spondylolisthesis. J Pediatr Orthop. 1997;17(6):754–61.
25. Rodgers SD, Marascalchi BJ, Grobelny BT, Smith ML, Samadani U. Revision surgery after interbody fusion with rhBMP-2: a cautionary tale for spine surgeons. J Neurosurg Spine. 2013;18(6):582–7.
26. Hamilton DK, Smith JS, Sansur CA, Glassman SD, Ames CP, Berven SH, Polly Jr DW, Perra JH, Knapp DR, Boachie-Adjei O, McCarthy RE, Shaffrey CI. Scoliosis Research Society Morbidity and Mortality Committee. Rates of new neurological deficit associated with spine surgery based on 108,419 procedures: a report of the scoliosis research society

morbidity and mortality committee. Spine (Phila Pa 1976). 2011;36:1218–28.

27. Smith J, Deviren V, Berven S, Kleinstueck F, Bradford D. Clinical outcome of trans-sacral interbody fusion after partial reduction for high-grade L5–S1 spondylolisthesis. Spine (Phila Pa 1976). 2001;26:2227–34.

28. Reames DL, Smith JS, Fu KM, Polly Jr DW, Ames CP, Berven SH, Perra JH, Glassman SD, McCarthy RE, Knapp Jr RD, Heary R, Shaffrey CI, Scoliosis Research Society Morbidity and Mortality Committee. Complications in the surgical treatment of 19,360 cases of pediatric scoliosis: a review of the Scoliosis Research Society Morbidity and Mortality database. Spine (Phila Pa 1976). 2011;36:1484–91.

29. Maurice HD, Morley TR. Cauda equina lesions following fusion in situ and decompressive laminectomy for severe spondylolisthesis: four case reports. Spine (Phila Pa 1976). 1989;14:214–6.

30. Sailhan F, Gollogly S, Roussouly P. The radiographic results and neurologic complications of instrumented reduction and fusion of high-grade spondylolisthesis without decompression of the neural elements: a retrospective review of 44 patients. Spine (Phila Pa 1976). 2006;31:161–9.

31. Petraco DM, Spivak JM, Cappadona JG, et al. An anatomic evaluation of L5 nerve stretch in spondylolisthesis reduction. Spine (Phila Pa 1976). 1996;21:1133–8.

32. Schoenecker PL, Cole HO, Herring JA, Capelli AM, Bradford DS. Cauda equine syndrome after in situ arthrodesis for severe spondylolisthesis at the lumbosacral junction. J Bone Joint Surg. 1990;72(3):369–77.

33. Gundanna M, Eskenazi M, Bendo J, Spivak J, Moskovich R. Somatosensory evoked potential monitoring of lumbar pedicle screw placement for in situ posterior spinal fusion. Spine J. 2003;3(5):370–6.

34. McCord DH, Cunningham BW, Shono Y, Meyers JJ, McAfee PC. Biomechanical analysis of lumbosacral fixation. Spine (Phila Pa 1976). 1992;17:235–43.

35. Laursen M, Thomsen K, Eiskjaer SP, Hansen ES, Bunger CE. Functional outcome after partial reduction and 360 degree fusion in grade III–V spondylolisthesis in adolescent and adult patients. J Spinal Disord. 1999;12(4):300–6.

36. Frymoyer JW, Wiesel SW. The adult and pediatric spine. Philadelphia: Lippincott Williams and Wilkins Review; 2004. p. 415.

37. Seitsalo S, Osterman K, Hyvarinen H, Schlenzka D, Poussa M. Severe spondylolisthesis in children and adolescents. A long-term review of fusion in situ. J Bone Joint Surg. 1990;72(2):259–65.

38. Bradford DS. Closed reduction of spondylolisthesis: an experience in 22 patients. Spine (Phila Pa 1976). 1988;13:580–7.

39. Espiritu M, Rhyne A, Darden B. Dural tears in spinal surgery. J Am Acad Orthop Surg. 2010;18:537–45.

# 第27章 术中神经电生理监测在腰椎滑脱手术中的应用

Jahangir K.Asghar and Harry L.Shufflebarger

在 2013 年，脊柱畸形术中电生理监测的应用成为了一项指南标准。

术中神经监测（intraoperative neuro-monitoring，IONM）在脊柱侧凸手术中应用已超过 30 年，毫无疑问它是脊柱畸形手术治疗的指南标准，并且利用它作出的报告多数情况下能够与脊髓病理学的金标准相似[1, 2]。术中神经监测背后科学和技术的发展与成熟，已成为现代脊柱畸形手术发展的根本。当前运用的大部分脊柱畸形松解矫正技术只有在可靠的脊髓监测下是安全的。许多研究证实，术中神经监测在识别脊髓水平神经电生理学改变的过程中具有高灵敏性和高特异性[3-6]。

然而，术中使用神经监测仍然存在争论。Thuet 等在 2010 年的论文中回顾性评估了 3400 多例术中行连续神经监测的儿童患者，其中 7 例患者术后发生了神经功能改变，但术中多模式电生理监测未有异常表现。7 例患者中，有 6 例表现为神经根损伤，并且 1 例永久性神经损伤。他们指出目前使用的神经根监测方法对于发现潜在的手术风险是不够灵敏的。当间接原因或起病隐匿因素存在时，神经根产生牵拉或压迫，由于自发性肌电图监测固有的被动性特点，可能会妨碍评估神经根功能状态的改变[7, 8]。

文献描述了高级别腰椎滑脱的手术客观结果，证实了短暂性和永久性神经失用症的发生率很高。根据手术技术、病情严重性和手术方法的不同，短暂性神经失用症的发生率可高达 25%，永久性神经损伤可达 10%[7]。本章节将回顾常用的术中神经监测模式，并且呈现多模式术中神经监测技术，包括神经根的诱发肌电图，它用于识别继发于腰椎滑脱复位固定时神经根的压迫和（或）牵拉引起的潜在神经根损伤。

## 监测模式

### 唤醒试验

在术中神经监测发展和应用之前，唤醒试验是术中评估运动功能的唯一方法。唤醒试验需要在手术中唤醒患者，并证明下肢的运动能力。尽管唤醒试验是当时的金标准，但存在极大的风险。该试验需要术中停止使用麻醉药物，直到患者充分恢复认知能力并听从指令，因此大幅增加了手术时间。此外，该试验尚不能做到连续评估术中神经功能，而且在认知能力或听力损害的患者中使用具有局限性。另外，术中唤醒试验结果阳性表明患者已经存在持续的肢体功能缺损和神经损伤，此时很可能已经错过了干预的最佳时间。尽管唤醒试验存在局限性而且更复杂的神经电生理测试的出现，唤醒试验依然是发现术中神经电生理监测改变时应对措施的关键的组成部分[6]。

## 体感诱发电位

体感诱发电位（somatosensory evoked potentials，SSEPs）用于监测脊髓背侧内侧丘系传导通路。脊髓背侧内侧丘系神经束调节触觉、辨别觉、振动觉，形成识别和本体意识感受。神经末梢感受器发出信号，位于脊髓各个水平的背根神经节（dorsal root ganglia，DRG）的神经元胞体利用感觉传导器接收信号。体感诱发电位没有涉及脊髓丘脑（疼痛和温度）传导通路[4]。

来自 DRG 的轴突汇合到脊髓后，发出的纤维束组成薄束和楔束，传递感觉信息。这些神经束通过脊髓后索上行。接着在脊髓水平交叉到对侧上行至丘脑，传递信息到初级体感皮质部位[9, 10]。

对于上肢，经常选择监测正中神经和尺神经。在下肢，通常选择胫后神经和腓神经，这些混合感觉和运动的纤维通常对应术中脊髓的节段。当四肢接受电刺激时，产生正负变位信号，向上通过躯体感觉传导通路传递。当上肢给予 20 毫秒（N20）电刺激时，头皮可测得负向电位，当下肢给予 37 毫秒（P37）电刺激时，在头皮测得正向电位[11]。

在臂丛（为上肢）或腘窝（为下肢）水平记录周围神经反应，可以确定刺激的充分性。这些周围神经反应还可以检测周围肢体缺血或神经压迫[8, 12, 13]。

需注意，较早出现的波峰的 SSEPs，很可能由于麻醉剂高度敏感引起，因此需

频繁辨别 SSEPs 监测改变是起因于麻醉剂影响，还是相关手术操作引起[14]。

波幅下降超过基线的 50% 和（或）潜伏期延长超过基线的 10% 可作为警戒标准，此时需通知手术医生存在潜在的脊髓损伤，如果这些改变是由于特殊手术操作引起的，那么应考虑纠正手术操作。此外，影响 SSEPs 波幅的潜在因素包括卤代烷、一氧化二氮、低体温、低血压和电干扰等。影响 SSEPs 潜伏期的常见因素是温度[15]。任何暂时性 SSEPs 波幅改变降低超过基线的 50% 时，都应考虑是否是手术操作引起的，如脊柱内固定物植入时或脊柱畸形矫形时[13, 16]。

Nuwer 等通过一个大样本、多中心的调查，评估了 51 263 例脊柱侧凸手术中应用 SSEPs 监测的临床有效性。他们报道了 SSEPs 检测新发术后神经损伤的总体敏感性为 92%，总体特异性为 98.9%[17]。尽管 SSEPs 信号是脊髓功能的良好指示器，但提供的神经根功能相关信息相对较少，比如 SSEPs 是通过多节段脊髓信号叠加综合而成。此外，由于中心放大，在面临一个神经根损伤时，SSEPs 可能保持完全正常[18-20]。

## 运动诱发电位

运动诱发电位（motor evoked potentials，MEPs）用于监测皮质脊髓束的传导功能，对于潜在的术后运动损伤更灵敏。皮质脊髓束和脊髓后索有不同的血管供应，位于不同的解剖区域，脊髓后索主要接受脊髓后动脉的供血灌注，外侧、前侧皮质脊髓束，脊髓前角细胞大部分血液供给来自脊髓前动脉。因此，当明显存在的脊髓损伤时，SSEPs 单独应用可能不能显示达到警戒标准的信号。这归因于皮质脊髓束的直接机械性创伤或血管损伤[5, 21-23]。

在脊柱侧凸手术中，小的根髓动脉

在相邻椎体间的椎间孔通过，在行脊柱矫形操作时可能牵拉或压迫根髓动脉，导致继发性局部缺血或梗塞。如果这样的损伤仅发生在前外侧索，那么术后可能会发生运动损伤，而 SSEPs 没有相应的异常变化[24-25]。

在脊柱手术中，MEPs 是通过经颅刺激产生的。经颅刺激可以是通过电刺激或磁刺激来操作，信号记录在肌肉（复合肌肉动作电位）、神经（神经源性 MEP）或脊髓[直接皮质脊髓波（D-波）]水平。

刺激还可以直接在脊髓进行操作，记录电极放置在神经或肌肉。尽管这项技术优势在于对麻醉剂的低敏感性，但通过直接刺激脊髓获得的信号反应不太可能代表运动功能，而是逆向传导的感觉反应[26-27]。

改变 MEP 波形形态特征的常见因素包括麻醉衰减、体温、血压、手术位置和技术缺陷等。尽管 MEPs 已成为运动传导束神经监测的金标准，但 MEPs 监测也存在一些不足，例如不能连续监测，手术期间 MEPs 是间歇性获得的，另外 MEP 信号获得在技术上是具有挑战性的。而且，如果术前存在运动损伤，在术中获得下肢 MEPs 的可能性是相当低的[28-29]。

吸入性麻醉剂减少了运动神经元之间的聚集联络。因为周围神经运动反应的传导受到了影响，吸入性麻醉剂干扰了可靠的 MEP 信号。当前为了控制麻醉状态，常应用全静脉麻醉（total IV anesthesia，TIVA），如短效麻醉剂如芬太尼和丙泊酚，此外一氧化二氮、挥发性毒剂和肌肉松弛剂的混合物被排除不用。虽然应用 TIVA 获得 MEPs 比吸入性麻醉具有显著的意义，但是应用 TIVA 时，高浓度的丙泊酚可能会抑制运动神经元。在这种情况下，当 MEP 消失或波幅降低时应该考虑这个因素。MEP 监测有几个禁忌证（癫痫活动期和脑室腹腔分流）。术者一定要权衡利弊再行此项操作技术。尽管这项技术一般情况下是安全的，由于面部肌肉的被迫收缩可能发生舌裂伤（最常见的并发症）。因此，患者需要强制防止咬伤[30-32]。

尽管麻醉剂存在潜在问题和禁忌证，对于拥有丰富经验的麻醉医生和神经电生理专业人员的团队，Kelleher 等在颈-胸脊柱手术中显示经颅刺激 MEP 的灵敏性为 100%，特异性为 96%[33]。

### 自发肌电图

自发肌电电位（sEMG）用于监测负责支配肌肉的相应神经根。自发动作电位可以通过放置在处于肌肉上的记录电极来测量肌肉的兴奋信号，从而评估相应的神经根是否受到刺激。尽管这项技术中没有直接损伤神经根的操作，但手术操纵诸如神经振荡、牵拉或压迫，产生神经紧张性放电，导致相应神经支配的肌肉活动。虽然特定的肌肉群通常由单个神经根支配，但事实上神经支配存在重复性，所以应该基于手术医师操作的脊髓节段，选择相应节段最大程度覆盖的肌肉群进行测量。自发肌电图对手术期间由于压迫、牵拉和操作时造成神经根的刺激十分敏感。在神经生理学上，当相应的自发肌电电位出现尖锐、突发、序列动作电位时，应当引起注意[34]。

自发序列肌电电位具有临床意义。手术期间，如果出现自发序列肌电电位，通常应通知手术医生。序列动作电位是连续的，重复出现，可能因神经根上连续作用的外力引起。较高频率和（或）波幅的序列电位一般表明因作用于神经的用力过度，导致明显的神经纤维缺损，如果持续相应的操作，那么神经损伤的可能性很大。另一方面，当自发肌电图呈尖锐和突发的电位波形时，通常可以通知手术医生此时已接近神经根[35]。

把受不同来源干扰的电极信号错认为尖锐或序列肌电电位的情况并不少见。人为引起异常自发肌电的原因包括使用烧灼设备（电刀）、导联心电图和高速钻头（电磨钻）等。对于自发肌电图，麻醉过程中不得使用肌肉麻痹药物，4 次测试的序列电位应表明至少出现 3 次，那么自发肌电图才是有价值的。需注意，患者基础疾病也很重要的，比如很多神经系统疾病可能会干扰自发肌电图信号。肌肉萎缩症是典型的神经系统疾病，会干扰自发肌电图信号[13, 36]。

### 诱发肌电图

诱发肌电图（tEMG）通过主动刺激神经根监测信号，最初是用于确定螺钉是否破坏椎弓根内侧或者上侧壁的一种方法。当椎弓根螺钉置入准确时，周围骨围绕成电传导绝缘体，因此当刺激周围的神经根时，需要较高强度的电流。当椎弓根内侧壁破坏发生时，刺激阈值将显著减小[37, 38]。

具体常用一个单极电极直接刺激椎弓根螺钉的头端，然后增加电流强度。在对应的肌群中的电极将测量并锁定到刺激的 CMAP 时间。为确保刺激电流能够准确传送，使用 <2mA 的电流直接刺激神经根，确认在对应的远端肌群，存在 CMAP 反应[38]。

如果刺激阈值在 10~20mA 之间，一般可认为椎弓根内侧壁没有发生破坏。但是，刺激阈值 >15mA 时，椎弓根螺钉准确置钉可能性为 98%，术后需做 CT 扫描。当阈值在 20mA 以上时，很大可能性椎弓根内侧壁没有破坏。对于胸椎椎弓根螺钉位置，当刺激阈值 <6mA 时，可认为椎弓根内侧壁破坏。在椎弓根螺钉刺激期间，多种因素可引起假阴性反应，包括肌肉松弛药、电流传播或先前存在神经损伤等[37, 39]。最后，改进的椎弓根材料（钴铬合金，透明

质酸涂层螺钉）用于内固定系统，则可能不与电流监测技术相容。

## 多模式监测

在颈椎和胸椎手术当中，常根据脊髓（包括神经根）特点，决定用哪一种模式进行监测[40, 41]。相反的，腰椎或骶骨手术神经根存在较大的损伤风险，因此特别地利用拥有不同波形特征的模式、根据不同个体的特点进行多模式监测，从而能够为脊髓背侧和腹侧功能做出更全面和准确的评估[42]。当加入肌电图时，可以监测神经系统的整体功能，从皮质到脊髓水平，再到神经根和最终的周围神经和肌肉。常规大范围手术和复杂脊柱手术中，SSEPs、MEPs 及自发和诱发肌电图的联合应用成为了最佳监测脊髓功能完整性的必要工具，同时最大化了神经损伤监测诊断的效率。这种术中神经监测系统具有多模式完整性、信息反馈实时性，为手术治疗团队在术中操作时提供一个更多的安全层次，使神经损伤的可能性大大降低[33, 43-46]。

### 腰骶部手术

在腰骶部手术中，术者的关注点从神经系统功能的保存转移到了神经根水平，因为在脊髓圆锥平面以下，仅会碰到硬膜囊和神经根。在这种情况下，选择 SSEPs 和 sEMG 的联合监测模式是最佳的神经电生理监测模式。在 2004 年，Gunnarsson 等分析了在胸腰段手术中应用多模式监测方法检测新的术后运动损伤时的敏感性和特异性。他们报道了 sEMG 的敏感性为 100%，特异性为 23.7%。另一方面，SSEPs 的敏感性为 28.6%，特异性为 94.7%[47]。因此，在腰椎手术中，同时应用 sEMG 和 SSEPs 联合监测，可有效防止神经根损伤。

然而，这种联合监测在腰椎滑脱时，

在神经根减压和主动牵拉后会出现以下问题：如前所述，被动机械地评估 sEMG 的尖锐波和突发波，或 SSEPs 与 MEP 相应的改变是不充分的。因此，典型腰骶部脊柱的手术中，通过应用监测来减少腰椎滑脱可能是不充分的。在脊髓拴系松解手术中，常规应用多模式监测包括 SSEPs、sEMG 和 tEMG 来保护神经结构完整性。脊髓栓系手术中多模式监测的预后价值类似于其他腰骶部手术的预后价值，表现为 SSEPs 的高特异性（接近 100%）和相对较低的敏感性，由敏感性 100% 的 sEMG/tEMG 来补充。sEMG 将辅助提醒手术医生对神经根的骚扰牵拉操作，而 tEMG 将助于手术医生在局部相关神经结构中的操作[48]。脊髓栓系手术中关键的步骤是在手术野操作时，会刺激各类结构，连同 tEMG 监测来判断刺激的结构中是否包含任何功能性神经组织。Husain 等比较了脊髓栓系松解前、后获得的脊髓刺激的相关运动阈值，因为局部细胞新陈代谢的改善，脊髓栓系松解后的预期反应是相对低的运动阈值。然而，如果脊髓栓系松解后，获得相对较高的阈值，那么术后运动功能恶化的可能性很大[49, 50]。

**腰椎滑脱复位**

尽管在严重腰椎滑脱复位手术治疗中使用包含 SSEP、MEP 和 sEMG 的多模式监测技术，术中 L5 神经根损伤发生率仍然较高，并隐匿存在，但是本质上，除非有尖锐的或爆发的 sEMG，否则不能机械地判断神经根是否处于过度牵拉的状态。因为复位 70%，复位过程中 L5 神经根容易拉伤，因此有学者建议 L5-S1 部分复位或 50% 复位。然而因为复位过程中没有神经根主动监测措施，仍然隐匿存在 L5 神经根继发性牵拉的损伤风险[51, 52]。

为解决这些问题，有人利用 tEMG，直接刺激神经根来评估神经根的情况。应用直接神经根刺激，在椎板切除减压后复位前，获得 L5 神经根的基线阈值（表 27.1）[52]。在神经根腋下进入椎间孔之前直接对神经根进行刺激（图 27.1），记录 L5 神经根的触发阈值。L5 神经根刺激操作的术时机包括椎板切除减压、复位前和复位后。损伤的神经根将存在较高的触发阈值。文献报道，6 至 >10mA 的范围预示为慢性的神经根压迫，相比之下 2mA 预示神经根正常。如果复位后，触发阈值增加大于 2 倍，认为发生了过度牵拉，需要减少复位[7]。相关论文报道了神经系统相关结果：当使用这项技术监测严重腰椎滑脱复位手术时，显示没有永久性神经损伤，与文献相比时[52]，降低了暂时性神经失用症的发生率（2.6%，n=3）。

## 结论

IONM 在脊柱手术中对于预防神经损伤是非常有价值的。需要很好理解神经监测的模式包括 SSEPs、MEPs、sEMG 和 tEMG 的适用范围和它们的局限性。腰椎滑脱手术中，利用所有的监测模式包括 tEMG 和直接神经根刺激有助于最大化脊柱手术中监测的诊断价值，并且减少神经损伤的风险。

表 27.1　严重腰椎滑脱的预期阈值结果

| 直接 L5 神经根刺激 | 阈值（mA） |
| --- | --- |
| 正常神经根阈值 | 1 |
| 首次刺激椎弓根内侧壁 | 5~13 |
| 外侧暴露和 L5 神经根减压 | 3~8 |
| 椎间盘切除，骶骨上关节突切除 | 3~8 |
| 复位和椎间融合器植入 | 3~8 |
| 减压后 | 2~7 |

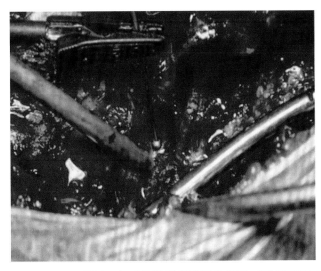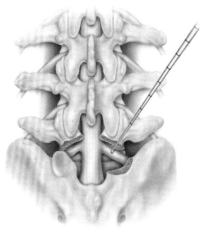

图 27.1 L5 神经根减压完成后，探针电流直接刺激神经根产生触发阈值

（杨兴华 译 翟骁 校）

## 参考文献

1. Nash Jr CL, Lorig RA, Schatzinger LA, Brown RH. Spinal cord monitoring during operative treatment of the spine. Clin` Orthop Relat Res. 1977;126:100–5.
2. Vauzelle C, Stagnara P, Jouvinroux P. Functional monitoring of spinal cord activity during spinal surgery. Clin Orthop Relat Res. 1973;93:173–8.
3. Bose B, Sestokas AK, Schwartz DM. Neurophysiological monitoring of spinal cord function during instrumented anterior cervical fusion. Spine J. 2004;4:202–7.
4. Burke D, Hicks R, Stephen J, Woodforth I, Crawford M. Assessment of corticospinal and somatosensory conduction simultaneously during scoliosis surgery. Electroencephalogr Clin Neurophysiol. 1992;85:388–96.
5. Chen X, Sterio D, Ming X, Para DD, Butusova M, Tong T, et al. Success rate of motor evoked potentials for intraoperative neurophysiologic monitoring: effects of age, lesion location, and preoperative neurologic deficits. J Clin Neurophysiol. 2007;24:281–5.
6. Gonzalez AA, Jeyanandarajan D, Hansen C, Zada G, Hsieh PC. Intraoperative neurophysiological monitoring during spine surgery: a review. Neurosurg Focus. 2009;27(4):E6.
7. Thuet ED, Winscher JC, Padberg AM, Bridwell KH, Lenke LG, Dobbs MB, Schootman M, Luhmann SJ. Validity and reliability of intraoperative monitoring in pediatric spinal deformity surgery: a 23-year experience of 3436 surgical cases. Spine (Phila Pa 1976). 2010;35(20):1880–6.
8. Tsai RY, Yang RS, Nuwer MR, Kanim LE, Delamarter RB, Dawson EG. Intraoperative dermatomal evoked potential monitoring fails to predict outcome from lumbar decompression surgery. Spine. 1997;22:1970–5.
9. Macdonald DB. Intraoperative motor evoked potential monitoring: overview and update. J Clin Monit Comput. 2006;20:347–77.
10. Merton PA, Morton HB. Stimulation of the cerebral cortex in the intact human subject. Nature. 1980;285:227.
11. Keith RW, Stambough JL, Awender SH. Somatosensory cortical evoked potentials: a review of 100 cases of intraoperative spinal surgery monitoring. J Spinal Disord. 1990;3:220–6.
12. Chiappa K, Hill R. Short latency somatosensory evoked potentials methodology. In: Chiappa K, editor. Evoked potentials in clinical medicine. Philadelphia, PA: Lippincott-Raven; 1997.
13. Tsai TM, Tsai CL, Lin TS, Lin CC, Jou IM. Value of dermatomal somatosensory evoked potentials in detecting acute nerveroot injury: an experimental study with special emphasis on stimulus intensity. Spine. 2005;30:E540–6.
14. Sala F. Improving spinal cord monitoring: a neurosurgeon's view. Clin Neurophysiol. 2009;120:649–50.
15. Pechstein U, Nadstawek J, Zentner J, Schramm J. Isoflurane plus nitrous oxide versus propofol for recording of motor evoked potentials after high frequency repetitive electrical stimulation. Electroencephalogr Clin Neurophysiol. 1998;108:175–81.
16. Calancie B, Molano MR. Alarm criteria for motor-evoked potentials: what's wrong with the "presence-or-absence" approach? Spine. 2008;33:406–14.
17. Nuwer MR, Dawson EG, Carlson LG, Kanim LE,

Sherman JE. Somatosensory evoked potential spinal cord monitoring reduces neurologic deficits after scoliosis surgery: results of a large multicenter survey. Electroencephalogr Clin Neurophysiol. 1995;96:6–11.

18. Holland NR. Intraoperative electromyography during thoracolumbar spinal surgery. Spine. 1998;23:1915–22.

19. Jones SC, Fernau R, Woeltjen BL. Use of somatosensory evoked potentials to detect peripheral ischemia and potential injury resulting from positioning of the surgical patient: case reports and discussion. Spine J. 2004;4:360–2.

20. Jones SJ, Buonamassa S, Crockard HA. Two cases of quadriparesis following anterior cervical discectomy, with normal perioperative somatosensory evoked potentials. J Neurol Neurosurg Psychiatry. 2003;74:273–6.

21. Aglio LS, Romero R, Desai S, Ramirez M, Gonzalez AA, Gugino LD. The use of transcranial magnetic stimulation for monitoring descending spinal cord motor function. Clin Electroencephalogr. 2002;33:30–41.

22. Ben-David B, Haller G, Taylor P. Anterior spinal fusion complicated by paraplegia. A case report of a false negative somatosensory-evoked potential. Spine. 1987;12:536–9.

23. Ben-David B, Taylor PD, Haller GS. Posterior spinal fusion complicated by posterior column injury. A case report of a false-negative wake-up test. Spine. 1987;12:540–3.

24. Deletis V, Sala F. Intraoperative neurophysiological monitoring of the spinal cord during spinal cord and spine surgery: a review focus on the corticospinal tracts. Clin Neurophysiol. 2008;119:248–64.

25. Minahan RE, Sepkuty JP, Lesser RP, Sponseller PD, Kostuik JP. Anterior spinal cord injury with preserved neurogenic 'motor' evoked potentials. Clin Neurophysiol. 2001;112:1442–50.

26. Langeloo DD, Lelivelt A, Louis Journee H, Slappendel R, deKleuver M. Transcranial electrical motor-evoked potential monitoring during surgery for spinal deformity: a study of 145 patients. Spine. 2003;28:1043–50.

27. Morota N, Deletis V, Constantini S, Kofler M, Cohen H, Epstein FJ. The role of motor evoked potentials during surgery for intramedullary spinal cord tumors. Neurosurgery. 1997;41:1327–36.

28. Hsu B, Cree AK, Lagopoulos J, Cummine JL. Transcranial motor-evoked potentials combined with response recording through compound muscle action potential as the sole modality of spinal cord monitoring in spinal deformity surgery. Spine. 2008;33:1100–6.

29. Quinones-Hinojosa A, Lyon R, Zada G, Lamborn KR, Gupta N, Parsa AT, et al. Changes in transcranial motor evoked potentials during intramedullary spinal cord tumor resection correlate with postoperative motor function. Neurosurgery. 2005;56:982–93.

30. Kalkman CJ, Drummond JC, Kennelly NA, Patel PM, Partridge BL. Intraoperative monitoring of tibialis anterior muscle motor evoked responses to transcranial electrical stimulation during partial neuromuscular blockade. Anesth Analg. 1992;75:584–9.

31. Kawaguchi M, Hayashi H, Yamamoto Y, Furuya H. Recent advances in the monitoring of myogenic motor-evoked potentials: development of post-tetanic motor-evoked potentials. J Anesth. 2008;22:489–92.

32. Pajewski TN, Arlet V, Phillips LH. Current approach on spinal cord monitoring: the point of view of the neurologist, the anesthesiologist and the spine surgeon. Eur Spine J. 2007;16(2 Suppl):S115–29.

33. Kelleher MO, Tan G, Sarjeant R, Fehlings MG. Predictive value of intraoperative neurophysiological monitoring during cervical spine surgery: a prospective analysis of 1055 consecutive patients. J Neurosurg Spine. 2008;8:215–21.

34. Owen JH, Padberg AM, Spahr-Holland L, Bridwell KH, Keppler L, Steffee AD. Clinical correlation between degenerative spine disease and dermatomal somatosensory-evoked potentials in humans. Spine. 1991;16(6 Suppl):S201–5.

35. Kothbauer KF, Deletis V, Epstein FJ. Motor-evoked potential monitoring for intramedullary spinal cord tumor surgery: correlation of clinical and neurophysiological data in a series of 100 consecutive procedures. Neurosurg Focus. 1998;4(5):e1.

36. Jimenez JC, Sani S, Braverman B, Deutsch H, Ratliff JK. Palsies of the fifth cervical nerve root after cervical decompression: prevention using continuous intraoperative electromyography monitoring. J Neurosurg Spine. 2005;3:92–7.

37. Calancie B, Madsen P, Lebwohl N. Stimulus-evoked EMG monitoring during transpedicular lumbosacral spine instrumentation. Initial clinical results. Spine. 1994;19:2780–6.

38. Shi YB, Binette M, Martin WH, Pearson JM, Hart RA. Electrical stimulation for intraoperative evaluation of thoracic pedicle screw placement. Spine. 2003;28:595–601.

39. Raynor BL, Lenke LG, Kim Y, Hanson DS, Wilson-Holde TJ, Bridwell KH, et al. Can triggered electromyograph thresholds predict safe thoracic pedicle screw placement? Spine. 2002;27:2030–5.

40. Fan D, Schwartz DM, Vaccaro AR, Hilibrand AS, Albert TJ. Intraoperative neurophysiologic detection of iatrogenic C5 nerve root injury during laminectomy for cervical compression myelopathy. Spine. 2002;27:2499–502.

41. Hilibrand AS, Schwartz DM, Sethuraman V, Vaccaro AR, Albert TJ. Comparison of transcranial electric motor and somatosensory evoked potential monitoring during cervical spine surgery. J Bone Joint Surg Am. 2004;86-A:1248–53.

42. MacDonald DB, Al Zayed Z, Khoudeir I, Stigsby B. Monitoring scoliosis surgery with combined multiple pulse transcranial electric motor and cortical somatosensory-evoked potentials from the lower and upper extremities. Spine. 2003;28:194–203.

43. Bindal RK, Ghosh S. Intraoperative electromyography monitoring in minimally invasive transforaminal lumbar interbody fusion. J Neurosurg Spine. 2007;6:126–32.

44. Khan MH, Smith PN, Balzer JR, Crammond D, Welch

WC, Gerszten P, et al. Intraoperative somatosensory evoked potential monitoring during cervical spine corpectomy surgery: experience with 508 cases. Spine. 2006;31:E105–13.

45. Quraishi NA, Lewis SJ, Kelleher MO, Sarjeant R, Rampersaud YR, Fehlings MG. Intraoperative multimodality monitoring in adult spinal deformity: analysis of a prospective series of one hundred two cases with independent evaluation. Spine (Phila Pa 1976). 2009;34:1504–12.

46. Shufflebarger HL, Geck MJ. High-grade isthmic dysplastic spondylolisthesis: monosegmental surgical treatment. Spine (Phila Pa 1976). 2005;30(6 Suppl):S42–8.

47. Gunnarsson T, Krassioukov AV, Sarjeant R, Fehlings MG. Real-time continuous intraoperative electromyographic and somatosensory evoked potential recordings in spinal surgery: correlation of clinical and electrophysiologic findings in a prospective, consecutive series of 213 cases. Spine. 2004;29:677–84.

48. Paradiso G, Lee GY, Sarjeant R, Hoang L, Massicotte EM, Fehlings MG. Multimodality intraoperative neurophysiologic monitoring findings during surgery for adult tethered cord syndrome: analysis of a series of 44 patients with long-term follow-up. Spine (Phila Pa 1976). 2006;31:2095–102.

49. Husain AM, Shah D. Prognostic value of neurophysiologic intraoperative monitoring in tethered cord syndrome surgery. J Clin Neurophysiol. 2009;26:244–7.

50. Khealani B, Husain AM. Neurophysiologic intraoperative monitoring during surgery for tethered cord syndrome. J Clin Neurophysiol. 2009;26:76–81.

51. Petraco DM, Spivak JM, Cappadona JG, Kummer FJ, Neuwirth MG. An anatomic evaluation of L5 nerve stretch in spondylolisthesis reduction. Spine (Phila Pa 1976). 1996;21(10):1133–8. discussion 1139.

52. Sutter M, Eggspuehler A, Muller A, Dvorak J. Multimodal intraoperative monitoring: an overview and proposal of methodology based on 1,017 cases. Eur Spine J. 2007;16 Suppl 2:S153–61.

# 第28章 腰椎滑脱手术诊疗过程中的价值考量

Melissa Esparza and Sigurd H.Berven

## 引言

在美国的卫生保健体系中，基于健康的卫生保健已经成为重要的优先发展项目。目前通常采用卫生保健干预的价值，即质量和成本的双重考虑，来评估能否实现由于成本的增加而提高临床预后的收益。当卫生保健资源在诊断和治疗脊柱相关疾病的应用，比其他卫生保健支出增长更快但治疗人群的健康状况却没有明显的提高时，价值考量就与脊柱相关疾病的管理息息相关。卫生保健费用高昂并且在继续增加，人们的健康水平却没有相应提高，使我们的健康经济的可持续发展面临严峻挑战。这一章节的目的是阐明在脊柱相关条件下的价值考量的角色，并且提供在腰椎滑脱管理中基于价值治疗的一系列证据。

脊柱疾病构成了美国健康护理支出的重要部分[1-3]。据估计，2002—2004年期间每年造成约1939亿美元的直接医疗开支和额外140亿美元的间接经济损失[2]。Martin等统计，在1997—2005年期间，有腰背和颈椎疾病的患者自行报告的医疗费用增加了65%，但没有证据表明自我评估的健康状况有明显的提升[3]。

除了高昂的费用外，在常见脊柱疾病包括腰椎滑脱的管理中也同样有很大的变异性。变异性是价值考量中的重要因素，因为它既能影响医疗的质量，也能改变医疗的成本。医疗路径中的变异性可以为缺少循证方法的临床医生提供明确的指示。成本的变异性预示着高昂费用的存在下降的潜在可能性。Weinstein等发现了1992—2003年期间在美国境内腰椎融合手术率存在20倍的变化[4]。在同一地区的医院间和同一医院的外科医生间也同样发现了很高的腰椎融合手术的变异性[5, 6]。

高昂的费用、巨大的变异性和有关患者健康状况自我评估前后不一致的情况组合产生了关于腰椎手术中普通干预的价值和合适的脊柱手术率等一系列的重要问题[7]。提升价值的程序提高了健康相关的生活质量，通过提高长期的预后来降低成本，降低了长期医疗管理的需求，并且减少了手术翻修率。两个最近的脊柱治疗效费比分析的系统回顾证实：大量的手术干预和一些被确认的更低效费比的干预所增加的价值是相同的[8, 9]。建立起治疗脊柱治疗中手术和非手术干预的价值是当前卫生保健经济的一个重要的优先项目。治疗的循证路径是减少变异性和实现健康价值最大化的关键[10]。

## 腰椎滑脱管理中的循证路径

腰椎滑脱是一种显著影响患者生活质量的常见的脊柱疾病。它包括一系列的病因，表现上位腰椎相对下位腰椎向前移位的共同的病理学特征。不同的分类系统依据形态学、病因学和严重程度将腰椎滑脱分为不同的种类[11-14]。这一章将关注于在成年人中最常发生的腰椎滑脱类型中的两种：退行性腰椎滑脱和峡部裂性腰椎滑脱。

腰椎滑脱的管理是以手术和非手术治疗显著的变异性为特征的。治疗腰椎滑脱的循证路径包括提出手术和非手术治疗的问题和决定最有效的手术策略。在外科领域内的问题包括伴或不伴融合的减压术、在脊柱融合术中内固定问题和相比于侧后方关节融合的环状关节融合的问题。这一章的第一部分将回顾文章来提供一个发现问题和争议的循证途径。治疗的循证途径会提供减少变异性和在腰椎滑脱管理中提高治疗质量的指南。

价值评估是建立腰椎滑脱管理循证途径的重要组成部分。在基于价值的卫生保健经济中定义手术的地位包括分析手术治疗比起其他可替代治疗和其他可能竞争有限的健康保健资源的治疗方法是否有更高的效费比。本章的第二部分将会描述在卫生保健领域的价值评估方法，回顾文章中腰椎滑脱的管理路径的效费比和成本效用。

### 手术与非手术治疗角色的证据：退行性腰椎滑脱

退行性腰椎滑脱是在保持完整椎弓根下，上位椎体相对于下位椎体向前滑动[15]。椎间盘和椎间关节的退变允许椎体能够特征性的前移而产生不稳定性[16]。此种状况的自然史不具有完全的特征性，通常伴有长时间缓慢进展的稳定的过程，患者之间通常有显著的不同[17]。手术指征包括与神经压迫相关的进展性的神经功能紊乱。持续性的腰、腿痛或者非手术治疗无法解决的神经症状也可以进行手术[18]。在此种案例中手术可以自由选择，患者可以选择坚持非手术治疗或者进行手术治疗。为了制定一个正确的选择，患者对于可替代治疗的预后的了解是非常重要的[19]。

脊柱患者预后研究试验（SPORT）[20]是一项评价关于三种常见脊柱疾病（椎间盘突出症、椎管狭窄症和退行性腰椎滑脱）的不同管理路径的重要研究。此研究是一项前瞻性的多中心设计，包括了来自 11 个国家的 13 个机构的患者被随机选择为手术或非手术治疗，和单独的用于观察治疗效果的患者群体。初步的预后测量包括用 SF-36 健康状况问卷和 Oswestry 功能障碍指数（ODI）。二级预后包括基于偏好测量的健康状况测量来估计质量校正寿命（QALYs）和资源利用和成本的测量。SPORT 是评价这三种脊柱疾病手术和非手术治疗效果的关键试验，后期的很多文献都引用过其中的数据。

Weinstein 等根据 SPORT 中的部分数据报道过退行性腰椎滑脱患者在手术或非手术治疗后 2 年[21]和 4 年[22]随访的结果。先前对比手术和非手术治疗的研究受限于入组的患者伴发其他脊柱疾病、缺少随机性、缺少标准化的预后仪器来评估治疗结果[23、24]。

Weinstein 研究的人群包括的被诊断为退行性腰椎滑脱的患者，至少有 12 周症状性神经源性跛行或者伴有神经症状的根性疼痛，已经准备接受外科治疗。治疗的选择包括伴或不伴融合椎板切除术、教育、物理治疗、注射和疼痛药物控制，而那些不能遵守标准化协议的患者接受非手术治疗。外科医生对手术策略作出选择，包括单纯切除术、不伴内固定的侧后方融合术、侧后方融合内固定术和环状融合术。初级的预后测量是患者自我评估的健康相关的生活质量，包括 SF-36 躯体功能和躯体疼痛区域和 ODI。

手术组和非手术组在预后方面没有发现明显的差异。然而在随机群体内有很高的交叉率，只有 66% 的被指派手术的患者进行了手术治疗，并且 54% 的被指派为非手术的患者在术后 4 年的随访中进行了手术。这种对混淆变量进行精细控制的分析提供了对治疗结果的准确评估。随机选择治疗方式和观察组合的群体的分析证实了所有的初级和二级预后支持手术的明显的差异。支持手术的效应量有着明显的临床意义，具体差异表现为躯体疼痛 15.3 分、躯体功能 18.9 分和 ODI 评分 14.3 分。

Weinstein 等为退行性腰椎滑脱提供了高质量的手术与非手术治疗的分析；然而，研究同样有明显的局限性。在研究组之间存在很高的交叉率影响了对治疗分析的有效性。尽管控制了分析中的潜在影响因素，手术组比非手术组证实了更严重的疾病程度，表现为可测量的更严重的躯体疼痛、功能受限和基线的障碍。另一个从分析中得出的结论的限制是已经证明的手术的益处可能与患者对手术治疗的偏好有关。控制患者的偏好和安慰剂对照组的研究可能会对分离手术的效果有作用。非手术管理与已经出版的指南的治疗标准是一致的，但是缺少一个标准化的治疗协议。更清晰的定义非手术协议的深入的研究可能对于证明特定的非手术治疗的价值有作用。

### 手术与非手术治疗角色的证据：峡部裂性腰椎滑脱

峡部裂性腰椎滑脱被定义为上位椎体相对于下位椎体向前滑脱，上下关节突的骨质缺损处，可以发生于应力性骨折、急性骨折和上下关节突的延长[25]。在长期的峡部裂性腰椎滑脱的自然史的前瞻性研究中，Fredrickson 等进行了 45 年的随访，发现相比于大量峡部裂性腰椎滑脱患者，正常人的滑脱进展和临床症状进展较慢[26、27]。峡部裂性腰椎滑脱的成年患者的手术指征包括高度的滑脱、神经功能紊乱和持续性的下腰痛或者经过适当非手术治疗后的根性疼痛[28]。

已经有研究比较过在成人峡部裂性腰椎滑脱管理中保守和手术治疗不同。Moller 和 Hedlund 随机分配了 111 个患者进行后外侧固定术或者锻炼项目[29]。他们发现采用手术固定术的患者比非手术治疗的患者在功能预后和减少疼痛方面有明显提高。这项研究的局限性包括非手术治疗仅限于单纯的锻炼，并且用预后直观模拟标度测量的预后，但不能提供可以跨研究对比的标准化的生存质量评价。

L'Heureux 等调查了 31 个成年峡部裂性腰椎滑脱患者的手术固定的预后[30]。患者在术前和术后 2 年时随访完成了 SF-36 调查问卷，并且在随访中被询问到了额外的满意度的问题。患者证实比起 2 年前的术前评分有着明显的功能提升和疼痛率减少。这项研究在证明手术内固定术是峡部裂性腰椎滑脱患者适应证，并且在管理路径中是有用的；然而，该论文也有明显的局限性：研究群体仅仅包含 31 个患者，并且没有包括能够对手术和非手术治疗进行比较的非手术的控制组。应用了包括环形固定术、单纯后方融合、融合内固定术和不伴内固定的融合术内固定等一系列的手术技术。

总而言之，文章支持非手术治疗后仍然有持续性疼痛和功能障碍的成人峡部裂性腰椎滑脱需要进行手术治疗。未来要进行更深入的研究来指导特定的峡部裂性腰椎滑脱的手术技巧。

## 在腰椎滑脱管理中特殊的手术策略的证据

腰椎滑脱的管理是多样化的，基于腰椎滑脱病理学、滑脱的严重程度和患者因素，不同的手术技术的效果可能不同。最近关于腰椎滑脱手术管理的问题和争议包括减压、融合、内固定和环状融合的角色。治疗的循证路径可以指导应用这些手术策略的所做的决定。

### 减压和融合

在退行性腰椎滑脱的手术治疗中可能包含单纯的减压或者减压伴脊柱融合。单纯减压性的切除可获得满意的预后。Mardjetko 等发表的一篇 Meta 纳入了发表于 1970—1993 年间 11 篇论文，分析了 216 例退行性腰椎滑脱患者只进行减压而不融合治疗的预后[31]。69% 的患者对预后满意，31% 的患者不满意。Martin 等完成了对文章的系统回顾纳入了在 1966—2005 年间的 8 篇关于比较单纯减压术和减压伴融合术的研究[32]。作者总结到：减压合并融合术比非单纯的减压术更有可能获得满意的预后，伴随 1.4 的相关危险度，95% 的可信区间为 1.04~1.89。

Martin 等的回顾中最高质量的证据是 Hekowitz 和 Kurz 进行的 50 个连续的有症状的退行性腰椎滑脱的患者随机进行单纯减压或者减压合并非融合内固定治疗的研究[33]。结果基于临床改善、患者活动的忍耐度和药物应用分为很好、好、一般和差。比起单纯减压术的患者，合并融合术的患者明显的减少了腰部和下肢的疼痛，更有可能获得很好或好的评分等级。在没有进行融合的 25 位患者中有 24 位椎体前移程度的增加，而开展融合术的 25 位患者仅有 7 位发生此种情况。在关节融合组中 36%

的患者出现了假关节，但是 25 位关节融合患者中的 23 位至少一侧的完全愈合。此项研究有几处局限性。测量的结果代表了外科医生对结果的评估而不包括任何患者报告的生存质量评价的结果。研究中减压技术的中线减压包括棘间韧带和病变椎体的头侧和尾侧薄层的一半，合并中尾侧和头侧的关节面切除。更多近期的论文已经包括了含有限制性的椎间孔切开术和分离中线脊柱解剖的微创手术技术[34-36]。在伴或不伴融合的减压术中，Kim 等报道了在文章中证明过的在特定的退行性腰椎滑脱的小部分患者中微创减压技术有很好的疗效的结果，尽管标注到很多研究中入组的患者伴有椎管狭窄而非腰椎滑脱[36]。

峡部裂性腰椎滑脱的治疗可能包括减压伴融合或单独融合。Agabegi 和 Fischgrund 对 2010 年的文章进行回顾来展示对峡部裂性腰椎滑脱最近的治疗策略[28]。作者引用的文章证明：对于低水平腰椎滑脱患者仅进行融合术来说患者接受减压伴融合术会有更低的融合率，但是其他的研究报道了仅有 57% 的成年患者在进行不伴减压的融合术后完全消除疼痛。基于文章，他们建议对于有神经根症状或神经功能缺陷和有神经元压迫证据的成年患者进行伴有减压的融合术。

### 内固定

Martin 等所作的系统回顾确认了比较融合内固定和非融合内固定的六项研究[32]。作者发现融合内固定与非融合内固定相比在达到满意的临床预后的相对风险来讲没有明显的统计学差异，报道了 1.19 的相对风险和跨越 1（0.92~1.54）的 95% 的可信区间。然而这项研究被只有短到 1 年的随访、每个治疗组只有 5 位患者、包含观察性研究设计等因素所限制。在随机研究的所有效应量都大于观察研究。此项评估椎间融合长期预后效应的系统性回顾的最高质量的研究的是 Kornblum 等的文章。

Kronblum 等完成了两项以往的前瞻性、随机性临床试验，随机进行了非内固定侧后方关节融合的患者的次级分析[37]。58 位被确认的患者平均拥有 7.7 年的随访时间（从 5 年至 14 年不等）。测量的结果包括基于减轻疼痛和活动力水平的很好、好、一般和差的等级。在由平片评估的 2~4 年的随访时间内，47 位接受非融合内固定的患者中有 25 位假性关节病情发展。比起椎间融合的患者，进行非完全融合的患者有明显的更严重的躯体疼痛和躯体功能不全，并且被观察到有更加明显的部分动态不稳定性。这篇文章证明了在最少 5 年的随访中进行椎间融合的患者比不完全联合的患者预后有所提高；然而，研究没有评估融合内固定的直接效果和临床预后。

Agabegi 和 Fischgrund 提到在成人峡部裂性腰椎滑脱中最常用的手术技术是侧后方融合内固定[28]。然而他们在低水平腰椎滑脱中内固定角色的文章中的证据相互矛盾，文章中用 4 个随机试验证明从内固定中没有增加的益处，然而其他研究却证实了更高的融合率和提高预后。对于高位的峡部裂性腰椎滑脱，作者建议从 L4 到 S1 进行侧后方融合内固定，用髂骨钉固定严重的移位和不稳定的病例。内固定在峡部裂性腰椎滑脱中的角色比起在儿科中内固定有更大的效应量。

### 环状融合

在退行性腰椎滑脱和峡部裂性腰椎滑脱的治疗中缺少关于环状关节融合术的决定性证据。Videbaek 等证实患有严重慢性下腰痛的患者经过环状融合后 5~9 年的随访中比起仅进行侧后方融合的患者的临床预后和融合率有着明显的提升[38]。相反，Fritzell 等的研究证实在环状关节融合术和侧后方融合患者的临床预后之间没有明显的统计学的差异，环状融合组却伴有更高的并发症发生率[39]。必须提及的是 Videbaek 和 Fritzell 的研究群体都包含可能诊断为峡部裂性腰椎滑脱、退行性腰椎滑脱或者其他脊柱退行性状况的慢性下腰痛的患者。Agabegi 和 Frichgrund 回顾了几个附加的环状融合角色的研究，总结出除了侧后方融合的前柱支持可以考虑用于伴有假性关节危险因素患者，伴有大或过度活动的关节盘的低水平峡部裂性腰椎滑脱的患者可能也适用于此种处理。为了提供更高的稳定度和增加融合率他们建议为高位的峡部裂性腰椎滑脱患者进行环状融合[28]。

指导退行性腰椎滑脱和峡部裂性腰椎滑脱手术最佳策略的证据依然是有限的。文章证实退行性腰椎滑脱中减压融合比起传统的椎板切除术提高了临床预后，但是需要更多的研究来评估不伴有关节融合的更小侵入的减压术。对于峡部裂性腰椎滑脱的成年患者来讲，在脊柱融合外加减压术意味着患者伴有根性症状或者神经功能不全。文章支持应用内固定增加融合率，并且证实应用椎间融合的患者临床预后的提高。需要更深入的研究来决定环状融合在特定腰椎滑脱人群中的角色。融合率、可能的并发症和翻修手术的需要的平衡也同样需要更加深入的研究。最终，生物制剂和创新手术技术的角色将会对特定手术策略的指南产生影响。

## 在腰椎滑脱管理中的价值考虑

### 在卫生保健干预中的价值评估

在卫生保健中的价值评估包括用临

床预后来测量的增加利益、与所有干预中一个与干预另一个与增加成本有关的干预的分析。临床预后的决定性的因素包括与健康相关的生活质量的改变、并发症和再手术率。成本可能被报道为直接花费、费用和赔偿。间接成本包括生产力花费、运输和看管花费，同样可能被包括在成本计算内。

成本应用分析是特殊类型的成本有效性分析，在此分析中一项干预增加的利益被效用评分所量化。效用评分是一种健康状况的社会倾向，用从0（死亡）到1（完全健康）的范围表示。效用评分从患者的健康相关生活质量调查中转换而来，包括像SF-36健康状况问卷或者像SRS-22问卷和ODI一样的特殊疾病工具一样的一般健康状况评分。经过一段时间的效用评分的测量产生了通过效用评分乘以评分维持的年限来计算的质量校正寿命（QALY）。QALY的测量是一项可以用来跨领域和社会所赋予的价值来比较的标准化的预后测量，包括质量和治疗作用的持续时间[40]。

就为了达到1年的质量校正寿命的必要而增加的干预成本而言，干预的价值可能是明确的。社会愿意花费通过卫生保健干预来提高生活质量的门槛影响了干预的效费比的程度。在美国，每获得1年的质量校正寿命而花费50 000美元的门槛被用来定义干预是高效费比，然而没有一个建立起来的花费意愿标准，$100 000/QALY也被普遍用于高效费比干预的限制条件[8、41]。一项干预相对于另一项干预的相对价值可能被表达为用两种干预之间不同收益和成本来计算的增加的效费比率（ICER）或增加的成本效用率（ICUR）。

在回顾对于腰椎滑脱不同的治疗选择的证据时，应该考虑包括研究方法、随访周期、成本和收益的计算方法等几个重要因素。在研究的每一个领域，研究的方法影响着证据的质量。一个比较可替代干预所增减的成本效用比的前瞻性随机对照试验是决定卫生保健干预相对价值的黄金标准；然而当随机对照试验不可行时，其他研究设计为评估消费比提供了宝贵的替代方案[42]。经济建模技术和决策分析模型在可替代选择的经济评估中是有效工具。这些模型可能应用先前已经发表的数据建立用来可替代治疗预后的假设来预测长期效费比，因此这些研究的结果高度依赖于先前建立的假设。敏感性分析可能用来决定在研究中建立的各种假设的相对效用[43、44]。

随访的周期是在做可替治疗选择价值评估是重要的因素。基于治疗效果的耐久性，一项干预的价值可能随着时间改变。一项干预可能最初比起替代治疗花费更高的成本，但是它的结果导致了附加治疗和包括翻修手术在内的外科治疗的减少，所以它最初的成本随着时间会大打折扣。在腰椎滑脱管理中治疗选择的相对价值可能在治疗1年后和10年后有所不同，一项干预最好用长期随访来提高真实性。

技术的价值评估决定于成本和收益的计算方式。成本可能会从患者、意愿、第三方付费者的观点来体现。直接成本包括诊疗费、医用设备、药物和实验室检测[43]。费用显示出患者为何付款，包括干预和应用期间额外的资源消耗[45]。费用中同样也会包含对医院的补偿。包括像生产力成本、运输和看管的成本的直接成本的成本分析更能从社会角度反映成本。一项干预的效益最好由患者自身健康状况的评估来测量。当允许标准化的比较各项干预时，报道一项干预中每1年的质量校正寿命而花费的成本为价值评估提供了最好的测量方法。

最后，结果应用于临床实践被限制于他们所研究的人群。大多数的效费比研究确认了下列文章回顾适用于退行性腰椎滑脱；然而在评估峡部裂性腰椎滑脱的不同管理路径的效费比时缺乏证据。需要更加深入的研究来阐述不同腰椎滑脱类型的可替代治疗策略的价值。

### 腰椎滑脱手术效费比的证据

一个治疗的循证路径要求可替代治疗增加价值的评估。在腰椎滑脱管理中的价值考量包括相对于非手术治疗和包括伴或不伴融合的减压术、在脊柱融合中内固定的应用和相对于侧后方融合的环状固定等特定手术策略效费比的手术治疗的相对价值。

#### 手术治疗和非手术治疗的价值

Tosteson 等比较了在 SPORT 群体中患有椎管狭窄症和退行性腰椎滑脱患者的手术治疗和非手术治疗的价值，发现手术治疗患者在术后 2 年的随访中获得了 0.23 年的质量校正寿命（可信区间，0.19~0.27），比起非手术治疗明显提高了患者的临床预后[47]。比起单独的椎管狭窄症每获得 1 年的质量校正寿命花费 77 600 美元（可信区间 49 600~120 000 美元），退行性腰椎滑脱每获得 1 年的质量校正寿命花费 115 600 美元（可信区间，90 800~144 900 美元）。作者把这种不同归于初始手术成本的不同，比起更常单独进行椎板切除减压的椎管狭窄组的患者，退行性腰椎滑脱组更加常用融合手术。

4 年随访后进行结果的再评估证实了对于退行性腰椎滑脱的患者手术组比非手术组获得了更高的质量校正寿命[47]，达到了 0.34（可信区间 0.30~0.47）。腰椎滑脱手术管理的价值也同样有所提高，每获得 1 年的质量校正寿命成本下降到 64 300 美元（可信区间 32 864~83 117 美元）。这种不同是由于非手术组患者在研究的第 3 年和第 4 年相较于手术组患者主要由于劳动力的而丧失而持续才在的成本。这些发现强调

治疗结果的耐久性是如何使治疗的初始成本大打折扣，并且导致一段时间后价值的提升。如果这些结果能够在长期随访中继续保持，那么比起非手术组，手术治疗的效费比将会随时间继续提高。

Tosteson 等所作的效费比分析有明显的局限性。研究中应用了证明手术患者和手术患者基线明显不同的接受治疗分析。非手术组是非标准化的，因此特定的非手术疗法不能被评估。成本决定于患者自我报告的资源利用、误工时间和照顾时间。一个测量门诊患者医疗的真正支出、给误工时间和活动限制分配价值的综合性的数据库将会更加准确地将与手术治疗相比非手术治疗的相对成本特征性表达出来。

#### 减压融合术对比单纯减压术的价值

Heekowitz 和 Martin 等以及其他研究者所作研究已经在退行性腰椎滑脱的外科管理的选择中指导进行减压伴融合治疗[33, 32]。然而，仍然有少数研究对比了单纯融合和单纯的减压的相对效费比。Tosteson 等的分析包括每获得 1 年的质量校正寿命的成本数据，单独减压是 17 000 美元，融合手术是 66 300 美元（可信区间 34 863~84 416 美元），然而作者警告从经过单纯减压手术的少数患者（23 位单纯减压患者对比经历融合的 356 位患者）的数据中得出结论[47]。Kuntz 等应用 Markov 模型评估退行性腰椎滑脱的不同类型外科干预的效费比来完成了效用比分析[48]。对比单纯椎板切除术和加或不加内固定的椎板切除伴融合术的分析发现不加内固定的椎板切除伴融合术中每获得 1 年的质量校正寿命的成本是 56 500 美元。作者标注这项价值很好地比较了其他被广泛接受的外科干预，对于包括在成本计算、并发症、再手术率、患者生活质量价值改变的水平、手术所减轻症状的真正效用等模型所建立的

假设具有很高的敏感性。

　　另一个由 Kim 等应用 Markov 模型对比了在 1 级稳定的退行性腰椎滑脱中减压融合术和分离中线的微创减压术。这项基于案例的分析发现减压术合并内固定比起单纯地减压术增加了每获得 1 年的质量校正寿命 185 878 美元的效用比率。作者总结道大多数文章支持融合比单纯地传统椎板切除术具有更好的临床预后的同时，中线保存关节面的减压术具有可以相提并论的预后，在以腿痛为主和 1 级稳定的退行性腰椎滑脱中比减压术伴内固定更高的效费比。

**内固定融合与非内固定融合的价值对比**

　　文章证实在退行性腰椎滑脱中内固定融合比非内固定融合具有更高的比率。Martin 等所作的系统回顾发现进行内固定融合的患者成功融合的相对危险度为 1.37（95% 可信区间为 1.07~1.75），比非内固定融合的患者达到了更高的可靠融合率[32]。Kornblum 等证实可靠的融合术与更小的部分不稳定性和比起假性关节更好的预后有关[37]。然而，关于内固定融合和非内固定融合效费比的结论却是多种多样。

　　Kuntz 等评估了退行性腰椎滑脱融合术中内固定的效费比，发现内固定融合比起非内固定融合有每获得 1 年的质量校正寿命 3 112 800 美元的 ICER[48]。和其他经济模型的研究一样，结果依赖于基于案例所建立的假设。敏感性分析显示比起非内固定融合如果内固定融合后的症状减轻的患者比例是 90% 而非 80%，那么每获得 1 年的质量校正寿命的 ICER 将会减少到 82 400 美元。效费比研究的主要限制是对于不同技术临床预后测量的敏感性不足、很高的临床预后变异性、小规模患者的有限的随访。

　　Tosteson 等发现了内固定融合（每获得 1 年的质量校正寿命成本 118 100 美元，可信区间 91 200~153 100 美元）比非内固

定融合（每获得 1 年的质量校正寿命成本 119 900 美元，可信区间 72 200~192 000 美元）在 2 年后有少许经济价值的优势，在 4 年的随访中内固定融合（每获得 1 年的质量校正寿命成本 64 900 美元，可信区间 33 708~88 574 美元）比非内固定融合（每获得 1 年的质量校正寿命成本 71 200 美元，可信区间 28 515~99 673 美元）的经济价值进一步提升[47]。然而成本和质量校正寿命的差异没有统计学意义，他们标注出自己的研究不能够发现手术策略的不同。作者指出 Kornblum 等关于可靠融合比假性关节有更好的长期预后的发现显示出与内固定相关的更高的融合率可能会产生更好的临床预后和一段时间后更高的价值。

环状融合与侧后方融合的价值对比

　　在不同腰椎滑脱手术技术价值中的另一个争论点是环状融合与侧后方融合的应用。Tosteson 等的分析不足以发现两种路径的不同，但确是展示了环状与侧后方融合在 2 年和 4 年随访中结果的数据。在治疗 2 年后，环状关节融合术在不同的融合类型中拥有最良好的效费比，每获得 1 年的质量校正寿命的成本是 107 000 美元（可信区间是 65 100~166 700 美元）。虽然环状融合在 4 年后的绝对每获得 1 年的质量校正寿命的成本减少到 66 900 美元（可信区间是 26 855~111 555 美元），它的相对每获得 1 年的质量校正寿命的成本却高于侧后方融合（64 100 美元，可信区间 30 972~93 819 美元）[47]。

　　Soegaard 等完成了患有严重慢性下腰痛的包括退行性和峡部裂性腰椎滑脱在内的脊柱退行性病变的患者的管理中环状融合和侧后方融合的效用比分析[49]。在 2 年的随访中，证实随机分配进行环状融合的患者拥有更高的融合率和更低的手术翻修

率。到 8 年的随访时，进行环状融合比侧后方融合的患者在身体和心理障碍评分中也有明显的提高。环状融合比侧后方融合累计节省每获得 1 年的质量校正寿命 49 306 美元，两组的 ICUR 更支持环状路径。尽管环状融合的索引程序的初始费用更高，它依旧因为一段时间后明显的高效和低成本而比侧后方融合有优势。此项研究的明显的局限性是其临床预后来自于 Videbaek[38] 等的既含有峡部裂性腰椎滑脱、退行性腰椎滑脱又包括其他脊椎退行性状况的研究。需要更加深入的研究来决定环状融合与侧后方融合在特定的脊椎病理学中的效费比。

## 结论

基于价值的卫生保健是卫生保健经济的重要优先发展项目。使临床医生之间治疗差异的最小化是卫生保健价值和质量的优先选项。医疗中的循证路径是减少差异和是卫生保健价值最大化的基本。此章节提供了关于在腰椎滑脱管理中价值考量文章的回顾。

当考虑到可能存在医疗经费竞争的可替代医疗干预的比较时，树立不同治疗选择的价值是非常有用的。脊柱手术的价值存在于社会日常付费的其他卫生保健干预之中[50]。最近有关腰椎滑脱手术价值的证据证实其成本和预后可以和其他脊柱和矫形外科的疾患相比较。腰椎滑脱手术临床预后的耐久性导致了在长期随访中效费比的提高[22]。如果这种临床预后的提高能够维持下去，那么经过一段时间后手术的价值将会持续提高。

不同手术策略持续增加价值的准确信息在指导手术计划和技术的循证路径时是非常有用的。文章证实伴有融合的减压比起传统的单纯地椎板切除提高了临床预后，具有比其他广泛接受外科干预更高的价值。内固定融合增加的成本比非内固定融合更高，但是脊柱内固定的高成本可能会被一段时间后更高的融合率和与可靠融合相关的预后的提高所抵消。环状融合已经被证实在各种脊柱疾病的管理中优于侧后方融合，但是其他腰椎滑脱管理中的特定角色还没有清晰地建立起来。

需要更加深入的研究来建立腰椎滑脱手术治疗的价值和包括微创手术技术、脊柱融合中生物制剂的应用、其他新兴技术和手术技术的革新等特定手术策略的相对价值。更多的研究可以阐明在特定腰椎滑脱人群中的不同的手术技术的价值。从社会和患者的观点来讲，卫生保健干预的真正价值是用一生的时间来衡量的。为了在长期随访中提升可替代治疗选择的效费比，应该继续长时间的衡量在脊柱治疗中价值考量的研究。在指导腰椎滑脱管理的建议中，为了达到减少变异性、提高预后和使价值最大化的目标治疗，治疗的循证路径是基本的要求。

（杨依林 译　翟骁 校）

## 参考文献

1. Luo X, Pietrobon R, Sun SX, Liu GG, Hey L. Estimates and patterns of direct health care expenditures among individuals with back pain in the United States. Spine. 2004;29(1):79–86. doi:10.1097/01.BRS.0000105527.13866.0F.
2. United States Bone and Joint Initiative. The burden of musculoskeletal diseases in the United States. 2nd ed. Rosemont, IL: American Academy of Orthopaedic Surgeons; 2011.
3. Martin BI, Deyo RA, Mirza SK, et al. Expenditures and health status among adults with back and neck problems. JAMA. 2008;299(6):656–64.
4. Weinstein JN, Lurie JD, Olson PR, Bronner KK, Fisher ES. United States' trends and regional variations in lumbar spine surgery: 1992–2003. Spine. 2006;31(23):2707–14.
5. Abraham DJ, Herkowitz HN, Katz JN. Indications for thoracic and lumbar spine fusion and trends in use. Orthop Clin North Am. 1998;29(4):803.
6. Deyo RA, Mirza SK. Trends and variations in the use of spine surgery. Clin Orthop. 2006;443:139–46.
7. Deyo RA, Mirza SK. The case for restraint in spinal surgery: does quality management have a role to play? Eur Spine J. 2009;18 Suppl 3:331–7.

8. Kepler CK, Wilkinson SM, Radcliff KE, et al. Cost-utility analysis in spine care: a systematic review. Spine J. 2012;12(8):676–90.

9. Indrakanti SS, Weber MH, Takemoto SK, Hu SS, Polly D, Berven SH. Value-based care in the management of spinal disorders: a systematic review of cost-utility analysis. Clin Orthop. 2012;470(4):1106–23.

10. Berven SH, Herkowitz HN. Evidence-based medicine for the spine: degenerative spondylolisthesis. Semin Spine Surg. 2009;21(4):238–45.

11. Wiltse LL, Newman PH, Macnab I. Classification of spondylolisis and spondylolisthesis. Clin Orthop. 1976;117:23–9.

12. Marchetti PG, Bartolozzi P. Spondylolisthesis: classification of spondylolisthesis as a guideline for treatment. In: deWald R, Bridwell K, editors. The textbook of spinal surgery. 2nd ed. Philadelphia, PA: Lippincott Williams & Wilkins; 1997. p. 1211–54.

13. Meyerding H. Spondylolisthesis. Surg Gynecol Obstet. 1932;54:371–7.

14. Taillard WF. Etiology of spondylolisthesis. Clin Orthop. 1976;117:30–9.

15. Macnab I. Spondylolisthesis with an intact neural arch; the so-called pseudo-spondylolisthesis. J Bone Joint Surg Br. 1950;32-B(3):325–33.

16. Newman PH. Degenerative spondylolisthesis. Orthop Clin North Am. 1975;6(1):197–8.

17. Matsunaga S, Sakou T, Morizono Y, Masuda A, Demirtas AM. Natural history of degenerative spondylolisthesis. Pathogenesis and natural course of the slippage. Spine. 1990;15(11):1204–10.

18. Majid K, Fischgrund JS. Degenerative lumbar spondylolisthesis: trends in management. J Am Acad Orthop Surg. 2008;16(4):208–15.

19. Weinstein JN, Clay K, Morgan TS. Informed patient choice: patient-centered valuing of surgical risks and benefits. Heal Aff. 2007;26(3):726–30.

20. Birkmeyer NJO, Weinstein JN, Tosteson ANA, et al. Design of the Spine Patient Outcomes Research Trial (SPORT). Spine. 2002;27(12):1361–72.

21. Weinstein JN, Lurie JD, Tosteson TD, et al. Surgical versus nonsurgical treatment for lumbar degenerative spondylolisthesis. N Engl J Med. 2007;356(22):2257–70.

22. Weinstein JN, Lurie JD, Tosteson TD, et al. Surgical compared with nonoperative treatment for lumbar degenerative spondylolisthesis. Four-year results in the Spine Patient Outcomes Research Trial (SPORT) randomized and observational cohorts. J Bone Joint Surg Am. 2009;91(6):1295–304.

23. Atlas SJ, Keller RB, Robson D, Deyo RA, Singer DE. Surgical and nonsurgical management of lumbar spinal stenosis: four-year outcomes from the maine lumbar spine study. Spine. 2000;25(5):556–62.

24. Malmivaara A, Slätis P, Heliövaara M, et al. Surgical or nonoperative treatment for lumbar spinal stenosis? A randomized controlled trial. Spine. 2007;32(1):1–8.

25. Hu SS, Tribus CB, Diab M, Ghanayem AJ. Spondylolisthesis and spondylolysis. Instr Course Lect. 2008;57:431–45.

26. Fredrickson BE, Baker D, McHolick WJ, Yuan HA, Lubicky JP. The natural history of spondylolysis and spondylolisthesis. J Bone Joint Surg Am. 1984;66(5):699–707.

27. Beutler WJ, Fredrickson BE, Murtland A, Sweeney CA, Grant WD, Baker D. The natural history of spondylolysis and spondylolisthesis: 45-year follow-up evaluation. Spine. 2003;28(10):1027–35. discussion 1035.

28. Agabegi SS, Fischgrund JS. Contemporary management of isthmic spondylolisthesis: pediatric and adult. Spine J. 2010;10(6):530–43.

29. Möller H, Hedlund R. Surgery versus conservative management in adult isthmic spondylolisthesis–a prospective randomized study: part 1. Spine. 2000;25(13):1711–5.

30. L'Heureux Jr EA, Perra JH, Pinto MR, Smith MD, Denis F, Lonstein JE. Functional outcome analysis including preoperative and postoperative SF-36 for surgically treated adult isthmic spondylolisthesis. Spine. 2003;28(12):1269–74.

31. Mardjetko SM, Connolly PJ, Shott S. Degenerative lumbar spondylolisthesis. A meta-analysis of literature 1970–1993. Spine. 1994;19(20 Suppl):2256S–65S.

32. Martin CR, Gruszczynski AT, Braunsfurth HA, Fallatah SM, O'Neil J, Wai EK. The surgical management of degenerative lumbar spondylolisthesis: a systematic review. Spine. 2007;32(16):1791–8.

33. Herkowitz HN, Kurz LT. Degenerative lumbar spondylolisthesis with spinal stenosis. A prospective study comparing decompression with decompression and intertransverse process arthrodesis. J Bone Joint Surg Am. 1991;73(6):802–8.

34. Sasai K, Umeda M, Maruyama T, Wakabayashi E, Iida H. Microsurgical bilateral decompression via a unilateral approach for lumbar spinal canal stenosis including degenerative spondylolisthesis. J Neurosurg Spine. 2008;9(6):554–9.

35. Ikuta K, Tono O, Oga M. Clinical outcome of microendoscopic posterior decompression for spinal stenosis associated with degenerative spondylolisthesis–minimum 2-year outcome of 37 patients. Minim Invasive Neurosurg. 2008;51(5):267–71.

36. Kim S, Mortaz Hedjri S, Coyte PC, Rampersaud YR. Cost-utility of lumbar decompression with or without fusion for patients with symptomatic degenerative lumbar spondylolisthesis. Spine J. 2012;12(1):44–54.

37. Kornblum MB, Fischgrund JS, Herkowitz HN, Abraham DA, Berkower DL, Ditkoff JS. Degenerative lumbar spondylolisthesis with spinal stenosis: a prospective long-term study comparing fusion and pseudarthrosis. Spine. 2004;29(7):726–33. discussion 733–734.

38. Videbaek TS, Christensen FB, Soegaard R, et al. Circumferential fusion improves outcome in comparison with instrumented posterolateral fusion: long-term results of a randomized clinical trial. Spine. 2006;31(25):2875–80.

39. Fritzell P, Hägg O, Jonsson D, Nordwall A. Cost-effectiveness of lumbar fusion and nonsurgical treatment for chronic low back pain in the Swedish

Lumbar Spine Study: a multicenter, randomized, controlled trial from the Swedish Lumbar Spine Study Group. Spine. 2004;29(4):421–34. discussion Z3.

40. Rihn JA, Berven S, Allen T, et al. Defining value in spine care. Am J Med Qual. 2009;24(6 Suppl):4S–14.

41. Wong DA. Commentary: implications and limitations of cost-utility analysis. Spine J. 2012;12(8):691–2.

42. Bozic KJ, Pierce RG, Herndon JH. Health care technology assessment. Basic principles and clinical applications. J Bone Joint Surg Am. 2004;86-A(6):1305–14.

43. Meltzer MI. Introduction to health economics for physicians. Lancet. 2001;358(9286):993–8.

44. Tarride J-E, Blackhouse G, Bischof M, et al. Approaches for economic evaluations of health care technologies. J Am Coll Radiol. 2009;6(5):307–16.

45. Kamerlink JR, Quirno M, Auerbach JD, et al. Hospital cost analysis of adolescent idiopathic scoliosis correction surgery in 125 consecutive cases. J Bone Joint Surg Am. 2010;92(5):1097–104.

46. Tosteson ANA, Lurie JD, Tosteson TD, et al. Surgical treatment of spinal stenosis with and without degenerative spondylolisthesis: cost-effectiveness after 2 years. Ann Intern Med. 2008;149(12):845–53.

47. Tosteson ANA, Tosteson TD, Lurie JD, et al. Comparative effectiveness evidence from the Spine Patient Outcomes Research Trial: surgical versus nonoperative care for spinal stenosis, degenerative spondylolisthesis, and intervertebral disc herniation. Spine. 2011;36(24):2061–8.

48. Kuntz KM, Snider RK, Weinstein JN, Pope MH, Katz JN. Cost-effectiveness of fusion with and without instrumentation for patients with degenerative spondylolisthesis and spinal stenosis. Spine. 2000;25(9):1132–9.

49. Soegaard R, Bünger CE, Christiansen T, Høy K, Eiskjaer SP, Christensen FB. Circumferential fusion is dominant over posterolateral fusion in a long-term perspective: cost-utility evaluation of a randomized controlled trial in severe, chronic low back pain. Spine. 2007;32(22):2405–14.

50. Katz JN, Losina E. Cost-effectiveness of spine surgery: the jury is out. Ann Intern Med. 2008;149(12):901–3.

55检